건강 100세를 위한

김영균
의학산문

건강 100세를 위한
김영균 의학산문

2014년 6월 18일 초판 1쇄 발행
글 김영균

펴낸이 이원중 교정 이정현 디자인 이향란
펴낸곳 지성사 출판등록일 1993년 12월 9일 등록번호 제10 - 916호
주소 (122 - 899) 서울시 은평구 진흥로1길 4(역촌동 42-13) 2층
전화 (02) 335 - 5494 ~ 5 팩스 (02) 335 - 5496
홈페이지 www.jisungsa.co.kr 블로그 blog.naver.com/jisungsabook 이메일 jisungsa@hanmail.net
편집주간 경현주 편집팀 김재희 디자인팀 이향란

ⓒ 김영균 2014

ISBN 978 - 89 - 7889 - 284 -1 (03510)
잘못된 책은 바꾸어드립니다. 책값은 뒤표지에 있습니다.

이 도서의 국립중앙도서관 출판시도서목록(CIP)은 서지정보유통지원시스템 홈페이지(http://seoji.nl.go.kr)와
국가자료공동목록시스템(http://www.nl.go.kr/kolisnet)에서 이용하실 수 있습니다. (CIP제어번호:CIP2014017591)

건강 100세를 위한

김영균
의학산문

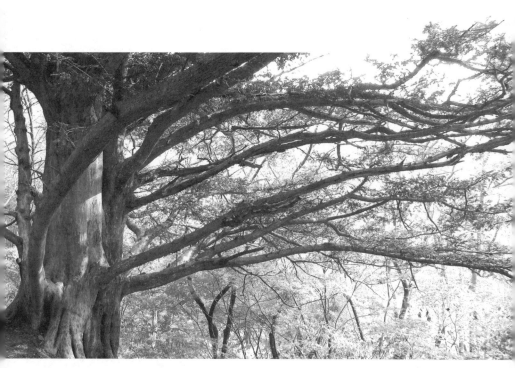

 지성사

| 차례 |

김영균의 노변정담 ·6

1부 장수와 노화 (001~101) ·11
　장수 ·12
　노화 ·55
　치매 ·108

2부 건강장수에 필요한 의학상식 (102~269) ·119
　암 ·120
　당뇨 ·159
　비만 ·186
　운동과 수면 ·204
　의학상식 ·220

3부 건강한 삶 (270~368) ·289
　방사선 ·290
　영양과 음식 ·300
　흡연과 음주 ·352
　사람 ·365
　환자와 의사 ·379

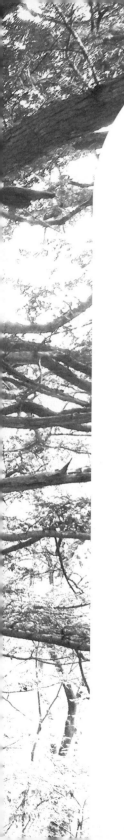

4부 인간의 몸(369~428) ·385

유전자 ·386

눈 ·391

혈압 ·397

혈액과 면역 ·400

에너지 ·410

스트레스 ·424

피부 ·439

나의 인생, 그리고 삶의 지혜(01~56) ·449

글을 마무리하며 ·534

김영균의 노변정담

'현대인은 몇 살까지 살 수 있을까?'를 사람들은 매우 궁금해한다. 2009년 UN 「세계인구 고령화」 보고서에서 처음으로 'homo 100(100세 장수가 보편화된 시대를 사는 사람)'이란 신조어를 사용했다. 이는 인간의 평균수명이 100세를 넘을 가능성이 높음을 예고하는 것이기도 하다. 우리나라에서도 이미 가장 많은 인구가 사망하는 최빈 사망연령이 80세를 넘었으며, 1971년생이 100세까지 생존할 비율은 거의 50%에 이른다는 예측자료도 있다. 옛날 중국의 시인 두보杜甫(712~770)는 '人生七十古來稀'라 하여 70세의 인생을 매우 귀하고 아름답게 찬송했으나 이제는 70세 장수를 챙기는 고희잔치마저 빛이 바랬다. 심지어 75세를 기준으로 전기 고령자와 후기 고령자로 나누는 나라가 있을 정도이다. 미국이나 유럽에서는 65세 이상의 인구를 'senior citizen' 또는 'old men(old women)'이라 하고 100세 이상의 고령자는 'centenarian百壽人'이라 구분한다. 중국 역시 고령자를 노인(60~79세), 고령자(80세 이상), 장수자(90세 이상)와 수성壽星(100세 이상) 등으로 구분한다. 끝이 없을 것 같던 인간수명의 연장은 '모든 동물(생물)은 종마다 세포분열의 한계(횟수)가 정해져 있다'는 벽에 부딪혀 현재 많은 학자들이 120세 정도로 보고 있다. 따라서 최장수 기록을 갖고 있는 프랑스의 칼망 부인(122세 사망)의 기록도 당분간 유지될 듯싶다. 분명 인간 고유의 한계는 있지만 급격히 세상이 고령화되면서 사람들의 관심은 불로(노화 방지)와 건강장수에 대한 열망으로 쏠리고 있다. '건강한 삶을 유지하면서 오래 사는 것'을 최상의 바람으로 여기게 된 것이다.

'어떻게 하면 건강하게 오래 살 수 있을까?' 생로병사는 우주의 진리이자 인간이라면 피할 수 없는 네 가지 고통이므로 인간 스스로는 어찌할 수 없는 것이라고들 한다. 그러나 사람들은 오래 살고 싶다는 바람을 버리지 못할 뿐 아니라 건강하게 백수를 누리기를 바란다. 태생적으로 생물학적 한계를 지닌 인간은 100세까지 정상적이고 건강한 몸으로 살 수는 없을 것이다. 즉 백수를 누린다고 해도 항상 건강할 수는 없다. 흔히 건강장수를 보장하는 것은 조상에게서 물려받은 유전적 소인이 70%, 생활습관과 스스로의 노력이 30%라고 말한다. 여기서 우리가 추구하는 '건강한 백수인'이 어떠한 모습인지 이야기해보자.

첫째, 인지능력이 정상이며 식사·취침·목욕·화장실 사용·외출·독서 등 자신의 일상생활을 불편 없이 스스로 해결한다.

둘째, 설혹 고혈압·당뇨병·고지혈증 같은 질병을 갖고 있더라도 치료나 투약으로 일상생활을 하는 데 크게 지장이 없다.

셋째, 겉으로 보아 건강해 보이고, 약간의 인지장애는 있더라도 대인접촉에 무리가 없어야 하며, 수술후유증 등이 있으나 스스로 일상생활을 충분히 지속할 수 있다.

넷째, 전립선암·갑상선암·유방암 같은 암들은 사후에 발견되는 일이 흔한데 이렇듯 사후에 암이 발견되는 경우는 괜찮다. 참고로 이러한 암을 천수암天壽癌이라고 한다.

이 네 가지 경우에 속하는 사람이라면 이들을 진정한 건강장수인이라고 해도 좋을 것이다.

필자는 공직에서 물러난 후 사학에서 몇 년간 일할 기회가 있었다. 예전과는 매우 다른 환경에서 새로운 것들을 보고 배우는 유익한 경험을 할 수 있는 시간이었다. 그로부터 10년 후 한 기업에서 운영하는 노블 카운티에 입주하여 벌써 10여 년이 지났다. 입주한 뒤 바로 도서실에 있는 연구실에 둥지를 틀어 지금까지 그곳에서 많은 시간을 보내고 있다. 자연스레 책과 신문기사 같은 정보를 두루 접하면서 건강과 노화, 장수 등에 대한 자료를 모아 정리하다 보니 어느새 500여 꼭지가 훨씬 넘었다. 물론 '불로, 건강, 장수'를 다룬 서적은 이미 국내외에 다수 출간되어 있다. 그 책들은 대부분 '이론과 실제'를 다룬 전형적인 교과서로, 일반 사람 특히 연배가 있으신 분들은 한 번에 3쪽 이상을 진득하니 읽어내기가 힘들다. 그래서 어렵거나 지루하지 않게 읽을 수 있는 건강 관련 서적이 있으면 좋겠다는 생각에 그동안 모은 자료로 쉬우면서 짧고 간결하게 정리했다. 그렇게 모아놓으니 건강에 관한 이야기가 428꼭지, 내 이야기가 56꼭지가 되었다. 이 484꼭지의 이야기는 단편적으로 구성하여 반드시 처음부터 순서대로 읽지 않아도 되며, 어느 꼭지를 펴보든 건강에 도움이 되는 지식을 얻을 수 있도록 노력했다. 이 책의 어떤 내용을 보든 건강에 대한 관심을 불러일으켜 작으나마 건강하게 장수하는 데 도움이 되었으면 한다. 건강과 장수는 하늘이 내린다고 하지만, 사람들이 그에 대한 지식을 하나라도 더 알고 있다면 하늘은 '건강한 장수'의 축복을 내리기가 훨씬 쉬워질 것이란 믿음으로 이 책을 세상에 내놓는다.

저자 김영균

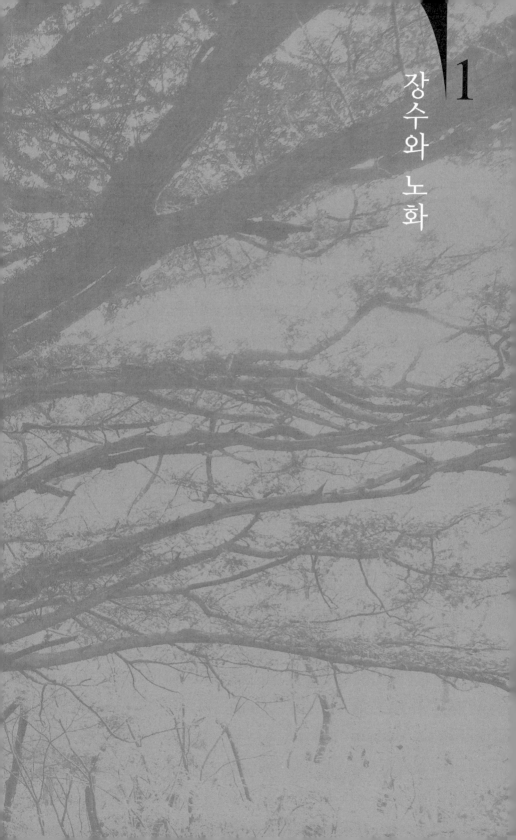

1

장수와 노화

장수

인구 2012년 6월 23일 오후 6시 36분, 우리 대한민국은 인구 5,000만 명 시대를 열었으며(세계 26위), 이미 1인당 국민소득 2만 달러를 달성한 일본(1987), 미국(1988), 프랑스와 이탈리아(1990), 독일(1991), 영국(1996) 등 여섯 나라에 이어 일곱 번째로 '20-50 클럽'에 합류했다. 1983년 인구 4,000만 명을 넘어선 지 29년 만이다. 먼저 '20-50 클럽'에 가입한 국가들은 모두 예외없이 '30-50 클럽(국민소득 3만 달러, 인구 5,000만 명)'에 진입하는 데도 성공했다. 우리나라도 곧 그렇게 되길 바란다. 그런데 5,000만 명의 인구로 국력을 과시하기에는 미래가 밝다고 할 수 없는 것이 현실이다. 세계 최저 수준인 현재의 출산율이 계속 유지된다면, 2030년대 초반에 한국의 잠재성장률은 1%로 추락할 것이라 전망한다. 이와 함께 노령인구율이 급격히 상승해, 청년층이 더 많은 노인을 부양해야 하는 등 지금까지의 사회관습과 틀이 근본적으로 바뀔 가능성이 많다. 실제로 2040년이 되면, 청년층 2명이 노인 1명을 부양해야 한다고 추산된다. 또 통계청은 현재와 같은 추세가 계속된다면 한국의 인구는 2030년 5,216만 명을 정점으로 줄기 시작해 2045년에 다시 5,000만 명 밑으로 추락한 뒤, 2069년에는 4,000만 명 아래로 더 떨어지고, 2091년에는 3,000만 명까지 줄어들 것이라 예상한다. 특히 생산가능인구는 2010년 3,598만에서 2040년 2,887만 명으로 줄고, 65세 이상 노령인구는 같은 기간 545만 명에서 1,650만 명으로 증가할 것으로 추산했다. 이대로 나간다면 한국은 머지않아 '노인의 나라'가 되고 말 것이다.

인구나 경제력의 선진화와 함께 우리가 갈구하는 것은 건강이다. 가난과 병이 불러오는 두려움을 몸으로 체험한 우리는, 다시 한 번 어떻게 생활을 개선할지 생각해봐야 한다. 70세가 된 사람은 80을 향해, 80세가 된 사람은 90을 향해, 90세를 넘긴 사람은 95를 향해, 이를 넘긴 사람은 100세를 향해 노력해야 한다.

지금까지의 생활보다 조금 더 개선되고 열린 생활을 하기 위해 필요한 마음가짐을 몇 가지 제안해보겠다.

1. 마음의 불안과 스트레스, 욕심을 털어버린다.

2. 남에게 지지 않으려고 버티지 않는다.

3. 고집불통이 바로 불안이고 스트레스다.

4. 샘내지 말고 남을 미워하지 않으며 남을 우습게 대하지 마라.

5. 항상 웃고, 화내지 않는다. 나보다 못한 사람을 조금이라도 돕는다.

6. 과식, 과음은 피하고, 아주 좋은 음식을 가끔 즐겨라.

7. 많은 사람들과 자주 어울리며 웃고, 맞장구치고 허물은 잊어버린다.

8. 유산소운동을 생활화하고 매일 짧은 시간이라도 몸을 움직여라.

9. 웃음, 고마움과 기쁨은 부교감신경을 자극하고 면역력을 높이는 효

과가 있어서 암이나 생활습관병을 멀리할 수 있는 가장 효과적이고 쉬운 방법이다.

10. 세계에서 일곱 나라밖에 없는 '20-50클럽'의 회원국이 된 대한민국에서 살고 있다는 것을 고맙게 생각하며, 모든 사람들이 건강하게 백수를 누릴 수 있기를 기원한다

002

세계의 인구

몇몇 나라에서는 매년 총 인구수가 점차 감소되는 추세라고 아우성이며, 우리나라도 곧 그중 하나가 될 확률이 높다. 그러나 실제로 지구상의 인구수는 폭발적으로 증가하고 있다. 2,000년 전에는 세계 전체인구가 2억 명에 불과했고 이후 1,000년이 걸려 3억 명이 되었다. 하지만 그 후 조금씩 가속도가 붙어 1800년 전후에는 10억 명, 1900년 전후에는 20억 명에 도달했고, 두 번의 세계대전을 거친 후 다시 평화를 되찾은 1960년도에는 30억 명이 되었다. 이로부터 12~14년마다 10억 명씩 증가했으며, 2006년 2월 25일 마침내 65억 명을 돌파했다.

2011년 5월 3일 국제연합UN인구기금은 『세계인구 추측 2010년 개정판』에서 다음과 같이 발표했다.

1. 2011년 10월 말, 세계인구는 70억에 달한다.
2. 2100년 말, 세계인구는 101억으로 예측한다.
3. 아프리카 39개국, 인도와 아시아 국가가 이에 기여할 것으로 추측된다.
4. 1987년 예측은 1987년에 50억, 2010년에 69억 870만 돌파였다.
5. 세계인구의 연령 구성: 출생률이 낮은 나라에서

현재: 11%가 35세 이상, 34%가 25세 이하

2050년 말: 26%가 65세 이상, 24%가 25세 이하

6. UN인구기금은 2011년 10월 24일부터 세계인구 70억 달성을 향한 카운트다운을 계획 중이다.

2050년의 세계 주요국 인구는?

(미국 인구조사국, 2011)

	2010	순위	2050(예측)	순위
한국	4,864만	26	4,337만	43
중국	13억 3,014만	1	13억 372만	2
인도	11억 7,311만	2	16억 5,655만	1
미국	3억 828만	3	4억 2,255만	3
일본	1억 2,758만	10	1억 721만	17
북한	2,433만	48	2,697만	64
*나이지리아	1억 6,600만		4억 240만	
*에티오피아	9,100만		2억 7,800만	
세계인구	69억 4,700만		94억	

* 급격한 증가 예상

003

한국인의 장수 어디까지 왔나? 그리고 건강의 기준은?

세계보건기구WHO의 최근 통계에서 한국인의 평균수명은 20년 동안 8.4년이 늘어 78.2세가 된다고 했다(2005~2010), 이는 최고 수명국 일본(82.8세)보다는 뒤떨어지지만 미국(77.9세)보다는 앞서는 수치다. 참고로 북한은 1.7년이 줄어 64.5세에 머물 것으로 조사된 바 있다. 원래 한국의 평균수명은 1985~1990년에는 69.8세로, 조사대상국 가운

데 42위였던 것이 2005~2010년에는 27위가 될 것으로 추정되었다. 참고로 일본의 '최장수국'이라는 기록은 최근 밝혀진 복지수당 부당수령을 위한 허위신고 사건 때문에 많은 의구심을 불러일으키고 있다. 수명이 급격하게 단축될 나라는 후천성면역결핍증AIDS 감염 인구가 많은 레소토, 잠비아, 보츠와니아, 중앙아프리카공화국 등이다. 이들 나라는 앞으로 5년간의 평균수명이 40세에도 못 미칠 전망이다. 보건이 후진 결과라고밖에 생각할 수 없다.

건강의 정의는 매우 광범위하고 뜻이 깊으면서 애매할 때가 많다. 육체적·정신적으로 질병이 없고, 허약하지 않고, 신체의 모든 기능이 원만하고, 사회와 조화를 이루는 상태가 진정한 건강이다. 즉, 종합적인 '행복감'을 누릴 수 있어야 한다. 그러므로 '건강'에 대한 기준은 개인에 따라 다를 수 있다. "요사이 건강하시지요?", "네, 그럼요. 건강한 편입니다" 하는 정도의 진정한 덕담을 주고받을 정도면 서로가 모두 건강하다고 할 수 있다.

004

청려장 청려장靑黎杖은 건강과 장수를 기원하고 축하하는 의미로 만든 지팡이다. 명아주라는 풀의 줄기로 만든 것으로 매우 단단하고 가볍다. 통일신라 때부터 조선시대까지 임금이 백세장수를 누린 노인에게 하사해온 전통의 지팡이다. 일제강점기에도 이 전통은 이어진 것으로 기억한다. 2011년 10월 2일 제15회 노인의 날 현재, 100세가 되는 노인이 927명이며(2007년 684명, 2008년 722명, 2009년 884명, 2010년 904명), 100세 이상 인구는 2,862명으로 집계되고 있으나 그 수치의 정확도는 불분명하다.

005

혈관을 젊게! 이것이 장수의 비결

혈관연령(동맥경화의 정도와 동맥내벽의 두께 등)을 미리 알면 생활습관병 등의 조기발견에 큰 도움이 될 수 있다. 일반적으로 건강검진 때 총 콜레스테롤 수치가 정상범위라고 하면 고지혈증을 염려할 필요가 없는 것으로 여겨 우선 안심한다. 하지만 그럼에도 동맥경화가 이미 진행되는 예를 경험한다고 한다. 동맥경화의 진행상황을 미리 알 수 있다면 건강관리에 많은 도움이 된다. 혈관은 연령과 함께 경화된다. 그러나 자각할 수는 없다. 건강한 듯 보이다가 어느 날 갑자기 심발작, 심근경색, 뇌경색 등이 닥쳐온다.

혈관동맥경색은 혈관내벽에 지질 등의 작은 덩어리가 부착되어 혈액의 통로가 좁아지거나 막혀 탄력성이 없어지고 혈액순환이 잘 안 되는 상태이다. 이를 촉발하는 주요 인자는 고혈압, 고지혈증, 당뇨병, 흡연 등 네 가지이다. 이들 외에도 스트레스, 비만, 운동 부족, 수면 부족 등이 이에 가세한다. 이러한 위험요소가 있는 사람들에게 도움이 될 수 있는 것이 바로 '동맥경화검사'이다. 최근에는 경동맥의 내벽 두께를 초음파로 정확하게 측정하거나 동맥을 통해 맥파의 속도를 측정하는 등 편리한 방법을 사용한다.

경동맥은 전신의 혈관 상태를 총체적으로 판단할 수 있는 창窓과 같은 역할을 한다. 경동맥의 내벽은 연령과 더불어 두꺼워지는데 일반적으로 두께가 1mm 이상이 되면 주의가 필요한 상태이며, 장차 심근경색 등으로 악화될 확률이 높다는 것을 의미한다. 이와는 반대로 내벽의 두께가 0.9mm 이하라면 콜레스테롤 수치가 약간 높더라도 동맥경화의 진행속도는 느리다고 판단한다. 콜레스테롤 수치가 높거나 당뇨병,

고혈압 등의 위험인자를 한 가지라도 갖고 있다면 미리 동맥경화검사를 받는 것이 좋다. 특히 흡연을 하는 사람이라면.

혈관을 젊게 하는 방법
1. 고혈압, 고지혈증, 당뇨병 등의 위험인자를 예방하고 이에 대처한다.
2. 적절한 운동을 하는 것이 좋으며, 걷기 운동이 가장 적합하다.
3. 비만을 조심한다. 이를 위해 평소의 70%로 식사량을 줄인다.
4. 금연을 하고, 스트레스는 그때그때 해소한다.
5. 충분한 수면을 취한다.
6. 지방 섭취를 줄이고 채소, 과일, 해산물, 미네랄, 비타민 등을 충분히 섭취한다.
7. 두뇌를 쓰고 취미생활을 한다.

006

혈관노화, 이런 사람에게 온다

1. 중년 이후의 남성
2. 혈연자가족, 친족 중 비만, 고혈압, 당뇨, 지질이상 등을 겪는 이가 있는 사람
3. 고혈압, 당뇨 등을 치료 중인 사람
4. 비만 또는 비만체질인 사람
5. 달고 기름기 있는 음식을 즐겨 먹는 사람
6. 밥을 많이 먹거나 폭식, 폭음을 자주 하는 사람
7. 간식을 입에 달고 사는 사람
8. 밤늦게 식사하고 다음 날 아침을 굶는 습관이 있는 사람

9. 몸 움직이는 것을 싫어하고 따로 운동도 하지 않는 사람

10. 담배를 많이 피우는 사람

생명

불로장수가 목적이 아니라 건강장수가 목표이다.

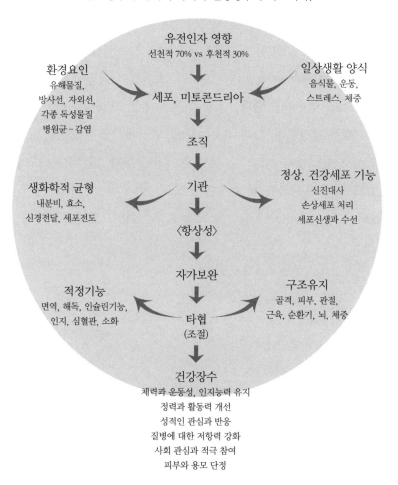

칼망 부인　세계 최장수 공인 프랑스 여성인 칼망 부인Madam

Jeanne Louise Calment(1875. 2. 21~ 1997. 8. 4, 122세

164일 생존)이 기네스북에 공식 등재되었을 때의 일화 한 토막을 소개한

다. 그 당시, 그의 호적에 등재된 생년월일은 1875년인데, 그것을 인정

한 근거는 칼망 부인의 120세 생일에 했던 그녀의 TV 인터뷰였다. 그

녀가 아를Arles 마을의 한 화구상에서 임시직으로 일했을 때 나이가 13

세, 고흐Vincent van Gogh(1853~1890)가 그 마을에 살면서 그림을 그렸

던 때가 1888년이라고 했다. 그 당시 고흐에게 그림물감, 캔버스 같은

그림 재료를 팔았으며, 그때 고흐는 칼망 부인에게 곧잘 능글맞게 장난

을 걸어오기도 해서 싫었다는 등의 이야기를 했다. 그 외에도 고흐가

그린 세 점의 초상화가 칼망 부인의 20세, 40세, 45세 때라는 사실이

확인되었다. 이로써 칼망 부인은 세계 최장수 여인으로 등재되었다.

　세계 최장수 남성: 114세 7개월에 사망

　　성명: 월터 브로닝Walter Browning

　　생일: 1896. 9. 21.

　　출생: 미국 몬태나 주

　　사망: 2011. 4. 16.

　　장수비결: 1. 식사는 아침과 점심 두 번만 먹었다.

　　　　　　 2. 노인이 된 후에도 사회활동을 했다.

　　　　　　 3. 죽음을 두려워하지 않았다.

　　　　　　 4. 죽기 위해 태어났다고 생각할 정도로 긍정적이었다.

　　　　　　 5. 몸과 마음을 항상 사용하니, 신이 오래 머물도록 허락했다.

세계 최고령 여성 생존자

　성명: 베스 쿠퍼Beth Cooper

　생일: 1896. 8. 26.

　출생: 미국 조지아Georgia 주

세계 최고령 남성 생존자

　성명: 기무라 지로우에몬木村次郎右衛門

　생일: 1897. 4. 19. 만 114세(2011. 4. 19. 현재)

　출생: 일본

008

장수동물 코끼리거북

현재 지구상에 살고 있는 거북 중 가장 크고, 가장 오래 사는 거북이 바로 코끼리거북象龜, galapagos tortoise이다. 체중은 약 200kg이며, 태평양 갈라파고스제도의 작은 섬과 알다브라Aldabra 섬 등 몇 군데에서 살고 있다. 그들의 최장수명은 약 175년이다. 헤이플릭 분열한계Hayflick limit(정상세포의 분열집적 횟수)의 한도가 약 110회이다. 사람의 헤이블릭 분열한계는 약 50회이고 최장수명은 약 125세로 보고되어 있다. 사람의 타고난 수명의 한도를 추측할 수 있는 근거이다.

	실제 생존년수(생존가능 연수)	세포분열 횟수
실험용 쥐	3년(4년)	15+(21)
닭	12년(30년)	25+
사람	122년(125년)	50+
거북	175년(200년)	108+

코끼리거북의 아종亞種인 '켈로노이디스 니그라 아빙도니'의 유일한 생존 거북이였던 '외로운 조지'는 2012년 6월 24일에 100세를 일기로 세상을 떠났다. 원래 이 종의 수명은 약 180~200년으로 알려져 있었다. 등딱지는 1.2~1.5m, 체중은 400~500kg이다. 찰스 다윈Charles Darwin이 19세기에 「진화론」을 정립하는 데 이론적 배경이 되었던 갈라파고스제도 판다 섬 마지막 코끼리거북의 상징이자 최고 인기스타였던 그는 40년 전 판다 섬에서 발견된 이래 극진한 보호사육을 받아왔다. 그는 하루에 6km를 이동할 수 있었고 선인장과 산딸기 등이 주식이었다.

009

동물의 크기와 수명: 클수록 수명이 길다

수명은 동물의 종에 따라 각기 다르다. 인간을 기준으로 할 때, 너무나 허무하게 짧은 삶을 사는 하루살이나 명주잠자리가 있는가 하면, 7년 동안이나 캄캄한 흙속에 묻혀 있다가 겨우 밖으로 나와 잠깐 동안 여름을 즐기는가 싶더니, 곧 일생을 접는 매미도 있다. 그런가 하면 175년이나 되는 기나긴 세월을 산 갈라파고스의 코끼리거북의 생존기록도 있다. 그 코끼리거북의 이름은 해리어트 Harriet(1830~2006)이고, 사망원인은 심부전증이었던 것으로 기록되어 있다. 이 코끼리거북만은 예외이지만 덩치가 큰 동물일수록 장수한다. 포유동물만을 본다면, 대체로 쥐는 3년, 개와 고양이는 20년, 말은 50년, 코끼리는 70년 정도이다. 십장생 중 하나인 학이 1,000년을 산다는 것은 물론 거짓말이다. 사람은 현재로서는 120년을 약간 넘을 정도로 매우 제한적이고, 화석인의 검증결과로 추산해도, 100년 정도가 최대한 가능한 수명이 아닐까? 암, 심혈관질환, 뇌혈관장애, 당뇨병 등을 모두 극복한다 해도 사람의 최장수명에 큰 변화는 없을 것 같다.

체세포와 생식세포에 대한 상식

생물에게는 모두 수명이 있다. 즉, 정해져 있는 한도가 있다. 다음세대에 스스로의 유전자를 넘겨주고 언젠가는 죽는다. 정자와 난자는 수정이라는 과정에 따라 새로운 세포로 다시 태어나며 다시 살게 된다. 자신의 유전자 중 반은 자식세대로 계승된다. 우리 자신은 제한된 생명을 갖고 있으나 유전자의 일부를 다음세대에 남김으로써 영원한 생명을 계승할 수 있는 '릴레이'의 주자 역할을 하는 셈이다.

유전자를 전달하는 것이 생식세포이다. 생식세포 외에 이런 역할을 하는 세포가 바로 체세포이다. 체세포란 몸체의 구성요소(머리끝에서 발끝까지의 구성성분)인 일반세포이고 생식세포는 이와는 성질이 사뭇 다르다. 생식세포는 DNA 양이 체세포의 2분의 1이고 같은 사람이 만들어낸 생식세포라도 세포에 따라 속에 들어 있는 유전자가 조금씩 다르다. 체세포의 유전자는 어디에 존재하든 같으나 생식세포는 유전자의 선택이 이루어지므로 자손으로 하여금 개성을 갖게 한다.

우리는 아버지와 어머니에게서 두 세트의 유전자를 받았지만 생식세포가 만들어지는 과정에서 이 두 세트 중 하나만 채용된다. 염색체는 23쌍이므로 여러 가지 조합이 이루어진다. 더욱이 이때 유전자의 세부적인 조합의 변동이 일어나므로 여러 가지 변화가 생기고 개인차가 발생한다.

짚신벌레(단세포생물)는 죽지 않는다

죽지 않고 자손을 남기는 생물이 있다. 세균과 같은 단세포생물이다. 한 개의 세포가 둘이 되고 각각 다시 둘이 되기를 반복해 자손의 세포를 늘리고 다수의 세균집단을 만든다. 이런 단세포생물에는 한정된 수명이 따로 없다. 이 지구상에 생명체가 생긴 이래 이들은 계속 증식하면서 살아왔다. 따라서 현재 40억 살이라는 매우 고령의 단세포생물이 지구상에 살고 있을 가능성이 있다. 물론 이 세균들은 40억 년 전 태어났을 당시의 성질이 여러 번 변화되면서 현재에 이르렀을 테지만, 그들의 성질이 변했다고 해도 단세포생물로 분열하고 몇억 년을 살아온 것은 틀림이 없다.

오래된 연못 물속에는 짚신벌레라는 단세포생물이 살고 있다. 이들이 몇 번이고 분열하다 보면 DNA 염기의 배열이 변해 유전자 이곳저곳에 결함이 생긴다. 이 때문에 생활력이 쇠약해지고 결국은 죽게 된다. 그러나 죽기 전 짚신벌레 두 마리가 합쳐져 유전자의 일부를 교환하면 짚신벌레는 젊음을 되찾고 활발하게 분열한다. 이와 같이 이들 단세포생물은 불로불사 집단을 유지하면서 살고 있다. 이뿐 아니라 짚신벌레 두 마리의 유전자를 합쳐 전보다도 더 유리한 유전자를 만들기도 한다. 이처럼 짚신벌레와 같은 단세포생물은 새로운 성질을 띠는 생물로 진화할 수 있었다. 그럼에도 단세포생물들은 치열한 생존경쟁에서 살아남지 못하면 그의 집단은 소멸하고 만다. 더욱 우위에 서기 위해 생물은 두 종류의 세포를 갖게 된 것이다. 이런 생물은 '생식세포', 즉 짚신벌레와 같은 방법으로 유전자를 교환하는 세포를 갖고 있으나 생식세포 이외에 생식세포를 돕는 세포인 '원조세포'를 만들었다. 그 생

24

물은 생식세포'+원조세포를 갖게 되어 '다세포생물'이 된다. 여기에서 원조세포는 바로 '체세포'를 말한다. 인간은 생식세포와 체세포로 구성된 다세포생물의 일종이다. 사람의 대뇌도 체세포로 구성되어 있으며 이 지구상에서 훌륭하게 생존하며 많은 자손을 남기기 위해 발전해왔다. 대뇌를 발달시켜 불 쓰는 법을 배우고 수렵과 목축과 농경을 일으키고 모든 과학을 발달시켰다.

012

나이를 먹다

나이를 먹는다가령, 加齡는 것은 알츠하이머병치매의 가장 큰 위험인자이다. 그러나 나이를 먹는다고 누구나 다 알츠하이머병에 걸리는 것은 아니다. 사람의 노화는 개인차가 매우 심하고, 100세가 넘어도 거뜬히 정상적인 생활을 하는 사람들도 있다. 이런 사람들을 초인간적인 노인이라고 표현하면 알맞을까? 만일 100세에서 구분을 한다면, 알츠하이머병, 즉 치매도 있고, 기억력이 약간 떨어진 사람도 있고, 초인간적으로 모든 활동을 젊은 사람 이상으로 활발하게 하는 사람도 있다. 치매발병 연령도 사람에 따라 크게 다른 것은 개개인의 뇌의 노화속도가 다르기 때문이라고 생각된다. 그러나 거의 모든 사람은 60~70세가 되면 기억력 등 지적기능의 일부가 떨어진다. 그렇지 않으면 신체의 일부인 팔다리라도 일부 조금씩 부자유스러워지기 마련이다. 물론 모든 것이 모두 정상인데 청력이 시원치 않다고 불편해하는 사람도 있다.

사람은 모든 종류의 동물 중 유독 언어나 사고 등을 가능케 하는, 질적으로 크게 변화한 뇌를 소유할 뿐 아니라 한계수명(가장 오래 살 수 있는 연수로 인간 120세, 코끼리 80년, 유인원 50년 정도)에 대해서도 예외적으로 장수할 수 있도록 진화했으며 사람 뇌의 신경세포는 새로운 분열 없이 길게는 120년 정도도 살 수 있다. 하지만 사람보다 훨씬 수명이 짧은 동물들의 신경세포와 100년 이상을 살 수 있는 사람의 신경세포는 그들의 형태와 살아가는 구조가 거의 같다고 생각된다. 그렇다면 사람의 신경세포는 새 세포를 영입하지 않고 상당히 무리하면서 오랜 세월을 보내게 되므로, 여기저기에서 부실한 불협화음이 생길 수밖에 없다고 생각할 수 있다. 알츠하이머병이 사람에서 아주 특이한 병이고 뇌의 노화와 깊은 관계가 있는 것으로 보아, 이러한 인과관계를 생각할 수도 있겠다.

영어로 'age' 라고 하면 연령, 나이라는 뜻 이외에 나이를 먹다, 나이를 더하다라는 뜻이 있다. 또 늙어가다, 성숙하다라는 뜻도 있다. 건강하다는 것은 20~30대가 아니라 연령에 상응하는 몸과 기능을 기준으로 해야 한다. 이른바 생활습관병 중 몇몇은 근본적으로 치유할 수 없다. 이들은 질병이라기보다 '가령加齡 = 노화'의 결과이다. 우리 선조들이 즐겨 쓰던 '노환'이란 개념은 아주 정확하고도 매우 친근한 개념이라 할 수 있다.

013

아흔 살을 이르는 졸수

90세를 뜻하는 졸수卒壽의 하인 졸卒의 속자俗字인 卆을 풀어 쓰면 九十이 된다. 그러나 졸 자에는 이외에도 다음과 같은 여러 가지 의미가 있다.

1. 군사, 병정
2. 하인

3. 갑자기

4. 끝마침

5. 드디어

6. 죽음

7. 무리

8. 경솔한

9. 당황한

이처럼 여러 가지 뜻이 있지만, 90세를 '졸수卒壽'라고 하는 것은 전혀 합당치 않다. 자칫 90세는 '죽는 해'가 될 수도 있기 때문이다. 일본식 관용구이기는 하지만 매우 잘못된 표현이라고 생각한다. 90세를 꼭 유별나게 호칭할 필요가 있겠는가? 꼭 필요하다면, 불원백수不遠百壽라고나 할까?

014

기이지수 최근 들어 사람의 최장수명을 125세라고 받아들이게 된 것은, 프랑스의 칼망 부인이 122세에 사망한 것을 세계에서 공식적으로 인정한 후부터이다. 그러나 한자문화권에서는 오래전부터 사람의 수명은 100세까지라는 관념을 갖고 있었던 것 같다. 그리고 실제로 우리 주변에는 간간이 100세 노인을 볼 수 있었다. 나라에서는 100세 노인 중 남자에게는 고급스러운 지팡이단장를, 여자에게는 은수저를 보내 축하했다고 한다.

100세의 나이 또는 100세가 된 사람을 뜻하는 기이지수期頤之壽가 있다. 기이期頤란 『예기禮記』 「곡례曲禮」 상에 나오는 말인데, 자체로 100세가 된 사람을 뜻한다. '기期'란 바랄 기 또는 기약할 기로 요망한다는 뜻이고, 의식衣食을 공급한다는 뜻이다. '이頤'는 턱이란 뜻이다. 100세가 되면 늙어서 행동이 마음대로 안 되고, 언어표현도 여의치 않게 된다. 그래서 턱으로 가리켜서 먹는 것, 움직이는 것, 옷 입는 것 등을 시중들게 한다는 뜻이다.

즉, 사람이 100세가 되면 옷 입고 먹는 것 등을 스스로 해결할 수 없기 때문에 자식이나 자손의 봉양이 필요하다는 데서 생겨난 표현이다. 한자의 깊은 뜻과 표현은 항상 무궁무진하다.

015

100세를 사는 비결: 장수의 비결

병에 걸리지 않고, 늙지 않고, 죽지 않는 비법이란 없다. 사람을 포함해 모든 생물은 병에 걸리고, 늙고, 반드시 죽는다. 될 수 있으면 보다 건강하게, 보다 길게, 보다 사람다운 품격 있는 생활을 하다가, 촛불의 마지막 불꽃이 꺼지듯 천수天壽를 마감하는 것이 장수의 참다운 비결이다.

백수하는 사람은 세 가지로 분류할 수 있다: (보스턴Boston 대학)

1. 100세가 지나도 아무 병도 없다(큰 병이 없는 완전한 건강자).perfecter
2. 80세 전후에 두어 번 큰 병을 앓았으나 회복되어 큰 탈 없이 잘 살고 있다(살아남은 사람).survivor
3. 60세 넘어 큰 병이 생겼으나 증상의 큰 진전 없이 그럭저럭 살고 있다(병 진행이 느린 사람).slower

생존하는 100세 장수자 4만 399명(2009년) 중 일부를 방문조사한 결

과를 참고해보기로 하자: 《문예춘추》, 2010년 5월호)

　우선 눈에 띄는 첫 번째 공통점은 마르고 자그마한 체구의 소유자가 많았다는 것이다. 물론 당당한 체격의 소유자도 있었고, 한편으로는 건강에 전혀 관심 없이 아무것이나 먹고 마시다가 50세 이후부터 규칙적인 생활을 하고 가정요리만 즐기며, 산행을 즐기는 사람도 있었다. 두 번째 공통점은 현재도 일을 하고 있다는 것이다. 크고 작은 일은 사람에게 활력을 불어넣는다. 이와 함께 식사의 중요성은 매우 중요하다. 과식을 피하고 1일 필요한 칼로리의 70% 이하를 섭취하며 식염의 감량이 동반되어야 한다. 세 번째 공통사항은 좋은 심기와 좋은 기분, 즉 정신적 요소이다. 자신에게 닥친 일들은 자신의 운명이라 생각하고, 모든 것을 긍정적으로 받아들인다. 오래 살면 좋은 일도 생기게 마련이다. 우선 웃는 얼굴, 유머를 즐기며, 아무것도 걱정할 것이 없다는 듯 생활하는 것이다. 저 사람은 건강하니까 기분이 좋고 심기가 밝은 것이 아니라, 심기가 밝고 기분이 좋으니까 건강해진다고 믿는 것이다. 네 번째 공통점은 가족의 든든한 지원과 친구들과의 따뜻한 유대를 들 수 있다. 장수자 중에는 주위에서 뜨거운 사랑을 받으면서 인생을 살아온 사람이 많다. 100세 인구 중 절대적으로 여성이 많지만, 일단 100세가 넘으면 그다음부터는 남녀 모두 원기왕성한 생을 누린다. 다섯 번째 공통점은 무엇보다도 든든한 경제력이다. 최소한의 안정된 경제력을 손에 쥐고 있다. 불필요한 스트레스를 피하기 위해서는 자신에게 알맞은 주거환경과 생활양식을 선택할 수 있는 최소한의 능력이 필요하다. 또 인생의 '승'과 '패'는 허영에 지나지 않는다.

　'100세의 웃는 얼굴'에는 누구에게서나 훌륭한 오라aura*가 느껴지며, 이는 사람들을 매료시킨다. 또 100세인들에게는 이른바 백세 바이러스가 있기 때문에 이들을 만나면, 그들로부터 건강한 기운이 전염된다. 그들은 인생의 여러 가지 사건에 대해 마음의 면역력을 지니고 있으며, 이것들이 바로 그들의 장수비결이자 장수의 힘인 것이다. (쓰보다 가즈오坪田一男 게이오 대학교수)

2030년의 한국: 세계 4대 노인 국가

2030년이 되면 우리나라가 주요 20개국G-20 가운데 네 번째로 노인비중이 높은 나라가 될 전망이다. 경제협력개발기구(OECD)에 따르면, 2030년 총인구 대비 65세 이상 인구비율은 일본이 31.8%로 가장 높고, 독일(27.8%), 이탈리아(27.3%)에 이어 한국(24.3%)이 바로 뒤를 따를 전망이다. 노인인구 비율이 한 자릿수로 예상되는 나라는 인도(8.8%), 남아프리카공화국(7.5%)뿐이다. 미래의 4대 노인국 가운데 일본, 독일, 이탈리아 등은 100여 년 이상의 산업화 과정을 거친 선진국이라 노인 복지시설과 시스템이 잘 갖추어져 있는 반면, 한국은 단 50년 만에 급속한 경제성장을 이룬 신흥국가여서 초고령사회를 감내하기가 쉽지 않으리라고 지적할 수밖에 없다.

한국의 고령인구 비중은 1970년에 3.1%로 G-20 중 가장 낮은 수준이었지만 1990년에 5.1%(11위), 2000년에 7.2%(10위), 2005년에 9.1%(10위), 2010년에 11.0%(9위) 등으로 빠르게 늘고 있다. 이는 출산

---

*aura 어느 물체에서 발산하는 미묘한 분위기, 느낌 등을 말하며, 장수자들을 만나면 그들이 오래 사는 이유를 저절로 깨닫게 하는 특유의 분위기를 풍긴다.

총인구 대비 65세 이상 비율 예상치(OECD, 2010)

(단위 %)

국가	1970	2010	2030
일본	7.1	23.1	31.8
독일	13.7	20.4	27.8
이탈리아	10.9	20.8	27.3
한국	3.1	11.0	24.3
프랑스	12.9	16.7	23.4
캐나다	7.9	14.1	23.1
호주	8.3	14.3	22.2
영국	12.8	16.5	21.9
미국	9.8	13.0	19.7
러시아	7.7	12.6	18.9

율의 저하와 의료기술 등의 발달로 평균수명이 연장되고 있기 때문이
다. 가임여성 1명당 낳는 아이 수인 합계출산율은 지난해 1.15명으로,
전년에 비해 0.04명 줄었다. 반면, 수명은 크게 늘어 2008년 신생아의
기대수명은 80.1년으로 1970년보다 18.2년 더 길어졌다. 통계청은 한
국의 생산가능인구(15~64세)가 2016년경에 3,619만 명으로 정점에 이
른 뒤 점차 줄어, 현재는 생산가능인구 6명이 노인 1명을 부양하면 되
지만 2030년경에는 생산가능인구 3명이 노인 1명을 부양해야 할 것으
로 전망하고 있다.

고령사회의 빛과 그림자

이러다 100세까지 살게 되는 것이 아닌가 걱정하는 소리가 들릴 정도로 수명이 길어지고 있다. 100세 이상의 고령자도 급증해 주변에서는 할아버지나 할머니가 올해 100세가 되셨다는 소리가 심심치 않게 들려온다. 인생 50년이었던 시대도 있었으나 지금은 먼 옛날 이야기가 되었다. 지금까지 한번도 의사 신세를 지지 않았다는 분들도 간간이 있다. 장수하는 것은 좋으나 사회가 너무 고령화되는 것은 그다지 바람직하지 않다고 생각하는 사람들도 있는 것 같다. 생활불안, 질병, 장기와병臥病(특히 자리보전), 암, 치매, 뇌졸중후유증, 독거생활 등은 오래 살기를 꺼리는 주된 이유이다.

꽤 많은 사람들이 장수에 대해 그다지 호의적이지 않은 면도 있는 듯하다. 근래에 유행어가 된 9988-234(99세까지 팔팔하게 살다가 2~3일 아프다 사망하는 것)란 말처럼 오래오래 건강하게 살다가 자손이나 주변에 불편 끼치지 않고 아쉽다는 말을 들으며 죽는 것이 가장 이상적인 바람일 것이다.

그러나 지금 세상은 이것조차 쉽지 않다. 예를 들어 매우 심한 심근경색일지라도 심장혈관을 내측으로 확장하는 스텐트를 빠른 시간 내에 넣을 수만 있다면 그 자리에서 소생할 뿐 아니라 이 시술은 필요에 따라 몇 번이든 실행할 수 있다. 즉 노쇠나 자연사로 조용하게 죽기도 어려운 것이 바로 지금 이 시대이다. 전날까지 원기왕성하게 활동하다가 감기처럼 2~3일 앓은 후 가족과 덕담을 나누고 다음 날 새벽에 조용하게 갈 수만 있다면 큰 축복이라 할 것이다.

노인과 어르신

노인은 늙은 사람이고, 어르신*은 존경받는 사람입니다.

노인은 세월이 가니 몸과 마음이 자연히 늙었다고 생각하는 사람이고, 어르신은 자신을 가꾸고 젊어지려고 노력하는 사람입니다.

노인은 자기 생각과 고집을 버리지 못하는 사람이고, 어르신은 상대에게 이해와 아량을 베풀 줄 아는 사람입니다.

노인은 상대를 자기 기준에 맞춰 부정적으로 평가하는 사람이고, 어르신은 좋은 덕담을 해주고 긍정적으로 이해해주는 사람입니다.

노인은 심하게 간섭을 하고 잘난 체하며 지배하려는 사람이고, 어르신은 스스로를 절제할 줄 알고 알아도 모른 체 겸손하며 느긋하게 생활하는 사람입니다.

노인은 대가 없이 받기만을 좋아하는 사람이고, 어르신은 상대에게 베풀어주기를 좋아하는 사람입니다.

노인은 고독하며 외로움을 많이 타는 사람이고, 어르신은 좋은 친구가 있으며 활발한 모습을 보이는 사람입니다.

노인은 이제 배울 것이 없어 자기가 최고인 양 생각하는 사람이고, 어르신은 언제나 배워야 한다고 생각하는 사람입니다.

노인은 자기가 사용했던 물건이 아까워 버리지 못하는 사람이고, 어르신은 그 물건을 재활용할 줄 아는 지혜로운 사람입니다.

노인은 공짜를 좋아하는 사람이고, 어르신은 그 대가를 반드시 지불해야 한다고 생각하는 사람입니다. 《전립선》 2012년 신년호에서 인용)

---

*어르신 노인을 공손하게 이르는 말. 그분들을 존경한다는 마음의 표현이며. 그분들은 항상 우리의 스승이다.

장수의 나라 만들기

우리나라도 서서히 장수 국가 대열에 진입하고 있다. 그러나 중요한 것은 숫자상의 장수가 아니라 '건강한 장수'이다. 의료계에서는 노인의학, 불로의학, 노화방지예방의학, 장수의학 등으로 불리는 학문 체계를 세워 건강한 장수를 위한 연구가 매우 활발하다. 장수와 불로는 같은 뜻이 아니다. 장수는 오래 산다는 뜻이나 불로는 개개인의 신체기능 감퇴속도를 가능한 한 늦추어서 스스로의 삶을 살 수 있도록 하는 것이다. 사람다운 삶을 살면서 장수하는 것이 장수의학의 목표인 셈이다. 80세, 90세, 또는 그 이상을 살면서도 연령에 적합한 정도의 건강하고 활동적인 인생을 보장하는 것이다. 나이를 먹는다는 의미의 'aging'은 노화라는 뜻으로 받아들이기도 하는데 이를 부추기는 다음의 여러 가지 요소가 있다.

1. 부적절한 음식물이나 식사의 과잉 섭취
2. 각종 스트레스의 정서적·육체적 축적, 이에 대응하는 성격과 방법의 차이
3. 흡연습관과 과도한 음주
4. 환경에서 얻는 각종 독성요소(공기, 물, 간접흡연, 각종 산업병과 직업병 등)
5. 신체기능의 항상성 유지 부조화, 즉 면역기능의 장애, 호르몬의 평형결함, 동맥과 림프관의 폐쇄와 협착, 뇌기능 장애 등은 이미 체내에서 노화현상을 일으킨 결과이기도 하나 이들은 신체 노화현상을 더욱 촉진하기도 한다.

세월은 왜 이리 빨리 가는가

모든 포유동물의 일생 동안 뛰는 심장의 총 박동 수는 대체로 같으며 약 15억 번으로 알려져 있다. 그렇다면 사람의 심박동이 약 1초에 한 번이라고 할 때, 2초에 한 번 뛰는 말이나 3초에 한 번 뛰는 코끼리보다 단명短命해야 한다. 즉, 심박동 수로만 본다면 사람의 수명은 코끼리보다 훨씬 짧은 25년 정도가 되어야 맞는다는 계산이다. 그러나 현대인의 수명과 동물의 수명을 같은 틀에서 함께 논하는 것은 문제가 있다. 생활여건이 개선되고 의학이 눈부시게 발전하는 등 인간의 수명을 늘리는 데 크게 공헌한 것이다.

나이가 들면서 시간이 너무 빨리 간다고 느껴진다. 동물의 생명활동의 템포는 '몸'이 커질수록 느려진다. 이는 사람에게도 어느 정도 해당된다. 예를 들어 세 살짜리 어린이의 심박동 수는 1분에 120번, 호흡 수는 25번이며, 성인보다 훨씬 많다. 만일 심박동 수를 기준으로 한다면 어린이의 하루는 어른의 2배 가까이 긴 셈이다. 동물의 시간에 비유한다면 어린이의 시간은 쥐의 시간에 더욱 가깝고, 어른의 시간은 코끼리의 시간에 더욱 가깝다고 할 수 있다.

어른이 되면 몸 크기가 계속 커지지는 않지만 체외에서 들어온 물질로 다른 물질을 합성하거나 에너지를 만드는 대사기능이 떨어진다. 중년 이후가 되면, 같은 양의 음식을 먹어도 젊었을 때보다 쉽게 살이 찐다. 섭취한 영양의 처리속도가 떨어지기 때문이다. 상처의 치유속도도 늦어지며 운동 후의 근육통도 며칠 지나서야 느껴진다. 대사기능이 느려지기 때문이다. 늙어가면서 몸의 크기에 변화가 없더라도 생명의 템포는 뚜렷하게 늦어진다. 나이 든 사람들의 공통된 넋두리는 "세월이 왜 이리 빨리 가는가?"이다. 모든 신체기능이 느릿느릿 뒤처지니 시간이 오래 걸리는 것이다. 그러니 하루하루가 후딱후딱 지나갈 수밖에.

> 인간 칠십 고래희는 이미 옛말이 된 지 오래
> 지금은 인간 팔십 도래희到來喜의 시대이고,
> 인간 구십 모래희募來戱가 눈앞까지 온 듯하다.

이왕 뽑혀서 왔으니 한바탕 신나게 놀아보자는 뜻을 담은 저자의 자작시이다. 100세가 가까워지고 있으니 다음 글도 준비했다.

> 인생 100년 소래희 또는 인생 100년 오래희
> 人生 百年 昭來熙 또는 人生 百年 吾來犧

세상이 더욱 밝아지고 더욱 빛나기에, 또는 나 이제 모든 일에 남을 위해 바치기 위해 100세가 되어 찾아왔노라.

021

사람의 시간, 동물의 시간

사람들은 시계에 의지해 시간을 인식한다. 그리고 경험에 따라 시간의 길고 짧음을 대충 느낄 수 있다. 심지어는 음식을 먹고 나서 다시 배고픈 느낌만으로도 시간을 짐작하곤 한다. 그러나 결국 시간을 결정 짓는 것은 시계이다. 사람뿐 아니라 동물도, 벌레도, 나무도, 꽃도, 더나아가 무기無機의 자연도 시간이 경과하는 것은 어쩔 수가 없다. 이와 같은 초월적 절대자가 바로 시간이다.

연구에 따르면 동물에게 시간은 체중의 1/4제곱에 비례한다. 또는 체장長의 3/4제곱에 비례한다는 매우 중요한 사실도 존재한다. 그러나 현재로서는 시간이 체중의 1/4제곱에 비례한다는 것에 대해 그럴듯한 근거는 없다. 그러나 동물의 크기나 종류에 따라 변화하는 '각자의 시계'는 따로 있다. 예컨대 우선 심장은 작은 동물일수록 빨리 뛰고 큰 동물일수록 느리게 뛴다. 흔히 예로 드는 체중 30g인 쥐의 심박동 수는 1분에 500~700번, 즉 0.1초에 한 번씩 뛰는 셈이다. 체중 700kg인 말은 2초마다 한 번, 체중 3톤인 코끼리는 3초에 한 번, 사람은 1초에 한 번(1분에 60~70번)꼴이다. 참고로 고래의 심박동 수는 1초에 20번, 개나 고양이는 100~150번이다. 심작박동만 그런 것이 아니라 호흡, 배설의 횟수 등 모든 생활의 템포도 거의 동물 체중의 1/4제곱에 비례한다. 체중이 무거울수록 '삶'의 페이스는 느려진다는 원리이다. 기가 막히게 딱 들어맞는 것은 일생 동안의 심장박동 수는 사람이건 코끼리, 말, 생쥐건 약 15억 번이라는 것이 공통된 사실이다.

일생 동안의 총 심장박동 수와 총 호흡횟수가 같다는 사실을 알고부터 우리의 수명(숙명이기도 한 살아 있는 시간)에 구애 없이 사람이나 동물은 거의 같은 시간을 산다는 것을 실감케 한다.

동물이고 사람이고 그들 각자의 시간은 따로따로이고 동물의 종류와 크기에 따라 변하는 각자의 시계가 있으므로 사람의 시계로는 다른 동물의 시간을 단순하게 측정하는 것이 불가능하다.

022

생물의 수명

사람을 예로 든다면 크게 나누어 세 가지 시기를 거치면서 살다가 노년에 이른다.

1. 태어나서 성성숙에 도달할 때까지는 성장기
2. 자손을 만들고 이를 양육할 때까지는 생식기
3. 생식이 끝난 후의 여생은 후생식기

　이상의 세 가지 시기 중 성장기와 생식기는 자손을 남기는 데 매우 중요한 시기이기 때문에 이 기간에는 생명을 정상적으로 보장하는 기관과 기능을 철저하게 보장하는 장치가 있어야 한다. 이것이 바로 항상성homeostasis이란 장치이다. 정상적인 기능이 서로 조화를 유지하며 자율적으로 영위하고, 마치 자동화된 정밀기계처럼 움직인다. 또 내외부의 여러 가지 변동과 손상을 적절하게 처리하면서 균형 있는 신체기능을 유지할 수 있게 한다.
　이들 기구와 기능을 정상적으로 보장해주는 것이 바로 유전이다. 유전기능이 있기에 보장받은 기구를 자손이 그대로 물려받아 이미 유전적으로 결정된 수명을 살아가게 되는 것이다. 전체 수명 중 몇 년이 생식기인지까지도 유전적으로 결정되어 있다는 것을 우리는 스스로 경험한다. 야생동물과 달리 사람은 후생식기가 뚜렷하게 존재한다. 노화는 바로 이 후생식기의 문제이며 최근 들어 이 후생식기의 경이적 연장은 바로 고령화사회의 문제로 직결되고 있다. 그러나 우리의 유전적 천수는 무한정 연장할 수가 없다. 생물은 그의 종에 따라 정해진 천수만 살게 되는 것이다.

023

호모 100와 제3세대　　인간의 학명은 호모 사피엔스 사피엔스Homo Sapiens Sapiens라고 한다.

원래는 Homo Sapiens라고 하던 것에 'sapiens'를 하나 더 붙였다. sapiens는 sapient슬기로운, 지혜로운, 똑똑한란 뜻이다. 인간이 현재보다도 더욱 진화되어 훨씬 더 발전된다면 그때는 sapiens를 또 하나 붙여야 할지도 모르겠다.

2009년 UN 세계인구 고령화 보고서에서 처음으로 'Homo 100'라는 신조어를 사용했고, 평균수명이 100세 이상인 고령화시대가 머지않았음을 예고하고 있다. 지금 우리가 100세 또는 그 이상을 살 수 있을까? 생각해보는 것이 아주 비현실적인 일만은 아니다. 우리 주변의 꽤 많은 사람들(우리는 이들을 centenarians百壽人이라고 부름)이 꽉 찬 한 세기를 살아왔다는 것을 듣거나 직접 보고 있다. 이웃나라 일본에서는 2012년 9월 14일 현재, 백수인의 수가 5만 명을 넘었다(여자 4만 4,842명, 남자 6,534명, 87.3%가 여자이며 최고령자는 남자 115세, 여자 114세).

나는 1926년丙寅年생이며 관례에 따라 1986년에 회갑연을 거창하게 차려 받았으며 회갑기념 논문집을 출판하기도 했다. 마침 대학에 봉직하고 있었고, 그때만 하더라도 이것이 하나의 즐거운 관례라 사양할 도리가 없었으며 5년 후에는 명예퇴임했다. 이후 또 20여 년이 훌쩍 흘러 '호모 100'의 시대가 되었다.

50년 전만 하더라도 '중년'은 30~35세를 가리키는 말이라고 생각했다. 이 시기는 몸에서 모든 발육이 끝나는 때이다. 지금은 40세가 넘어서야 중년이 시작되는 것 같다. 40세를 지나 50대를 지나 60대가 끝나는 30년 동안을 제3세대第3世代, the third age라고 부른다. 이전에 비해 30년의 보너스를 받은 것과 같다. 서양인들은 새삼스럽게 인생을 네 세대로 구분해 첫 번째를 배움에, 두 번째를 일과 가족에, 세 번째를 당면한 생활에, 그리고 네 번째는 노후를 위한 관심에 둔다. 그중에서도 가장 새롭다고 생각되는 것은 세 번째 세대이다. 장수혁명에 따라 새롭게 탄생한 제3세대 연령층에 대한 특별한 고려는 매우 신선하다.

연령에 대한 통념은 생물학적 영향보다는 오히려 문화적 영향을 더 많이 받는 듯하다. 좀 새로운 것을 해볼까, 욕심을 내지만 마음 깊은 곳에서 '당신은 이제 너무 늙었어. 생각조차 하지 마! 나이 생각을 해야지! 다른 것이나 찾아봐!' 라는 소리가 들려오면 모든 의욕은 사라지게 마련이다. 보너스로 받은 '제3세대' 의 개념(실제로 우리는 예전에 비해 30년을 젊게 살고 있음)은 우리 생을 30년 연장해주었다.

You don't grow old.
당신은 나이를 먹으면서 그냥 늙는 것이 아니라
You get old when you stop growing.
당신이 발전(하는 것)을 멈출 때 늙는 것이다.

024

칼로리 제한과 수명

칼로리 제한은 비만을 예방하는 식사로, 절식과 같은 뜻으로 사용된다. 건강하게 장수하기 위한 방법이며 반대로 비만은 건강장수의 적이다. 구조적으로 사람과 가장 가깝다는 붉은털원숭이Rhesus macaque에게 칼로리 제한 실험을 했다(미국 위스콘신 대학, 1989~2009). 원래 장수에 대한 실험은 시간이 오래 걸린다. 원숭이들은 무작위로 2군으로 나누고 한 그룹은 보통식사, 다른 그룹은 70%로 줄인 식사를 공급했다. 1989년 실험을 시작할 때 70%군은 숫놈 15마리, 통상군은 숫놈 15마리였고 1994년에 숫놈 15마리씩, 암놈을 8마리씩 각각 추가(합계 각 군에는 76마리씩)했다. 결과는 70%군에서 5마리 사망, 통상군에서 14마리 사망, 70%군에서는 당뇨병이 없었으나 통상군에서 당뇨병 5마리, 당뇨병 전 단계 11마리, 암은 70%군에서 4마리, 통상군에서 8마리, 심장병은 70%군에서 2마리, 통상군에서 4마리가 발생했고, 뇌위축은 70%군에서 훨씬 적었다. 이상을 종합하면 70%군이 사망률은 낮고 질병에도 덜 걸렸다. 더욱 명백한 것은 겉보기에도 통상군과 70%군은 수명에서 차이가 났다.

이 실험은 20년에 걸친 긴 기간 동안 진행되어 신뢰성이 높다고 할 수 있다. 이 실험에 사용한 동물은 원숭이 중에서도 신체기능이 사람과 가장 유사했음을 밝혀둔다. 실험동물의 외견도 70%군에 속한 실험동물은 눈빛, 몸 움직임, 반짝이는 털 모양, 윤기 등 모든 것이 '더 젊다' 라는 느낌을 준 데 비해 대조군인 통상군의 동물은 털이 부스스하고 동작이 느리며 한눈에 '늙었다' 라는 분위기를 풍겼다고 한다.

025

모든 질병을 퇴치해도 평균 수명에는 영향이 없다

특정한 질병에 걸리지 않거나, 걸려도 완전치유되어 살고 있다고 가정한다면 우리의 수명은 현재보다 얼마나 연장될까? 다음은 1980년대의 조사통계 결과이긴 하나 현재와 크게 다르지 않은 것 같다. 주요 사망원인 중 심혈관질환, 뇌혈관질환, 동맥경화질환 등이 감소된다면 당시의 평균수명을 기준으로 할 때 16년 연장, 모든 악성질환이 없어진다면 3년, 폐렴과 유행성독감은 0.4년, 당뇨병 0.2년, 간경변 0.2년 등의 수명연장을 기대할 수 있다. 현재를 기준으로 모든 사람이 질병에서 완전히 자유롭다 해도 우리들의 평균수명은 100세 정도로 고정될 것이라고 추측된다(그 이상의 연장은 없음). 즉, 이것은 100세 전후에서 모든 사람은 사망할 것이고, 기네스북 공인 최장수인인 칼망 부인의 기록은 깨지기 힘들 것이라는 사실이다. 질병이나 각종 재해에 따른 사망으로 우리의 평균수명은 크게 달라지지 않는다.

026

오래 살려면

너그럽고 유유하게, 그리고 다소 적당하게 사는 것이 좋다. 지나치게 진지한 것보다는 무엇이든 알맞게 사는 것이 장수하는 데 도움이 된다. 걱정거리는 빨리 털어버리는 것이 장수비결이다. 어떤 이들은 까다롭게 굴지 말고 알맞게 맞추면서 사는 것도 오래 사는 비결이라고도 한다. 걱정거리는 질질 끌고 다니면 안 된다. 자신이 스트레스를 받고 있는지는 장이 곧 알아차린다. 장은 뇌와 신경에 바로 연결되어 있어 스트레스에 아주 민감하게 반응한다. 매우 불안하고 긴장하면 자율신경을 통해 바로 장에 전달되어 복통, 설사, 변비 등을 일으킨다. 장은 제2의 뇌라고 할 정도로 예민하다. 사람은 깊은 슬픔이나 극도의 긴장을 느끼면 머리뿐 아니라 장도 반응을 보인다. 중국 고사에 새끼 원숭이를 잃은 어미 원숭이의 마음을 '단장의 슬픔'이라고 형용했듯, 사람은 깊은 슬픔이나 긴장에 쫓기면 머릿속뿐 만이 아니라 장도 바로 영향을 받는다.

그러므로 우선 스트레스를 피해야 한다. 고민만 하는 사람은 오래 못 산다. 무엇이든 낙천적으로 생각하자. 웃으면 면역력이 높아지니 하루에도 몇 번씩 크게 웃어보자. 면역력을 높이는 또 하나의 무기는 NKnatural killer세포다. 의심스러운 침입자를 퇴치하는 림프구 중 하나다. 암세포나 바이러스에 감염된 세포 등을 발견하면 격퇴한다. 사람 몸속에서 매일 5,000개 정도의 세포가 암화되는데 이 세포들을 알아서 격퇴해주는 것도 이 NK세포다. 이때 장이 힘을 못 쓰면 NK세포의 기능도 떨어진다. NK세포는 밤 11시가 넘으면 활성도가 떨어지기 쉽다. 따라서 면역기능도 약해진다. 밤늦게까지 깨어 있거나, 아예 밤을 새우거나, 밤새도록 계속 운전을 하면 NK세포의 기능이 현저하게 떨어진다. 또 격렬한 운동도 도리어 NK세포의 활성을 감소시킨다.

027

장수자의 공통점

건강장수하는 사람에게 공통점이 있다면 다음의 네 가지이다.

1. 혈액 중 인슐린 농도가 낮다.
2. 혈액 중 DHEA-s 농도가 높다.
3. 체온이 낮다.
4. 집안에 장수자가 있다.

Sir 2silent information regulator 2의 약자라는 장수유전자가 실험실 냉장고 속 효모에서 발견되었는데, 냉장고는 당연히 저온상태이다. 칼로리 제한을 받으면서 장수 실험을 하는 원숭이붉은털원숭이가 건강하게 장수하고 있는데, 바로 그들의 체온이 낮은 것으로 알려져 있다. 체온이 낮은 상태에서는 신체의 대사기능이 저하되어 활동이 최저한으로 억제되면서 불필요한 에너지를 소모하지 않는다. 이것은 인슐린 농도와도 연관이 있으며 쓸데없이 에너지를 사용하지 않는 것이 바로 장수 비결이라는 사실이다. DHEA-sdehydroepiandrosterone sulfate는 성호르몬인 테스토스테론이나 에스트로겐의 전 단계 호르몬이다. 사춘기 전에는 수치가 매우 낮다가 사춘기 이후에 현저하게 증가한다. 20세에서 최고 치가 되었다가 그 후 점차 감소한다. DHEA-s는 체내에서 염증을 억제하고 동맥경화 등 생활습관병을 예방하거나 인슐린 작용을 상승시킨다. 혈중 인슐린 농도가 낮다는 것은 인슐린 효과가 좋아 소량으로도 충분하다는 의미, 즉 당뇨병에 걸리지 않는다는 것이다.

028

장수하는 성격

사람의 성격을 성실성, 개방성, 조화성, 외향성, 신경증성 등 다섯 가지 인자로 나누어보면 백수자 중에는 성실성, 개방성, 외향성이 높은 사람이 많다는 보고가 있었다. 성실성은 모든 일을 단정하게 스스로 처리하는 성격, 개방성은 모든 일에 관심이 있으며, 예술적 감각이나 상상력이 뛰어난 성격, 외향성은 바깥활동을 즐기고 흥미로운 일을 즐기는 성향을 말한다. 이러한 성격을 가진 사람은, 외향적인 인간관계로 스트레스에 강하고 개방성으로 모든 새로운 환경에 쉽게 적응하며, 성실성으로 규칙적인 생활을 해 자연스럽게 건강을 유지하는 혜택을 받는다.

자리에 누워 백수를 맞는 사람은 드물다. 장수학자들은 주변사람들과 이야기를 나누고, 웃고, 노래하면서 살고 있는 백수자들의 뇌는 초고령 후에도 계속 발달하면서 맑은 정신상태를 유지하는 것이 아닌가 추측하고 있다. 또 백수자는 거의 모두 가족을 비롯한 주변사람들과도 좋은 관계를 유지하며 너그럽게 살고 있다. 가족의 사랑 없이 장수는 있을 수 없다. 결정적인 장수인자가 발견되는 것이 언제일까? 현재로서는 유전이 수명에 영향을 미치는 것은 20~30%라고 추정된다. 오래 살 것인지, 단명으로 끝날 것인지, 그 운명은 각자 마음속에 간직하고 있을 뿐이다. 장수비법은 어쩌면 당연한 일을 예사롭게 실천하며 사는 것이라 할 수 있다.

029

장생장수 건강하게 오래 사는 것은 고령자 누구나 갈망하는 매우 소박한 바람이다. 아프지 않고 남에게 폐 끼치지 않고 스스로의 삶을 살다가 주변을 깨끗하게 정리하고 촛불 꺼지듯이 세상을 하직한다면 이 이상 아름다운 일은 다시 없을 것이다.

우리 몸속에는 수명이나 노화를 조절하는 장치가 있다. 이 장치가 바로 '장수유전자'이다. 이것이 최근의 연구로 밝혀진 Sir 2유전자로, 누구나 갖고 태어난다. 이 유전자는 세포내의 노화과정과 대사기능을 직접 조절한다. 그러므로 이 유전자의 기능을 직접 최대한으로 활성화할 수만 있다면 가령에 따라 생기는 동맥경화, 여러 가지 생활습관병, 알츠하이머병 등을 예방하거나 발병을 늦출 수 있다. 이 특정한 유전자를 활성화하면 사람의 수명은 10년 정도는 연장될 것이라고 예측된다. 그렇게 되면 사람은 130세까지 살 수 있다.

이 유전자를 활성화하는 방법은 무엇일까?

1. 장수유전자를 활성화하는 데 가장 중요하고 쉬운 것은 칼로리 제한인 만큼 일상적인 식사량을 70%로 줄일 것

2. 채소, 과실류의 껍질을 함께 먹을 것(사과나 포도 껍질, 땅콩 속껍질, 양파 껍질 등)

3. 항산화력이 강한 토마토, 브로콜리 등을 섭취할 것

4. 적절한 강도의 습관적이고 정기적인 운동을 할 것

5. 앞으로 어떻게 생활할 것인가 등 긍정적으로 사고할 것

노화의 원인을 이해하고 무언가를 새롭게 시작하기보다는 흡연이나 폭음, 나쁜 생활습관을 당장 그만두는 것이 바로 장수의 비결이다.

투병에 대한 노력과 태도: 동서양의 차이

030

동양과 서양의 투병정신과 자세는 큰 차이가 있다고 한다. 서양에서는 병에 기가 꺾여서는 안 된다는 강한 정신과 자세를 보이는 사람은 오래 산다는 통계가 있다. 이와는 달리 동양에서는 병과 공존하라든가, 암에 반항하지 말라든가 하는 등, 공존을 부추기는 듯한 체험담이 심심치 않게 출판되고 있다. 이러한 생각은 예로부터 중국의 사상에서 유래한 것 같다. 천도에 따르는 것이 정도라는 뜻으로 해석하면 될 듯싶다. 다음은 노자老子의 글이다.

出生入死, 生之徒十有三, 死之徒十有三, 人之生,
動之死地, 亦十有三, 夫何故, 以基生生之厚.
더 살 수 있는 길과 죽음으로 가는 길이 있을 때는,
더 살 수 있는 편이 10명 중 3명, 죽는 편이 10명 중 3명이다.
사람이 명을 너무 중하게 여겨도 그 결과는 죽는 것이
10명 중 3명이다. 왜냐하면 삶을 너무 중후하게 위하기 때문이다.

사람의 명은 하늘의 뜻에 따르는 수밖에 없다. 도리어 인생을 여유작작餘裕綽綽하게 사는 것이 장수의 길인 것 같다.

46

031

불도장 불도장佛跳牆은 광둥廣東과 푸젠福建식 상어 지느러미 수프의 한 형태로, '복수금福壽金'이라고도 한다. 도를 닦던 승려가 그 향기에 반해 담을 넘었다는 음식이다. 불로장생의 비약으로 취급되어 진시황과 양귀비도 애용했다고 한다. 해삼, 전복, 상어 지느러미 등을 주재료로 하여 죽순, 양 허벅지, 사슴 힘줄, 오골계, 오리, 버섯 등을 넣고 푹 끓인다. 우리나라에서는 여기에 반드시 고려인삼이 들어간다.

눈을 맑게 하고, 피부를 부드럽고 매끈하게 하며, 혈을 돕고, 근육을 풀어주고, 식욕을 자극하며, 보신과 자음滋陰 회복에 우월하다고 선전하기도 하는 고가의 중국음식 중 하나이다.

032

장수와 비만 많은 이들이 "비만하면 장수할 수 없을까?" 하는 질문에 대한 답을 궁금해할 것이다. 매우 어려운 문제이고 연구자의 의견도 다양하다. 어떤 연구에서는 무관하다고 하고, 다른 연구에서는 체중이 늘어나면 사망률도 가속도가 붙는다고 주장한다. 가장 빈번하게 나오는 의견은 "지나치게 말라도, 살이 쪄도 수명이 짧아지므로 오래 살려면 적당한 체중을 유지하는 것이 좋다"라는 결론이다.

담배를 피우는지
음주량은 어느 정도인지
규칙적으로 매일 일정시간 동안 운동을 하는지

등의 생활습관과 장수가 밀접하게 연관되어 있다는 것은 상식이다.

결론적으로 비만은 확실하게 몸에 나쁘지만 너무 마른 것보다는 '약간 찐 듯한 사람'이 오래 살 것이라 예측한다.

033

소식하면 장수한다

배를 80%만 채우면 건강하다는 의미의 복팔분 건강지본腹八分健康之本이란 말은 나이 많은 세대에서는 어릴 때부터 들어온 격언이다. 소식하면 장수한다는 사실에 대해 과학적 근거가 밝혀지면서 옛사람들의 지혜가 얼마나 탁월했는지 실감하게 된다. 그런데 과연 이것이 사실일까?

소식과 수명연장 실험은 70여 년 전부터 꾸준히 계속되어왔다. 실험동물(초파리, 선충, 쥐 등)의 먹이를 굶어 죽지 않을 정도까지 극도로 제한하면 수명은 40%까지도 연장된다. 딜린Dillin 등은 '예쁜 꼬마 선충'이란 선형동물에게 칼로리를 극단적으로 제한했을 때 수명을 연장시킨 새 유전자가 'pha-4'라고 밝혔다(2007). 사람에게도 pha-4와 유사한 유전자가 있다. 이는 영양공급이 줄어들 때 혈액의 당분 농도를 증가시키는데, 실제 에너지 균형을 유지하는 역할을 한다. 칼로리를 제한하면 에너지 관련 호르몬의 농도가 변화해 노화과정을 조절한다고 추정된다. 일본은 최근 들어 세계 제일의 장수 나라라는 기록에 큰 오점(행정적 부정확성)을 남기기도 했으나, 몇 년 전 오키나와의 한 장수촌을 대상으로 한 조사에서 적게 먹으면 오래 산다는 사실을 확인했다. 그 조사에 의하면 일반남성은 1일 2,300kcal를 섭취했으며, 평균수명은 76.7세였다. 하루에 5,500kcal까지 섭취하는 일본 스모씨름 선수의 평균수명은 56세에 불과했으나 1일 평균 1,500kcal을 섭취하는 오키나와 지역주민의 평균수명은 82세로 조사됐다. 또 씨름과 같은 격렬한 운동은 활성산소 생산량을 높여 노화나 수명에 치명적일 수 있다.

034

평범한 건강장수　　우리가 할 수 있는 적정한 건강장수의 비법은 매우 단순하고 평범하다:

1. 적당한 양(소식)과 질의 식사를 규칙적으로 섭취하는 것
2. 적절한 운동을 일상화할 것. 유산소운동이 좋고 격렬한 운동은 피할 것
3. 충분한 휴식과 수면을 취할 것
4. 적당한 생활 스트레스는 받으며 살 것(활성화된 일상생활의 의욕을 포기하지 말 것)
5. 심한 고민이나 정신적 스트레스는 빨리 풀어버릴 것
6. 매일 한 가지씩 무엇이라도 봉사할 것
7. 절대 금연할 것
8. 간식을 줄일 것, 가능하면 전폐할 것
9. 즐거웠던 과거를 자주 회상하고 자신이 항상 그 중심에 있었음을 자부할 것
10. 마음속으로라도 성의 회춘을 갈망할 것

식사 섭취량의 70~80% 정도의 저칼로리식을 유지하면 수명이 길어진다는 것은 이미 의학적으로 증명된 바 있다. 그러나 밸런스가 유지된 영양배분은 반드시 지켜야 한다. 비만은 피해야 하지만 지나치게 마른 것보다는 약간 살이 있는 것이 좋다. 편식을 피하고 맥주, 적포도주, 막

걸리 등 한 잔 정도의 반주는 정신적으로 여유를 주고 스트레스 해소에 도움을 줄 뿐 아니라 동맥경화 예방에도 좋다. 과식을 피하고, 매일 30~40분간의 가벼운 유산소운동은 여분의 체지방을 제거하는 데 매우 효과적이다. 활성산소의 과잉생산을 유발하는 과격한 운동은 노화를 도리어 촉진하고 장수에 역행한다.

수면시간을 인위적으로 조절할 필요는 없다. 체질이나 습관에 따라 수면시간대와 길이는 다르다. 또 수면제나 멜라토닌 사용에 대해서도 일률적으로 정해진 것이 없다. 중년이 된 이래, 수십 년간 계속(매일 밤) 수면제를 사용해온 어르신 두 분(현재 92세와 89세)을 알고 있다. 한 분은 남성으로 매우 활동적인 저명인사이고 거의 현역과 같이 생활하고 계시며, 또 한 분은 여성으로 평범한 주부이고 긴 외국생활을 한 경험이 있다. 수면제의 무분별한 과용은 불가하나 적절한 사용은 삶에 활력을 준다. 성호르몬이나 성장호르몬 등의 변동은 노화 또는 분노와 밀접하게 관련되어 있다. 이러한 현상은 우리 신체 스스로의 섬세하고 교묘한 '항상성'에 따른 변동이지 결코 질병은 아니기 때문에 약물이나 호르몬 보충 등으로 신속한 반응을 얻기보다는 마음의 교류나 정다운 스킨십 등으로 극복하는 것이 더욱 효과적이다. 생을 영위하는 데 적당한 자극스트레스은 꼭 필요한 존재이다. 물론 이것으로 질병이나 피로를 다시 얻을 수도 있다. 그러나 이것은 도리어 언젠가는 일어날 수도 있는 더욱 크고 심각한 스트레스를 막는 힘을 준다. 마치 체내에서 인위적으로 면역체를 만드는 예방접종과도 같은 작용을 한다. 불로의 명약처럼 널리 알려졌던 DHEAdehydroepiandrosterone는 신체에서 각종 스테로이드호르몬을 생산하는 모체mother of steroid hormone로 알려져 있으며 이에 대해서는 따로 기술하겠다.

활발한 노후생활이 필요한 이유

우리 몸의 여러 기관은 사용방법에 따라 기능유지가 각기 다르다. 오랫동안 입원이나 자리보전 등으로 다리 근육이 심히 위축되어 폐용성 퇴행으로 변하는 것을 자주 본다. 이러한 현상은 뇌의 신경세포에서도 일어난다. 우리 주변에서 흔히 보듯 고령의 노인이 골절이나 다른 병으로 입원한 후 얼마 안 되어 인지장애 증상치매이 생기기도 한다. 뇌가 활동하고 신경세포끼리의 교신에 따라 흥분을 서로 주고받고, 흥분된 세포가 세포생존에 필요한 단백질생존인자을 분비하는 것이라고 설명한다. 이 생존인자가 처음 흥분을 전해준 신경세포의 생존을 보증한다는 기전이다. 그러므로 자주 활동하는 신경세포는 항상 활력이 있고 활동하지 않는 신경세포는 쉽게 죽는다. 뇌 속의 신경회로를 유지하고 기능이 떨어지지 않게 하기 위해서는 언제나 활동해야 한다. 뇌의 신경세포는 매우 복잡하게 관여하면서 활동하므로 머리를 쓰는 것만이 아니라 운동 등 몸을 움직이는 활동도 뇌 전체의 기능유지에 관여할 가능성이 크다. 실제로 운동을 열심히 지속적으로 하는 사람은 그렇지 않은 사람보다 2배 이상 알츠하이머병에 덜 걸린다는 보고도 있다. 활발한 노후생활, 특히 신체운동의 유지가 뇌세포끼리의 생존과 기능을 보존하는 데 도움을 준다는 것은 매우 고무적이다.

57세에 기적(쌍둥이)을 낳았어요

산모는 결혼한 후 27년 동안 아이가 없었다. 어릴 때 복막염을 앓아 나팔관이 심하게 유착되어 임신

할 수 없게 되었다. 시험관시술 등 온갖 노력을 다했지만 번번이 실패로 끝났다. 그러나 그는 아이가 너무 갖고 싶었다. 그는 어느 날 TV를 보다 자식 없는 할머니가 명절에 혼자 쓸쓸해하는 모습에 크게 충격을 받고 한 번만 더 해보자고 마음먹었다. 출산이 가능한 몸을 만들기 위해 운동과 식이요법을 하고, 자궁내막을 성숙케 하는 황체호르몬과 자궁내막을 자라게 하는 여성호르몬 치료도 받았다. 그는 이미 5년 전에 폐경이 와 있었다. 2년간의 노력 끝에 기적이 일어났다. 2012년 2월에 한 병원에서 미리 냉동보관해뒀던 자신의 난자를 이용한 시험관시술을 통해 임신에 성공했다. 그는 두 달 가까이 입원을 했다. 남녀 쌍둥이 아이는 임신 36주 만에 조산아로 제왕절개술을 받고 태어났지만 인큐베이터에는 들어가지 않았으며 엄마 젖을 빨 정도로 매우 건강했다.

현재까지 알려진 세계 최고령 산모는 2008년 70세에 쌍둥이를 출산한 인도 여성이다. 초고령 산모에 대한 타당성(?) 여부가 있을 수 있겠으나, '호모 100' 시대의 도래를 눈앞에 둔 이 시점에서 심각하게 생각해볼 만한 문제이기도 하다. 57세 산모의 건승을 기원한다.

037

나도 96세에 아빠가 되었소!

2012년 10월 17일에 새로운 소식이 들려왔다. 인도에서 세계 최고령 아빠가 탄생한 것이다. 인도의 하리아나 지방에 사는 라마지트 리그하부라는 사람이 주인공이다. 그는 10년 전 결혼할 때까지 절대 금욕생활을 했다. 매일 3kg의 우유와 아몬드를 즐겨 먹으며, 산모는 50대라고 한다.

여자가 남자보다 더 오래 산다

남녀 평균수명이나 건강수명을 비교해보면 어느 나라든 여자의 평균수명이 높으며 100세 이상 장수고령자의 수도 여자가 훨씬 많다. 그렇다면 남자는 왜 오래 살지 못하는가? 물론 남자는 여자에 비해 역할, 사회활동이나 일반활동 등에서 거동이 격하고 위험에 처하거나 모험 등에 노출되는 등 많은 스트레스를 받기 때문이라고 말할 수 있다. 또 생활습관상의 문제도 있다. 그러나 남녀의 차이를 가장 쉽게 설명할 수 있는 것은 성호르몬이다. 남성호르몬인 테스토스테론은 LDL(악성 역할을 하는 콜레스테롤)을 증가시켜 HDL(양성 역할을 하는 콜레스테롤)을 감소케 한다. 그런데 여성호르몬인 에스트로겐은 남성호르몬과는 반대로 HDL을 증가시키고, 반대로 LDL을 감소시킨다. 조물주의 비상한 지혜를 여기에서 확인할 수 있다. 여성호르몬이 혈관계질환의 발생을 억제하는 것은 의미가 있다. 모계를 수호하는 것은 자손을 지키고 더 나은 종을 보존한다는 데서 훨씬 진화론적 의미가 있다.

여성에서도 여성호르몬 분비가 급격하게 감소되는 갱년기 이후에는 심질환이나 뇌혈관질환 등에 따른 사망률이 급속하게 증가하는 현상을 보게 된다. 유전적으로 여성은 남성에 비해 보다 장수할 수 있는 여건을 갖춘 셈이다.

남성장수 10계명과 타조증후군

남성이 여성보다 사망률이 높고, 생존연령이 낮으며, 질병에 걸릴 확률 또한 높지만, 여성만큼 오래 살지 못하는 가장 큰 이유는 자신의 건강에 대한 관심을 갖지 않기 때문이라면서 남성의 장수비결 열 가지를 제시했다. 《뉴스위크》는 남성들은 건강에 전혀 문제가 없는 것처럼 행동하는 '존웨인증후군'이나 '타조증후군'이 있다고 전했다. 타조는 위기에 처하면 아무 곳에서나 머리를 땅에 처박는 것으로 몸을 피했다고 생각한다. 마치 위기가 없는 것처럼 외면하는 심리이다. 서부의 사나이 존 웨인은 정의를 위해서라면 병이나 총상 따위는 아무것도 아니라고 여긴다. 이처럼 무사안일, 현실도피, 그리고 허세 등은 건강에 대한 남성들의 일반적인 대응인 것 같다. 참고로, 타조는 155kg 체중에 시속 90km로 달릴 수 있고, 4km 밖을 볼 수 있다. 지상에서 가장 강인한 새인데도 적을 만나면 머리를 모래에 묻는 습성이 있는 걸 보니 겁쟁이임에 틀림없다(미국 시사 주간지에 실린 하버드 대학의 하버 사이먼 교수팀의 연구보고서 중 일부).

남성의 장수비결 열 가지:

1. 담배와 마약을 금할 것(미국 같은 나라에서는 마약이 큰 문제)
2. 운동을 주기적(매일)으로 할 것
3. 잘 먹을 것
4. 적당히 마른 체형을 유지할 것
5. 음주는 하루 한두 잔으로 제한할 것
6. 과도한 스트레스를 피할 것
7. 운전할 때 안전벨트를 착용하고 안전하게 운전할 것
8. 자외선, 방사능, 화학물질, 환경오염 물질 등에 대한 노출을 피할 것
9. 성병을 예방할 것
10. 신체에 이상이 생기면 곧바로 의사를 찾을 것

노
화

040

**수명과 노화
(미니 유전학)**

건강하고 행복하게 오래 살고자 하는 것은 누구나 갖고 있는 숙원이다. 진시황을 비롯한 많은 역사의 권력자들은 다들 불노불사를 손아귀에 넣고자 했으나 아무도 이루지 못했다. 실제로 모든 생물의 수명은 그의 종류에 따라 거의 정해져 있는 것이 사실이다. 사람은 120세 이상 살기 힘들다. 예로부터 전해져온 장수의 전설은 거의 모두가 신빙성이 없거나 단순한 이야깃거리로 끝났다. 개의 수명은 15년 정도, 생쥐는 3년 정도가 고작이다. 물론 개체에 따라서는 약간의 차이나 예외는 있다. 그렇다면 노화를 조금이라도 예방할 수 있다면 장생이 가능하겠는가? 수명의 문제와 노화의 문제는 기본적으로는 구분해야 한다. 두 가지 문제는 일부 서로 겹치는 부분도 있다. 우리들 세포의 핵 속에 있는 염색체에는 '텔로미어telomere' 라는 부분이 있다. 이것은 수명을 설명할 때 자주 인용된다. 2009년 노벨 생리 의학상은 이 텔로미어를 깊이 있게 연구한 세 학자에게 수여되기도 했다. 세포수명은 예정되어 있는 프로그램에 따라 이미 결정되어 있으며, 이것은 염색체 끝에 위치한 텔로미어의 작용에 달려 있다. 이 텔로미어는 세포가 분열할 때마다 정해진 대로 일정한 길이만큼씩 짧아진다. 사람의 경우 일생 동안 50번 정도 분열하면 한계에 도달한다. 그 이상은 분열할 수 없다. 이때 세포 안에서 그 이상 분열할 수 없도록 특수물질이 생겨 분열은 끝난다. 즉, 세포는 죽는다. 자연의 원칙이라고 일괄설명되어온 부분이다.

그러나 암세포는 충분한 영양보급 조건만 유지된다면 언제까지나 증식하므로 텔로미어의 한계가 없다. 왜냐하면 짧아진 텔로미어를 다시 길게 만들수 있는 '텔로머라아제telomerase'라는 효소가 있어서 계속 작용하기 때문이다. 그러므로 이 효소를 사용한다면 불노불사를 실현할 수 있다고 생각하겠지만, 이는 암세포도 함께 증식, 생존시킨다는 사실을 잊으면 안 된다. 우리는 계속 늙어간다. 수명문제와는 달리 노화는 세포분열 시의 실수나 손상이 축적되면서 생기는 현상이라고 설명되는 예가 많다. 세포는 몇 번이나 분열하면서 증식할 때마다 조금씩 기형이나 손상을 일으켜 부품이 파괴되거나, 찌그러지거나, 녹이 슬어서 못 쓰게 된다. 이와 같은 작은 변화가 쌓이고 쌓이면서 노화가 진행된다. 그렇다면 이러한 노화현상을 늦출 수 있을까? 수명은 종에 따라 정해져 있으나 노화의 진행양상은 각자 다른 것 같다.

041

텔로미어 길이가 수명을 좌우한다

영국의 연구팀이 염색체 말단부인 텔로미어의 길이가 수명과 관계가 있음을 규명했다. 어린이의 텔로미어 길이를 미리 조사해 계측하면 그의 수명을 미리 알 수 있다는 연구이다. 이 연구에 사용한 것은 십자매보다 약간 큰 참새의 한 종류인 금화조錦華鳥라는 새이다. 새들도 의학 발전을 위한 연구 실험에 많은 공헌을 하고 있다. 99마리의 금화조를 사육, 부화한 후 25일부터 1년마다 적혈구를 채취해 연령별 텔로미어의 길이를 분석, 자연사할 때까지의 기간(1년 미만에서 9년까지)과의 연관성을 조사했다. 그 결과 부화한 후 25일 시점에 가장 텔로미어가 짧았던 군의 17마리가 모두 네 살 이전에 죽었고 가장 길었던 군의 5마리가 4~7세까지 살아 있는 등 텔로미어의 길이와 수명에는 밀접한 상관관계가 있음을 밝혀냈다.

텔로미어는 생물의 세포 속에 있는 염색체 말단에 있으며 염색체 끝이 풀리지 않도록 보호해주는 역할을 한다. 정상세포에서는 세포가 분열할 때마다 텔로미어가 조금씩 짧아진다. 이것은 한계에 이르면 더 이상 세포가 분열하지 않는다. 이는 곧 노화와 관계가 있다.

042

사람의 유전자 생활습관병이라고 총칭하는 여러 가지 질병군은 나이와 더불어 증가하게 마련이다. 이들 생활습관병은 가령나이 먹음이란 자연원칙하에서 유전인자와 환경인자, 생활습관 등의 영향을 받아 발생, 진행되며 대부분의 사람들은 평균수명이 매년 연장되고 있음에도 80~100세라는 수명의 한계를 넘지 못하고 있다. 그렇다면 노화라는 것 자체는 왜 일어날까? 또 비슷한 수준의 생활을 하는데도 당뇨병이나 동맥경화에 걸리는 사람과 걸리지 않는 사람으로 갈리는 것은 무엇 때문일까? 이것을 쉽게 '체질'이란 매우 애매한 판단으로 구분하던 시대도 있었지만, 유전소인의 본체가 밝혀지면서 환경인자, 생활습관 등에 따라 각 유전자의 기능이 어떻게 나타나며 질병이 왜 일어나는지 밝혀지고 있다.

인체에는 약 10만 개의 유전자가 있다. 그 하나하나가 생명의 반응, 구조를 갖는 단백질을 만드는 '정보'이다. 한 개의 유전자에는 '염기鹽基'라고 불리는 A아데닌, T티민, G구아닌, C시토신 등 네 가지 기본물질이 늘어서 있고, 그들의 결합순서로 무수한 정보를 결정한다. 이러한 유전정보는 개체 속에서 복제되고 전 세포에서 유지됨과 동시에 생식세포를 통해 자손에게 전달된다. 사람의 전 DNA는 약 30억 개의 염기가 배열되어 성립된 것이다.

노화라는 것은 가령에 따라 진행되고, 불가역성인 장기의 세포 수 감소와 기능저하에 따라 발생한다. 그 중요한 기전은 염색체 말단에 있는 텔로미어가 점점 짧아지면서 일어나는 분열수명과 활성산소 등에 따른 유전자의 파손 때문이다. 사람의 체세포는 약 50회 분열한 후에는 분열이 정지된다. 근래에 노화의 근본원인이 여러 가지 '설'로 정리되는 듯하나 대부분은 이미 노화했기 때문에 관찰되는 변화이거나 기능장애라고 해석된다. 그러기에 우리의 생명은 신비롭기만 하다.

043

세포의 두 가지 죽음

세포는 두 가지 기전에 따라 사멸한다. 괴사壞死와 아폽토시스apoptosis(세포자살 프로그램)의 두 가지이다. 전자는 세포가 손상을 입거나 에너지가 부족해(영양이 공급되지 않아) 죽음에 이르는 것인데, 예를 들면 외상이나 화상, 동상 등으로 혈액순환이 저하되어 일어난다. 이때 세포나 미토콘드리아는 팽창하며, 세포는 파열되어 내용물이 밖으로 새어 나오므로, 이에 대응하고자 신체가 반응하면서 부어 오르거나 새빨개지면서 열이 난다. 이것은 괴사에 대한 일종의 염증반응이다. 이와는 달리, 아폽토시스는 이미 정해진 유전자의 지시에 따라 세포가 사멸하는 것이다. 예를 들어 단축된 텔로미어 때문에 세포분열이 멈추고 하는 수 없이 세포가 자살한다는 것이다. 괴사와는 달리 세포는 수축되고, DNA가 들어 있는 핵이 쪼그라지면서 대식세포에 잡아먹힌다. 이 때문에 세포의 내용물이 밖으로 새어 나가지 않고, 염증도 일어나지 않으며, 깨끗하게 처리된다.

'apoptosis'란 원래 그리스어로 '단풍의 계절에 낙엽지다'란 뜻이다. 올챙이 꼬리가 떨어지면서 개구리가 되고, 나비의 애벌레가 번데기를 거쳐 변신할 때 애벌레의 근육이 나비의 근육으로 변화하는 것이 아니라, 번데기 단계에서 애벌레의 근육세포가 죽으면서(세포자살 프로그램) 새롭게 나비의 근육세포가 합성되는 것이다. 개체의 죽음은 개개 세포의 죽음과도 연결된다. 수도 없이 많은 세포가 매일 사멸함에 따라 세포분열을 통해 새로운 세포를 보충할 때의 복제결함이 암세포를 만드는 원인이라고 설명한 바 있다. 암 치료과정에서도 아폽토시스는 매우 중요한 역할을 한다. 연구에 의하면 소아암, 백혈병, 림프종 등에서 항암제나 방사선요법 등으로 암세포가 아폽토시스를 일으켜 암세포가 죽음으로써 암치료 효과가 나타나는가 하면, 백혈구 감소, 설사 등의 항암요법의 부작용도 골수, 소장 등의 정상세포 등의 자살에 따라 일어난다는 주장도 있다. 사람에서의 예를 들어보면, 자궁 내에서 태아의 몸이 형성되는 과정을 보자. 처음에 태아의 손이 될 부분에 둥근 세포덩어리가 있고, 그 후 손가락과 손가락 사이에 세포의 일부가 죽으면서 나머지 부분이 손가락 모양이 되는 등의 현상이 정상적으로 이루어지지 않으면 여러 형태의 손가락 기형이 일어나게 된다.

생활의 질, QOL

노년기에 들면서 치명적이 아니나 가장 두려운 병을 꼽으라면, 아마도 알츠하이머병 등의 치매증상과 골다공증을 들 수 있겠다. 치매는 설명이 필요 없을 정도로 누구나 알고 무서워하며, 골다공증은 뼈가 부실해 슬쩍 넘어져도 골절이 되어 여생을 방 안에서 보내야 하는 신세가 되어버린다. 인생의 마지막 장은 가장 사람답고, 존엄과 품격을 갖춘 기쁨과 행복에 싸여 살고 싶은 것이 당연하다. 세월이 흘러 세상이 크게 변하고, 핵가족화되어 지금은 고령인 부부뿐이거나 독거가정이 점차 증가하는 추세이다. 그래서 사망한 지 오랜 시간이 지난 후에 시체로 발견되는 사례들이 심심치 않게 보도되기도 한다. 다른 나라와 같이 우리나라에도 어김없이 정년제도가 있고, 더 나아가 권고 퇴출인 명예 퇴직제도도 있다. 이렇게 아깝고 안타까운 제도가 또 어디 있겠는가. 지금껏 쌓아 올린 경험과 기술, 노하우 등을 본인의 의사에 따라 살린다면, 본인의 사는 보람은 물론 노동력의 확보에서도 대단한 도움이 될 수 있다. 현대의 고령자 중에는 70~80세가 되어도 일을 척척 해낼 수 있는 사람들이 얼마든지 있다. 점점 다가오는, 어린이의 수는 적고 노인의 수는 많은 소자고령사회少子高齡社會에 대비하는 의미에서도 매우 중요한 문제가 되지 않을까.

사회가 아무리 고령화되더라도 건강한 사람들이 증가하면 그만큼 일할 수 있는 사람도 증가하므로, 경제가 쉽게 무너지지는 않을 테니, 이를 위해서라도 '건강장수'는 반드시 이루어져야 한다. 줄잡아 생각할 때 100세 이상에서 80~90%는 자리를 보전하고 있다고 해도, 남은 10~20% 중에는 활동적으로 일하는 사람도 있을 것이다.

고령자의 QOL quality of life을 좀먹는 병 중에서 암을 예로 들어보자. 암이 불치의 병이라는 인상은 이미 희미해진 지 오래이다. 조기암은 90% 이상 치유된다. 암은 발생 후 20~30년 후에나 진단이 된다. 고령일수록 암 발병률은 감소하고, 90세가 지나면 그 비율이 뚝 떨어진다. 또 고령자의 암은 젊은 사람에 비해 아주 완만하게 진행된다고도 한다. 그렇다면 암과 함께하면서도공생共生 오래 살 수 있다는 뜻이 된다.

045

125세의 삶 고령자의 체력과 건강이 점차 좋아지고 있다. 쉽게 고령자의 걷는 속도로 체력을 조사하면 2002년에 비해 지금은 10년 전보다 11세 정도 젊어졌다고 판단된다. 65세 이상을 고령자로 본 것은 19세기 말에 독일에서 시작해 전 세계로 보급된 것으로 알고 있다. 당시의 비스마르크 재상이 연금지급을 계산하는 과정에서 당시 인구의 5% 정도인 65세 이상을 지급대상으로 설정한 데에서 비롯했다고 한다. 이왕이면 즐겁게 살면서, 125세까지는 어렵더라도 100세까지는 살아보자는 사람들이 의외로 많아지고 있다. 이를 위해 다시 한 번 무엇이 행복하고 성공적인 노년인지 생각해보기로 한다.

평균연령을 넘어서 살고 있는 사람의 마음: 감사 또 감사
덤으로 살고 있다는 평안하고 넉넉한 마음: 무조건 베풀어라
모든 욕심을 덜고 무사히 지낸 하루의 고마움: 더 좋은 날이 온다
인생은 누구에게나 공평하다: 좀 먼저 받고 나중에 받는 차이일 뿐
병고나 수난 뒤에는 반드시 즐겁고 새로운 세상이 기다린다.

평균수명 이전에 가는 것은 더 긴 새로운 세상이 온다는 뜻이다.

인생은 공평하여 먼저 받으면 나중에 받을 것이 없다.

부부가 해로하되 함께 가면 안 된다. 그들은 후에 반드시 다시 만나게 된다.

무슨 일이 있어도 남을 밟고 앞설 생각은 하지 마라.

남을 가볍게 미워하고 해치지 마라. 미움은 곧 돌아온다.

046

노인　　노인을 삼로三老라고 하는데,『예기』'악기주樂記注'는 상수上壽(100세), 중수中壽(90세), 하수下壽(80세)의 세 노인을 삼로라고 설명한다. 정직과 군세고剛 부드러움柔의 삼덕을 아는 노인이 삼덕이라는 설명이다.『예기』문왕세자 주석에는 주나라 때 천자가 부父兄의 예로 부양하던 노인을 삼로라고 설명한다.『사기史記』, '천관서天官書'에는 "낭비지狼比地에 큰 별이 있는데 남극노인이라고 부른다"라고 말하는데 이 별이 노인성이다. "노인성이 나타나면 다스림이 안정되고 나타나지 않으면 전쟁이 발생한다老人見治安, 不見兵起"라고『사기史記』는 설명한다. -중략-

(이덕일의 고금통이古今通義에서 따옴)

조선의『국조오례의國朝五禮儀』는 국가의 기본의식을 길례吉禮, 가례嘉禮, 빈례賓禮, 군례軍禮, 흉례凶禮의 다섯 항목으로 나누어 서술했다. 이 중 경사를 뜻하는 가례에 양로연의養老宴儀가 있다. 예조에서 중추월仲秋月(음력 8월) 중 길일에 80세 이상의 노인들을 초청해 임금이 직접 접대하는 의식이다. 세종은 재위 14년1432년 승정원에서 신분이 천한 노인은 초청하지 말자고 주청하자 "양로養老는 늙은이를 귀하게 여기는 것이지 높고 낮음을 계산하는 것이 아니다"라면서 종들까지 참석하게 하고, 노인들이 모두 자리를 잡을 때까지 앉지 않고 서서 기다렸다. 정조는 재위 18년1794년 70세 이상의 벼슬아치와 80세 이상의 벼슬 없는 사서인士庶人들에게 벼슬을 내리면서 100세 이상은 종 1품 숭정崇政 품계를 제수했다. 정조는 자신의 문집인 『홍제전서弘濟全書』 인서록人瑞錄에서 '그해 6월까지 벼슬을 내려준 사람이 모두 7만 5,100여 명이었고, 나이를 합하니 589만 8,210세였다' 면서 대단히 성대하다고 기뻐하고 있다. -하략-

047

노화　　노화현상, 노화예방, 노화지연, 불로와 장수 등을 생각하기에 앞서 우리가 알아두어야 할 것이 있다. 태어나서 거의 일정한 기간의 성장과 성숙기를 지나면서부터 우리의 육체는 어느 형태로든 노화라는 과정을 밟기 시작하고 인위적으로 이것들을 거역할 도리는 없다. 한마디로 노화는 계속 진행된다. 막을 수 없는 엄연한 자연의 섭리인 것이다. 오랫동안 노화의 원인과 그의 기전에 대해 많은 연구가 이루어졌다. 그러나 많은 연구가들이 얻은 것은 노화의 진정한 원인이 아니라 노화의 결과이다. 노화과정에 관여하는 수많은 원인이 서로 엉켜서 어느 것이 먼저이고 어느 것이 나중인지 구분하기 어렵다. 노화의 결과 일어나는 여러 가지 현상과 증상이 마치 노화를 일으키는 원인인 것처럼 강조되기도 하나 이것들이 노화를 일으키는 원인이 될 수는 없다. 노화과정에 깊이 관여한다고 해석되는 여러 가지 요소를 살펴보자.

1. DNA가 손상된 후, 그의 회복과 수선이 안 되기 때문이다.

2. 텔로미어가 짧아지면서 염색체의 복제가 불가능해지기 때문이다.

3. 자유라디칼free radical: 유리기, 활성산소의 작용으로 세포가 사멸하기 때문이다.

4. 호르몬과 성장요소의 고갈로 신체기능 평형이 파괴되기 때문이다. 인슐린, 인슐린 유사 성장요소IGF, 송과선, 시상하부 등도 노화과정에 관여한다.

5. 면역기능 감소: 면역평형이 파괴 또는 감소되고, 흉선 역할이 저하된다.

6. 열역학적 기능 감소: 신체의 대사기능 파괴 또는 감소. 우선적으로 유전이 노화에 큰 영향을 주지만, 신체의 열역학적 반응이 기후나 신체기능, 식사 등에 영향을 받는다.

이상의 여섯 가지 항목은 노화현상과 인과관계에 놓여 있는 것이나 각 항목 자체가 이미 노화현상을 일으키고 있는 것으로 서로 간에 직접-간접적인 인과관계에서 벗어날 수 없다.

048

노화의 예방   사람은 나이를 먹으면서 늙는다. 그런데 왜냐고 물으면 확실하게 답하지 못하는 것이 보통이다. 노화는 미토콘드리아에서 발생하는 산소 자유라디칼 때문에 생기는 DNA변이가 축적되면서 일어난다고 한다. 그럴듯한 설명이다. 산소 자유라디칼은 핵 내 DNA를 손상시키고 이때 생기는 DNA변이가 쌓이면 여러 가지 질병이 발생한다. 이때 생산되는 에너지의 양이 감소되면서 노화가 진행된다. 즉, 세포(200종류 이상, 각각 기능과 작용이 다름)의 신진

대사가 점점 약화되니 노화될 수밖에 없다. 그러나 이러한 과정에서 어느 것이 먼저이고 나중인지 명백하게 지적하기 어렵다. 여러 가지 효소와 호르몬, 코엔자임Q 10co-enzyme Q 10 등도 연령과 더불어 감소한다. 한편 이와는 반대로 사춘기가 되면 미리 정해진 듯 남녀 모두 2차적 성징이 어김없이 나타난다. 그런가 하면, 출현시기는 사람에 따라 조금씩 다르나 남자든 여자든 갱년기 증후를 심하게 또는 가볍게 겪는다. 이들은 모두 유전적으로 조정된다. 일반적으로 생활이 고조되고 충실할 때 호르몬 등의 분비는 최고조에 달하며, 여러 가지 효소, 생리활성물질, 면역물질 등에 영향을 미친다. 나이가 거의 같은데도 더 늙어 보이고, 덜 늙어 보이는 차이가 생기는 이유이다. 흔히 연애를 하면 예뻐진다는 말은 맞는 표현이다. 정열적인 연애는 체내의 모든 호르몬, 효소, 신경 전달물질, 면역기능, 대사기능 등을 활성화하고 노화속도에 브레이크를 거는 역할을 한다.

049

노화와 뇌신경, 내분비, 면역기능의 저하

뇌신경, 내분비, 면역과 같은 '인체의 항상성'을 담당하는 최고 정밀체계가 고령화함에 따라 노쇠하는 것이 바로 심신기능의 저하, 즉 노화의 원인이다. 이 최고 정밀체계야말로 '노화의 조종기'인 셈이다. 항상성homeostasis을 지배하는 두 가지 체계, 즉 뇌신경-내분비계와 면역계의 두 가지 체계는 각각 독립되어 있는 것이 아니라 서로 긴밀하게 연락을 취하면서 전체적인 항상성을 유지한다. 전형적인 예로서 심리적 스트레스에 따른 면역계의 변화를 들 수 있다.

예를 들어보자. 장수하는 노부부 중 한쪽이 먼저 세상을 뜨면 남은 한쪽이 머지않아 그의 뒤를 따르듯 사망하는 예를 볼 수 있다. 이는 사랑하고 의지하며 함께 살던 부인을, 또는 남편을 먼저 보낸 충격이 남은 사람의 항상성의 저하를 가속화해 일어나는 현상이며, 그중에서도 면역기능의 극심한 저하가 주원인일 것이라고 주장하는 학자가 많다.

050

에너지생산, 미토콘드리아와 노화

미토콘드리아의 가장 큰 역할은 '에너지생산'이다. 따라서 음식물을 대사해 에너지를 생산하는 간세포나 대량의 에너지가 필요한 조직에는 원래 미토콘드리아의 수가 많다. 예를 들어 심장, 근육이나 신경세포 등에는 특히 많다. 신경세포는 방출한 신경전달물질을 신경세포 속으로 다시 끌어들이거나 전류를 일으키는 소듐이온을 세포 밖으로 내보내기 위해서는 대량의 에너지가 필요하기 때문이라고 한다.

ATP의 에너지는 화학에너지라고 부른다. 화학물질인 ATP에서 '인산'이 떨어지면서 화학반응을 일으켜 에너지를 방출하기 때문이다. 에너지는 미토콘드리아에서 갑자기 생기는 것이 아니다. ATP가 내는 화학에너지의 근원은 태양광에너지에서 시작한다. 지구상의 생물이 살아가기 위해 사용하는 에너지는 거의 태양에서 받는다. 태양광에너지를 화학에너지로 변화시키는 것은 식물의 광합성이다. 광합성에 의해 이산화탄소라는 단순한 물질로부터 당질이란 복잡한 물질과 산소가 만들어진다.

노화과정에 미토콘드리아가 크게 관여하는 것은 틀림없는 사실이다.

모든 세포에는 미토콘드리아가 존재하며 ATP라는 형태로 에너지를 공급한다. ATP가 바닥나면, 에너지공급은 끊긴다. 세포는 살 수 없어 사멸하게 된다. 생사의 열쇠를 쥐고 있는 것은 바로 미토콘드리아이다. 미토콘드리아는 산소를 사용해 에너지를 생산하는데 산소가 없으면 미토콘드리아는 전혀 작동하지 못한다. 이와 같이 유산소상태에서 이루어지는 에너지 생산방법이 바로 '유산소활동'이다. 한편으로 세포질에 들어온 포도당은 해당계解糖系에서 피루빈산pyruvic acid으로 분해해 ATP를 만든다. 산소가 없는 상태에서 일어나는 '무산소활동'이다.

원래 유산소로 얻은 에너지를 운동하는 데 사용하는 것을 '유산소활동'이라고 한다. 근육세포 이외의 세포에서는 유산소활동으로 얻은 에너지를 운동이 아닌 효소나 호르몬을 생산하는 데나 세포분열에 쓰든지 생명유지활동에 사용한다. 그러므로 산소를 사용해 얻은 에너지를 사용해 효소나 호르몬을 만드는 등의 생명활동을 하는 것이 노화방지에 매우 좋다. 즉, 유산소운동은 노화방지에 대단히 효과적이다. 유산소운동은 근육세포 내의 미토콘드리아를 단련하는 데 매우 좋은 방법이다. 모든 세포를 단련하는 데는 많은 에너지를 얻을 수 있는 유산소운동이 가장 좋다.

051

몸의 노화, 마음의 노화

몸과 마음은 표리일체이며 서로 떨어져서 존재할 수 없다. 마음은 중추신경계, 특히 대뇌의 작용에 의존하는 것이 명백하나, 사람 몸에는 무엇을 생각하거나 운동을 위해 존재하는 중추신경과 내장기능을 조절하는 자율신경이 서로 밀접하게 연관되어 기능을 한다. 특히 자율신경은 호르몬이나 면역기능 등 신체 통합기능을 관장한다. 마음의 움직임을 관장하는 신경의 중추는 각 장기와 긴밀한 관계를 맺고 있다. 현대의학은 마음과 몸은 일체의 존재이며 항상 서로 돕고 있다고 믿는다.

마음이 늙지 않으려면 집에서 TV나 보고 음악을 듣거나, 노래를 하는 것보다는 몸을 움직이고 걷거나 적당한 운동을 하면서 땀을 흘리는 것이 훨씬 좋다. 이러한 운동은 몸 전체의 대사를 활성화하고 뇌나 신경을 자극해 가슴속에 잠들어 있는 젊은 마음을 불러일으킨다. 몸의 움직임이 생기를 불어넣어줌으로써 마음의 노화를 막는다. 이와는 반대로 기분이 가라앉고 우울하면 곧 얼굴색이 어두워지고 윤기가 사라진다. 기분이 처지면 대뇌의 작용이 떨어지고 자율신경의 기능이 약해지며 이 때문에 혈류가 둔해져 혈색이 변한다. 이와 동시에 호르몬의 흐름도 약해지고, 피부의 윤기가 없어지며 주름이 늘고, 몸 전체의 젊음이 눈에 띄게 없어진다. 뚜렷한 연쇄반응이다. 마음이 되돌아오면 곧 피부가 팽팽해지고, 침울해지면 피부는 다시 쇠약해진다. 즉, 젊은 정신활동은 몸을 다시 젊게 하고 신체기능을 정상으로 되돌린다. 정신기능이 저하되면 모든 장기기능과 그들 간의 평형이 함께 깨지고 몸 전체의 젊음이 한꺼번에 무너진다. 젊은 마음은 몸의 노화진행을 늦추고 이는 다시 마음의 노화를 막는 데 도움이 된다.

052

노화된 몸 의학이 많이 발전했다고는 하나 아직도 노화의 결과와 원인을 자주 혼동하는 일이 많다. 예를 들어 노화된 몸에서 얻은 소견을 노화의 원인이라고 단정 짓기도 한다. 그러나 우리가 얻은 이러한 결과들은 노화했기 때문에 생긴 결과인지 노화의 직접원인인지 알 수 없을 때도 있다.

우리들의 노화도 생명의 원리에 따르고, 더 나아가서는 우주의 원리에 종속한 생물의 특성에 따를 수밖에 없다. 우선 이러한 사실을 인정한 후, 노화라는 생명현상을 이해해야 한다. 나이가 들면서 호르몬이나 사이토카인cytokine의 생산이 줄어든다. 이 때문에 여러 가지 대사기능이 저하된다. 그 결과, 피부에 주름이나 반점이 생기고 피부나 간장에서는 세포의 기능이 떨어져 가지각색의 이상이 생긴다. 또 신경세포 간의 부조화로 그 지배하의 근육과 심장혈관의 기능이 떨어진다. 이런 현상이 오랫동안 계속되면 여기저기에 노폐물이 쌓인다. 콜레스테롤이 뇌혈관 벽에 쌓이면 혈관은 물러지고, 터지면 뇌일혈을 일으킨다. 심장혈관 등에 노폐물이 고이면 핏덩어리가 생기고, 이것이 심혈관을 막으면 심근경색이 된다. 베타아밀로이드 단백이 뇌의 신경세포 사이에 고이거나, 인산화 타우 단백이 신경사絲에 고이면 알츠하이머병을 일으킨다. 이 병은 사고, 판단, 기억, 인격 등에 지대한 장애를 일으킨다. 노화된 몸의 주된 여러 가지 변화를 살펴보자.

*면역기능의 쇠퇴와 외부 자극에 대한 반응의 지연

1. 대사기능의 장애 − 호르몬이나 사이토카인 생산감소

2. 각종 세포의 기능장애 − 신경계, 면역계, 소화계(위장관과 간)

3. 심·혈관장애 − 심혈관, 뇌혈관 등의 경색

4. 노폐물의 축적 − 콜레스테롤(혈관 벽), 베타아밀로이드 단백(뇌조직)

5. 각종 운동기관의 세포위축과 감소, 세포교환의 불충분 등

6. 신장, 간 등 모든 장기의 세포 감소

7. 나이가 많아지면 면역기능이 오판해 자기 자신의 세포에 대해 항체

를 만들어 자기 조직을 스스로 파괴하기도 한다(류머티스성 관절염과 같은 자가면역질환).

마음의 노화, 이런 사람에게 온다

1. 일생을 꼼꼼하고 착실하고 모나지 않게 살아온 사람. 그런데 돌이켜 생각하니, 모든 것이 너무나 후회스럽다고 느끼는 사람
2. 남들과 어울리는 것보다, 혼자 있는 것이 도리어 마음 편하게 느껴지는 사람
3. 집에 처박혀 있는 날이 많고 외출하기 귀찮아하는 사람
4. 깊이 자지 못하고, 자다가 몇 번씩 깨고 늦잠을 자주 자는 사람
5. 무엇이든 마음에 들지 않고 못마땅한 불평투성이인 사람
6. 야망이 없고 이제 무엇이든 끝났다고 쉽게 단념해버리는 사람
7. 혼자 지내기를 좋아하는 사람, 식사도 대충 때우거나 거르는 일이 많은 사람
8. 과거에 큰 사고, 질병, 가정적 불행 등을 겪었으며 문득문득 생각만 해도 무섭고 진저리가 자주 나는 사람
9. 남은 생을 어떻게 살 것인지에 대해 아무 생각이 없는 사람

면역의 노화, 이렇게 온다

1. 항상 피곤하다. 몸이 언제나 무겁게 느껴진다. 움직이는 것이 싫다.
2. 항상 경제적으로 불안하고 자신이 없다.

3. 가정, 직장, 친구 등 인간관계를 거의 맺지 않고, 항상 피해의식에 사로잡혀 있다.

4. 담배를 항상 물고 있고, 공상이 떠나지 않는다.

5. 밤에는 꿈에 시달리고, 어디서나 앉으면 졸고, 수면이 부족하다고 느낀다.

6. 늘 군것질을 하면서도 비만을 예방하는 데는 관심이 없다.

7. 운동에 전혀 관심이 없다.

8. 과실이나 채소 등을 거의 안 먹는다.

9. 술을 거의 매일 마시고 남과 어울리는 것을 피하며 늘 같은 자리에 앉는다.

10. 옷차림에 무관심하고, 씻기를 싫어하며 몸을 가꾸지 않는다.

055

고령자의 폐렴

속담처럼 널리 퍼져 있는, 노년 3불三不은 감기 들지 않기, 넘어지지 않기, 그리고 과식하지 않기 등 세 가지를 지키자는 내용의 금언이다. 이 중에서도 가장 치명적인 것이 바로 감기 끝에 오는 폐렴이다. 보통 감기는 라이노 바이러스나 아데노 바이러스 등 바이러스의 감염이 주원인이지만, 바이러스 중에서도 특히 인플루엔자 바이러스는 기타 일반 감기 바이러스에 비해 감염력이 매우 강하고, 증상도 심하므로 일반감기와는 별도취급된다.

이 바이러스가 기도점막을 심하게 침범하면 저항력이 떨어지고, 평상시에는 무난하게 방어할 수 있는 세균번식을 막을 수 없으며, 폐에 쉽게 염증을 일으키는데 이것이 바로 폐렴이다. 고열, 고름과 같은 진한 객담, 심한 기침, 흉통, 호흡곤란 등이 특징이다. 환자 스스로가 일반감기와 감별하기 힘들다. 고령자일수록 체력이 떨어져 있으므로 일반적인 반응이 감소되어 고열, 기침, 객담 등의 증상이 별로 심하지 않게 나타나는 예가 많다. 감기의 여러 일반증상이 나아진 것 같으나, 기운이 떨어지고, 식욕이 없고, 체력이 극도로 쇠약한 것을 느낄 때는 한 번쯤 폐렴을 의심하는 것이 순서이다. 일반적으로 폐렴은 폐렴구균에 의한 것이 가장 많다. 근래 들어 항생제에 저항하는 폐렴균이 증가하고 있으니 조심하는 것이 좋다. 폐렴구균 백신 단일접종으로 폐렴구균성 폐렴은 접종 후 5년간 예방할 수 있으나, 일반적으로는 평생 예방하는 것이 가능하다고 알려져 있다. 그러나 고령자이거나 장기간 자리에 누워 있을 때, 의식이 없거나 몽롱할 때는 흔히 있는 오연성誤嚥性 폐렴을 조심해야 한다. 음식물이나 침이 식도가 아닌 기도에 잘못 들어가 폐렴을 일으키기 때문이다. 또 구강위생 상태가 좋지 않으면 타액에 병원균이 번식하기도 한다.

056

염증과 노화　　만성염증과 노화현상 간에는 밀접한 인과관계가 있다고 주장되고 있다.

1. 만성 염증이 장기간 계속되면 그 부산물로 혈중에 피브리노겐 fibrinogen이 많아진다. 이는 혈액을 진하고 끈적끈적하게 만든다. 따라서 혈류는 둔해지고 작은 혈관을 순환할 때 지장을 받는다. 이 때문에 협심증 증상을 초래할 수 있고 뇌혈관을 일시적으로 또는 영구적으로 막을 수 있다. TIA(일과성 허혈에 의한 뇌기능장애)도 그중 하나이다.

2. 이른바 노인반老人斑이라고 하는, 노인의 뇌조직에 보이는 특이한 반

응은 면역반응이라고 믿어지고 있는데 이것은 노인반 자체보다도 염증성 화학물질이 주변의 노조직老組織에 손상을 주기 때문이라고도 해석된다.

3. 염증반응 자체가 엄청난 양의 유리라디칼을 발생시킨다. 이 때문에 체내에 저장된 반산화적 영양소를 소모하게 되므로 만일 이때 충분한 양의 항산화물질을 공급하지 못하면, 노화나 암을 유발하는 등 돌연변이 현상이 일어나도, 이를 막을 장치가 없는 셈이다.

057

뇌의 노화, 이렇게 온다

1. 몸을 움직이기 싫어하고 시간만 나면 드러눕고 싶다.

2. 사람 사귀기를 피하고 눕고만 싶다.

3. 단것과 기름진 것이 당긴다.

4. 건망증이 점점 심해지며 새로운 것을 배우길 꺼린다.

5. 사람을 사귀기 싫어지고 멀리하게 된다.

6. 새로운 것이나 물건 등에 관심을 갖지 않으며, 아무것에도 도전하기 싫다.

7. 새롭게 얻은 지식을 쉽게 잊고 기억하고자 하지 않거나 그렇게 하지 못한다.

8. 혼자 있기를 좋아하고 식사도 혼자 한다.

9. 담배와 술을 곧잘 한다.

10. 손끝으로 하는 섬세한 작업 등을 거의 하지 않는다.

뇌의 노화

우리 뇌는 140억~150억 개의 신경세포 뭉치라고 생각하면 된다. 성인 뇌의 평균 무게는 약 1,400g 이며 70대가 되면 100g 정도 줄어 1,300g이 된다. 다른 장기와 달리 신경세포는 세포분열이 종결된 상태로 태어난다. 이 신경세포를 적기에 동원하면서 세포돌기를 뻗어가며 신경회로망을 구축한다. 즉 태어나자마자 배우면서 성장하며 증가한다. 20~80세에 신경세포는 10~30% 정도 감소한다. 대체로 30세가 지나면 하루에 10만 개의 뇌세포가 감소한다고 추산한다. 고령이 되면서 수적數的 감소와 함께 신경세포에는 여러 가지 노화물질이 축적되면서 그결과 세포 내의 물질대사가 둔화되며 신경전달물질이라고 알려진 화학물질의 교환이 감소한다. 신경전달물질은 운동신경이나 정신활동, 지적활동 등을 관장하는 모든 회로를 움직이는데 이것이 감소하면 필연적으로 뇌의 활동이 약화되고 노화가 일어난다.

뼈의 노화, 이런 사람에게 온다

1. 남성보다는 여성에게 더 많으며, 특히 폐경 이후의 여성
2. 자리에 누워 있거나 햇빛을 자주 못 쐬는 사람
3. 자주 걷거나, 허리 운동하거나, 몸을 거의 움직이지 않는 사람
4. 흡연자
5. 유제품이 들어 있는 식료품, 버섯류, 멸치 등 뼈를 함께 씹어 먹는 작은 생선류를 거의 먹지 않는 사람

6. 과거에 스테로이드 계통 약을 무분별하게 많이 사용한 사람

7. 위적출술이나 양측 난소적출술을 받은 사람

8. 인스턴트식품, 과자, 가공식품 등을 항상 입에 달고 지내는 사람

060

무릎관절의 노화

노령이 되면서 피할 수 없는 것이 무릎과 관절의 통증이다. 그에 따라 계단 오르내리기, 무거운 물건 들어 올리기나 운반 시 어려움을 겪게 된다. 뼈와 관절의 노화를 막을 길은 없을까? 50세 전후로부터 늘기 시작해 70대가 되면서 급격하게 일반화되는 무릎관절의 통증, 즉 변형성 슬관절증은 여성에게 더 흔하고, 폐경 후의 호르몬 부족에 따른 골밀도 저하 등이 직접 관계된다. 슬관절이 쉽고, 자연스럽고, 매끈하게 움직이기 위해서는 연골이 제대로 작용해야 한다. 연골은 나이가 들면서 닳아서 얇아진다. 닳아버린 양면이 서로 맞닿아 마찰하니, 당연히 동통을 일으킨다.

일반적으로 스테로이드나 비스테로이드 항염증약을 투여하지만 이는 근본적인 치료약이 아니다. 통증은 일시 멈추나 투약에 따른 위장장애나 면역기능장애 같은 부작용이나 후유증이 더 무섭다. 따라서 장기 투약이 거의 불가능하다. 글루코사민은 포도당에 아미노기基가 부착된 아미노 당화물질인데 연골에 수분을 유지하고, 탄력성을 부여하는 작용을 한다. 연골의 재생, 슬관절의 기능항진에 도움을 줄 수 있다. 우리 몸에는 200개 정도의 뼈가 있다. 보통 뼈에서는 매일 신진대사가 진행되어 노화에 의한 골다공의 변화가 쉽게 관찰되지 않는다. 즉 새로운 골조직을 만드는 골아세포와 뼈를 파괴하는 파골세포가 평형을 유지하면서 함께 기능을 계속하기 때문이다. 그런데 이 두 가지 세포가 적절

하게 기능을 발휘하지 못하면 뼈 건강을 유지할 수 없게 된다.

근육노화의 원인과 근력유지 방법

근육노화의 원인으로는 다음과 같은 것을 들 수 있다.

1. 근육세포 감소
2. 테스토스테론, 성장호르몬, DHEA 등 동화 계통 호르몬 감소
3. 모세혈관 밀도 감소(근육 내 산소이용량 감소)
4. 활동량 감소(도시생활 등으로 보행이나 자력으로 원거리 걷기 등)
5. 식욕감퇴(영양부족과 결핍 등)

근력유지 방법:

1. 걷기, 유산소운동, 빨리 걷기 등을 매일 30분 이상, 땀에 촉촉하게 젖을 정도로, 한 번에 적어도 700~1,000보 이상 걷기
2. 여러 사람과 어울려 함께 운동하기, 격한 운동 피하기
3. 팔, 다리, 어깨, 옆구리, 배 등의 근육을 골고루 움직이는 운동하기
4. 무리가 되지 않을 정도의 푸시업하기
5. 매일 세 번 반드시 식사하기
6. 음식을 급히 먹거나 급히 마시지 말기(충분히 씹기)
7. 육류도 반드시 섭취하기
8. 될 수 있으면 여러 사람들과 함께 식사하기

장의 노화를 방지하라

육류나 지방류의 섭취량이 많고 식물섬유를 적게 섭취하면 장은 쉽게 노화하며 대장암 등 생활습관병을 유발하기 쉽다. 장의 건강을 유지하는 방법 중 가장 중요한 것은 장내세균 간의 밸런스를 맞추는 것이며 이것이 바로 장의 노화를 방지하는 첩경이다. 장내세균에는 비피두스bifidus 등의 유익한(양성) 균과 웰치균Welch, 대장균 등 부패균(악성)의 두 가지가 있다. 이들은 100종 이상이나 되며 서로 평형을 유지하면서 공존한다. 과도한 정신적 스트레스를 받으면 유용한 양성균인 비피두스균이 감소하고 반대로 웰치균과 같은 악성균이 현저하게 증가한다. 이처럼 스트레스로 얻은 마음의 상처가 장내세균에 직접 영향을 끼친다는 사실은 매우 중요하다. 또 육류나 지방이 많은 음식을 먹으면 비피두스균 등이 감소하고 악성균이 우세해진다는 것도 잘 알려져 있다. 대장암이나 위암 환자에서도 유사한 균의 불균형을 볼 수 있는데 이를 통해 비피두스균의 감소가 장건강에 좋지 않은 영향을 미친다는 사실을 알 수 있다. 또 비피두스균은 체내에 침입하는 이물을 격퇴하는 면역세포의 활성화 등 면역력을 높이는 작용을 한다. 비피두스균의 증식으로 장내에서는 유산이나 아세트산을 생산하며 이들은 장의 연동을 촉진해 변비를 해소한다. 음식물이 위에 도달하면 위-대장반사가 일어난다. 즉 위에 음식물이 들어가자마자 이 자극이 대장에 전달되고 결장 내의 변을 직장 쪽으로 밀어내는 운동이 활발하게 이루어진다. 만일 조식을 거르면 위-대장반사는 일어나지 않는다. 변비를 없애려면 아침식사는 거르지 말아야 한다. 또 식물섬유가 풍부한 채소, 고구마, 콩류, 곡류, 해초 등을 많이 섭취할 것을 권한다.

백세인생의 바람직한 메뉴

사람은 나이 들어가면서 식성이 변한다고들 한다. 젊었을 때와 같이 육류나 기름진 음식보다는 저지방에 염분이 덜 함유된 음식, 생선류나 채소 중심의 산뜻한 것을 좋아한다.

육류는 콜레스테롤이 높으나 어류는 상대적으로 낮고 중성지방 수치를 떨어뜨린다는 생각 때문일까? 그러나 이런 이론은 비만을 걱정하는 40대나 50대에 해당하는 이야기일 뿐, 식사가 부실하거나 영양부족에 빠지기 쉬운 고령자들에게는 맞지 않는다. 도리어 동물성 단백질을 가능한 한 많이 공급하기 위해 육식을 권하는 전문가도 있다. 동물성 단백질은 넘어짐전도에 의한 골절이나 노인성 빈혈을 예방하고 노화를 지연시킨다.

노인이 되면 젊었을 때에 비해 활동량이 줄고, 그만큼 에너지소비량도 줄어든다. 후각과 소화력도 약하고 식욕도 떨어지고 필요한 만큼 영양을 취하지 못한다. 그러면 혈중 알부민 농도가 떨어진다. 혈중 알부민은 간에서 생성되며 건강을 유지하고, 젊음과 장수를 지켜준다. 몇 가지 지병이 있다 해도 스스로 거동하고, 옷을 입고 벗고, 화장실을 사용하고, 바깥출입을 하고, 식사하고, 스스로를 관리하는 것이 가능한 노인은 혈중 알부민 양이 충분한 건강한 노인이다. 혈중 알부민 양이 부족하면 노화가 급속하게 진행된다. 노화속도를 가능한 한 늦추기 위해서도 양질의 육류를 적당량 섭취해야 한다.

육류에서 얻는 양질의 단백질은 면역력을 강화한다. 육류를 먹지 않고 혈중 콜레스테롤 수치가 지나치게 떨어지면, 혈관이 약해지고 뇌졸중을 일으키기 쉽다. 영양부족을 예방하기 위해서는 육류도 꼭 섭취해

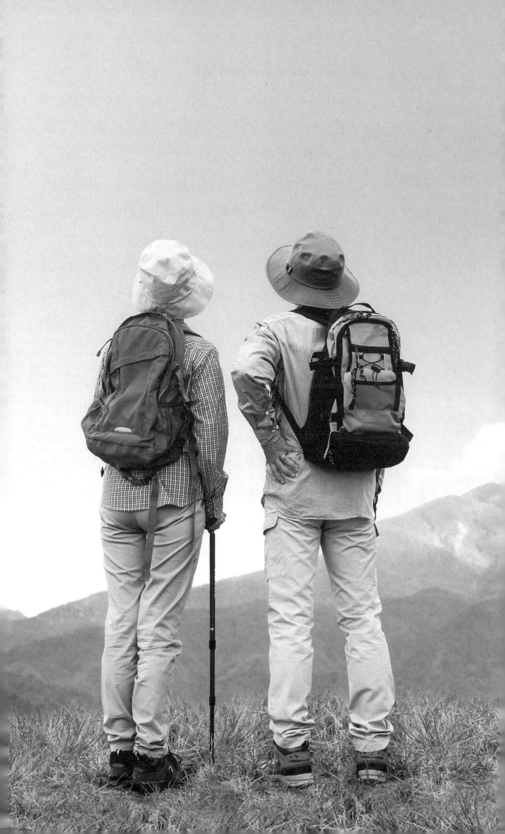

야 한다. 그렇다면 고령자에게는 어떤 육류가 좋을까? 쇠고기, 돼지고기, 닭고기 등 여러 가지가 있는데 물론 사람에 따라 기호가 다르다. 육류의 부위별 기호도 천차만별이다. 질 높은 돼지고기의 안심이나 등심, 갈빗살은 양질의 비타민 B_1이 쇠고기보다도 10배나 많이 함유되어 있다. 돼지고기를 100~150g 먹으면 1일 비타민 B_1 필요량이 충족된다고 한다. 지방이나 칼로리도 적으므로 비만이나 생활습관병 예방에도 도움이 된다. 또 밥이나 빵 속 당질을 에너지로 변환하는 작용을 하니 피로해소에도 안성맞춤이다. 또 돼지고기를 데치거나 찌거나 석쇠에 굽거나 하는 요리법은 여분의 지방을 제거한다는 점에서 매우 유익하다. 옥파나 부추(알리신이란 유황화합물 포함) 등과 함께 먹으면 비타민 B_1이 체내에 잘 흡수된다.

동물성 지방에는 중성지방이나 콜레스테롤을 증가시키는 포화지방산이 많고, 과다하게 섭취하면 비만과 동맥경화를 일으킨다. 비만을 예방하는 데는 지방이 적은 닭고기가 좋다. 특히 가슴살에는 '칼시논'이라는 영양성분이 많은데 이는 근육의 피로물질인 유산을 중화해 피로를 예방할 수 있다. 적당량의 육류는 노화에 따른 근육의 저하 때문에 일어나는 전도나 비타민 결핍에 의한 빈혈을 예방한다.

같은 단백질이라도 육류보다는 어류가 더 좋다는 노인들이 많은 것 같다. 생선류에 포함된 DHAdocosahexaenoic acid나 EPAeicosapentaenoic acid 등의 불포화지방산은 동맥경화를 방지하고 노화뿐 아니라 인지기능의 유지에도 유효할 것이라는 주장이 있다. 그러나 단백질 양에서는 육류를 따를 수가 없다. 그럼에도 연어는 단연 인기 최고의 노인 식단 중 하나이다. 일반적으로 채소의 왕은 '브로콜리'이고 생선의 왕은 '연어'라고 할 만큼 연어는 강한 항산화작용을 한다. 비타민 A · B_2 · D 등

외에 콜레스테롤 수치를 떨어뜨리는 DHA, EPA도 풍부해 생활습관병 예방에도 매우 효과적이다.

피부노화, 이런 사람에게 온다

1. 원래 피부가 남보다 예민하거나 무엇이 잘 생겼던 사람
2. 별로 몸을 움직이지 않았던 사람
3. 담배를 많이 피웠던 사람
4. 비만 또는 유사한 체격인 사람
5. 채소를 좋아하지 않고, 달고 기름진 음식을 주로 먹었던 사람
6. 습관적 변비가 있는 사람
7. 흡연자
8. 옥외활동을 많이 했거나 현재 많이 하는 사람
9. 매일 밤 새벽 2시 넘어서야 잠자리에 드는 사람
10. 어류나 대두류를 거의 먹지 않는 사람

065

건조한 피부

노인이 되면 일상생활에 불편을 줄 만큼 피부가 건조해진다. 젊은 시절의 윤기 있고 부드러운 감각을 잃는 것이다. 이처럼 피부가 노화되는 데는 두 가지 원인이 있다. 하나는 연령에 따른 피지의 결핍이나 목욕 시 잘못된 방법으로 피부를 세척하는 것이고, 또 하나는 계절적으로 가을이 되면 건조해지는 공기 때문이다. 피부표면은 10~20개 층의 각질과 그 사이사이의 틈새, 표면을 덮고 있는 피지로 구성되어 있다. 잘못된 방법으로 피부를 세척

하는 등의 이유로 피부의 보습성분인 피지가 없어지면, 각질이 표면에 바로 드러나면서 피부가 건조해진다. 노출된 각질은 흰 가루와 같은 물질을 내뿜고, 이것이 가려움증의 원인이 된다. 이를 긁으면 염증이 생기고 증상은 악화된다. 이런 증상으로 병원을 찾는 환자의 90% 이상이 고령자이다. 40대 후반부터 피지선의 기능이 약화되며, 손발이 건조해진다. 보습작용을 하는 크림이나 로션 등을 사용하기에 앞서 입욕 시 지나치게 몸을 세척하지 말고 가볍게 때와 땀을 닦는 정도로 하고, 거친 때밀이 수건 등을 사용하지 말아야 한다.

066

노년기 여성과 피부

나이 든 여성은 젊은이보다도 더 피부에 대해 신경을 쓴다. 피부노화가 나타나기 때문이다. 피부노화를 예방하고 싶어 하는 여성들을 위해 콜라겐이 들어 있는 여러 종류의 화장품이 판매되고 있다. 그런데 이를 사용하면 정말 피부노화를 방지할 수 있을까? 답은 '아니다' 이다. 피부에 아무리 콜라겐을 바른다 해도 진피에는 미치지 않는다. 다만 표피의 각질층에 윤기를 주는 보습제 정도의 효과를 낼 뿐이다. 피부는 크게 표피와 진피로 나눌 수 있다. 표피는 가장 바깥쪽의 각질층과 새롭게 피부세포를 만드는 기저층으로 이루어져 있다. 이 표피의 기저층 밑에 있는 것이 진피眞皮인데 70%가 콜라겐으로 되어 있다. 진피 속에 그물코처럼 들어 있는 콜라겐이 표피의 보수력을 유지하고 피부의 탄력을 지켜준다. 따라서 콜라겐은 바르는 것이 아니라 섭취해야 한다. 콜라겐은 연어, 뱀장어, 돼지족, 소꼬리 등에 많다. 이때 비타민 C와 함께 섭취해야 한다. 콜라겐은 비타민 C 없이는 흡수되지 않기 때문이다. 비타민 C

는 멜라닌 색소의 생성을 억제하고 주근깨, 검버섯, 기미를 예방한다. 비타민 E는 강한 항산화작용을 하는 '젊어지는 비타민'으로 피부대사에 관계하며, 모세혈관의 혈액순환을 조정하고, 피부 구석구석에 산소와 영양소를 운반한다. 산화로 생긴 활성산소를 분해하고 신체를 녹슬게 하는 과산화지질이 생기는 것을 방지한다. 과산화지질은 피부노화를 일으키는 원흉 중 하나로 주름, 기미, 늘어짐의 원인이다. 비타민 A는 피부와 모발의 윤기를 유지해준다. 이것이 부족하면 피부가 거칠어지고 머리카락이 빠진다. 노화로 수분이 적어지면서 피부는 거칠어진다. 녹황색채소 등에 포함되어 있는 베타카로틴β carotene은 체내에서 필요한 만큼 비타민 A로 변해 작용하므로, 비타민 A를 따로 복용할 필요 없이 녹황색채소를 충분히 섭취하면 된다. 동물성 지방, 설탕, 알코올 등은 피부에 매우 해롭다.

067

성장호르몬과 성호르몬

젊었을 때의 몸으로 되돌아가고 싶은 것은 모든 사람의 바람이다. 몸의 호르몬 상태를 25~35세 시절로 되돌릴 수만 있다면 우리의 인생은 얼마나 활기차고 즐거울까? 성장호르몬은 이름 그대로 몸의 성장에 관계하는 호르몬이지만, 섭취한 영양분을 뼈나 근육뿐 아니라 모든 몸 조직으로 운반하는 대사작용을 촉진하고, 혈당치를 조절하고, 지방의 기능을 지시하는 등 여러 가지 기능을 담당하고 있음이 밝혀졌다. 그중에서도 피부와 근육에 미치는 효과가 가장 크다는 사실은 성장호르몬 요법을 받은 사람이 우선 몸으로 경험하게 된다. 피부의 두께가 두꺼워지고, 근육이 늘어나지만, 이것만으로 신체 전체가 젊어졌다고 할 수는 없다. 연령과 함께 감소되는 것은 남성의 남성호르몬이다. 테스토스테론은 그중 하나지만 분비량은 사춘기에 급상승하며, 20대에 최고치에 달한다. 근육의 증강, 정력과 고환의 기능촉진, 체모의 증가 등이 눈에 띄는 등 사춘기에 남자다워지는 것은 바로 이 호르몬의 힘 때문이다. 30세 정도가 되면서 테스토스테론은 서서히 적어지고, 1년에 1~2% 정도씩 감소한다. 이 때문에 남성도 여성이 겪는 갱년기장애와 같은 증상을 겪지만 여성의 갱년기처럼 급격하게 호르몬이 감소되지는 않으므로 신체나 정신적 영향은 그다지 뚜렷하지 않다. 물론 개인에 따라 증상이 다를 수 있다. 여성호르몬에는 에스트로겐과 프로게스테론의 두 가지가 있다. 폐경과 함께 급격하게 분비량이 줄어든다. 난소의 기능이 정지되기 때문이다. 급격하게 호르몬의 평형이 무너지면서 여러 가지 갱년기 증상이 나타난다. 에스트로겐은 동맥경화를 예방하는 효과가 있다. 갱년기 이후에 동맥경화에 따른 여성 사망률이 증가하는 것은 에스트로겐 감소가 원인이라고 해석된다. 또 에스트로겐은 뼈를 만드는 세포의 작용을 활발하게 하고 뼈의 분해와 흡수를 억제하는데, 이들이 급격하게 감소하면서 골다공증을 유발하게 된다.

068

성장호르몬의 성쇠

성장호르몬의 생산량이 연령에 따라 서서히 감소하는 것은 다른 호르몬과 같다. 성인이 되어 육체가 성숙하면 이때부터 성장호르몬의 상처치유나 조직재생 능력이 점차 떨어지기 시작한다. 부모들은 조직이나 기관이 손상되었을 때 어린이들의 치유능력이 놀랄 만큼 뛰어나다는 것을 경험하곤 한다. 또 어린이들의 옷이나 신이 10여 일 만에 작아져 맞지 않는 등의 경험을 해본 적이 있을 것이다. 다른 호르몬과 같이 사람의 성장호르몬 생산도 연령과 함께 감소한다. 60세에 이르면 젊었을 때에 비해 4분의 1 정도 이하로 급격하게 떨어지며 다음과 같은 여러 가지 증상이 나타난다.

1. 피부가 얇아지며 주름이 늘고 늘어진다. 특히 손등의 피부는 밑의 조직과 분리될 정도로 얇아진다.

2. 골다공증이 생기고, 골격이 가늘어지며 쉽게 골절된다.

3. 머리카락이 가늘어지고 힘이 없어지며 흰머리가 늘어난다.

4. 근력이 떨어지면서 탄력도 줄어든다.

5. 지방조직이 늘고 비만, 특히 아랫배가 나오고 밑으로 처진다.

6. 성욕이 줄고 발기부전, 조루 증세가 뚜렷이 나타난다.

7. 활기와 의욕이 떨어진다.

069

폐경   여성은 난소에 약 200만 개나 되는 난자, 즉 원시난포原始 卵胞를 가지고 태어나며 사춘기가 되면 일정한 주기로 한 개씩 배란을 한다. 사춘기(8~18세)는 개인차가 있으나 난소가 활동을 시작하며 여성호르몬이 분비되기 시작된다. 근래에는 10세쯤에 최초의 월경을 맞는 어린이도 있으며 개인차가 있다. 성성숙기 전기(18~37세)는 임신과 출산에 적합한 시기이고, 성성숙기 후기(37~45세)가 되면 임신가능성이 떨어진다. 원시난포가 없어지고 배란이 없어지면 폐경閉經이 된다.

여성의 평균수명이 높아지고 있으나 폐경연령에는 큰 차이가 없다. 폐경 전에는 월경불순이 일어나기 쉽고, 폐경 전후의 45~55세를 갱년기라고 부른다. 폐경 전부터 난소기능이 저하하고 난포에서 생산되는 여성호르몬이 감소한다. 호르몬의 밸런스가 깨지고, 이 때문에 매우 불쾌한 갱년기장애 증상이 나타난다. 여성호르몬의 급격한 감소에 영향을 주는 것은 가정이나 직장에서의 인간관계, 스트레스 등의 환경요인, 본인의 성격 등이다. 증상에는 개인차가 큰데, 얼굴이 달아오르고 땀이 많아지며 두통, 어깨결림, 불면증, 피로감, 불면증, 정신산만 등 여러 증상이 나타난다. 골다공증이나 악성인 혈중 LDL 콜레스테롤치 상승, 질염, 건망증 등도 폐경 후의 변화라고 볼 수 있다.

폐경 전후의 갱년기 증상을 슬기롭게 탈출하는 방법은:
1. 덮어놓고 참는 것만이 상책이 아니다. 병원을 찾아 검진을 받을 것
2. 수면 시간을 충분히 갖고, 질 좋은 식사를 할 것
3. 가벼운 유산소운동을 하며, 항상 몸을 움직일 것
4. 자주 외출해 친구들과 어울릴 것
5. 취미를 갖거나, 무슨 일이든 몰두해볼 것 등이다.

070

남성호르몬 남자든 여자든 체내에서 남성호르몬이 생산된다. 남성호르몬은 남자로서 신체기능을 유지하기 위해 필요하다. 한마디로 남성호르몬의 작용으로 '남자다워'진다. 남자다운 성격, 남자다운 체격, 남자다운 사고, 남자다운 행동 등은 모두 남성호르몬의 작용으로 나타난다. 남자의 생식기능은 여성의 생식기능과는 판이하다. 멀고 먼 원시시대부터 남성들에게는 임신, 출산, 수유와 육아를 맡아온 여성을 돕고 보호하며 외적을 막기 위해 큰 체격과

발달된 근육, 힘이 필요했다. 이들은 모두 남성호르몬의 독특한 기능이다. 근육은 일상생활에서 사용하는 만큼 발달한다. 남성호르몬을 통해 남성의 근육이 유지되는데, 여성의 몸에서도 남성호르몬이 필요한 만큼 자체생산되어 여성기능에 지장이 없을 정도의 양으로 근육비대에 관여한다. 근육이 정상적으로 움직이는 데 필요한 골격을 유지하기 위해서는 여성호르몬이 반드시 필요하다. 폐경기 이후 여성호르몬이 감소하면 골다공증이 생기는 기전과 같이, 남성도 건강한 골격을 유지하기 위해서는 여성호르몬이 필요하다. 그러면 남성은 뼈에 필요한 여성호르몬을 어디에서 얻을까? 뼈 속에서 남성호르몬을 원료로 해서 여성호르몬을 생산한다. 남성이 골다공증에 걸리는 것은 여성호르몬의 원료가 되는 남성호르몬이 감소하기 때문이다. 이를 통해 우리 몸은 참으로 합리적으로 기능한다는 사실을 알 수 있다.

071

성호르몬, 성장호르몬 등이 노화를 방지하나? NO!

고령이 되면 성장호르몬, 남성호르몬, 여성호르몬, 갑상선호르몬 등이 감소한다. 성호르몬이나 성장호르몬의 감소가 뚜렷해 신체기능에 지장이 생겼다고 의학적으로 판정되었다면 의학적 이유와 보충의 필요성 등에 의해 보충요법이 필요하다. 그러나 정상인 상태에서 노화에 따른 감소라면 자연섭리에 따르는 것이 정도이다. 만일 성호르몬 등을 단독보충하면 이와 관련된 많은 종류의 호르몬 분비가 덩달아 증가하거나 감소해 신체기능의 자연스러운 조화를 깨고 혼란이 일어난다.

뇌의 송과체에서 분비되는 멜라토닌은 밤에 잠이 들면 바로 분비되고, 아침이 오면 급속하게 감소하는데 이것이 부족하면 잠을 이루지 못한다. 멜라토닌은 수면제와 같은 작용을 하나 진정한 의미의 수면제는 아니다. 멜라토닌은 노화예방에도 사용할 수 있으나 사실은 여기에도 문제는 있다. 몸에서 부족한 만큼 외부에서 보충하면 자가생산이 감소된다. 그러므로 가능하면 자기 몸에서 자급자족하도록 생활습관을 개선하는 것이 가장 좋다. 낮에 햇빛을 많이 쐬면 멜라토닌의 분비량이 극도로 감소한다. 그 반동으로 해가 진 후 수면 시에는 다량의 멜라토닌이 분비되게 마련이다. 또 깨어 있을 때 될 수 있는 대로 몸을 많이 움직이거나 운동을 하면 분비량이 증가한다. 젊어지는 가장 좋은 방법이기도 하다.

072

노화방지에 영양은 필수적, 보약보다도 영양 섭취 위주로!

1. 하루에 단백질은 적어도 100g, 달걀은 한 개 정도

2. 동물성 단백(육류, 어류 등)과 식물성 단백(콩, 두부 등)은 반반 정도

3. 우유는 남자 200cc, 여자 400cc 정도

4. 채소류(녹색, 유색), 과실은 식사 때마다 충분히

5. 밥(흰밥, 현미밥, 잡곡밥 등), 빵 등은 조금 모자라다고 느낄 정도로 20~30% 정도 감량

6. 염분이 많은 찌개나 국은 가능한 한 조금씩만, 국물은 적게 먹도록

7. 반찬류는 3~4가지 정도, 짜지 않고 양은 적게

8. 절대 금연할 것

9. 혈당치 조절이 잘되는 당뇨병이라도 식이요법을 계속하고 운동과

체중관리를 유지할 것

10. 식이보충제supplement(영양보충식품이라고 분류된 화학물질 등)나 보약 등은 노화방지에 유효하다는 과학적 증거가 아직 없음

11. 젊었을 때부터 노화방지를 위한 생활습관을 몸에 익힐 것

073

사람의 뇌　　사람은 모든 동물 중 유일하게 언어와 사고를 가능 케 하는, 질적으로 크게 발달한 뇌를 가질 뿐 아니라 극한수명에 대해서도 예외적으로 장수할 수 있도록 진화했다. 사람과 비슷한 고릴라, 오랑우탄, 침팬지 등의 최장수명은 50년 정도, 코끼리는 80년 정도인 데 비해 사람은 120년으로 길다. 사람의 뇌 중 신경세포는 거의 분열 없이 생존할 수 있다는 뜻이다. 그러나 사람의 신경세포 자체는 다른 포유동물의 그것과 비교해 큰 차이가 있는 것 같지는 않다. 2~3년밖에 살지 못하는 쥐의 신경세포와 100년 이상을 사는 사람의 신경세포는 모양이나 양상이 비슷하다고 생각된다. 그렇다면 사람의 신경세포는 상당히 무리를 하는 셈이고, 70년 넘게 살다 보면 여기저기 부실해지는 것이 당연하다고 할 수 있다. 알츠하이머병이 뇌의 노화와 깊은 관계가 있을 것이라는 사실을 납득할 수 있다. 이 병의 직접원인일 것이라 여겨지는 베타 아밀로이드 단백β amyloid protein은 정상인 사람에서도 소량이지만 분비된다는 중요한 사실이 명백해졌다. 신경세포를 죽일 정도의 해로운 물질이 항상 뇌 속에 있지만 정상인은 적어도 신경세포가 걱정할 만큼 많이 죽는 일은 없다. 사람의 뇌에서는 하루에 10만 개의 신경세포가 죽는다. 그래도 그것은 뇌 전체의 신경세포 1,000억 개의 0.0001%에 불과하다. 크게 걱정할 일이 아니다.

노인의 뇌-노화

옛날부터 우리는 흔히 '노망'이란 표현을 노인의 '망령 부림'이란 뜻으로 이해했다. 사람이 나이를 먹으면 누구나 그렇게 되는 것으로 알고 있었으나, 사실 노망은 하나의 병이다. 100세가 넘어도 거의 뚜렷하고 정확한 뇌활동을 유지하는 것이 정상이다. 그러나 나이가 들어가면서 잘 알고 지내던 가까운 친구의 이름이나 갑자기 길에서 마주친 지인의 이름이 생각나지 않는 등 곤란한 일을 겪어 고민하게 된다. 그런데 대개는 나중에 그들의 이름이 생각나 안심하곤 한다. 이런 일들이나 건망증은 나이 든 사람 누구나 경험하는 공통적인 현상이다. 우리는 이러한 일상적인 건망증을 흔히 '나이 탓'이라고 생각한다. 이는 양성 건망증이라고도 하며 이것은 치매에 의한 것과는 다르다.

나이 탓 뒤에는 뇌의 노화가 있다. 우리들 뇌는 신경세포 덩어리로 구성되어 있다. 엄마 배 속에서 나올 때 140억~150억(1,000억이라고 계산하기도 함) 개의 신경세포가 이미 형성되어 있다. 다른 장기와는 달리 신경세포는 출생 시 세포분열이 끝난다. 사람은 이 세포를 동원해 각자의 세포가 순서에 따라 세포돌기를 넓히며 신경회로망을 형성한다. 마치 태어나자마자 배우며 성장하는 격이다. 신경회로망은 학습과 경험을 통해 성장, 증가한다. 정상적인 상태에서 사람의 뇌에서는 매일 10만 개의 신경세포가 사멸한다. 그래도 이것은 전체 세포 수 1,000억 개 중 단 0.0001%에 불과하다. 뇌중량도 70대가 되어 겨우 청년의 평균 뇌중량의 약 1,400g에서 100g이 줄어든 1,300g 정도로 감소한다. 뇌활동에는 아무런 영향이 없다는 이야기이다. 따라서 생리적인 노화에 따라 능력이 저하될지 모르나, 치매에서 비롯된 것처럼 현저한 지능저하는 일어나지 않는다.

뇌내호르몬

우리의 정신활동에 관여하는 신경전달물질인 뇌내腦內호르몬은 세 가지이다. 도파민dopamine, 노르아드레날린noradrenalin, 그리고 세로토닌serotonin이다. 쾌락의 호르몬이 도파민, 분노의 호르몬이 노르아드레날린, 그리고 이상 두 가지 호르몬의 작용을 적절하게 조절해 정신을 안정시키는 것이 세로토닌, 즉 치유의 호르몬이다. 이 치유의 호르몬이 부족하면 우울증이 생긴다. 세로토닌의 원료는 트립토판tryptophan이라는 필수아미노산이다. 그런데 필수아미노산은 사람 몸에서는 생성되지 않아 반드시 식품을 통해 섭취해야 한다. 또 비타민 B_6, 니아신, 마그네슘 등의 도움이 필요하다. 트립토판은 가다랑어, 참치의 붉은 살, 방어, 쇠고기와 돼지고기의 붉은 살과 간 등에 많다. 그러므로 우울증이나 스트레스 등에 좋다. 치즈, 요구르트, 우유, 달걀, 콩류, 청국장, 견과류 등에 많이 함유되어 있다. 마늘, 고추, 생강, 감자, 바나나 등은 비타민 B_6가 풍부하다. 마그네슘은 우엉, 팥, 시금치, 파, 메밀 등에서 얻을 수 있다.

젊음과 정신연령

연령이 비슷하다고 해도 사람에 따라 다소 차이를 보이는 육체연령과는 달리 정신연령은 뚜렷한 차이를 보인다. 여기에서 말하는 정신연령과 지성연령은 전혀 다른 개념이다. 예를 들어 70세가 훨씬 넘어 컴퓨터를 새롭게 배운다거나 스포츠댄스를 처음 배우러 다니는 사람들은 확실히 정신연령이 젊다. 이들은 언제나 더 성장하고자 원한다. 인생이 얼마 남지 않았다고 생각하기 시작한다면 그의 정신연령은 육체연령보다 높아진다. 정신연령과 지성연령은 다르다. 나이가 많아지면서 지식은 풍부해지고 지적으로는 더욱 깊어지며 사람으로서는 더욱 원숙해진다. 그러면서 정신은 더욱 젊어질 수도 있다. 정신연령은 스스로의 마음가짐에 좌우된다.

옛날과 지금의 정신연령에는 많은 차이가 있다. 옛날에는 성년(지금은 20세이나 예전에는 더욱 일러서 15세였음)이 되면 결혼을 하고 가장이 되어 40세쯤에는 손자가 생겼다. 그런데 지금은 '100세 인생'에 가까워지고 있다. 그렇다면 그만큼 젊어져야 하는 것이 아니겠는가?

그러나 현실은 20세에 법적으로 성인은 되지만, 대부분 학생(대학) 신분이다. 전공이 의과인 경우는 30세가 되어야 잘하면 '병아리 의사', 일반직종도 겨우 대리쯤 되었을까? 상황이 이러하니 독립은 아직 멀었다.

40세에 가장家長이 아닌 가장假裝된 자립: 결혼이 늦어지는 경향을 보임에도 부모의 도움 없이 가정을 꾸리기가 힘들다. 할머니가 손주 돌잔치의 주역이 된다.

50세가 되어서야 겨우 가장: 부모가 건재하면 권위 있는 가장 노릇을 하지 못한다. 그러나 대외적으로나마 가장 노릇을 해야 한다. 옛날 같으면 이미 인생이 끝날 나이이다.

60세: 지금은 굳이 잔치를 벌일 만큼 오래 살았다는 느낌이 없다. 연령만으로는 아무도 존경하지 않는다.

70세: 칠순잔치, 희수잔치 등은 자손들이 정말로 원해도 한 번쯤 생각해보겠다는 말로 끝낸다.

80세: 건강하고 우아하게 남은 인생을 조정하고 정리할 때이다. 언제나 어디를 가나 존경받으리라고 기대하면 오산이다.

90세: 주위에서 사람들이 비로소 존경하기 시작하는 시기다. 그러나 지금부터 언행을 특히 조심해야 한다. 역시 오래 사시는 분은 다르다는 말을 들어야 한다.

100세: 이제부터 인생이 원숙해진다. 아직도 20년 이상 더 살아야 하니 그에 대비해야 한다.

077

노안   40대 이후 누구에게나 찾아오는 것이 노안老眼이다. 노안은 노시老視라고도 한다. 나이가 들면서 가까운 것이 잘 안 보이게 된다. 대개는 45세를 전후해 일어나는 현상이라는 사실을 미리 알아두면 당황할 일이 없다. 그렇지만 이를 예방할 방법은 없다. 보통 노안이라고 부르지만 한창 나이에 겪는 일이기 때문에 억울하다고 여길 수도 있다. 노안의 원인은 안구의 수정체가 단단해지는 것이다. 안구에서 렌즈 역할을 하는 수정체는 성인에서 직경이 9mm, 두께가 4mm 정도 되는 투명조직이다. 튼튼한 콜라겐으로 된 렌즈 모양의 투명한 캡슐 속에 수정체섬유가 들어차 있다. 렌즈 외부에서 생성된 수정체섬유는 캡슐 속으로 공급되는데, 그곳은 혈관이 없는 밀실로 되어 있다. 나이가 들면서 물렁물렁하던 수정체는 나이가 들면서 점점 단단해진다. 우리 눈은 수정체의 탄력과 그 주위의 모양체근육의 조절로 수정체의 두께를 변화시키면서 초점을 맞춘다. 가까운 물체를 볼 때는 수정체가 두꺼워진다. 그런데 수정체의 탄력이 떨어지면서 가까운 것을 보기 힘들어진다. 근시인 사람은 노안이 오지 않는다는 속설은 사실이 아니다. 근시든 정시正視든 나이가 들면서 수정체가 탄력을 잃어 렌즈의 초점을 조절하기 어려워진다. 근시인 사람도 잘 보이는 범위가 점점 한 정되게 마련이다. 사람에 따라 잘 보이는 범위가 각각 다를 뿐이다. 노 인이 되어도 돋보기 없이 생활하는 사람도 있다. 태어날 때부터 두 눈 의 굴절이 다르거나 굴절 정도가 다른 부동시不同視인 사람들로, 예를 들어 왼쪽은 근시인데 오른쪽은 원시이거나 근시이지만 시력 차가 심 한 상태이다. 이들은 체험적으로 적응하여 무의식중에 멀리 볼 때는 원 시안으로, 가까운 것을 볼 때는 근시안을 이용해 생활해온 사람들이다. 즉, 노안이 오지 않은 것이 아니라 노안이 온 것을 느끼지 못할 뿐이다. 이들은 입체적으로 물체를 보는 것이 어려워질 가능성이 있으므로 자 동차를 운전할 때 각별히 조심해야 한다.

078

노인성 황반변성

눈의 망막 중심부에 있는 가장 예민한 부 분이 황반이다. 노인성 황반변성黃斑變性은 시야 중심부의 시력에 이상이 오는 병이다. 녹내장, 당뇨병, 망막증 등 에 이어 시각장애의 흔한 원인이 된다. 가령 황반변성에는 원인불명의 '위축형'과 망막을 둘러싼 맥락막에서부터 신생혈관이 뻗어 들어오는 '삼출형滲出型'이 있는데, 후자가 많다. 삼출형은 망막의 노폐물이 맥락 막 근처의 망막색소 상피세포 밑에 고여 약한 염증을 일으키면서 생기 는 반응이다. 이때 시야 중심부가 일그러지고 어둡게 보인다. 유전적인 요인도 있지만 흡연(혈관을 수축시키고 눈세포의 산화 스트레스를 부추김), 서구화된 식생활과 자외선의 영향 등이 원인으로 지목된다. 따라서 금 연은 필수적인 예방법이다(흡연의 영향은 금연 후 15년까지도 지속된다고 함) 또 녹황색채소와 등푸른생선 등을 섭취하는 것이 좋다.

흰 머리카락

늙으면 누구나 백발白髮이 된다. 아무도 의심치 않으나 사람에 따라서 그의 정도나 시기는 조금씩 다르다. 젊을 때부터 백발이 되어버리는 예가 있는가 하면 80세가 넘어도 그대로 검은 채로 남아 있는 예도 가끔 있다. 노화에 따라 백발이 생기는 것은 검은 머리의 기본이 되는 색소줄기세포色素幹細胞의 유전자에 생긴 손상이 축적되기 때문이다. 젊을 때 생기는 흰머리도 발생 원인은 동일하지만 일반적인 노화과정에서 일어나는 색소줄기세포의 유전자 손상과는 달리 젊어서 색소유전자에 국한되어 손상이 일어났다는 차이일 뿐이다.

색소줄기세포는 모근과 피부 사이에 있고 흑발검은 머리의 근원이 될 색소세포를 만든다. 이 줄기세포가 나이가 들어감에 따라 그 수가 감소하면 백발이 된다고 추측해왔지만, 최근에야 그 기전이 명백하게 밝혀졌다. 색소줄기세포가 분화하면서 점차 재생능력이 떨어져 색소 생산을 멈추면 백발이 된다는 것이다. 두발, 눈썹, 액모, 음모, 체모 등 부위별로 백발이 되는 양상이나 정도가 다른 것을 보면 부위별 색소줄기세포의 기능은 다양한 듯하다. 가족 내에서 백발의 유전계승이 있는 것도 관찰할 수 있다.

고령자의 외출

나이가 들수록 외출할 기회가 적어지거나 이를 피하고, 집 안이나 방 안에 칩거하는 사람이 많다. 그러다 보면 집에서 한 발자국도 나가지 않는 날이 점점 늘어난다. 그만큼 걷고, 넘고, 오르고, 내리는 동작을 통해 발과 다리, 허리를 사용하는 일 또한 줄어든다. 이러한 일이 장기간 계속된다면 결국 '쓰지 않으면 아주 못 쓰게 된다' 라는 말대로 다리와 발, 허리가 점차 쇠약해질 수밖에 없다. 동시에 햇빛을 쪼이는 시간도 적어지거나 아주 없어지고, 피부를 통해 생성되는 비타민 D의 양도 줄어든다. 비타민 D 는 체내에서 뼈의 대사에 매우 중요한 역할을 하므로, 뼈를 강하게 만드는 데 필수이다. 따라서 노년에 비타민 D가 부족하면 넘어지거나 주저앉거나 골절을 일으키곤 한다. 태양 아래에서 빛을 쪼이며 걷는 일은 우선 그것만으로도 기분을 상쾌하게 해준다. 발과 다리, 허리를 운동시켜 힘을 키우고, 햇빛을 통해 비타민 D 합성을 촉진하며 뼈와 근육, 신경을 튼튼히 하고 전도와 골절을 예방할 수 있는 가장 좋은 건강촉진법이다.

081

넘어지면 안 돼요, 감기 들면 안 돼요, 지나치게 많이 먹으면 안 돼요

노인의 3계명이다. 노년기에 넘어지는 일이 많은 이유는 단순하다. 운동 부족, 질병이 유발하는 체내균형의 '일그러짐' 이나 '뒤틀림' 이 순간적으로 일어나기 때문이다. 젊었을 때는 이러한 순간적인 불균형 정도는 곧 반사적으로 피할 수 있다. 투약을 통한 작용이나 부작용에 의해 근육이나 신경의 반사기능이 떨어져 넘어지기도 한다. 그러므로 적당한 운동을 통해 이러한 불균형을 해소해야 한다. 걸을 때는 눈은 전방을 바라보고 양팔은 전후로 적당하게 저으면서 보폭은 될 수 있는 대로 넓게 하며 뒤꿈치부터 착지하고, 발끝은 확실하게 지면에 닿도록 걷는 습관을 들여야 한다. 평상시 하반신의 스트레칭 등을 몸에 익혀 근육의 신축운동을 습관화하고 등, 옆구리, 겨드랑이 밑 등의 근육을 뻗는 운동을 함께 하면 넘어지는 것을 예방할 수 있다. 젊었을 때부터 매우 어려운 운동이나 '외발로 서기 운동'을 익히면 노후에 도움이 된다. 보행, 옷 갈아입기, 목욕, 신발 신고 벗기 등을 할 때 외발로 몸을 지탱하는 운동훈련을 하는 것이다. 이와 같은 운동을 할 자신이 없는 사람은 일찍부터 지팡이를 사용하는 요령을 익히는 것이 안전하다. 감기 들면 안 되고, 지나치게 많이 먹으면 안 되는 이유는 이 책 여러 곳에서 되풀이해 기술하고 있다.

082

더위지수　　무더운 여름에 열중증熱中症, 일사병日射病, 열사병熱射病 등으로 불리는 'heat stroke'를 예방하기 위한 기준으로 '더위지수'란 것이 있다. 더위로 체온을 일정하게 유지할 수 없어져 체내의 수분이나 염분의 평형이 깨지면서 일어나는 것이 열중증이다. 사람의 체온을 조절하는 데는 기온뿐 아니라 습도, 햇빛, 햇살의 반사, 햇빛의 복사열 등도 크게 영향을 준다. 이러한 여러 가지 요소를 함께 고려한 것이 습구흑구온도Wet-bulb Globe Temperature, WBGT이다. 열중증 예방을 위한 지표로, 더위지수라고도 하며 '도度'로 표시한다. WBGT가 31도 이상이면 약 35℃ 이상의 기온과 같다. 이때는 피부온도보다 기온이 높기 때문에 운동은 원칙적으로 중지해야 한다. 이와 같은 운동지침에 따르면 WBGT 28~31도일 때는 엄중경계해야 한다. 또 25~28도일 때는 경계, 21~25도일 때는 주의, 21도까지는 거의 안전하다고 판정된다.

열중증, 일사병, 열사병

더위와 습도 때문에 체온을 일정하게 유지하지 못하고, 체내수분이나 염분의 평형이 깨지면서 다음과 같은 여러 가지 증상을 일으키는 상태를 열중증이라고 한다. 열실신, 열피로, 열사병, 일사병, 열경련 등으로 불리기도 한다. 증상에 따라 다음과 같이 분류한다.

증상	정도	대처방법
어지럼증, 근육 뭉침, 발한 장딴지에 쥐가 남	1도	수분과 염분을 충분히 공급 (스포츠 음료가 가장 좋음)
머리가 지끈지끈 아픔 토하고 싶음 몸이 무겁고 축 늘어짐	2도	발을 올린다, 수분과 염분을 충분히 공급 병원에 후송조치
의식 없어진다, 몸의 경련 바로 걸을 수 없음 체온이 높음	3도	물이나 얼음으로 목, 겨드랑이 등을 식히고 즉시 응급조치 요청

사람의 체온은 36~37℃ 정도로 범위가 비교적 좁다. 더우면 자율신경의 작용으로 피부로 혈액이 집중되어 땀이 나면서 체온이 상승하는 것을 방지한다. 그러나 습하고 더울 때는 체온을 쉽게 조절할 수 없어 열이 고인다. 이때가 일사병 준비단계이다. 이 단계를 넘으면 1도로 진입해 어지럽고 계속 땀이 흐른다. 시원한 그늘로 옮겨 몸을 식히고 수분과 염분을 공급해야 한다. 이것만으로 개선되지 않거나 구역질이 나면 병원으로 후송하는 것이 바람직하다(2도, 3도). 고령자는 냉방에도 조심해야 한다. 체온이 상승하는 것을 예민하게 느끼지 못하는 예가 많

기 때문이다. 단순히 감기 정도로 알고, 적절한 처치를 하지 못하는 일도 있다. 더운 계절에 갑자기 식욕이 떨어지면 일사병을 의심하는 것이 좋다. 일사병은 햇빛이 내려쬐는 옥외에서만 일어나는 것이 아니라 실내에서도 일어난다(30%). 덥고 습한 여름에 환기가 잘 안 되는 실내에서 다림질이나 부엌일 등을 할 때는 반드시 조심해야 한다. 몸이 더위에 적응되지 않았을 때, 특히 장마 끝난 후 약 1주간은 특히 조심해야 한다. 오전 11시에서 오후 3시경 까지가 위험한 시간이라고 알려져 있다. 최고기온이 35℃ 이상이면 일사병 발병 위험도가 높아진다.

응급처치 요령은 다음과 같다.
* 어지럼증: 몸을 식히고 수분, 염분을 즉시 공급한 후 병원으로 후송
* 구토증: 즉시 병원으로 후송

084

고령자와 실내일사병

일사병은 실내에서도 일어난다. 특히 고령자나 환자는 옥외나 마찬가지의 위험을 안고 있다. 사람의 몸은 더위를 느끼면 피부에 많은 혈액을 보내든지 땀을 내게 해 체온을 내린다. 혈액은 열을 운반하고 혈관을 통과할 때 열을 밖으로 내보내는 기능도 한다. 땀은 몸에서 증발할 때 체열도 함께 방출한다. 오랫동안 높은 기온에 노출되면 땀과 함께 수분, 염분 등이 방출되어 혈액 중의 수분 등이 모자라 땀을 덜 흘리고, 장기로 흘러야 할 혈액량에도 영향을 미친다. 30℃ 이상의 고온이 아니라도, 습도가 높으면 땀이 증발되지 않고 피부표면에 그대로 남으며, 일사병 증상을 일으킨다. 일반적으로 남성은 체중의 60%, 여성은 55%가

물로 이루어져 있다. 예를 들어 체중이 60kg인 남자의 체내 수분은 36L이며 그중 매일 2.5L가 땀이나 배설물 등으로 배출된다. 이렇게 손실이 난 수분은 식사와 음료, 대사과정에서 생산되는 수분 등으로 보충된다.

일반적으로 옥외나 실내에서 발생하는 일사병의 응급치료 요령은 동일하다.

1. 우선 시원한 장소로 옮기고, 계속 말을 걸면서
2. 편한 자세를 취하게 하고, 의복은 헐렁하게 풀어주고
3. 목덜미, 겨드랑이, 서혜부(굵은 혈관이 지나가는 부위) 등을 차게 식히고
4. 너무 차거나 달지 않은 물이나 차(이뇨작용을 하는 알코올이나 당분이 많은 주스 등은 탈수를 조장하므로 적당하지 않음)를 먹인다.
5. 노령자는 체온이 40℃ 가까이 되면 뇌, 심장, 간장 등의 장기부전을 일으키기 쉽다. 급하게 찬물 등으로 온몸을 식히면 저체온증이 될 위험성이 있으므로 적절하게 대응해야 한다.
6. 얼굴이 붉으면 머리를 높게, 창백하면 다리 쪽을 높여준다.
7. 피부가 차면, 그 부위를 마사지하고
8. 의식이 없거나 갑자기 체온이 오르면 119에 전화한다.

085

노령자를 위한 일사병 예방과 운동

더위지수WBGT (기온, 습도, 기류)	기온	지침	예
31	35	엄중경계	운동불가, 즉시중지, 격한 운동을 금함 적극적인 휴식, 수분보충

더위지수WBGT (기온, 습도, 기류)	기온	지침	예
28	31	경계	장시간 운동을 금함
			과격한 운동은 30분마다 휴식
			체력이 약한 사람이라면 운동중지
			충분한 휴식, 수분보충
25	28	주의	일사병 징후에 주의, 운동 사이사이에
			충분한 수분 섭취
21	24	안전 (거의 안전)	일사병 위험 없으나, 미리 수분을 적당히 섭취(마라톤 경기 등에서는 선수와 일반인을 엄격히 구별할 것)

086

노인건강의 새로운 개척자적 전략: 다섯 가지 대책과 그 지표

노인들의 건강을 지키기 위한 5가지 대책은 다음과 같이 정리할 수 있다.

1. 대사증후군 극복:

개인별 프로그램 제공, 식사, 운동 등 생활습관 개편을 위한 지원

내장지방량과 운동량 등을 자가 측정할 수 있는 지표

당뇨병 관리와 대책: 고혈당 상태에서 탈출 모색

개인별 진료지도의 중요성: 예방과 치료법

뇌혈관 질환 관리

허혈성 심질환 관리

미병未病(아직 병에 걸리지는 않았으나 이상이 있는 상태) 상태 파악: 발병 방지와 예방책

2. 암 극복

　검진의 보급

　방사선치료, 화학요법에 관련된 인력 육성

　가정에서의 치료와 경과추적

　암발병과 연령에 따른 조정

3. 치매와 우울증 관리

　초기증상 이해와 초기진단

　자리보전 환자의 골다공증 예방책 보급과 개발

　넘어짐 예방 프로그램 제공과 교육 등

4. 식사지도와 장려

　항산화 · 항염증 식사의 보급과 장려

　칼로리의 70% 유지교육과 음식재료 지도

　비만방지와 영양소의 인식

5. 운동

　유산소운동의 생활화

087

노인일수록 단백질을 많이 먹어야 하나

단백질, 특히 동물성 단백질을 필요한 양 이상으로 먹는 것은 가볍게 넘어갈 문제가 아니다. 노화를 부추기는 크나큰 잘못이기 때문이다. 사람이 1주일 동안 불릴 수 있는 근육의 양은 최대 약 450g이다. 그 이상의 단백질은 지방으로 전환된다. 운동선수처럼 많은 양의 단백질을 섭취해야 하는 사람들은 쉽게 식사로 이를 보충할 수 있다. 사용하지 않은 단백질은 몸속에서 단백질로 저장되는 것이 아니고, 지방으로 남든지 신장을 통해 몸 밖으로 배출된다. 남은 질소를 소변으로 배출하면 뼈에서 칼슘과 기타 미네랄 등이 침출되어 신장결석의 원인이 되기도 한다. 동물성 식품은 산성(채소는 알칼리성)이므로 위에서 소화될 때 많은 양의 염산이 필요하다. 고단백 식사 후에는 혈액도 산성이 되므로 신체는 이를 중화하기 위해 산-염기 반응을 일으키는데 이때 뼈가 희생되는 것이다. 칼슘이나 인산 등의 미네랄이 뼈에서 녹아 나오면서 골다공증이 시작된다. 그러므로 노년기에 건강을 지키기 위해서는 단백질을 과도하게 섭취하지 않도록 주의해야 한다. 골밀도나 근육을 튼튼하게 하는 것은 단백질이 아니라 '운동'이라는 사실 또한 명심해야 한다.

088

설·추석·휴가 같은 연휴 뒤의 건강관리

연말연시, 추석, 휴가철 등은 생활 리듬이 깨지기 쉬운 때이다. 특히 주류, 당분, 지방 등의 섭취량이 늘고 내장지방이 갑자기 증가하는 듯 느껴진다. 우선 아침식사만이라도 절식해 건강을 지키는 것이 좋다. 아침식사는 채소나 주스, 또는 약간의 과실만으로 때우고 점심과 저녁은 평상시보다 줄여야 한다. 금식하는 것은 현명한 방법이 아니다. 단시간에 증가한 내장지방은 단시간에 없어진다고 알려져 있다. 그러므로 걷기 운동 등 매우 간편하고 확실한 방법으로 내장지방을 없애야 한다. 집 안에서 가사를 돕는 일 등으로는 소기의 목적을 이룰 수 없다. 또 노인은 사람이 많이 모이는 곳에서는 감기 바이러스 노출에 조심해야 한다. 마스크 착용, 손 씻기, 양치질 등 세 가지는 꼭 지켜야 한다. 겨울철 한기는 혈압을 높이고 혈관에도 직접 스트레스를 주어 뇌졸중이 일어나기 쉽다. 오랜만에 재회한 옛 친구들과의 즐거운 만남, 반주, 과음, 담소, 토론, 심심풀이 노름, 의견충돌, 언쟁 등은 우리의 오래된 풍습이기도 하나 이런 일로 혈압이 오르면 안 된다. 뇌졸중에는 지주막하출혈, 뇌출혈, 뇌경색 등이 있다. 특히 겨울철에는 혈압이 급격히 올라가는 일이 없도록 해야 하고, 상대방에게 양보하고 될 수 있으면 음성은 작게, 그리고 낮추도록 노력하는 것이 중요하다.

마음건강을 회복하는 방법

1. 일찍 자고 일찍 일어나기
2. 산책이나 보행 등 가벼운 운동습관
3. 골고루 조금씩 먹는 식사습관
4. 조용하게 친구 사귀기(말동무) – 포용과 베풀기
5. 가벼운 목욕습관 기르기
6. 올바른 생활습관 실천하기
7. 긍정적인 사고, 무엇이든 받아들이기
8. 스트레스 풀기(가벼운 마사지, 발마사지)

089

불노불사(不老不死)

Question: If you could live forever, would you and why?

Answer: I would not live forever, because we should not live forever, because if we were supposed to live forever, then we would live forever, but we cannot live forever, which is why I would not live forever.

문: 영원히 살 수 있다면, 그렇게 하시겠습니까. 그 이유는?

답: 영원히 산다니, 나는 그렇게 하지 않겠습니다. 왜냐하면 우리는
영원히 살면 안 되기 때문이고, 만일 우리가 영원히 살 것이라면
그때는 영원히 살 것이고, 그러나 지금은 영원히 살 수 없으니,
그것이 영원히 살고 싶지 않은 이유입니다.

— Miss Alabama in the 1994 Miss USA Contest

(앤드루 웨일Andrew Weil의 저서 『건강한 노후Healthy Aging, (2005)』에
서 인용)

090

불로장수에는 요가가 좋다

젊음을 오래 유지하길 원한다면 어떤 운동을
하는 것이 좋을까? 우선 요가를 들 수 있다.
원래 요가는 자세와 호흡법의 두 가지로 성립
된다. 몇 가지 자세가 있으며 그 자세를 유지해야 한다. 그러나 그 자세
가 누구나 곧 익숙해질 만큼 쉬운 것은 아니다. 어려운 자세를 되풀이
하면서 배워야 한다. 그렇다면 요가 자세를 취하기가 어려운 이유는 무
엇일까? 평소에 쓰지 않던 근육을 쓰기 때문이다. 오랫동안 근육을 쓰
지 않으면 관절 가동범위가 점점 좁아진다. 관절에 달려 있는 근육도
오래 쓰지 않으면 단단해지고 마른다. 이런 근육을 새삼 써야 하니 자
세를 유지하기가 힘들 수밖에 없다. 요가가 불로에 좋은 이유는 정신과
체력을 함께 단련하기 때문이다. 대사예방 면에서도 효과가 있을 듯하
다. 요가에서 사용하는 근육은 자세를 바르게 하는 근육(신체 내측에 있
는 근육)이고, 이것은 유산소운동을 하는 데 필요한 지근遲筋(천천히 움직

이는 근육)이다. 즉 등뼈나 골반에 붙어 있는 근육은 자세를 유지하기 위한 근육이고, 순발력을 요하지 않는다. 요가 자세를 유지하는 데는 지속력이 필요하며, 유산소활동을 잘해야 한다. 그동안 쉬고만 있던 근육들을 깨워 유산소활동에 동참시키는 것이다.

요가에는 중간중간에 명상이라는 정신수양을 하는 순간이 있다. 명상의 자세를 취하면서 호흡을 가다듬고 깊은 복식호흡을 천천히 되풀이하다 보면 다량의 산소를 들이마시게 된다. 호흡 이외의 모든 동작은 정지되고 신체 깊은 곳에 에너지가 충만된다. 명상은 운동에너지가 소비되지 않고, 유산소운동에 의해 에너지가 충전되면서 몸 구석구석에 골고루 이를 보내는 상태인 것이다. 따라서 체온이 오르고 면역력이 강해지며 노화과정도 둔화될 수밖에 없다.

091

철새와 참치의 활력

수천 킬로미터 이상 되는 거리를 쉬지 않고 계속 날며 단숨에 대륙을 이동하는 철새들. 망망대해를 떼지어 유유히 회유하는 참치들. 이들은 모두 유산소운동을 특기로 하는 붉은색 근육의 소유자이다. 근육에는 두 종류가 있다. 그중 하나는 미토콘드리아가 많으며 산소를 이용하는 유산소운동에 능한 근육이고, 나머지 하나는 산소를 사용하지 않고 수축하는 무산소운동에 능한 근육이다. 창조주는 인간에게 이와 같은 탁월한 유산소운동 능력을 주지 않았을까? 그렇지 않다. 사람을 비롯한 모든 동물의 몸에는 공통된 유산소운동을 할 수 있는 근육이 있다. 바로 심근心筋이다. 심근은 출생과 함께 쉬지 않고 일생 동안 박동한다. 심장의 세포는 타 기관과는 달리 재생되지 않는다. 태어나서 죽을 때까지 똑같은 세포가 똑같은 동작으로 운동을 거듭하는 셈이다. 오랫동안 같은 목적을 위해 같은 운동을 할 뿐이므로 순발력은 필요 없다. 순발력이 필요한 근육은 무산소운동을 하는 근육이다. 무산소운동을 계속하면 유산이 생겨 몸은 피로를 느끼고 근육은 수축할 수 없게 된다. 따라서 무산소운동을 하는 근육은 순발력은 있으나 쉽게 피로해진다. 다행스럽게도 심장은 매우 높은 유산소운동 능력이 있기 때문에 100년 정도는 너끈하게 활동할 수 있다. 산소가 계속 공급되는 한 심근은 계속 박동을 멈추지 않을 것이다. 산소의 힘은 이렇듯 위대하다.

치
매

암보다 더 두려운 병

많은 고령자, 그리고 함께 생활하는 가족이 암보다 더 두려워하는 병이 바로 치매(인지장애)이다. 저자는 일반적으로 쉽게 치매라는 병명을 사용하는 것을 못마땅하게 여기는 사람 중 하나이나, 우리나라에서는 아직도 치매라는 병명을 공식적인 병명으로 사용한다. 기억력과 판단력이 소실되고 망상이나 배회 등 사회생활을 할 수 없게 되니 이 이상의 불안이 없다. 노인들과 그 가족의 불안이 이만저만이 아니다. 치매의 반수 이상은 알츠하이머병이다. 기본적으로 이 병은 노화되어 생기는 노인병이다. 대체로 65~75세에 나타나기 시작해 85세가 되면 급격하게 증가해 출현율이 25% 이상이 된다. 90대에서 60%, 100세가 되면 90%에 이른다고 한다. 초장수시대를 맞고 있는 지금으로서는 치매와 맞서야 하는 것이 고령자 자신은 물론이고 그 가족도 피할 수 없는 현실이다.

치매의 원인은 다양하다. 신경세포가 변성을 일으켜 탈락함으로써 인지기능이 떨어지는 신경변성질환의 대표가 바로 알츠하이머병이다.

레비 소체병, 전두측두형 변성증前頭側頭型變性症도 신경변성질환이다. 다발성 뇌경색으로 뇌혈관이 막혀 그 주위의 기능이 떨어지는 뇌혈관성 치매가 다음으로 많다. 알츠하이머병이 전체의 60%, 뇌혈관성이 25%, 이 둘의 혼합성이 10%, 나머지가 기타라고 생각하면 된다. 뇌종양, 신경이 수액髓液을 통과하는 길목인 뇌실이 넓어져 뇌를 압박하는 정상압수두증水頭症, 머리를 강하게 부딪친 후 생기는 만성경막하혈종 등도 치매의 원인이 된다. 뇌염, 에이즈뇌증 등의 감염증, 갑상선 기능저하증 등도 원인이 될 수 있다. 건망증은 당연히 치매의 가장 중요한 증상이다. 그러나 흔히 볼 수 있는 노화에 의한 건망증과는 질적으로 차이가 있다. 일상생활에서 흔히 누구에게나 있는 깜빡하는 건망이 아니라 일련의 행동의 기억이 모두 잘려나간 듯한 것이 치매의 전형적이고 특징적인 건망증이다. 그리고 지금 있는 곳이 어디이고, 지금이 몇 년 며칠인지, 자신이 사회적으로 어떤 위치에 있는지 등에 대한 판단능력이 떨어진다. 망상, 환각, 배회, 폭행, 폭언 등이 점점 잦아진다. 알츠하이머병이 생기는 원인은 무엇일까? 지난 15~20여 년 동안 이에 대한 연구는 꾸준하고 급속하게 발전했다. 이 병의 뇌조직을 보면 노인반老人斑이라는 단백덩어리가 커지면서 증가하는 것을 볼 수 있다. 이는 신경독을 포함하고 있다. 이것이 많아지면 주위의 신경세포가 죽는다. 또 타우단백이 주성분인 시경원섬유神經原纖維가 생긴다. 즉, 이상異常 아밀로이드 단백의 증가(타우 단백의 증가), 신경세포 사멸이라는 경과를 밟는다는 것이 거의 확실하다. 그러므로 이상 아밀로이드 베타 단백이나 타우단백이 생기지 않도록 예방하거나 고여 있는 단백을 제거하는 것이 치료방법이 된다. 이들 방법 중 가장 많이 진전된 것이 바로 아밀로이드단백 백신요법이다. 그러나 이 연구는 아직도 진행형이다.

알츠하이머병치매은 예방이 가능할까? 뇌신경세포가 사멸하는 과정에서 혈류가 중요한 역할을 한다고 생각되기 때문에, 이는 생활습관과 밀접한 관계가 있다고 여겨진다. 그렇다면 고혈압, 당뇨병, 고지혈증, 동맥경화를 조심하고, 흡연을 피하고 뇌에 좋은 음식물(어류, 비타민 B·E, 카레 등)을 섭취함은 물론 운동, 독서, 음악, 취미생활과 지적활동을 활발히 하는 것이 좋다. 현재로서 알츠하이머병은 치료하기가 매우 힘들고 어려운 병이다. 그러나 쉽게 포기해서는 안 된다. 특별한 불치병도 아니고 절대로 예방할 수 없는 병도 아니기 때문이다.

093

노인과 망령

망령妄靈 들다, 멍청해지다, 기억이 흐려지다 등과 같은 표현은 치매와 같은 질병과는 다른 뜻으로 흔히 사용되고 있다. 전형적인 뇌조직의 특수한 변화나 뇌혈관의 병변에 의한 치매는 망령과는 다르다. 미국의 대통령을 지낸 로널드 레이건Ronald Reagan은 전형적인 알츠하이머병에 의한 치매로 오랫동안 투병하다가 사망했다. 그가 알츠하이머병에 걸려 투병한다는 사실은 온 세계를 놀라게 했으나, 안타깝게도 별 도리가 없는 병이 바로 이 치매이다. 그러나 망령과 치매는 다르다. 망령은 질병이 아니다. 통계적으로 늙어서 망령이 쉽게 드는 사람과 그렇지 않은 사람이 구분된다고 한다.

망령이 들기 쉬운 사람:

평소에 모든 일에 지나치게 완고하다.

사람들과 사귀기 힘들다.

무엇이든 부정적이고 자신만을 내세운다.

평소에 말수가 적거나 거의 없다.

항상 집 안에서 빈둥거린다.

모든 것이 귀찮고, 되는 대로 쉽게 살고 싶어 한다.

독거생활에 익숙하고, 별 불평이 없다.

망령이 들지 않는 사람:

항상 머리를 쓰며 산다.

정치가나 예술가

손끝을 항상 사용하며 부지런하다.

취미생활을 즐겨 한다.

계산하기와 글씨 쓰기를 즐긴다.

생선 발라 먹기를 좋아한다.

사교적이다.

094

노인성 치매
(senile dementia)

dementia = de-mentia

de: 부정의 뜻

mentia: 정신기능, 뇌기능

dementia: 정신기능, 뇌기능이 없다는 뜻으로 정신기능 부전증, 뇌기능 부전증

본래 병명인 dementia는 라틴어로 지적 능력이나 지적 기능의 상실이란 뜻이다. 노인에게서 많이 볼 수 있기 때문에 노인성치매senile dementia, 노인성 뇌기능장애라고 흔히 말한다. 치매라는 병명의 본뜻은 바보, 천치,백치, 멍청이이다. 인격이나 존엄성에 크게 상처를 주는 느낌이 든다. 필자가 다른 명칭이 있으면 좋겠다고 생각한 이유이다.

2004년 12월에 일본에서는 이 병명을 법적으로 인지증認知症이라 부르기로 정했다. 우리나라에서는 치매라는 병명을 그대로 사용하고 있다. 인지증이란 인지에 관련된 질환이란 뜻이다. 인지불능증, 인지장애증, 또는 인지증후군이라고 개칭하면 적절할 듯하다. 인지증은 뇌조직에 아밀로이드 베타 단백질이란 화학물질이 침착되어서 발병한다고 설명된다. 각 나라에서 연구가 진행되고 있으며 많은 연구진이 이에 관련한 백신 개발에 많은 진전을 보았다고 알고 있다.

095

치매, 인지장애와 망령

앞에서도 언급했듯이 일본에서는 인지장애를 인지증이라 하고, 우리나라에서는 치매라고 부른다. 우리나라에서 흔히 사용되고 있는 용어를 정리해보면 다음과 같다.

망령妄靈: 늙거나 정신이 흐려 말과 행동이 정상을 벗어난 상태. 망령 들다, 망령 났다 등으로 사용한다. 망은 망령될 망, 허망할 망이고, 령은 신령 령, 정신이란 뜻이다.

치매癡呆: 어리석을 치는 어리석다, 미련하다, 미치광이란 뜻이다. 매는 어리석을 매로 어리석다, 미련하다, 멍청하다는 뜻이다.

섬망譫妄: 헛소리 섬은 의식이 혼탁하고 착각한다, 망녕될 망은 의식이 혼탁하고 착각한다는 뜻이다.

섬망에 대해서는 일반인의 관심이 별로 많지 않은 듯하다. 암 진행 또는 약물의 작용 등으로 뇌기능이 일시적으로 저하되어 다른 사람이 된 듯이 거칠게 행동하는 예도 있다. 이들은 대체로 일시적인 현상으로 약물 등으로 치료가 가능하다. 때로는 정신과적인 진료를 요하기도 한다. 그러나 근본적으로 치매와는 구별된다.

기본적 증상, 알츠하이머병의 경과

발병 초기: 언제 시작했는지 가볍고 단순한 건망증이 점점 심해지면서 물건을 둔 곳, 중요한 용건 등을 잊고, 점점 횟수가 늘어나면서 심각해진다. 잊고 있다는 사실조차 까맣게 잊어버렸다고 표현할 수 있는 악성적인 건망증이다. 약속한 것을 들은 적도 없다, 식사를 하고 나서도 먹지 않았다고 하는 등 있었던 일을 완전히 잊는 것이다. 이와 동시에 지적능력, 종합적 판단능력 등이 점점 약화되고, 가벼운 피해망상이나 환각 등이 일어난다. 일상적으로 홀로 잘 다니던 길을 어릿어릿 헤매기도 한다. 항상 쓰던 휴대전화를 다룰 수 없어진다.

진행기: 건망증상이 더욱 심해진다. 순간적인 일 이외는 생각이 나지 않는다. 과거기억은 비교적 유지되나 현재와 과거가 곧잘 혼동된다. 이곳저곳을 배회하며 혼자 외출하기 힘들다. 생년월일은 외워도 자신의 나이는 잘 모를 때도 있다. 혼자서 할 수 있는 일상생활이 점점 줄어든다. 2~3년 정도 지속된다.

더욱 진행되면: 일상생활은 거의 불가능하다. 혼자서 옷을 찾아 입거나, 옷을 제대로 바로 입을 능력이 없다. 말이 서로 통하지 않는다. 이러한 증상은 생활환경과 심리상태 등에 따라 다르게 나타난다.

더더욱 진행되면: 뇌가 점점 심하게 위축되면서 단어의 의미를 잊어버려 언어소통이 불가능해진다. 식사, 보행, 동작 등이 느려지고 자세도 유지할 수 없다. 배뇨, 배변 등의 실수, 오물 인식불능, 스스로 서거

나, 앉거나, 눕거나, 마시거나, 먹거나, 삼키거나 하는 등의 동작이 불
가능해진다. 사망에 이르게 하는 병은 아니나 통계적으로 합병증인 폐
렴으로 사망하는 경우가 가장 많다. 발병의 모든 경과로 보아 만성 진
행성 난치병이며, 투병기간은 8~9년에서 수십 년에 이르기도 한다.

097

치매(인지장애)와 건망 바로 알기

뇌세포가 손상되고 그의 기능이 저하되
면, 여러 가지 장애가 일어나고 생활의 리
듬이 깨지며, 인지장애라는 모든 사람이
기피하는 엄청난 불행이 시작된다. 그러나 이 질환은 외관상 거의 비슷
해 보이지만, 그 발생원인이나 진행양상이 각기 다르므로, 이들의 특성
을 정확하게 판별하는 것이 조기개선과 치료에 도움이 된다.

	치매에 의한 건망증	단순한 건망증
건망증의 범위	경험사실을 전부 기억하지 못함 최근의 일을 기억하지 못함	경험의 일부 기억하지 못함 기억했던 것을 기억하지 못함
건망증의 내용	경험한 사실을 잊어버림	일반상식, 지식이 생각나지 않음
기억상실의 진행	완만하게 진행	오랫동안 진행, 악화되지 않음
일상생활	지장 있음	지장 없음
건망증 자각	자각하지 못함	자각함, 지나치게 걱정함
판단 학습 능력	심각하게 생각하지 않음	생각하고 새로운 것을

	치매에 의한 건망증	단순한 건망증
	새로운 것을 배울 수 없음	배울 수 있음
시간, 날짜, 공간 인식	혼란스럽거나 전혀 없음	유지되는 예가 많음
감정, 의욕	의욕이 아예 없거나 거의 없음 화를 잘 냄	유지됨
도덕감, 윤리감, 체면 등	없음, 때로 거의 없음 시기와 의심이 늘어남	유지됨 시기와 의심이 없음
암시의 효과	암시를 주어도 생각나지 않음	암시를 주면 곧 생각이 돌아옴
물건 둔 곳을 잊음 같은 말을 되풀이함	전혀 반응이 없거나 이해하지 못함	문득 생각이 남
몇 번씩한 약속을 잊음	전혀 관심 없음	가끔 있음

098

치매증상을 일으키는 여러 가지 병

치매증상을 일으키는 것은 알츠하이머병이나 뇌혈관성 치매 이외에도 여러 가지 종류를 들 수 있다. 물론 환자 수는 적지만 뇌가 간직하고 있는 기억, 판단 등 여러 가지 차원의 기능이 상실되는 것은 동일하다.

1. 파킨슨Parkinson병: 손발이 떨리고 보행 등 운동에 장애가 생긴다. 환자 수는 알츠하이머병과 거의 같고 나이가 많아지면서 증가한다. 뇌의 노화 때문에 일어나지만 주로 운동장애가 선행하나 병의 진행과 경과에 따라 치매를 동반하기도 한다. 뇌의 노화에 따른 병이라고 일반적으로 설명되고 있으나 진정한 원인물질을 규명하지 못하고 있다.

2. 헌팅턴Huntington병: 마치 춤을 추고있는 것처럼 경련적인 동작을 하는 무도병이라고도 부르는데 이것은 후천성 병이 아니라 유전병이다. 신경세포의 사멸이 원인이라고 알려져 있다.

3. 피크Pick병: 알츠하이머병과 아주 흡사한 병이나 그리 흔하지 않다. 뇌의 전두엽이 침범되면서 발병 후기부터 인격의 변화가 나타나는 아주 드문 병이다.

이상 세 가지 병은 신경변성 질환이다. AIDS, 크로이츠펠트-야코프병Creutzfeldt-Jakob Disease, CJD 등도 치매를 일으키며 과도한 음주나 코르사코프증후군Korsakoff's Syndrome, 정신증 등의 알코올성 치매, 혈액 투석 후의 치매투석뇌증 치매 등에도 유의해야 한다. 두부외상, 갑상선 기능저하증, 뇌하수체 기능저하증, 부신 기능저하증 등에서도 치매 증상을 일으킨다.

치매는 예방이 가능한가

치매를 확실하게 예방하는 방법이 현시점에서는 전혀 없다. 그러나 학문적으로 또는 이론적으로 치매 발생을 촉진할 수 있는 여러 가지 생활습관을 버리는 것만으로 어느 정도 예방효과가 있다고 생각한다. 몇 가지를 적어보기로 한다.

1. 염분과 지방은 줄이는 것이 좋다. 특히 우리나라 사람들은 너무 짜게 먹는 습관이 있다.

2. 과량의 음주, 알코올 농도 높은 음주는 피하도록 하고 흡연은 무조건 금한다.

3. 음식 섭취량을 줄인다(70~80%로 줄인다면 이상적).

4. 스트레스는 담아두지 말고 풀어버리자. 대담하고 당당하자.

5. 취미생활을 하고 일기를 쓰며 노래를 배우자.

6. 호기심을 갖고 몸을 단정하게 가꾸는 습관을 갖자. 나이 들었다고 주눅 들지 말자. 당당하게 가꾸고, 남을 대할 때 상대방을 제압하자.

7. 나이 든 티를 내지 말자. 어르신senior citizen의 긍지를 갖자.

8. 스스로 할 수 있는 일을 남에게 의지하지 말자.

9. 작고 큰 모임에 자주 모습을 보이고 세상 돌아가는 이야기를 접하자.

10. 넘어지지 말자. 머리 타박, 골절되지 않게 지팡이를 짚자. 오랜 자리보전은 치매의 원인이 된다.

100

레비 소체형 치매

치매증상을 일으키는 주된 질환은 알츠하이머병(50%), 뇌혈관성 치매(40%), 그리고 레비 소체형Lewy 小體型 치매(10~20%) 등으로 인식되고 있다. 레비 소체형 치매는 실제로는 없는 것을 진짜로 보았다고 생각하는 환시, 인지기능의 변동, 파킨슨 증상, 잠을 자다가 소리를 지르는 등의 렘REM 수면행동장애 등의 특유한 증상을 보인다. 레비 소체라는 이상단백이 대뇌피질에 나타나서 증상이 일어난다. 원인은 알려지지 않았으며 본질적으로는 파킨슨병(레비 소체가 뇌간에 증식)과 같다. 손발의 경직, 종종걸음, 앞으로 굽은 자세, 삼킴장애 등이 일어난다. 처음에는 기억력, 판단력 등의 기능장애는 거의 없다. 그러나 머리가 멍할 때와 맑을 때가 교차하는 인지기능의 변동이 생긴다. 병이 진행되면서 자율신경에 따라 레비 소체가 전신으로 확산되어 기립 시, 식후 등에 저혈압으로 실신하거나 발한, 극도의 변비 등 여러 가지 자율신경장애가 일어난다. 고령환자에게서 알츠하이머병, 우울증, 파킨슨병 등이 의심될 때는 반드시 레비 소체형 치매도 함께 생각하는 것이 순서이다. 또 파킨슨 증상에 의한 실신이나 넘어지는 것을 조심해야 한다.

증상으로 본 파킨슨병

101

뇌의 신경세포 이상으로 발생하는 중요한 병은 알츠하이머병과 파킨슨 병의 두 가지다. 전자는 지적·인지장애를 일으키고 후자는 운동장애를 일으킨다. 파킨슨병과 증상이 비슷해 감별진단이 필요한 파킨슨 증후군을 포함한다면 그 수는 많아진다. 병이 장기간(15년 정도) 계속되면 파킨슨병 환자의 80%가 인지기능장애를 동반한다. 또 우울, 불안, 초조, 정신병적 증상, 수면장애, 후각장애, 배뇨장애, 배변장애, 기타 자율신경장애 등의 비운동증상이 관찰된다.

네 가지 운동증상의 특징:
1. 안정된 자세에서 신체 일부가 떨림(진전)
2. 몸의 움직임이 느려짐(서동)
3. 근육이 굳음(경직)
4. 몸의 균형을 잡지 못함(자세 불안정)

이상의 네 가지 증상은 서동을 기본으로 여러 가지 조합을 이룬다. 그 결과 얼굴 표정이 없어지고, 글씨가 작아지고 서툴러지며, 목소리가 작아지고, 억양이 없어지고, 눈을 깜박이는 횟수가 부쩍 줄어든다.

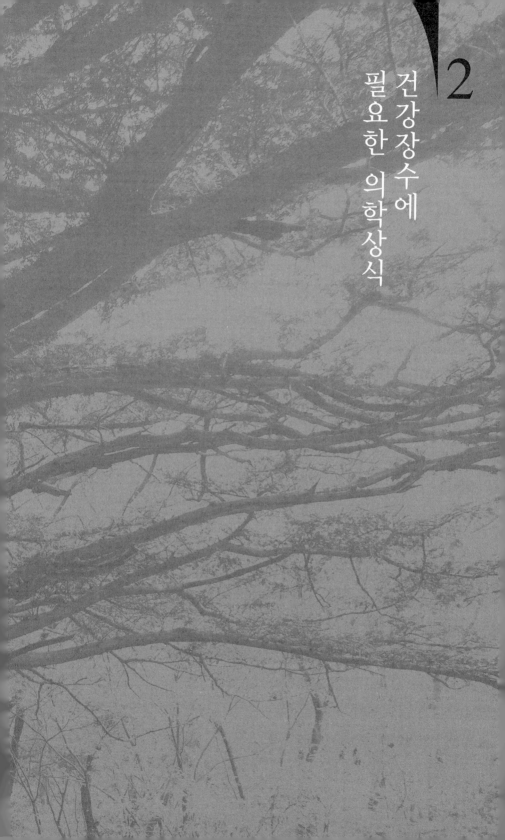

2

건강장수에
필요한 의학상식

암

암(癌)　　일반사람들에게 의학용어는 익숙하지 않다. 우리나라는 의학용어가 아직 완전하게 통일, 표준화되어 있지 않고 서구권에서 사용하는 용어를 번역해 사용하고 있다. 암癌은 영어로 'cancer' 또는 'carcinoma'라고 하는데, 그 어원은 라틴어로 게蟹를 가리키는 말이다. 천문학이나 별자리 점에서 표현하는 게자리 등에도 이 단어를 쓴다. 의학의 아버지라 불리는 히포크라테스(고대 그리스)가 심하게 진행된 유방암 등에서 게딱지처럼 딱딱한 덩어리를 'carkinos게'라고 명명한 데서 유래한다. 그런 이유 때문인지 암을 상징하는 표식으로 곧잘 게가 등장한다.

암은 만져보면 단단한 덩어리처럼 느껴진다. 암세포는 굉장한 속도로 세포분열을 되풀이하면서 커지기 때문에 세포의 밀도가 매우 높은 까닭이다. 의학용어로서 '癌'은 장기의 표면을 덮고 있는 상피세포에서 발생하는 악성종양을 말한다. 상피세포는 외계와 연락交通하는 세포이다. 예를 들면 위점막은 구강이나 항문을 통해 외계와 연결되어 있는 상피이다. 폐암이 생기는 기관지 상피나 신장암이 생기는 요세관 상피도 비강이나 요도를 통해 외계와 이어진다. 암의 대부분은 이와 같은 상피세포에 유래하는 악성종양이다. 이와는 달리 뼈나 근육 등 외계와 직접 연결되지 않는 세포에 생기는 악성종양은 육종肉腫이라고 한다. 암, 육종, 백혈병, 뇌종양 등 모든 악성종양을 총칭해 '암'이라고 한다. 종류는 약 100가지 이상이나 된다.

103

암은 노화의 산물이다

노화 → 활성산소에 의한 산화물질이 생김 → 미토콘드리아에서 산화물질이 생김 → 고령에서는 이에 대한 항산화작용이 이루어지지 않음 → 유전자가 돌연변이 때문에 상처를 입음 → 생체의 유전자 복구가 늦어지거나 복구되더라도 잘못 복구됨 → 유전자 변화가 점점 많아짐 → 암화癌化 → 긴 잠복기(5~20년) → 암세포 증식 → 발병 → 전이

104

암이란

어느 암 전문 의사가 암에 대해 다음과 같은 글을 썼다. 아주 쉽고도 실감 나게 표현했기에 그의 글을 인용해 보기로 한다.

암은 참 이상한 병입니다. 보통 암에 걸린다고 말하지만 실은 암의 시작은 본인 자신의 세포입니다. 몸 밖으로부터 자신 이외의 다른 세포가 몸 안에 들어오면 면역의 힘으로 그 세포는 살아남지 못합니다. 그러나 암세포는 원래 자기자신의 세포였기 때문에 '이물異物 = 위험한 세포' 로

인식하지 못하고 체내에서 마음대로 행동할 수 있게 됩니다. 암세포란 자기자신이면서 자기자신이 아니라는 괴상한 성질 때문에 몸속에서 쉽게 번식하면서 제멋대로 판을 치고 다닙니다. 암세포는 세포분열을 꼬박 꼬박 거듭하면서 그 과정에서 돌연변이의 수가 많아지고 성질이 매우 나빠집니다. 그리고 원래 있던 곳에서 혈류 속으로, 또는 림프관을 통해 먼곳에까지 근거지를 만듭니다. 이를 위해 신체가 필요로 하는 모든 영양을 마구 휩쓸어 갑니다. 아무 곳에나 새로운 혈관망을 만들어 영양을 탈취합니다. 단 한 개의 암세포는 자기의 복제를 단숨에 만들고 사람의 몸이라는 국한된 환경자원을 몽땅 빼앗아 갑니다. 마지막에 자원이 완전히 고갈죽음되면 암도 전멸합니다. 조기암 치료는 새장 속의 새를 잡는 정도, 어느 정도 진행한 암은 새가 새장을 뛰쳐나왔으나 아직도 방 안을 날아다니는 격이며, 조금 애는 먹이지만 결국은 붙잡아 넣을 수 있습니다. 전이된 암은 새가 창밖으로 날아가버린 상황입니다. 새를 다시 잡아들이기 매우 어렵습니다. 처음 치료에 실패해 암이 재발하면 예외는 있으나 치료는 쉽지 않습니다. 이런 의미로 암치료는 최초의 치료가 매우 중요합니다. 암은 완만하게 진행하는 병입니다. 재발해도 수개월, 수년의 유예기간이 있습니다. 긴급을 요하는 급환과는 달리 인생의 마지막 결산과 정리를 위한 시간을 허용하기도 합니다. 이 시간은 최근 들어 연장되고 있으며 아울러 암에 따른 동통완화요법의 발전이 말기암 환자의 삶의 질을 조금이나마 개선할 수 있으니 다행입니다.

105

HeLa세포: 최초로 배양된 암세포

1951년 10월 4일, 헨리에타 랙스Henrietta Lacks 씨가 숨을 거두었다. 암진단을 받은 후 8개월이 된 때였다. 같은 날, 헨리에타의 암세포를 배양하는 데 성공한 게이Gey 박사는 TV 프로그램을 통해 암연구에서 획기적인 성과를 거두었다고 발표했다. 그리고 그의 자궁암에서 얻은 배양된 암세포를 '헬라HeLa세포'라고 이름 지었다. 헨리에타는 미국 버지니아 주에서 담뱃잎을 따는 일로 생계를 유지하던 가난한 아프리카 출신 노동자의 딸로 태어났다. 1943년 23세 때 볼티모어로 이주해 그곳에서 결혼한 후 다섯 명의 자녀를 낳았다. 그러다 1951년 초에 이상출혈을 경험하고 존스 홉킨스 병원에서 자궁경부암이라고 진단받았으며, 곧 방사선치료를 시작했다. 세포의 체외배양을 연구하는 게이 박사 부부에게 그의 생검조직에서 얻은 조직 중 일부를 보냈다. 그의 생검조직에서 얻은 암세포는 시험관 속에서 무서운 속도로 증식을 계속했으나, 다른 세포들은 전혀 자라지 않았음을 관찰할 수 있었다. 수개월 후 헨리에타의 모든 장기에 암이 퍼졌다. 헨리에타의 조직에서 얻은 헬라세포는 세계 여러 나라의 연구실에서 계속 증식하고 있으며, 덕분에 소아마비 백신을 개발하고, 약물이나 방사선의 작용연구, 유전자연구 등이 이루어졌다.

또 무중력하의 인간세포의 성장 등을 연구하기 위해 우주선에도 탑재되었다. 세계 각국에서 사용된 헬라세포의 총 합계량은 아마도 헨리에타 체중의 몇십 배, 몇백 배가 되고도 남을 것이다.

106

암발병과 진행의 단계

정상세포는 세포분열과 증식의 과정에서 DNA 손상으로 생긴 돌연변이에 의해 이상세포 단계로 변하고, 이것이 '증식개시'에 의해 세포레벨의 암세포가 된다. 이 단계는 이미 미병의 상태를 벗어난 것으로 자가면역의 힘만으로 처리할 수 없다. 이로부터 5~20년의 전암前癌병변을 거쳐 발암發癌의 상태가 된다. 이때 암세포의 크기는 5mm 정도이다. 이와 같이 세포의 돌연변이가 있었다고 해서 바로 암이 되는 것은 아니다. 이로부터 5~20년 동안이 암발병을 조절할 수 있는 매우 중요한 기간이다. 암의 발생단계를 요약해보자.

발암의 제1단계: 누구나 갖고 있는 유전자의 손상이 암을 일으키는 원인이다. DNA 복제과정에서 손상은 언제나 자연스럽게 일어날 수 있는데, 흡연, 스트레스의 축적, 방사선 노출, 비만, 각종 식품첨가물, 노화 등 여러 가지 후천적 요소와 생활습관 등에 의해 생겨난다.

발암의 제2단계: 유전자의 작은 손상이 발암관련 유전자와 겹쳐 세포증식이나 단백질 합성의 질서가 무너진다. 암세포는 주변 정상세포와의 협조를 무시하고 마음대로 증식을 무제한 계속하게 된다. 정상세포는 세포분열을 일정하게 되풀이한 후에는 그 이상 분열하지 않으나 암세포는 이 규칙을 따르지 않는다.

발암의 제3단계: 증식한 암세포가 1~2mm 정도의 덩어리가 되지만 이때는 보통 방사선검사로는 발견되지 않는다. 이는 임상적으로는 '전암상태'라고 하나 한 개의 암세포가 처음 발생한 데서 적어도 10년은 경과한 것으로 판단된다.

발암의 제4단계: 스스로 혈관신생을 이루고 영양보충을 하면서 세포분열과 증식을 되풀이한다. 점점 성장해 크기는 5mm 정도, 무게는 1g 정도가 되면 PETPositron Emission Tomography, 양전자 방사성 단층 조영술나 CT 등으로 발견할 수 있다. 임상적으로 암으로 진단되는데 이미 발암에서 5~20년 경과한 후이다. 암은 주변조직, 혈관, 림프관에까지 침윤되어 있으며 체중감소가 나타난다.

발암의 제5단계: 암은 혈관과 림프관을 통해 다른 장기에 전이된다.

치료는 매우 어려우며 완치의 가능성은 떨어진다.

암은 20~30년 지난 후 발병한다

암은 어느날 갑자기 생기는 병은 아니지만 아무에게나 찾아온다. 암은 생활습관병이다. 모든 사람은 암을 마주 보고 암과 함께 살아야 한다. 실제로 암을 몸에 품고 많은 사람들이 힘들게 살고 있다. 인간의 수명이 길어지면서 오래 사는 인구가 많아진 것이 가장 큰 이유이다. 연구에 의하면 암은 일반적으로 연령배수의 4승乘에 비례해 발병한다고 알려져 있다. 예를 들어 30세인 사람이 60세가 되면 연령은 2배가 되는데, 암이 발병할 확률은(2의 4승이 되어) 16배로 껑충 뛴다. 암의 발병원인은 식생활 35%, 흡연 30%, 기타 35%(감염, 음주 등)이다. 발암원인의 70%가 식생활, 흡연, 음주 등 생활습관과 밀접한 연관이 있다는 것을 쉽게 알 수 있다. 그러나 이러한 인과관계는 단시일 내에 이루어지는 것이 아니다. 긴 세월이 필요하다. 적어도 20~30년 소요된다. 암이 대체로 60세가 지나 많이 발생하는 이유이다. 물론 언제나 예외는 있기 마련이나, 암이 주로 고령자에게서 발견되는 것은 사실이다. 암은 매우 느리게 진행되며 대체로 시작, 촉진, 그리고 진행의 세 단계를 거친다. 시작에서부터 임상적으로 암이라고 진단할 때까지, 적어도 20~30년이 걸린다. 60세가 넘어서야 암이 발견되는 이유이다. 우리 몸에서 세포분열이 가장 왕성한 때는 출생 후 1년간과 마음과 몸이 어린이에서 어른으로 변화하는 사춘기이다. 세포분열로 세포가 왕성하게 증가하는 만큼 세포유전자에 이상이 생기기 쉬우므로, 많은 암이 사춘기에 싹트는 것이라고 생각할 수 있다. 이와 같이 중요한 시기에 흡연이나 음주를 과도하게 하면 암이 발병하는 데 크게 도움을 주는 격이 된다. 또 유전자에 손상을 주는 생활을 계속한다면 암발병 시기가 빨라질 수밖에 없다. 젊은 연령에서 암이 발생하는 예의 중요한 원인이 될 수 있다. 암을 미연에 방지하는 방법은 암에 걸리기 쉬운 생활습관을 바꾸고 암에 걸리기 쉬운 원인을 제거하는 것 등이다.

108

불사세포, 암세포

암은 정상적인 세포분열 과정에서 DNA가 잘못 복제되어 생긴다. 그러므로 출생 시에 세포분열이 끝나는 심장과 같은 장기에는 암이 발생하지 않는다. 우리 신체에는 약 60조 개의 세포가 있다. 하루에 8,000개 이상의 세포가 사멸한다. 그러나 세포분열로 없어진 세포의 수만큼 새로운 세포가 다시 생긴다. 세포분열의 설계도는 DNA이고 이의 복제과정에서 생기는 오류가 바로 돌연변이이다. 정확해야 할 분열과정에서 이러한 오류가 하루에도 수억 번이나 일어난다고 알려져 있다. 사람은 그동안 무수한 복제오류와 자연도태의 길을 거쳐 지금과 같은 삶을 쟁취했다. 지금으로부터 36억 년 전에 생긴 박테리아의 DNA는 그동안 변화가 없었기 때문에 처음 생겨났을 당시 그대로의 상태로 지금도 존재하고 있다 (아무런 진화도 발전도 없이). 복제오류로 태어난 세포는 잘못된 세포이기 때문에 살아나갈 수 없지만 어떤 유전자에 돌연변이가 생기면 잘못된 세포라도 죽지 않고 분열을 계속하기도 한다. 특히 세포분열을 멈추게 하는 이른바 '암억제유전자'가 그 기능을 멈춘다면 세포는 죽지 않는 불사세포가 된다. 이것이 바로 암세포이다. 이런 세포가 하루에도 5,000개나 생긴다고 한다. DNA를 완벽하게 복제할 수 없는 것이 바로 진화의 원동력이 되지만, 한편으로는 암세포가 생기는 이유가 되기도 한다. 갓 생긴 암세포는 면역세포에 잡혀서 곧 죽음을 맞게 마련이다. 그러나 신체가 노화되면서 면역기능이 약화되면 살아남은 암세포는 10~20년간 살면서 분열과 증식을 되풀이하고 점점 크기를 키운다. 암이 생기는 기전이 바로 이것이다. 그러므로 암세포란 박테리아와 같이 한없이 분열을 되풀이하면서 죽지 않는 것, 충분한 영양만 계속 투여하면 영원히 살아갈 수 있는 것, 불로불사의 세포인 것이다.

109

암발병과 확산속도

암세포는 세포의 설계도인 DNA에 방사선, 활성산소, 화학물질 등에 따른 손상, 변이, 수복의 결함 등 인자가 조금씩 더해가면서 발생하는 것으로 설명된다. 이와 같은 손상이나 상처가 오랜 기간 지속되면서 일어난다. 따라서 암세포의 발생은 나이가 들어감에 따라 점점 증가하며 매일 수천 개나 생긴다. 새롭게 생긴 암세포는 면역세포인 림프구가 제거하지만 암세포 수가 증가하면서 동시에 면역기능이 떨어지면 암세포가 살아남을 확률이 점점 높아진다. 면역기구의 감시를 벗어난 단 한 개의 세포가 '암'이라고 진단되기 위해서는 우선 크기가 커야 하는데 그러기까지는 상당한 시간이 필요하다. 암이라고 진단하기 위한 최소한의 크기는 1cm 정도이며, 암세포 하나의 크기는 10마이크로미터1mm의 100분의 1 정도이다. 따라서 1cm의 암덩어리라면 적어도 10억 개의 암세포가 있어야 한다. 10억이란 숫자는 거의 2의 30승이 되므로 암세포가 이 크기에 도달하려면 30회의 세포분열을 요하며 이를 위해서는 10~20년의 시간이 걸린다. 즉 암이 되기 위해서는 DNA 손상과 30회

이상의 세포분열을 위한 긴 세월이 필요한 것이다. 대체로 암은 40세 이후에 급증하고 나이와 더불어 증가하므로 실제로 오래 살아야 암이 생긴다. 1cm의 암이 진행암(4cm)으로 성장하는 데 적어도 6회의 세포 분열이 필요하다. 즉 2~3년은 걸린다는 것이다. 그러나 4cm의 암이 8cm가 되는 데는 세포분열 3번(1~2년 소요)이면 충분하다. 조그만한 암이 깜짝할 사이에 커버리는 것이다. 검진을 통한 조기발견이 절실한 이유가 여기에 있다.

110

암은 유전자의 병, 그러나 유전되는 병은 아니다

암은 유전자의 병이나 부모에 게서 유전되는 병은 아니다. 95% 이상의 암은 유전으로 발생하지 않는다(5% 정도이긴 하나 유전의 영향이라는 의심을 갖게 하는 예가 있기는 함). 매우 아쉬운 사실이지만 절대로 암에 걸리지 않는 사람은 없다. 누구나, 언제나 암에 걸릴 수 있다. 흔히 암가계癌家系와 비암가계 非癌家系가 있는 것처럼 인식하기 쉽다. 그러나 이것은 사실이 아니다. 암발병을 유발할 수 있는 환경과 생활습관의 축적이 암유발의 직접 원인일 가능성이 더 높다. 도대체 암은 왜 생기는 것일까? 암과 유전자의 관계는 도대체 무엇일까?

우리 몸의 약 60조 개나 되는 세포 속에는 2~3만 종류의 유전자가 염색체라는 형태로 존재하며 자손은 부모에게서 2분의 1씩 유전자를 계승한다. 암은 유전자의 병이라고 하지만 2~3만 개나 되는 많은 유전자 중 이상이 생기면 모두 암이 되는 것이 아니라 어느 정도는 종류가 정해져 있다. 그중 전형적인 것은 암유전자와 암억제유전자이며 각각

100가지 정도 있다고 한다. 쉽게 설명하면, 암유전자는 자동차의 엑셀러레이터이고 암억제유전자는 브레이크인 셈이다. 전자가 지나치게 작동하거나 후자가 고장이 나면 자동차의 폭주와 같이 세포는 암으로 변한다.

///

돌연변이와 암

건강한 사람의 몸에서도 매일 약 5,000개 정도의 암세포가 생긴다고 알려져 있다. 그러나 이들 새로 생긴 암세포는 생기자마자 체내에 있는 면역세포의 표적이 되어 제거된다. 그러나 매일 생겨나는 5,000개의 암세포를 모두 몰아낼 수는 없다는 것이 정설이다. 나이가 들어감에 따라 면역세포의 기능이 약화되면 암세포를 공격하는 힘이 떨어지고, 발생한 암세포의 일부가 계속 살아남을 확률이 높아진다. 장수하는 사람이 암 발생횟수가 높아지는 것은, 돌연변이된 암세포가 축적되는 동시에 면역세포의 기능도 함께 떨어지기 때문이라고 할 수 있다. 따라서 암발병은 노화과정의 일부라고도 생각된다. 암이란 극히 일부를 제외하고는 유전되는 병이 아니다. 정상세포는 정해진 조직이나 장기에서 생겨, 정해진 시간 동안 살다가 그곳에서 죽음을 맞는 것이 일반적인 원칙이다. 그러나 암세포는 통제를 벗어난 기관차와 같이 맹렬한 속도로 내달리면서 분열, 증식을 되풀이하고, 발생지에서 멋대로 이탈해 다른 먼 곳에까지 전이된다. 그러므로 정상세포의 몇 배의 영양(에너지)이 필요하고, 마음대로 영양을 빼앗아 가므로, 진행암에 걸린 환자는 악액질惡液質(전신 쇠약증세) 상태가 된다. 암이 진행되면서 장기에는 영양공급이 끊기고, 큰 덩어리가 된 암조직은 주변장기나 조직까지도 압박하고 혈류를 차단해

염증을 악화시키고 궤양을 만들기도 한다. 이에 따라 말기암에서는 심한 통증이나 일부 감각마비도 일으키며, 더 진행되면 척수를 압박해 완전한 마비상태로 진전된다. 손을 쓸 수 없는 무통제, 무규칙의 폭주기관차의 무차별 질주를 상상하면 암세포의 성상이 얼마나 잔인하고 속수무책인지 짐작할 수 있다.

암은 돌연변이: 암에 걸리지 않는 사람이 걸리는 사람보다 훨씬 더 많다

암발병 원인은 각 기관 구성세포의 돌연변이이다. 세포의 종류에 따라 세포분열의 주기와 시간이 다르다. 위나 구강의 세포는 2주에 한 번, 적혈구는 120일에 한 번 분열하는 등 각각 다르다. 신경세포는 출생 시를 끝으로 일생 동안 한 번도 분열하지 않는다. 같은 세포가 일생 동안 기능을 계속한다. 그러므로 세포분열의 횟수가 많을수록 돌연변이 발생의 기회는 많아지게 마련이다.

사람은 일생 동안 10의 16제곱, 즉 1경京 또는 1조의 1만 배나 되는 세포분열을 해야 하는데 한 번 세포분열을 하면 10의 6제곱분의 1100만분의 1의 빈도로 돌연변이가 일어난다고 한다. 이 가정이 사실이라면 일생 동안 10의 10제곱100억 번回의 돌연변이가 발생할 수 있다는 이야기가 된다. 만일 이것이 정확한 계산이라면 정말 큰일이다. 돌연변이를 통해 생긴 단 하나의 이상유전자 때문에 모든 세포가 암이 되거나 질병이 생긴다면, 지구상의 모든 생물은 각종 병으로 살아남을 수 없을 것이다. 그러나 다행히도 매일 새롭게 생긴다는 3,000~5,000개의 이상세포(돌연변이의 산물)는 체내에서 면역기능에 의해 살아남지 못하고 체외로 배출되어버린다. 그래서 대다수의 사람은 정상적으로 살고 있는 것이다.

암억제유전자, P53

약 60조나 되는 엄청난 수의 세포가 우리 몸을 구성하고 있다고 상상해보자. 이들 세포는 그 수가 항상 일정하게 유지되도록 분열과 증식을 자율적으로 되풀이한다. 암세포는 이와 같은 자율성을 이탈해 제한 없이 증식하고, 집단을 형성해 세를 마음대로 확장하며 겨우 남은 얼마 안 되는 정상조직마저 짓밟는다. 이것이 암의 본성이다. 다행히도 우리 몸속에는 암세포를 항상 감시하고 증식을 억제하기도 하는 파수꾼이 있다. 이것이 바로 '암억제유전자'이다. 그중 대표적인 것이 'P53'이란 유전자이다. 다행스럽게도 P53은 사람의 모든 세포에 있으며, 보통 때는 쉬고 있다. 세포유전자 DNA에 상처가 생기거나 이상이 생기면, 당장 활성화해 그들 세포가 스스로 죽게 하든지 세포증식을 막아 암발병을 중단시킨다. 그러므로 P53과 같은 암억제유전자의 기능이 사라지거나 약화될 때 암이 발생한다는 이론도 성립된다. 암억제유전자가 작동하면 브레이크의 제동을 받고 겨우 암화를 멈추게 된다. 만일 이것이 작동하지 않으면 암화는 계속되고 암은 증식, 확산된다. 정상세포에서는 암억제유전자를 부모에게서 한 개씩 받는다. 자전거 앞바퀴의 브레이크가 고장 나더라도 뒷바퀴의 브레이크 때문에 안전하게 탈 수 있듯이 한 개의 브레이크가 고장 나도 암은 생기지 않는다. 그러나 부모에게서 얻은 브레이크 두 개가 모두 파괴되면 암에 걸린다. 한쪽 브레이크만 고장 났을 때는 그런대로 설 수 있지만 고장 난 것을 복구하지 않은 상태에서 나머지도 고장이 난다면 그 결과는 뻔하다. 세포 내에서 산소를 태우면서 에너지를 사용할 때 세포분열을 하면서 유전자가 복제될 때 등 조금씩 상처나 변형이 생기게 마련이다. 이때 우연하게도 암유전자나 암억제유전자에 상처나 기형이 생기면 이 잘못된 세포가 마음대로 증식할 때가 있다. 상처난 세포는 사멸되지만 때로는 죽지 않고 계속 증식하는 세포가 있다. 여기에 다시 상처가 생기면 결국은 암이 된다. 암을 유전자의 손상이라고 한다면 손상 자체는 유전되는 것은 아니나 손상이 쉽게 일어나거나 손상된 상처가 잘 낫지 않는 체질 자체는 유전된다. 즉 암세포 자체의 유전자변이는 자손에게 유전되지 않지만, 암이 쉽게 생기거나 반대로 잘 안 생기는 체질은 유전될 수 있는 뜻이다.

114

가족성 암(종양)

아주 드물지만 유전적 이유로 암이 쉽게 발생하는 가계가 있다. 이러한 암은 5% 정도이며, 이러한 암을 '가족성 암'이라고 한다. 암은 세포분열 시 DNA 복제과정의 오류 때문에 유전자에 상처가 생기는 것이 원인이라고 알려져 있다. 앞에서도 언급했듯이 암발병에 관련된 중요한 유전자 중 암억제유전자는 체세포가 암으로 변하는 것을 막는 중요한 역할을 한다. 가족성 암은 부모 중 한쪽의 암억제유전자에 이미 출생할 때부터 돌연변이가 있었던 것이 원인이다. 이 돌연변이는 모든 세포에 존재하므로, 나머지 하나의 암억제유전자마저 상처가 나면 암억제유전자 모두 작용하지 못하게 되어 결국 암이 발병하게 된다. 그러므로 가족성 암에서는 어릴 때 암이 생기기 쉽고, 여러 장기에 암이 생기는 경향을 보인다. 이와 같이 변이된 암억제유전자는 부모에게서 자손에게 계승된다. 양친

중 어느쪽이든 돌연변이가 있으면 다음 세대에 계승될 가능성은 50%이므로, 만일 아이들이 네 명 있으면, 두 명은 변이된 암억제유전자를 갖고 태어난다는 계산이 된다. 변이된 암억제유전자를 갖고 있어도 암이 발병하지 않을 수도 있다. 또 한편으로 암억제유전자가 둘 다 정상이라도, 암이 생길 수 있으므로 가계에 의한 유전을 꼭 특정할 수는 없다. 대장암, 유방암, 난소암 등에서 가족성 암을 볼 수 있으나, 이것은 어디까지나 예외이고, 많은 암들은 생활습관병이다.

암: 노화, 체질, 유전, 그리고 환경

사람은 반드시 늙는다. 세포의 암화는 세포의 노화와 밀접한 관계가 있다. 물론 예외는 있으나 암은 연령적으로 보아도 나이가 들어감과 함께 증가한다. 즉 암은 하나의 노화현상이다. 의학이 발전함에 따라 많은 암환자가 치유, 구제되고 그들의 생활의 질이 향상되고 있음에도 암에 의한 사망자 수는 점차 늘고 있는 것은 고령자인구의 증가와 암발병 수의 증가 때문이다. 폐암을 보면 물론 흡연이 직접적으로 관계가 있다고 생각되는 예가 있으나, 담배를 계속 오래 피워도 암에 걸리지 않거나 일생 동안 단 한 번도 흡연을 해본 경험이 없는 사람이 암에 걸리는 등, 암에 걸리기 쉬운 체질, 반대로 암에 걸리지 않는 체질이 따로 있다. 또 일단 발병한 후에도 치료가 잘되는 사람, 치료가 잘 안 되는 사람이 있다. 신체에는 이와 같은 유전적 소인, 즉 체질에 차이가 있는 듯하다.

현재 대기나 환경 중에는 공식적, 비공식적으로 많은 발암인자가 존재한다. 어떻게 정상세포가 변이를 일으키고 암화되는지, 왜 악성화되는지, 불분명한 점이 매우 많다. 이론적으로는 돌연변이에 의해 세포의 유전자가 상처를 입고 이것이 복구되지 않아 장기간 방치되면 세포는 암화되고 악성화된다. 돌연변이를 일으키는 물질(발암물질)은 환경뿐 아니라 체내에서도 자연발생한다. 대기의 산소가 체내에 들어와 활성화해 돌연변이를 일으킨다면 이는 피할 길이 거의 없으며, 세포가 노화해 암화하는 과정은 자연의 섭리라고 할 수밖에 없다.

116

암세포의 감염

다른 이의 암세포가 자신의 몸에 들어와도 암으로 증식하지 않는다. 그러나 암발병의 직접 원인이 세균, 바이러스, 기생충 등일 때가 있다. 헬리코박터 파이롤리는 위암을, 간염 바이러스 B와 A는 간암을, 이집트 나일 강 유역의 주혈흡충住血吸蟲은 방광암을 일으킨다. 그러나 암세포 자체가 다른 이에게 감염되어 암을 일으키는 일은 절대로 없다. 즉 암은 감염되지 않는다. 암세포는 자신의 세포 속 DNA에 상처나 변이가 축적되어 세포분열 과정에서 발생하는 이단세포異端細胞이다. 이단세포는 하루에도 몇천 개씩 체내에 생기지만, 거의 대부분은 체내 면역작용으로 죽는다. 철통같은 체내 면역감시망을 교묘하게 피해 겨우 살아남은 단 한 개나 몇 개의 세포가 수십 년이란 긴 시간을 거쳐 증식하면서 '암'으로 자라서 자리를 잡는다. 면역감시망이 이러한 암세포를 잡아내지 못하는 것은 원래 자기자신의 세포였기 때문에 이 암세포를 이물로 감별, 인식하기 어렵기 때문이다. 형제의 암세포라 해도 타인의 세포임에는 틀림없다. 따라서 암세포의 감염이 일어나지 않는다. 암세포는 자기가 태어난 자기 몸 이외에서는 절대로 스스로 살아남지 못한다.

암세포의 일생

암세포의 일생은 사람 수명의 4분의 1도 안 되는 20~30년 정도이다. 작은 실험동물이 암에 걸리는 데는 적어도 1년 정도의 기간이 소요된다. 물론 사용하는 실험동물이나 발암물질의 종류에 따라 각각 다르지만 이것은 그들 수명의 약 4분의 1에 해당한다.

흔히 암은 천하에 몹쓸 병이라고 무서워한다. 암이 임상적으로 발견되었을 때는 이미 손을 쓸 수 없을 정도로 늦었거나 일단 치료한 후에 나았다고 해도 전이되거나 재발한다. 그러나 실제로는 암은 아주 늦게 자라고, 암이 생긴 후 20년이나 30년 가까이 오랫동안 경과하면서 우리 앞에 나타난다고 생각해야 한다. 암은 전염병, 특히 신종 급성 전염병처럼 우리의 허를 찌르거나 창궐하지도 않으며 급성으로 유행하지도 않는다. 암의 실체가 한 겹, 두 겹 벗겨지면서 암의 조기진단이 어느 정도 가능하기도 하고 종류에 따라서는 면역방법 등을 통해 예방할 수 있게 되었다.

암의 면역요법이란

현재 암의 표준요법에는 수술요법, 화학요법, 방사선요법 등 세 가지가 있다. 아직 보편화되거나 공인된 단계는 아니나 면역요법에 대해 많은 관심이 집중되어 있는 것이 현실이다. 면역력이나 저항력 또는 자가치유력으로 표현되는 일련의 생물학적 접근을 통한 암치료는 만인이 바라는 이상적 암치료법이다. 생명의 기능을 분자단계에서 연구하고 해명하는 학문이 바로 분자생물학이며 현재 상당한 수준에까지 도달했다는 사실은 수많은 학술논문으로 증명되고 있다. 암세포와 정상세포의 미묘한 역학적인 상충과 배제가 해명되고 있으며 면역요법은 림프구 등 면역세포의 미묘한 감식과 선별기능에 기대할 수밖에 없다.

항암면역요법이 이루어지기 위해서는 다음의 세 가지 요소가 필수적이다.

1. 암세포만 공격할 림프구가 몸 안에 충분히 있어야 한다.
2. 림프구가 암조직암세포에 정확히 도달할 수 있어야 한다.
3. 림프구가 정확하게 암세포를 파괴해야 한다.

항암면역요법은 이론적으로 매우 선진 과학적인 구상이고 이상적이나, 임상적 응용단계까지는 요원하다.

암의 통증은 무조건 완화할 것!

세계보건기구WHO의 추정에 따르면 통증은 암환자의 3분의 1, 말기 암환자의 70%가 경험한다. 암 자체는 통증을 일으키지 않지만 암덩어리가 커지면 신경을 압박하여 통증을 일으킨다. 정신적으로도 막다른 곳까지 몰린 환자는 불면과 식욕감퇴, 체력저하 등 증상의 악화에 시달린다. 이런 암환자에게 '통증완화' 는 무엇보다도 중요하고 시급한 사안이다.

암환자가 겪는 통증의 종류는 다음과 같다.

1. 암조직이 주위조직이나 기관을 압박해 신경을 자극함으로써 생긴 통증(전체의 70~80%를 차지함)

2. 수술이나 시술의 상처 등 암치료에서 생기는 통증

3. 암의 진행, 화학요법, 방사선요법 등에 의한 전신쇠약, 변비, 설사, 욕창 등에 따른 통증

4. 암과는 직접 관계없는 통증

　WHO는 1986년 암통증의 치료지침을 작성한 바 있으며, 이는 조기 암 시기부터 적극적으로 통증을 치료해야 한다는 내용이다. 이를 위한 마약사용에 대해 환자나 가족은 중독을 걱정하지만, 의사 지도하에 암 환자가 사용하는 의료용 마약은 중독되지 않으며 구토 등의 부작용이 있으나 이에 대처하는 방법도 있다고 주장한다. 미국에서 이루어진 연구에 따르면, 의료용 마약을 사용하는 편이 사용하지 않는 편보다 여명이 길다는 보고가 있다. 우선 통증이 없어지면 수면을 취할 수 있고, 식욕이 돌아오며 건강상태가 호전된다. 여명이 같다 해도 견딜 수 없는 통증에 시달리면서 사는 것과 건강하던 때처럼 통증 없이 사는 것은 하늘과 땅 차이이다. 사실 치료를 담당하는 의사 자신도 통증이 얼마나 참을 수 없는 것인지 상상하지 못한다. 지금은 통증완화에 관련한 의학 지식과 의약품이 많이 발전되어 있다.

120

아스피린이 암을 예방한다?

아스피린의 약품명은 '아세틸살리실산 acetylsalicylic acid' 이다. 지금으로부터 약 115년 전인 1899년에 처음으로 독일에서 분말로 발매되었고 해열 진통제의 대명사이기도 하다. 지금은 혈액응고 예방제로서 널리 사용되는 아스피린이 암예방 효과가 있는 것으로

주목의 대상이 되었다. 한동안 우리는 APCaspirin, phenacetin, coffein라는 이 혼합 정제물을 감기몸살의 특효약으로도 널리 사용해오다가 근래에 페나세틴의 독성이 신장을 손상시킨다고 해서 APC의 사용이 전면금지되었다. 많은 노인들이 그것을 아쉬워하고 있다. 혈전형성 예방을 위해 1일 소량(75~300mg)의 아스피린을 수년간 복용한 환자를 20년 이상 관찰한 결과 대장암 발병과 사망률이 감소했다. 4년 이상 장기적으로 아스피린을 복용한 환자를 추적해보니, 고형암이나 선암에 의한 사망 리스크가 저하했다는 등의 보고가 있다. 대장암 이외에도 자궁내막암, 난소암, 위암 등에도 예방효과가 있는 것으로 기대된다. 그러나 유방암이나 전립선암에 대해서는 효과가 매우 애매한 것으로 알려져 있다. 아스피린에 의한 사람의 암예방 효과가 지적된 것은 1988년 복용자의 대장암 이환율이 복용하지 않는 사람보다 약 40%나 낮다는 보고에서 비롯되었다. 이후 유사한 자료가 많이 보고되었다. 그러나 소화관 출혈 등의 부작용이 있다는 사실을 알아두어야 한다. 아스피린은 값이 싸고, 매우 흔한 약이다. 그러나 이 약의 부작용이 잘 생기는 사람, 안 생기는 사람, 대사가 빠른 사람, 느린 사람 등 가장 적당한 용량 등 안전복용에 대한 지식을 갖고 있어야 한다.

121

염증의 지표, CRP

노화나 질병의 주원인 중 하나로서 신체의 염증은 매우 중요한 위치에 있다. CRPC-reactiv protein나 섬유소원fibrinogen은 체내염증의 정도와 진행을 알려주는 표식이 되며 이것이 상승하면 각종 심장질환, 심장마비, 뇌졸중 등의 발생률이 몇 배로 증가한다고 알려져 있다. 이 염증표식이 조금만 높아지면 다른 알려진 위험인자(콜레스테롤 수치 상승과 같은)가 없어도 심장병 발생의 위험성은 2배 이상으로 높아진다. 나아가 CRP나 섬유소원 등의 상승은 심장병 위험인자일 뿐 아니라 암이나 알츠하이머병의 발생과 진행을 예견할 수 있는 표식이 될 수 있다. NSAID non-steroid anti-inflammatory drugs, 비스테로이드 항염증 치료제는 많은 사람들에게 매우 광범위하게 사용되고 있다. 주로 두통, 치통, 생리통 등이 대상이나 아마도 이는 아스피린 다음으로 흔한 약일지도 모르겠다. 아스피린과 함께 이부프로펜ibuprofen 등은 외국에서는 광범위하고 자유롭게 사용하고 있으므로 이들 항염증 약들은 염증과 밀접한 관계가 있다고 취급되는 많은 질병예방에 알게 모르게 크게 공헌하는 셈이다. 정기적으로 아스피린을 상용하는 사람들은 유방암, 식도암, 전립선암, 대장암 등에 대해 잠재적으로 발병위험에서 벗어나 있는 것이다. 만성 염증 등이 상기한 암발병 원인 중 하나라고 알려진 현시점에서 염증을 제거하는 NSAID는 간접적으로 암발병을 억제하는 기능의 일부를 맡고 있다고 할 수 있다. 예를 들어 아스피린 상용자의 예에서 다음과 같이 현저한 역할을 주장하는 연구자가 있다.

1. 대장암으로 사망할 위험성 50% 감소
2. 전립선암 60% 감소
3. 유방암 40~50% 감소
4. 식도암 90% 감소(불규칙 복용), 식도암 100% 감소(매일 규칙적 복용)

122

치유, 재발, 그리고 여명   종합검진에서 완전무결이란 판정을 받은 뒤 얼마 안 되어 암을 비롯해 중대한 질병이 발견된다면? 이 이상 황당한 일은 없을 것이다. '시간'은 모든 질병의 의료, 특히 암의 의료에서 중대한 의미를 갖는다. 암은 편의상 치료 후 만 5년이 경과할 때까지 재발하지 않으면 치유되었다고 간주하는 것이 관례이다. 그러나 20년 후에라도 암(같은 종류의)이 재발하는 예가 있다. 다른 장기에 다른 종류의 암이 발생할 수도 있다. 암치료에서는 일반적으로 5년 생존율을 기준으로 하나 암의 종류에 따라서는 10년 생존율을 적용하기도 한다. 그러나 이러한 5년, 10년 등의 숫자에 깊은 뜻은 없다고 생각한다. 이러한 숫자로 병원의 등급을 가르거나 우리나라와 선진국 의료수준을 직접 비교하는 등의 방법은 적절하지 않다.

의료현장에서는 환자들의 여명이 문제가 될 수 있다. 그러나 암치료든, 일반치료든, 또는 전문의든, 일반의든 환자의 여명을 예상하기란 쉽지 않은 일이다. 의사의 예상은 지나치게 낙관적일 수도 있고 반대로 비관적일 수 있다. 여명은 하늘이 정한다. 사람의 여명에는 큰 차이가 있다. 의료검사 수치만으로 여명을 예측하기 힘들다.

123

완화요법

완화요법緩和療法이란 의학적으로는 그 이상의 근본적 치료가 어렵고 환자의 육체적, 정신적인 아픔을 우선 덜어주는 요법의 총칭이다. 질병의 치유는 기대할 수 없으나 불필요한 고통이나 고민을 덜어준다는 뜻이다. 말기암이나 불치의 질병 등으로 죽음을 눈앞에 둔 환자와 그의 가족을 대상으로 약물이나 대화를 통해 아픔을 완화하고 심리적으로 그들을 어루만져준다. 예를 들어 암환자가 직면하는 아픔은 단순하지 않다. 그들이 당면하는 아픔은 적어도 네 종류로 분류할 수 있다. 암 특유의 찢기는 듯한 아픔, 신경이 자극되어 느껴지는 신체적 아픔 외에 정신적·사회적 아픔, 그리고 가장 힘든 '영적인 아픔'이다. 지금까지 살아온 인생이 무의미하다는 생각에서 오는 괴로움은 죽음을 눈앞에 둔 환자로서는 상상할 수 없이 힘든 큰 문제일 수밖에 없다. 삶의 의미를 잃고 죽음의 공포에 떠는 환자를 누가 어떻게 위로할 수 있을 것인가? 생과 사의 문제를 함께 다루는 완화요법 교육이 시급한 이유이다.

124

성격, 스트레스, 그리고 암

'소문만복래笑門萬福來', 즉 '웃음은 만복의 근원'이란 말이 있다. 더 나아가 웃음과 늘 함께하면 암도 달아난다고도 한다. 반대로 정신적 스트레스가 쌓이면 암의 원인이 된다고도 한다. 사랑하는 가족, 부인, 남편, 자식을 잃은 후 암이 생겼다는 많은 사례가 있다. 또 갑작스러운 사업실패, 지위의 몰락에 뒤이어 암에 걸렸다는 것은 흔히 들을 수 있는 안타까운 이야기이기도 하다.

암에 걸리기 쉬운 성격이 있다는 속설도 있다. 사람의 성격을 A, B, C 세 가지로 나누어 A형은 만사에 공격적이고 제멋대로 하지 않으면 참기 어려운 사람, B형은 이와는 정반대로 참을성 있고 남과 다투는 일 없이 누구하고도 잘 지내는 사람, C형은 매우 참을성이 있어 분통이나 억울함을 잘 참고 서러움도 잘 견디는 사람이지만 항상 침울해 보이는 사람이라고 분류한다. C형은 A형이나 B형보다 암에 걸리기 쉽다고 하는데, 이 C형은 정신적으로 스트레스를 받기 쉬우며, 따라서 암에도 걸리기 쉽다는 이치이다. 물론 이 설명은 의학적으로 반드시 근거 있는 이야기

는 아니다. 근래에 사회적으로 매우 심각하게 만연되고 있는 따돌림왕따, いじめ, ostracism에 따른 스트레스가 정신적 스트레스 중에서도 가장 강한 스트레스라는 주장이 있다. 또 이에 못지않게 경제적 스트레스 또한 암발병과 사망률에 크게 영향을 미치는 이유라고 할 수 있다.

125

성인군자의 암

감염증으로 발생하는 위암(파일로리균), 자궁경부암(인유두종 바이러스), 간암(간암 바이러스) 등은 위생환경이 개선되면서 사망률이 줄고 있다. 발병 전에 백신을 접종함으로써 원천적으로 발병을 막을 수도 있다. 그러나 이들 감염성 암 역시 음주와 흡연으로 발암률이 높아질 수 있다. 또 유방암, 전립선암, 대장암 등 이른바 서구-미국형 암들은 명백하게 흡연, 음주, 식생활 등 생활습관이 크게 영향을 미치는 것으로 인식되고 있다.

그러나 암예방의 중요한 원칙인 금연, 절주, 염분제한, 과체중이나 비만배제, 채소나 과실 먹기, 식물섬유, 통곡물이나 덜 정제한 곡물 먹기, 적절한 운동 등으로 철저하게 자신의 몸을 관리해도 암이 발병할 수 있다. 암을 일으키는 원인이 10가지가 있다면 그중 3분의 1은 흡연, 또 3분의 1은 여러 가지 생활습관이 원인이 되지만 나머지는 3분의 1은 사람이 어찌할 수 없는 요소들이 작용한다. 뒤의 3분의 1이 없다면 바른 일만 하고 좋은 마음만을 갖고 살아온 성인군자가 있다면, 그는 절대로 암에 걸려서는 안 될 것이다. 그러나 아무리 성인군자라고 해도 암으로부터 완전히 자유로울 수는 없다. 암은 아무리 예방을 해도 피할 수 없는 원인들이 있기 마련이다. 따라서 예방만큼이나 조기발견이 중요하다. 정기적인 암검진을 해야 하는 이유이다.

휴대전화가 암을 일으킨다?

휴대전화에서 나오는 전자파와 암발병의 관계를 조사해온 세계보건기구WHO의 부속조직인 국제암연구기관ARC은 2011년 5월에 "전자파는 사람에게 암을 일으킬 가능성이 있다"라는 평가결과를 공표했다. 휴대전화 계약 수는 전 세계에서 50억 건 이상이라고 추정된다. 이미 사람들의 생활에서 없어서는 안 될 존재가 된 것이다. 발암성이 걱정되는 것은 뇌종양이다.

그중에서도 뇌종양의 하나인 악성의 신경교종神經膠腫과 청신경초종聽神經鞘腫 등이다. 이들은 발암성의 한정적인 증거가 있는 것으로 평가했다. 백혈병 등 기타 암에 대해서는 증거가 불충분하다고 판정했다. 독일에서는 "장기적인 영향이나 아동에 대한 영향에 대해서는 가능성을 배제할 수 없다. 따라서 만일을 위해 피폭되는 양을 줄이는 것이 적절하다"라고 지적했다. 스웨덴에서는 통화할 때 전화기를 몸에서 멀리 떨어뜨리는 것이 좋다고 조언한다. 일본에서는 "전자파 에너지가 어린이의 뇌에 미치는 영향은 성인의 2배 이상이라는 보고가 있으므로 초등학생이나 중학생의 휴대전화 과사용은 반드시 주의해야 한다"라고 경고하고 있다. 또 통신상태가 나쁜 장소에서는 휴대전화에서 훨씬 강한 전자파가 나온다고 한다. 전 세계 뇌종양 발병률은 인구 10만 명당 14~20명, 신경교종은 신경세포 주변에서 신경세포의 작용을 돕는 글리어세포(교세포라고도 함)에 생기는 악성 종양으로 뇌종양의 20~30% 정도를 차지한다. 청신경초종은 신경막이나 신경집세포에 생기는 양성 종양이다. 전체 뇌종양의 약 10%를 차지하며 40~60대 여성에게 많다.

흡연자는 모든 암에 걸리기 쉽다

흡연은 폐암의 원인이 된다고 모두 무서워한다. 흡연자는 폐암은 물론 모든 암에 걸리기 쉽다. 흡연과 다른 발암원인이 겹치면 암이 될 가능성은 더욱 높아진다. '세계 암 연구기금'의 연구보고에 의하면 암을 일으키는 원인의 35%는 식사, 30%는 흡연이라고 했으니, 이 두 가지 원인만 합해도 발암원인의 65%를 차지한다는 결과이다. 담배에서 나오는 유해물질은 니코틴, 타르, 일산화탄소 등 적어도 300가지에 가깝고, 습관성이 있으며 혈관의 수축을 일으킨다. 담배 한 대를 피우면 체내의 비타민 C 25mg가 상실된다고도 한다. 이것만으로도 노화를 일으킨다. 담배를 피우면 후두암이 3.3배, 폐암이 2.3배, 갑상선암 발병률이 1.9배 높아진다. 또 담배를 피우지 않으면 인두암에 걸리는 일은 거의 없다고도 한다. 암 이외에도 대동맥류, 기관지천식, 기관지확장증, 위궤양 등 흡연과 관련된 질병이 많다. 그러나 아직도 정신건강상 담배를 끊지 못하겠다는 사람들이 있는데, 흡연은 백해무익하다는 사실을 인지해야 한다.

흡연하지 않아도 폐암에 걸린다

흡연은 폐암의 주요한 원인(90%)이기 때문에 전 세계가 금연운동을 벌이고 있다. 우리나라도 적극적으로 이 운동에 동참하고 있다. 그러나 흡연경험이 전혀 없어도 폐암에 걸리는 사람이 상당수 있는 것으로 알려져 있다. 인종에 따라 유전자에 차이가 있기 때문이라고 설명한다.

암의 원인은 세포증식을 맡은 단백질에 이상이 생겨 세포가 끝도 없이 계속 증식하기 때문이라고 설명한다. 무슨 뜻일까? 상피성 성장인자수용체epithelial growth factor receptor, EGFR라는 단백질이 있는데, 이 단백질에 증식인자가 결합하면 EGFR에서 나온 신호가 세포의 핵에 전달되고, 세포가 증식되기 시작된다. 이 신호는 적당한 시점에서 중단되어야 하지만 유전자의 이상 때문에 계속 작동하면 결과적으로 이상세포가 계속 증식되어 암이 된다. 즉 흡연과 같은 직접적인 원인 없이도 억울하게 폐암에 걸린다는 설명이다.

EGFR유전자 이상은 동양사람에 많다. 또 여성, 폐암 중에서도 선암腺癌 환자에 많다. 흡연경험이 없는 폐암 환자 중에 EGFR유전자 이상자가 많다고 보고되어 있다.

129

화강암과 폐암

지구표면 아래에 널리 존재하고 대륙을 떠받치고 있는 암석 중 절반 이상은 화강암으로 되어 있다. 그런데 화강암은 우라늄, 토륨thorium 등의 방사선물질을 많이 함유하고 있다. 천연 방사선물질인 라돈가스는 우라늄이 라듐으로 붕괴될 때 발생한다. 이 가스를 들이마시면 어느 정도의 내부피폭이 된다. 이것이 광산 노무자들의 폐암 발생원인일 가능성이 높다고 여겨진다. 물론 폐암발병의 최대원인은 흡연이나, 두 번째는 이 라돈가스이다. 담배를 피우지 않는 사람에게 라돈이 폐암발생의 주요 원인이 된다. 담배연기에는 벤조피렌benzopyrene 등 발암물질 외에도 라돈에서 나오는 방사선물질이 들어 있다. 라돈이 붕괴해 생기는 폴로늄 등 대기중의 방사선물질이 엽연초에 붙어 있다가 담배를 피울 때 피폭되는 것이다. 이것이 폐세포의 DNA를 손상시켜 폐암의 원인이 된다고 생각된다.

발바닥에 생기는 검은 사마귀

피부암은 피부의 가장 표면에 있는 표피에서 시작된다. 표피는 몇 층의 세포층으로 된 얇은 조직이다. 가장 아래의 기저층은 한 층의 기저세포로 된 얇은 조직이다. 이 기저층의 세포가 분열해 위의 유극층有棘層의 세포가 되는데, 이것이 표피의 대부분이며 이것은 결국 때가 되어 사멸한다. 기저층에는 여기저기 멜라닌세포가 있는데 이곳에서 멜라닌색소가 생산된다. 피부암의 약 3분의 1은 기저세포에서 발생하며 고령자의 얼굴에 가장 많으나 악성도는 낮고, 전이되지 않는 것이 보통이다. 드물기는 하나 유극세포에 생기는 암은 악성도가 높고 전이되는 예도 있으므로 외과적 적출과 방사선요법을 병행해야 한다. 자외선의 영향이 크고 안면이나 두부에 많다.

악성 흑색종(소위 멜라노마)은 멜라닌세포에서 발생한 것으로 조기전이가 흔하고 악성도가 매우 높다. 자외선과 관계 깊다고도 알려져 있다. 오존층 파괴 때문인지 최근 발생률이 세계적으로 급증하고 있다. 동양사람은 백인에 비해 발생률이 낮다고 알려져 있다. 그러나 자외선뿐 아니라 기타 만성적인 자극이 관계있는지도 주의해야 한다. 자외선을 직접 쐬지 않는 발바닥이나 발톱 밑에 잘 생기는 것으로 알려져 있기 때문이다. 악성 흑생종의 4분의 1 정도는 발바닥에 생기고 쉽게 눈에 띄지 않아 발견도 늦어진다. 어른이 되어서 생긴 검은 점이나 혹이 갑작스럽게 커지고 5mm 정도 이상이라면 특히 조심해야 한다. 전문의의 진단이 필수적이며 자가치료는 절대 금물이다.

갑상선암　「암의 시대를 살다」라는 연재논설이 일본의 마이니치신문에 실렸는데, 마침 그 내용의 일부가 우리나라 이야기여서 매우 흥미롭게 읽었던 기억이 있다.

지금, 한국의 여성암에서 가장 많은 것은 갑상선암이다. 두 번째로 많은 유방암의 2배 가까워졌고, 더욱 가속적으로 증가하고 있다. 그러나 일본에서는 갑상선암은 보기 드문 암이다. 일본인 여성의 암은 많은 빈도순으로 1. 유방암 2. 대장암 3. 위암, 4. 폐암, 5. 자궁암, 6. 간암, 7. 췌장암이다. 갑상선암은 10위 이하이다.

한국의 암대책은 10여 년 전부터 급속도로 발전해 암검진 수진율도 60% 가까이까지 증가했다. 일종의 검진붐이 일어난 것 같다. 그러나 일본에서는 수진율이 20% 정도에서 멈추고 있다. 그러나 검진도 아무렇게나 무조건 받으면 되는 것이 아니고, 모든 장기의 암에서 '조기발견이 유효'하다는 것도 아니다. 특히 갑상선암은 검진에는 적합하지 않다. 그 이유가 무엇인가? 최근 한국에서 일어나고 있는 현상은 '갑상선암은 늘지 않았지만, 갑상선암 환자는 늘고 있다'는 것이다. 고령이 되면 거의 모두가 갑상선암에 걸린다. 교통사고 등으로 사망한 사람을 부검한 미국의 연구를 보면, 60대의 전원에서 갑상선암이 발견되었다. 많은 갑상선암은 생명과는 관계가 없다는 이야기이다.

'암이 있느냐 없느냐'가 아니라, '암으로 죽느냐 아니냐'가 중요하다. 검진의 본래의 목적도 암으로 죽는 확률을 줄이는 것이다. 생명과 관계없는 암을 무턱대고 찾아내는 것은 아니다. 고령이 되면 거의 모든 이들이 작은 혹은 내재적 암에 걸린다. 갑상선을 자세하게 검사하면, 많은 사람에서 암이 발견된다. 한국에서는 유방암 초음파검사를 하는 김에 갑상선을 검사하는 예가 많았기에, 갑상선암이 다수 발견된 것이다. 사실은 대부분 치료하지 않아도 생명에 관계없는 암이므로 불필요한 수술이 급증한 것이다. 수술에는 일정한 위험성이 있으므로, 불필요한 수술은 본인에게 불이익이 될 수 있다.

132

대장암　　대장암이 급속하게 늘고 있다. 조기발견에 공을 돌릴 수도 있으나, 그보다는 서구화된 식생활의 영향으로 지방 섭취가 증가하고 식물섬유 섭취가 감소한 데도 그 원인이 있다고 생각한다. 소화기 전체를 볼 때, 위암은 줄고 대장암은 늘고 있다.

서구화된 식생활 중에서도 지방 섭취의 증가가 큰 문제이다. 붉은색 육류는 포화지방산의 근원이고, 이것이 담즙에서 암 촉진물질인 과산화지질의 분비를 증가시키는 결과를 부른다. 이 과산화지질은 DNA에 직접 손상을 준다고 여겨진다. 식생활의 변화 중 또 하나 주목할 것은 지방 과다 섭취와는 달리 식물섬유의 섭취가 감소한다는 사실이다. 식물섬유는 배변을 원활하게 하고, 대장 내의 여러 가지 물질을 흡착하면서 변분을 배출하게 한다. 이때 발암성이 의심되는 물질을 함께 배출한다. 만일 변비 등으로 이러한 물질이 결장이나 직장점막 등에 부착되어 오래 머무르면 암이 발병할 수 있다. 식물섬유 중에는 비피두스균 등 장내 양성 세균의 영양이 되면서, 장내환경을 조절하는 기능을 발휘하는 좋은 섬유가 있다. 또 해초류에는 다당성 성분이 많고 장내환경을 조정하는 수용성 섬유가 풍부하다. 불용성 섬유는 발암물질 등을 흡착하는 역할을 한다.

대장암이 증가하는 또 하나의 요인은 운동 부족이다. 지방세포는 염증과 관계가 있다. 염증 등으로 발생하는 활성산소는 세포나 유전자 손상을 일으킨다는 것이 정설이다. 영양의 밸런스를 맞추고 과잉축적된 내장지방을 감소시켜 장의 운동력과 면역력을 개선하는 것은 대장암 예방의 기본이다. 조기발견, 조기치료는 대원칙이다. 정기적인 대변의 잠혈潛血검사가 도움이 된다. 만일 양성이면 다음 절차인 장 내시경검사로 확진을 받아야 한다.

133

자궁경부암 예방시대　　2008년 노벨 의학상은 독일인 하우젠 박사에게 돌아갔다. 여성에게 매우 흔한 자궁경부암의 원인이 인유두종 바이러스HPV라는 사실을 밝혀낸 업적을 인정받은 것이다. 자궁암은 HPV 중 고위 위험형인 16과 18형의 지속적 감염이 원인이다.

그러나 자궁암은 백신을 접종하면 감염을 70% 정도 방지할 수 있기 때문에 암발병도 막을 수 있다는 결론이다. 자궁경부암을 정복하기 위해 우선 접종할 대상은 11~14세 여성, 그다음이 15~45세 여성이다. 성접촉의 대상인 남성의 백신접종도 함께 고려해야 한다는 주장이 일고 있다고 한다. 자궁경부암 검진은 채취한 자궁경부 표면의 세포를 검색하는 소위 세포진細胞診이 중심이다. 세포진과 HPV 테스트의 병행검진으로 신뢰성은 높아지겠으나 이른바 비용효과cost-effectiveness 관점에서 현장인식은 동일하지 않을 수 있다.

134

구강암　　입속처럼 많은 자극을 받고, 상처가 생겨도 직접 확인하기 힘든데도 잘 아무는 조직도 드물다. 그리고 다른 암에 비하면 발생빈도가 낮은 편이다. 구강암은 치아를 제외한 구강 내의 모든 조직에 발생한다. 설암舌癌이 가장 많고, 잇몸, 볼 점막, 구저, 구순, 구개, 악골, 타액선에도 생긴다. 좁은 구강 내에서는 각 조직의 점막이 연속되어 있으므로 암이 인접조직으로 퍼지기 쉽다. 처음 생긴 암의 크기와는 관계없이 경부 림프절이나 폐 등에 곧 전이되는 예가 있다. 진행된 암은 치료범위가 커지면서 먹고 마시고 말하는 기능에 크게 지장을 받는다. 거기에 얼굴 모양이 흉하게 변하면 그에 따라 정신적 부담이 커진다. 입속에 생기는 암은 초기에는 동통이 없으므로 단순하게 치주염이나 의치에 의한 염증 정도 등으로 여기기 쉽다. 결국 혀가 부어 말을 하기 힘들거나, 음식을 먹기 힘들어져서야 겨우 이상을 눈치채는 예가 많다. 입속을 자주 들여다보기 힘들지만, 점막의 색깔 변화나 종창 등을 발견하면 방치하지 말자.

135

백혈병 　　백혈병白血病은 혈액암이다. 골수에서 혈구를 만들어내는 세포인 조혈줄기세포造血幹細胞가 암이 되어 무제한으로 증식하는 병이다. 이에 대한 뚜렷한 요법이 없었던 시대에 병적인 백혈구가 무제한 증식해 피가 하얗게 보인 데서 붙은 이름이다. 백혈병=죽음의 병이라고 알려져왔으나 지금은 혈액이 하얘지는 일 없이 치유되는 병이다. 백혈병의 원인은 다른 암과 같이 DNA의 상처가 되풀이되면서 생긴 암세포가 면역감시 기구를 피하면서 살아남아 번식한 것인데 다른 암과는 달리 어린이나 젊은 세대에서 곧잘 발병하지만, 유전되지는 않는다. 증상은 빈혈, 발열, 코피, 피하출혈, 혈뇨, 잇몸 출혈 등인데 만성일 때는 증상이 없는 것이 특징이다. 급성일 때는 항암요법이 주이나 골수이식이 필요한 예도 있다. 치유율이 가장 높은 암이기도 하다. 백혈병에는 급성과 만성형이 있다. 또 암화한 세포의 종류에 따라 골수성과 림프성으로 분류되는데 급성이 만성의 4배 정도이고 급성일 때 골수성과 림프성의 비는 성인이 4 : 1, 소아는 1 : 4 정도라고 알려져 있다.

136

전립선암 고령화와 서구식 식생활의 빠른 확산 등을 전립선암 발생률과 사망률이 급상승한 이유로 들고 있으나 전립선의 정상세포가 정상적인 증식기능을 외면하고 질서 없는 자기증식을 하는 이유는 아직도 명확하게 밝혀지지 않았다. 다만 전립선암은 림프절과 뼈에 전이가 잘되지만 그들의 진행이 비교적 느리다는 점, 또 다른 원인으로 사망한 사람들을 사후조사한 결과 70~80대에서 20~40% 가깝게 전립선암이 관찰되었다는 점 등으로 전립선암은 수명과는 직접적인 관계가 없다는 등의 비교적 낙관적인 이야기도 들을 수 있다. 만일 80세가 넘어 전립선암이 발견되었다면 어떻게 대응하는 것이 가장 현명할까? 일반적으로 고령에서 발견되는 암은 진행이 늦고 악성도도 완화되었으리라고 인식하곤 한다. 그렇다면 치료에도 여러 가지 선택의 여지가 있을 것이다. 진단과 치료과정에서 전립선암의 세포와 병리학적 진행동향을 판단해야 함은 물론이다. 일반적으로 10년 이상의 여명이 기대된다면 합병증이나 전이가 없는 국한성일 때 근치적 전립선 전全적출술을 적용하며 이와 함께 방사선치료를 추천한다. 만일 기대여명이 10년 미만이고 심한 합병증이나 전이가 있다면 내분비요법이나 방사선요법이 적절하다. 근래에 방사선요법이 매우 눈부

시게 발전했으며 방사선 조사뿐만 아니라 밀봉소선원 조사요법密封小線
源照射療法, 브래키세라피brachytherapy라고 불리는 조직 내 조사방법이
유용하게 널리 사용되고 있다.

전립선암 세포는 남성호르몬과 밀접한 관계가 있으므로, 남성호르몬
의 분비 등을 조절하는 내분비요법(호르몬요법)은 무엇보다도 우선되어
야 할 치료 중 하나이다. 남성호르몬의 주 생산원인 고환제거술(거세술,
과거에는 주로 이 수술에 의존했음), 남성호르몬 분비를 억제하는 약물 등
이 있다. 남성호르몬은 부신피질에서도 분비(약 5% 정도)된다.

137

전립선암과 PSA

1986년부터 PSAprostate specific antigen,
전립선 특이항원검사가 전립선암 진단에 임상
적으로 상용되고 있다. 전립선암은 혈관을 파괴하면서 증식하므로 전
립선의 특유한 단백(항원)이 혈액 중에 새어 나온다. 이 항원의 양을 혈
액검사로 측정하는 것이 PSA검사이다. 이 검사가 도입되어 집단적으
로도 실시되면서 전립선암이 조기에 발견되고, 따라서 전립선암으로
사망하는 임상례가 미국에서는 1990년대 이래 많이 줄고 있다고 보고
된다. 오스트리아에서는 남성의 90%가 PSA검사를 받으며 사망률이
반으로 줄고 있다고 한다. 일반적으로 전립선암은 발생 초기단계에서
는 일반증상이 분명하지 않으므로 발견이 늦어지게 마련이며 임상증상
도 방치되는 예가 많아 암이 골격이나 폐에 이미 전이된 후에야 발견되
는 일이 의외로 많다. 암이 넓게 진행하면서도 동통도 다른 자각증상도
거의 없는 것이 특징이다. PSA검사를 받지 않은 상태에서 환자의 30%
정도는 전립선암이 이미 전이되고 있었다는 설명이다. 만일 50세 이상

의 남자가 매년 PSA검사를 받는다고 하면 약 90%에서 매우 초기 또는
아주 국소적인(전이 없는) 암의 상태에서 발견된다고 알려져 있다. PSA
수치에 대해 많은 사람이 관심을 갖고 있다. 암을 의심하는 50세 이상
의 연령층의 기준은 4ng/mlnanogram/ml(ng=10억분의 1g)이다. 연령별
로는 50~64세에서 3.0, 65~69세에서 3.5, 70세 이상에서 4.0가 기준
이나 연구자나 검사기관에 따라 매우 작은 차이는 인정된다. 기준치를
넘으면 일단 전문가와 협의해야 한다. PSA수치의 재검사, 전립선조직
의 세포검사, 촉진, 심한 전립선염증 유무 등을 검사한다. 예를 들어 암
의 크기가 적고 악성도가 낮으며 PSA수치가 10 이하라면 일정기간이
지난 후 세포검사를 할 것을 전제로 PSA수치의 변동을 신중하게 관찰
하면서 치료시기를 저울질하는 것도 매우 중요하고 신중한 선택의 하
나이다.

PSA검사는 매우 우수하고 신뢰성이 높은 판별검사이긴 하지만 치료
가 필요하지 않은 암을 발견해 서둘러(?) 치료하는 우를 범하는 것이 아
닌가 하는 의구심을 자아내는 예가 가끔 있다. PSA검사와 사망률의 변
화에 대해서도 논쟁이 계속되고 있다. 결론적인 판단을 내리기에는 시
기상조이다.

138

한국남성이 가장 두려워하는 PSA

PSA는 아마도 우리나라 성인남성이 가장
두려워하고 관심을 갖는 종양지표일 것이
다. 실제로 이는 종양학 전체를 통틀어서
도 가장 유용한 종양지표일 것이다. PSA는 전립선암의 용적을 비교적
정확하게 대변하며 이 때문에 이 질환의 선별과 진단, 병기, 예후, 치

료, 치료 후 추적 등 모두에서 매우 유용하다. PSA는 전립선조직 특유의 지표라고 알려져 있으나 실은 남성과 여성의 요도 주위선의 상피세포, 사람의 젖샘, 모유, 양수에서도 발견된다. PSA는 하루 종일 주기적 변동이 없으므로 언제 측정해도 무방하다. 혈중 PSA는 전립선암이나 비대증 없이도 정상 상한치보다 상승할 수 있다. 전립선 생체검사, 경요도적 전립선절제술, 세균성 전립선염, 요폐 등이 원인이 된다. PSA를 생산하는 전립선의 샘 상피, 간질조직과 혈관 사이의 막이 파괴되어 PSA가 혈액 속으로 다량 흘러 들어가기 때문이다.

전립선을 마사지한 후에도 상승할 수 있다. 그러므로 이상과 같은 여러 가지 원인으로 PSA가 상승해도 일희일비할 필요가 없다. 참고로 연령별 PSA 정상치(범위)를 비교해본다면 다음과 같다(ng/ml),

연령	아시아인	서양인	흑인계 미국인
40~49	0~2.0	0~2.0	0~2.5
50~59	0~3.0	0~4.0	0~3.5
60~69	0~4.0	0~4.5	0~4.5
70~79	0~5.0	0~5.5	0~6.5

139

전립선 암의 병기-병리학적 진행도 분류

T1	촉지불능 또는 영상으로 진단 불가능
T1a	조직학적으로 절제조직의 6% 이하에서 우발적으로 발견
T1b	조직학적으로 절제조직의 6% 이상에서 우발적으로 발견
T1c	침 생검에서 확인(PSA 상승)
T2	전립선에 국한

T2a	한쪽에만 침윤
T2b	양측에 침윤
T3	전립선피막을 넘음
T3a	피막 외로 넘음(한쪽 또는 양측)
T3b	정낭을 넘음
T4	정낭 이외의 인접조직에 고정 또는 침윤
N+	소속 림프절에 전이 있음
M+	원격전이 있음

140

전립선암의 치료
-내분비요법: 성호르몬의 위력

40~50대의 여성에게 흔히 나타나는 여러 가지 심신의 증상을 갱년기장애 또는 갱년기증상이라고 부른다. 이는 노화에 의해 여성호르몬인 에스트로겐의 분비가 줄면서 일어나는 증상이며 사실은 남성도 같은 장애를 겪는다는 사실을 간과하는 일이 종종 있다. 이것이 바로 남성 갱년기장애이다. 남성은 여성과는 달리 남성호르몬인 테스토스테론이 여성의 경우처럼 급격하게 저하하지는 않지만 이에 따른 여러 가지 심신의 증상이 생긴다. 흔히 스포츠계에서는 테스토스테론은 도핑에 저촉되는 근육증강제로 인식되기도 하지만 사실 근육량이나 근력에 직접 영향을 미치는 것이 사실이다. 즉 테스토스테론이 감소하면 근육량이나 근력이 저하된다. 예를 들어 다리 힘이 급격하게 저하해 쉽게 넘어질 수도 있다. 테스토스테론은 체내에서 그 일부가 에스트로겐으로 변화하는데 이 에스트로겐은 뼈형성에 매우 중요한 역할을 하며 분비량이 적어지면 골량이 감소해 뼈가 물러지고 끈기가 없어지며 엉성

해져 쉽게 골절된다. 남성에서 전립선암 치료에 호르몬요법이 시행되지만 이것은 남성호르몬의 작용을 차단하는 이른바 '항남성호르몬요법'이다.

인위적으로 남성 갱년기장애를 일으키는 셈이다. 따라서 이러한 호르몬요법은 근육량이나 근력을 저하시키고, 뼈를 약화시켜 골절의 위험성을 높인다. 아주 쉽게 설명하면 전립선암은 체내 남성호르몬과 여성호르몬의 불균형으로 일어난다. 물론 우리의 신체기능이 간단하지는 않다. 남성과 여성 몸에서는 각각 남성호르몬과 여성호르몬을 함께 생산한다. 이 두 가지 호르몬은 각각 고환과 난소에서 주로 생산되지만 부신副腎에서도 소량 생산된다.

콜레스테롤은 지질脂質, 기름로부터 만들어진다. 이 콜레스테롤이 모체가 되어 DHEA가 생기고, 이는 남성호르몬과 여성호르몬 등의 성호르몬이 된다. DHEA를 '성호르몬의 어머니'라고 부르는 까닭이다. 남성의 전립선암과 여성의 유방암은 발생기전에 닮은 점이 많아서인지 치료법도 그러하다.

남성의 고환을 제거하는 거세요법이 있다. 생명을 건지기 위해 질병을 치료하는 과정이라고는 해도 참으로 극한의 치료법이라 할 수 있다. 1950년대 초에 필자는 수년간 미국에서 비뇨기과학 연수를 받은 바 있다. 우리나라에서는 흔히 보지 못했던 전립선암 환자를 '싫도록' 경험했다. 현재와 같은 전립선암의 내분비요법을 비롯한 여러 가지 새로운 요법이 생겨나기 전의 이야기다. 이미 뼈까지 전이된 전형적인 전립선암 환자는 잠을 잘 수 없을 정도로 격심한 통증에 시달리고 전혀 움직이지 못할 정도라서 다량의 진통제(주로 마약)와 여성호르몬 투여만이 유일한 방법이었다. 그러나 이 두 가지 약은 거의 예외 없이 심한 부작용을 불러일으켰다. 무엇보다도 심장에 관련된 것들이 가장 무서웠다. 이때 거세술이 사막의 오아시스와 같은 역할을 했다. 그 지긋지긋하고 참을 수 없는 통증이 수술실을 빠져나오기도 전에 없어졌다. 그것은 환자의 얼굴에서 확인할 수 있었다. 지금은 전립선 암 환자(골전이 환자)에게 거세술을 적용하는 예는 아주 드물다. 내분비요법의 발전, 부작용이 적은 치료약 개발, 환자인권의 향상, 완화요법의 보편화, 사전동의 informed consent의 확산 등으로 이제는 옛날이야기가 된 방법이다.

남은 수명이 10년 이상이라면 치료방법은? 141

	대기요법	수술요법	방사선요법	내분비요법	브래키세라피
T1a	AAA	AA	A	F	A
T1b	(전립선 조직생체 침검사 먼저)				
T1c	A	AAA	AA	F	A
T2a	A	AAA	AA	F	A
T2b	A	AAA	AA	F	A
T3a	A	A	AAA	A	F
T3b	A	A	A	AAA	F
T4	A	A	AAA	AAA	F
N+	A	F	A	AAA	F
M+	A	F	A	AAA	F

** AAA 가장 적극적으로 권함; AA 권고함; A 경우에 따라 권할 수 있음; F 권하지 않음

142

전립선암과 유방암

우리나라에서 50년 전과 현재를 비교해보면 일반 식생활의 현저한 변천을

볼 수 있다. 우선 육류와 지방 섭취의 현저한 증가를 들 수 있다. 육류는 10배 이상, 지방도 3~4배 이상 증가했다. 근래에 채소나 식물섬유류의 섭취에 대한 일반적인 관심이 급증하고는 있으나 과거와 같은 채소 위주의 푸짐한 식물성 식단은 보기 힘들다.

전립선암이 남성호르몬에 의한 자극(남성호르몬과 여성호르몬의 불균형에 의한)으로 발병하듯이 유방암은 여성호르몬이 깊이 관여하고 있음이 틀림없다. 남성호르몬과 여성호르몬은 남성이나 여성 모두가 체내에서 생산되며 이 두 가지 성호르몬은 콜레스테롤의 원료가 된다. 그러므로 동물성 지방을 많이 섭취하면 남성호르몬 생산량이 많아지면서 전립선암이 발생하기 쉽고 여성호르몬의 생산이 많아지면서 유방암의 발생률이 높아진다. 물론 암이 이와 같은 기전만으로 발생한다는 뜻은 아니다. 성호르몬에 대해서는 남녀간에 결정적인 차이가 있다. 여성은 폐경이라는 뚜렷한 증후를 보이나 남성은 이와 같이 정확한 증세가 없다. 다만 여성 갱년기와 같은 여러 가지 비슷한 증상이 있다. 여성은 50세 전후에 뚜렷하게 난소의 기능이 쇠퇴하면서 여성호르몬 분비가 거의 정지되며 이에 따라 갱년기 이후에는 발암 위험성이 적어진다. 유방암이 젊은 세대에서 다발하는 이유이다. 유방암 발생률이 가장 높은 것은 45세 전후이다. 남성은 나이가 들어감에 따라 성호르몬의 분비가 감소되나 생산이 중지되지는 않으며 정자생산도 계속된다. 70~80세까지도 생산능력을 유지한다. 고령이 된 후에도 전립선암의 위험성이 있고 고령자에게서 더 많이 발견되는 이유 중 하나이다.

당
뇨

143

당뇨병의 학명,
Diabetes Mellitus

diabetes란, 물을 빨아올리는 관siphon 이란 뜻이며, mellitus란 꿀과 같이 달 다는 의미이다. 즉, 관처럼 쉴 새 없이 단물당뇨이 쏟아져 나온다는 뜻이다. 옛날에는 이 병을 소갈증消渴症이 라고 불렀는데, 이 병 때문에 목이 말라 체력이 소모된다는 뜻이다. 당 뇨병을 일으키는 원인은 두 가지인데, 하나는 인슐린을 분비하는 췌장 의 세포가 파괴되어 인슐린 분비가 적어진 것이고, 또 하나는 인슐린은 분비되지만 양이 적거나 그 작용이 약한 경우다. 전자를 1형 당뇨병, 후자를 2형 당뇨병이라고 한다. 우리나라에서는 대부분이 2형이며 식 사조절, 운동, 체중조절, 투약 등으로 혈당치를 조절해 관리할 수 있으 나, 이를 방치하거나 칼로리 과잉 등이 계속되면 여러 가지 부작용이나 합병증 등을 일으킨다. 이전에는 1형 당뇨병을 소아당뇨병이라고 불렀 다. 태어날 때부터 인슐린 분비에 결함이 있기 때문이다.

세계 당뇨병의 날

매년 11월 14일은 UN이 정한 '세계 당뇨병의 날'이다. 2006년 12월에 UN에서 결의한 특별한 날이며, 2007년이 제1회였다. 세계적으로 당뇨병 환자의 수는 약 2억 4,600만 명이나 된다. 2025년에는 약 3억 8,000만 명이 될 것이라고 경고하고 있다.

원래 당뇨병은 선진국의 사치병이라고만 생각했던 병인데, 지금은 세계인구의 건강을 좀먹는 가장 흔한 질병 중 하나로, 세계적인 공동대응책을 강구하고 있는 대상이다. 1분에 12명, 1년에 약 630만 명의 새로운 당뇨병 환자가 발생하는 셈이다. 또 1분에 6명, 1년에 약 315만 명이 이 병으로 사망한다. 40세 이상 인구의 3분의 1에서 당뇨병 환자나 당뇨병이 발병할 수 있는 예비군이 많이 발견된다. 당뇨병은 우리 생활에서 활동에너지의 근원이 되는 포도당이 원활하게 이용되지 않아 혈액 중에 넘쳐흐르는 병이라고 할 수 있다. 몸에서 포도당을 조절하는 것은 인슐린이다. 인슐린의 분비량이 적어지거나 그의 효능이 떨어진 상태를 당뇨병이라고 하는데 혈당치가 높은 상태로 유지되면 혈관이 손상되고, 망막증, 신증, 신경장애 등으로 연결되며 결국은 뇌혈관장애로 이어진다.

세계 당뇨병의 날은 1922년에 세계에서 최초로 인슐린을 발견한 프레더릭 밴팅Frederick Banting 경과 캐나다 토론토 대학의 찰스 베스트 Charles Best 가운데 다음 해인 1923년에 노벨 의학상을 수상한 밴팅의 생일11월 14일을 기념하여 제정된 것이다. 그런데 놀랍게도 인슐린이 발견된 지 60년이 지난 후인 1980년대에 이르러서야 겨우 인슐린이 인공적으로 합성되었고, 1990년대 말이 되어서야 비로소 인슐린이 건강,

질병예방, 노화 등에 큰 영향을 미친다는 사실을 알게 되었다.

145

당뇨병 환자 3억 명 돌파

2011년 11월 14일 현재, 국제 당뇨병 연합IDF에 따르면, 세계 당뇨병 환자 수는 3억 6,600만 명(추계)이다. 2010년의 2억 8,460만 명에 비해 약 30% 증가한 셈이다. 2030년에는 5억 5,200만 명에 달한다고 한다. 현재 국가별 당뇨병 환자 수는 중국이 1위이며 2030년 시점에는 중국 1억 2,970만 명, 인도 1억 120만 명, 미국 2,960만 명이 될 것으로 추산된다. 지역별로 보면 서태평양 지역의 증가 추세가 현저하며, 당뇨병의 합병증에 의한 사망이 2011년의 그 지역의 총 사망자 수의 15%를 차지했다고 한다.

값이 싸고 칼로리가 높은 음식물이 널리 퍼져 당뇨병 환자가 (개발)도상국에서 급증하는 것이 아닌지 모르겠다. 균형 있는 식단이나 운동의 중요성을 더욱 강조해야 하겠다.

146

미스 아메리카 1999, 니콜 존슨

니콜 존슨Nicole Johnson은 미스 아메리카 예선대회인 미스 플로리다 선발대회에서 갑자기 격렬한 발작을 일으켜 걷지도 서지도 못한 채 의식을 잃기 직전에 황급히 구급차에 실려 병원으로 후송되었다. 당시 그의 나이는 19세였다. 그래도 그는 응급치료를 받고 다시 무대로 돌아와 미스 플로리다 3위에 뽑혔다. 예선이 끝난 후 병원에 입원했고, 처음으로 자신이 당뇨병 환자임을 알게 되었다. 혈당치가 509mg/dl나 되었다. 혼수상태에 빠졌어도 하나도 이상하지 않을 정도였다. 그것도 모르고 무대에 선 것이다. 그때까지도 완벽한 인생을 살고 있었다고 스스로를 믿고 살아온 그의 인생이 무참하게 무너져버렸다. 의사는 미인 콘테스트에 나가거나 방송인이 되겠다는 꿈도 모두 접으라고 엄하게 충고했다. 그렇지만 니콜 존슨은 그후 버지니아 대학 대학원에 진학하고, 이번에는 다시 미스 버지니아에 도전해 10위를 차지했다. 그는 스스로의 생각을 바꿨다. 자신이 당뇨병에 걸렸다고 한탄만 할 수는 없었다. 당뇨병을 감출 필요도 없었다. 생긴 그대로를, 사는 그대로를 모두 보여주자. 무엇이든 완벽할 필요는 없다고 자신을 타이르고 다짐하면서도 그녀는 항상 완벽한 여자가 되고 싶었다. 그리고 모든 사람들이 당뇨병에 대해 올바른 지식을 갖도록 노력해보자는 마음을 굳혔다. 드디어 1999년 니콜은 미스 아메리카에 등극했다. 그는 미국 전역을 다니면서 인터뷰, TV 출연 등에 눈코 뜰 새 없이 바쁘게 지냈고, 이러한 기회를 최대한 이용해 당뇨병에 대한 지식과 이해를 널리 전파하며 전국을 순회했다. 당뇨병 전도사를 자처한 것이다.

니콜 존슨이 앓고 있는 당뇨병은 1형 당뇨병이다(우리가 보통 말하는 당뇨병은 2형이 대부분). 인슐린을 분비하는 췌장의 세포가 파괴되어 인슐린이 아예 분비되지 않아 혈당치가 상승하고 당뇨병성 혼수에 빠지게 된다. 1921년 인슐린이 발견되기까지는 속수무책, 불치병이었다. 인슐린이 생산되지 않는 것은 자기면역 때문에 인슐린 생산세포가 파괴되기 때문이다. 1형 당뇨병은 인종차이가 매우 크다. 다행히 한국, 일본, 중국 같은 나라에는 흔하지 않으며 유럽이나, 미국, 특히 스칸디나비아 각국에 매우 많다고 알려져 있다.

또 하나의 경우: LPGA 선수 미셸 맥간

미국 플로리다 출신인 미셸 맥간 Michelle McGann은 지금은 20년 이상 경력의 미국 LPGA 소속 중견 골프선수가 되었다. 그녀는 1969년 12월 30일생인데 그가 일곱 살이 되기 전까지는 당뇨병을 앓고 있다는 것을 꿈에도 몰랐다. 1988년, 18세에 LPGA 회원이 되었으며 현재 미국 당뇨병 재단이 그녀를 재정적으로도 후원하고 있다. 그는 허리춤에 인슐린 펌프를 차고 다니며 공을 친다. 오래전 TV 화면에서 우연히 허리춤에 찬 무엇인가를 보고 그녀를 추적한 결과 얻은 정보이다. 그는 플로리다 출신이며 그 주에서 주니어 선수권을 세 번이나 제패했고, 1987년에는 롤렉스 주니어Rolex Junior 선수권에서 우승한 뛰어난 선수이다. 1형 당뇨병을 앓으면서도 유명선수로 현재도 활약하고 있다. 사람이란 마음먹기에 따라 무엇이든 성취할 수 있다는 아주 좋은 본보기라고 믿는다. 당뇨병은 어떤 병보다도 환자 스스로가 극복할 수 있는 병이다.

소리 없는 살인, 당뇨병

일반적으로 생활습관병 중에서도 당뇨병을 '소리 없는 살인자 silent killer' 라고 부른다. 당뇨병은 초기 자각증상이 없기 때문에, 미리 의심할 수가 없다. 요검사에서 당이 감지되는 것은 혈당치가 꽤 올라간 후이다. 건강검진 등에서 생각지도 않게 혈당치가 높게 나와 것이 발견하게 되는 예가 많다. 양친이나 가까운 친척 중 당뇨병 환자가 있다면, 한 번쯤 미리 혈당검사를 하는 것도 방법이다.

숨어 있는 당뇨병을 방치했을 때 일어날 수 있는 합병증으로는 망막증, 신기능장애, 말초신경 및 자율신경장애, 심근경색, 뇌경색(동맥경화), 발의 궤양, 괴조, 성기능장애 등을 들 수 있다.

혈당치　　일반적으로 공복 시 혈당치는 70~110mg/dl 정도로 유지된다. 수치는 매우 중요하며 당뇨병을 이야기할 때 첫 번째 관문이 된다. 식후 올라갔던 혈당치는 두 시간이 지나면 다시 140mg/dl 이하로 떨어지면서 유지된다. 사람의 몸에는 약 6L의 혈액이 돌고 있다. 그러므로 혈당치가 100mg/dl라고 할 때 전체 혈액 중 포도당의 양은 겨우 6g에 불과하다는 계산이다. 즉 24kcal의 에너지에 해당한다. 하루에 섭취하는 에너지 총량의 겨우 1.2% 정도에 불과하다. 이것으로 전신의 대사기능, 운동기능 등을 관장하는 셈이다. 혈당치를 조절하는 것은 인슐린인데 공복 시의 수치가 126mg/dl 이상일 때 당뇨병이라고 진단하며, 170mg/dl 이상이 되면 소변에 당이 검출된다. 공복 시의 혈당치는 순간적인 수치인데 장기간의 평균치를 알아내는 방법이 있다. 혈액 중 적혈구는 헤모글로빈과 결합되어 있다. 이것을 '글리코-헤모글로빈' 이라고 부른다.

적혈구의 수명은 3개월 정도이므로 글리코-헤모글로빈에는 지난 3개월 이내의 혈당치를 반영되어 있다고 할 수 있다. 이것을 HbA1C, 또는 A1C라고 부른다. 이 수치가 5.5~6.1%이면 당뇨병이 의심되며, 6.1% 이상이면 당뇨병을 부정할 수 없다고 판정한다. A1c는 당뇨병 치료효과를 판정하는 데도 곧잘 이용된다. 일반적으로 6.5% 이하면 '당뇨병이 잘 치료되고 있다' 라고 평가한다. 그러나 이것이 곧 치유란 뜻은 아니다.

이와는 달리 소위 인슐린의 반응성을 검사하는 당부하시험은 두 시간후 혈당치가 140mg/dl 이하이면 인슐린의 작용이 충분하고, 200mg/dl를 넘으면 충분치 않다고 판정한다. 공복 시 혈당이 정상이라고 안심하면 안된다. 당부하시험에서 200mg/dl 이상으로 올라가면 당뇨병이라고 진단한다. 당뇨병인지 여부가 확실하지 않을 때는 검사와 관찰에 더욱 신중해야 한다. 혈당치가 내려가는 것은 포도당이 혈액에서 세포(근육, 간, 뇌, 지방) 등으로 들어가기 때문이고, 이것을 돕는 것은 인슐린이다. 여분의 포도당은 글리코겐, 중성지방이 된다. 중성지방이 계속 저장되면 비만이 된다. 혈당치를 올리는 것은 부신피질호르몬 등 여러 가지 있으나, 내리는 것은 인슐린뿐이다. 인슐린 작용이 불충분하면, 포도당이 세포로 둘러싸이지 못해 혈류 중으로 들어가며 포도당이 넘친다. 즉 고혈당이 된다. 살찌거나 마른 것은 반드시 당뇨병과 관계가 있다고 할 수 없다. 많은 예에서 당뇨병이 진행되면서 체중이 감소하는 이유는 무엇일까? 혈중당분이 소변을 통해 체외로 배출된다. 더욱이 인슐린이 모자라면 포도당을 에너지로 이용할 수 없으므로 근육이나 지방을 에너지원으로 쓰게 되어 근육이나 지방이 점점 더 소모되어 점차 살이 빠진다. 당뇨병이 상당히 진행되고 있다는 증거이다. 혈당치가 500mg/dl를 넘으면 혼수상태에 빠지는데 사람에 따라서는 300mg/dl 정도로도 혼수상태에 빠진다. 혈당치가 지나치게 낮아도 문제이다. 인슐린을 외부에서 공급받아야 하는 당뇨병에서는 미묘하게 조절할 수 없기에, 혈당이 지나치게 낮아 혼수상태에 빠지기도 한다.

A1c형 혈색소 수치

혈색소hemoglobin는 혈중에서 산소를 운반한다. 그 혈색소에 당이 부착된 것을 A1c형 혈색소hemoglobin A1c, HbA1c라고 하는데, 혈장포도당에 의한 Hb beta의 비효소적 당화에 의해 생긴 안정된 산물이며 혈당치가 상승함으로써 만들어진다. 혈색소 전체를 100이라고 할 때에 당이 부착된 HbA1c가 몇 퍼센트인지를 나타내는 것이 HbA1c 수치이다. 지난 한두 달 동안의 혈당치의 상태(평균적 추이)를 나타내는 이 수치는 장기간 혈당을 조절하는 지표가 된다.

통상적으로 정상치는 약 6.0%이며, 혈당치가 잘 조절되지 못했을 경우에는 9~12% 범위이다.

혈당측정의 타이밍 ―언제 채혈할 것인가?

국제당뇨병협회IDF가 제정한 새로운 지침에 의하면 당뇨병의 합병증을 줄이기 위해서는 공복 시의 혈당치뿐 아니라, 식후 두 시간 후의 혈당치를 관리하는 것이 중요하며 혈당치의 관리목표는 140mg/dl 이하이다. 식후혈당치가 높은 상태로 계속되면 심혈관계질환을 일으킬 위험성이 높을 뿐 아니라 당뇨병성 망막증, 암과 기타 병 등의 발병 위험성이 높아진다. 과거에는 공복 시의 혈당치가 그다지 높지 않으면서 식후에 고혈당 상태가 되기 쉬운 사람들을 놓치는 예가 많았으나 새로운 검사지침에서는 공복 시 혈당치나, 과거 1~2개월 동안의 평균 혈당치를 나타내는 A1cHbA1c뿐 아니라 식후혈당치도 함께 관리하는 것이 필수적이라고 밝혔다. 즉 식후혈당치가 높은 것만으로도 치료를 해야 한다고 권유한다. 당뇨병 관리와 대응책이 그만큼 더 엄격해졌고 식후 고혈당의 중요성을 강조한 것이다.

152

당화지수

탄수화물을 하고 2~3시간 후에 혈당치가 얼마나 올라가는지를 수치화한 것을 당화지수glycemic index라고 한다. 포도당을 100이라고 할 때에 흰쌀밥·바나나·삶은 옥수수·찐 감자·튀긴 감자·망고 등이 50~59 범위이고, 빵·아이스크림·설탕 등이 60~69, 정제밀로 만든 빵·도넛 등이 70~79, 사탕 등이 80~89이다. 포도·오렌지·초콜릿·사과 칩·그레이프프루트 칩 등은 비교적 낮아서 40~49 범위, 요구르트·사과·배 등은 30~39, 가장 낮은 것은 땅콩으로 10~19 범위라고 조사되었다. 그러나 이러한 수치들은 포도당만을 기준으로 했기 때문에 일상생활에서는 쉽게 활용하기가 어렵다. 그래서 최근에는 정백 소맥분밀가루으로 만든 식빵을 100으로 기준을 삼아 비교한다. 포도당을 기준으로 한 지수를 1.4배 하면 대강의 당수치를 계산할 수 있다. 그러나 같은 식품이라도 조리방법과 함께 섭취하는 식품의 종류, 당뇨의 유무에 따라 차이가 있으므로 획일적으로 적용할 수 없음을 참고한다. 당화지수가 높을수록 비만이 되기 쉽고 당뇨증상을 유발하기 쉽다.

153

당화(糖化)와 수명

우리나라에서도 당뇨병 발생빈도가 계속적으로 늘고 있으며 많은 증례에서 비만의 빈도와 매우 밀접한 관계가 있음이 밝혀졌다. 부지불식간에 당뇨병 환자 대열에 낀 사람이 늘고 있다는 뜻이다. 아주 기초적인 표현으로 당뇨병이란 혈중의 당농도를 적정하게 조절할 수 없는 상태이다. 식사조절이나 운동, 투약 등으로 당뇨병을 적절하게 관리하지 않는다면 심혈관질환, 신질환, 망막질환, 백내장 등 심각한 합병증이 언제 찾아올지 예상할 수 없다. 여러 가지 경로로 당뇨병은 노화를 앞당기고, 수명을 단축시키는데 이는 당뇨병에서 발생하는 당화현상이 각 기관에 손상을 일으키기 때문이다. 당화현상은 혈중당분에 의해 일어난다. 이것을 유도하는 것은 혈중의 과도한 양의 당분이며 각 장기는 일찍부터 당화에 관련된 여러 가지 상해를 계속 받아온 셈이다. 그런데 당화는 비단 당뇨병 환자에게만 영향을 미치는 것이 아니다. 당화를 둔화시키면 콜레스테롤치가 개선되고 동맥경화를 방지하며 노화를 지연시킨다. 당뇨병의 진행은 노화현상을 촉진하고 당화과정은 여러 기관에 만성적 장애를 일으킨다. 그러나 실제로 체내에서 일어나는 당화과정을 완전하게 방지한다는 것은 불가능하다. 일상생활에서 실천 가능한 것은 설탕이나 탄수화물의 섭취량을 줄이는 방법 정도이다. 설탕의 과잉 섭취는 마치 불에 기름을 붓는 격으로, 설탕이 든 음식, 정제한 탄수화물 등의 섭취를 줄이거나 제한하는 것만으로도 당화속도를 늦추거나 AGES(advanced glycation end-product의 복수형으로 당화가 진행되면서 여러 가지 노화증상을 일으키는 원흉이며 수명 단축의 원인이 됨. AGE란 나이 먹다, 늙어가다라는 뜻과 동일하다고 볼 수 있음)의 양을 줄일 수 있다.

154

당뇨병 치료의 최대 목표   당뇨병 치료의 목표는 결국 합병증의 예방이다. 망막증을 비롯해 신증腎症, 심근경색, 뇌졸중 등을 일으키는 동맥경화 등은 일상생활을 심각하게 제한할 뿐 아니라, 생명에도 직접 위협을 준다.

우선 혈당치를 낮은 수준으로 유지하는 것이 가장 급하다.

1. 공복 시 혈당치는 126mg/dl 이하로 유지
2. 수시검사에서 혈당치는 200mg/dl 이하로 유지
3. 식후 또는 포도당을 섭취한 후 혈당치는 200mg/dl 이하로 유지

위의 세 가지가 유지되면 망막증이 발생할 일은 거의 없다고 봐도 좋다. 그러나 세 가지 검사가 기준치를 넘으면 '당뇨병형'이라고 진단하고, 공복 시 혈당치 100mg/dl 미만, 식후 두 시간 혈당치 140mg/dl 미만이면 '정상형'이라고 판단한다. 당뇨병형과 정상형 사이의 '경계형'도 주의대상이다.

155

당뇨병을 완전히 치유할 수 있는가

흔히 당뇨병은 치유되는 병이 아니라 정복하는 병이라고 말하는데 이는 아주 정확한 설명이다. 실제로 혈액 중의 포도당농도를 투약으로 떨어뜨려도 2형 당뇨병의 원인인 운동 부족과 고칼로리, 저영양식에 따른 과체중을 해소할 수는 없다. 체지방이 너무 많으면 인슐린의 기능이 억제되어 췌장이 인슐린을 과잉분비한다. 이 때문에 부하가 걸린 췌장은 녹초가 되고 만다. 그럴 때 투약해 이미 과로상태인 췌장을 채찍질해 더 많은 인슐린을 분비하라고 하면 인슐린을 만드는 세포가 손상을 받아 죽고 만다. 이런 상태에서 환자가 식사

를 조절하지 않으면 체중은 늘고 순환기질환이 생기며, 결국은 인슐린 의존성 당뇨병에 걸리고 만다. 약물요법은 당뇨병의 치료요법으로 널리 사용되나, 이와 함께 운동, 체중과 식사를 조절하는 것이 무엇보다 중요하다. 혈중 포도당농도를 투약으로 조절해도, 당뇨병에 따른 사망확률이 확실히 낮아지리라고 기대할 수 없다.

혈당치를 올리지 않는 음식물

밥이나 빵 등 탄수화물 당질을 먹으면 분해, 흡수되어 마지막 대사물인 포도당이 되고, 이것이 혈액 속으로 들어가면 혈당치는 올라간다. 인슐린이 분비되면 포도당을 에너지로 쓰기 위해 세포 속으로 끌어들인다. 이와 같이 급격하게 포도당이 많아지고 인슐린이 한 번에 대량으로 필요해지는 상태는 좋지 않다.

음식물에 따라 혈당치가 오르는 속도가 각각 다르다는 것은 쉽게 이해할 수 있다. 순수한 포도당을 직접 먹으면 같은 양일 때 혈당치가 더 높이 오르는 것은 당연하다. 같은 정도의 포도당을 함유한 음식물을 서로 비교하면 혈당치를 바로 올리는 것과 그렇지 않은 것이 있다.

우리는 이것을 당화지수라고 정의해 비교하며, 될 수 있으면 당화지수가 낮은 음식 먹기를 권한다. 특히 아침에는 혈당치가 쉽게 오르지 않는 음식을 먹는 것이 좋다. 예를 들어 빵보다는 밥이 좋고, 밥 중에서도 현미, 발아미發芽米, 대두콩 등이 최고이다. 흰쌀밥 맛에 길든 입맛을 쉽게 바꿀 수는 없겠지만 건강을 위해서는 과감하게 바꿔볼 만하다.

당뇨병과 식사, 운동

당뇨병은 거의 증상 없이 진행되다가 여러 가지 합병증을 일으킨 후에나 발견되는 예가 많다. 그중에는 실명과 밀접한 관계가 있는 망막증, 괴저壞疽에 의한 발이나 다리 절단, 혈액투석을 요하는 신증腎症 등 치명적인 합병증이 있다. 당뇨병은 동맥경화를 일으키는 최대원인이기도 하며, 뇌경색, 심근경색 발병 위험성을 높인다. 당뇨병 환자는 혈압이 약간 높아지는 것만으로도 심장병을 쉽게 일으킨다. 통계에 따르면 전 세계적으로 10초에 한 명씩 당뇨병으로 죽음을 맞고, 30초에 한 명이 다리를 잃는다고 한다.

당뇨병 예방과 치료에는 '식사'와 '운동'이 선두에 서야 한다. 단순히 칼로리를 소비하는 것뿐 아니라, 근육을 늘려 대사기능을 개선하고, 혈당을 내리는 호르몬의 효능을 높여야 한다. 한 번에 30~40분 정도의 운동을 일주일에 5일 정도만 계속해도 효과를 얻을 수 있다. 식사의 중요성도 과학적으로 설명된다. 같은 음식을 충분히 잘 씹어서 먹는 것과 음식물을 직접 위에 넣는 실험을 비교하면, 흡수되는 것은 같지만, 전자에서 에너지가 훨씬 많이 소비된다. 또 식사량을 80%(또는 70%)로 줄이는 것도 매우 중요한 의미가 있다. 당뇨병 예방뿐 아니라 수명연장이나 알츠하이머병 예방에도 영향이 있음이 밝혀졌다. 그러나 단순히 식사량과 식사횟수를 줄이거나 단것糖분을 줄이고, 밥 대신 빵이나 다른 것을 먹는 등의 편법을 쓰는 것은 옳지 않다. 다양한 식재료를 조합하고 췌장에 무리하게 자극을 주지 않는 것, 즉 인슐린이 급격하게 분비되는 것을 피하는 방식으로 당뇨식의 기본을 삼아야 한다. 이를 위해 아침·점심·저녁 식사의 밸런스, 식사하는 속도, 식사시간(언제) 등이 매우 중요하다. 예를 들어 세 끼의 식사량을 같게 하고, 잘 씹어서 천천히 먹으면 소량이라도 충분히 포만감을 느낄 수 있다. 일반적으로 인슐린은 오후 7시 전후에 가장 많이 분비되는 것으로 알려져 있다. 인슐린을 가장 유효하게 사용하려면 저녁식사는 늦어도 오후 8시까지는 끝내는 것이 좋다. 음식을 남기거나, 밤늦게 먹는 습관을 버리는 등 식생활을 개선하는 것도 방법이다. 합병증 중 하나인 신증이 심하면 신장에 부담을 주는 단백질은 줄이고, 그 대신 열량을 탄수화물에서 섭취하곤 하는데, 이때는 반드시 주치의와 상의해야 한다.

158

당뇨병과 음주

당뇨병과 음주는 매우 긴밀한 관계가 있으나 알코올 자체가 혈당치를 올린다고 단언할 수는 없다. 다만 '반주'라는 개념이 있는 것처럼, 알코올은 식욕을 증진시켜 과식을 유도할 수도 있고, 알코올 때문에 마음이 느슨해지면, 평소에는 자제했던 식사요법의 사슬에서 벗어나면서 과식을 하고, 결과적으로 혈당치가 요동칠 수도 있다는 점을 참고해야 한다. 당뇨병이 있는 사람은 알코올을 자제하는 것이 원칙이고, 엄격한 식사조절과 함께 주치의와 상의해 음주습관과 식사요법(술의 종류, 주량 등)에 대해 적절한 지도를 받는 것이 좋다. 아직도 당뇨병은 '사치병' 중의 하나라는 의식이 있으므로 당뇨병에 대해 정확하게 이해하는 것이 매우 중요하다. 또 당뇨병을 쉽게 치유시키는 식품 등과 같은 비과학적 접근은 피해야 한다.

당뇨병과 체중

식사조절과 운동만으로 당뇨병을 치료했다는 말을 가끔 듣는다. 물론 이는 완전히 치유되었다는 뜻과는 다르다. 당뇨병 환자 중 식사를 정상 또는 그 이상으로 하는데도 눈에 띄게 체중이 감소되었다고 호소하는 예를 볼 수 있다. 또는 특별한 이유 없이 체중이 감소되었을 때는 제일 먼저 의심하는 것이 당뇨병일 때가 많다.

당뇨병이 있으면 왜 살이 빠질까? 혈중의 당분이 계속 소변을 통해 체외로 빠져나가기 때문이다. 인슐린이 부족하거나, 그의 기능이 저하되면서 포도당을 에너지로 이용할 수 없으므로 그 대신 근육이나 지방을 에너지원으로 써야 하기 때문에 지방이나 근육이 소모되면서 눈에 띄게 체중이 감소된다.

체중이 많이 감소되어 마른 것이 뚜렷하게 눈에 띄면 당뇨병이 상당히 진행되고 있다는 의미이다. 그러므로 이유 없이 마를 때는 악성종양과 당뇨병의 진행을 우선 의심하는 것이 순서이다. 지방을 에너지원으로 사용할 때 지방이 분해되는 대사과정에서 아세톤과 같은 케톤체가 생산되며 이 때문에 오줌이나 호흡에서 달콤새콤한 과일 향을 내뿜는데 이 정도면 고혈당성 혼수가 임박하고 있다는 위험신호라 할 수 있다. 혈당치는 인슐린 등의 호르몬으로 미묘하게 조절되고 있으나, 정상범위를 크게 이탈할 때는 치명적인 영향을 미친다. 혈당치가 상승해 500을 넘는다면 당뇨병성 혼수에 빠지는데 사람에 따라서는 300~350만 넘어도 혼수상태에 빠질 수 있다. 물론 지나친 저혈당도 문제가 된다. 인슐린을 외부로부터 보충할 때, 신체 고유의 미묘한 조절기능이 원활하지 않아 혈당이 지나치게 하강해 혼수상태에 빠질 수도 있으며 이는 매우 위험한 징후이다.

당뇨병에 걸리지 않는 여건

조사에 의하면 성인에서 다음의 여러 가지 조건 중 모든 것을 충족시킨다면 그렇지 않은 사람에 비해 당뇨병에 걸릴 가능성이 90% 낮아진다.

1. BMI가 정상범위 안에 있다.
2. 항상 당화지수가 낮은 음식만 먹는다.
3. 식물섬유가 많은 음식을 즐겨 먹는다.
4. 1주일에 일곱 시간 이상 운동을 한다(유산소운동을 매일 한 시간 이상).
5. 다가多價 불포화지방산이 많고, 포화지방산이 적은 음식물을 즐겨 먹는다.
6. 금연을 한다.
7. 음주는 적당량으로 조절한다.
8. 부계와 모계 동기간에 당뇨병 병력이 없다.

스트레스와 혈당치

혈액 중의 당분농도혈당치를 조절하는 것은 자율신경이나 부신피질호르몬의 기능이다. 혈당치를 올리는 아드레날린은 교감신경, 혈당치를 내리는 인슐린은 부교감신경의 명령을 받는다. 과로나 스트레스가 쌓이면 교감신경이 계속 긴장상태가 되므로, 사소한 일로도 쉽게 혈당치가 오른

174

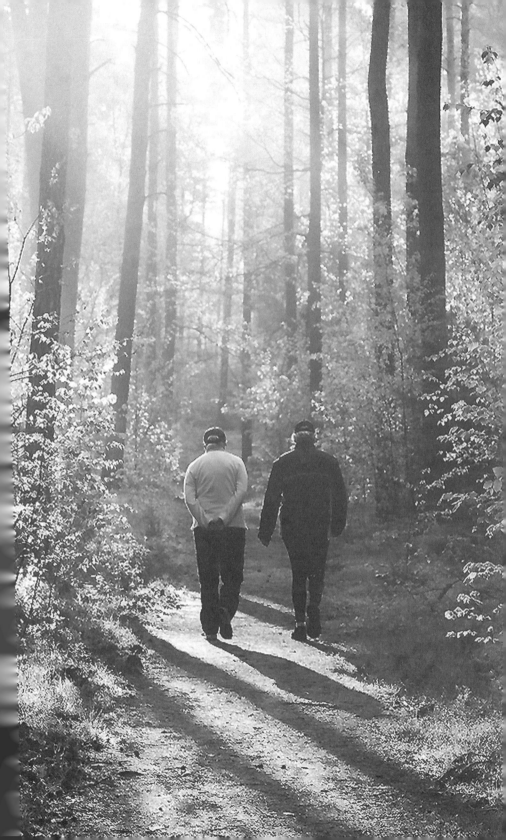

다. 이와는 대조적으로 인슐린 분비는 부교감신경의 지배를 받으므로 교감신경 우위의 생활방식을 계속 유지하다 보면 분비가 억제되고 급격하게 올라간 혈당치를 적절하게 내릴 수 없게 된다. 더구나 많은 사람들이 불규칙하고 밤낮이 바뀐 생활을 한다. 또 늘 당질을 손 닿는 대로 쉽게 섭취해 혈당치가 오르는데 그러면 일시적으로 원기는 회복되지만, 급격하게 오른 혈당치를 내리기 위해 췌장에서 다량의 인슐린이 분비되면 이번에는 혈당치가 갑자기 뚝 떨어지며 저혈당이 된다. 그러면 전신에서 힘이 빠지고 앞이 캄캄해진다. 이런 상태가 계속되면 몸은 계속 쇠약해진다. 스트레스가 쌓이고 자율신경의 기능이 흐트러지면서 혈당치의 균형이 깨지는 것이 문제이다.

162

혈당치 조절요령

장수하는 사람은 공통적으로 혈중 인슐린 농도가 낮으며, 물론 혈당치도 낮다. 이런 조건을 만족시키기 위해서는 우선 식사를 조절하는 것이 중요하다. 우선 전체적인 칼로리를 줄여 혈액 중의 인슐린 농도가 급상승하지 않도록 먹는 방법을 정해야 한다. 다행히 우리는 하루 세 끼 식사를 세 번에 나누어 먹는 습관이 몸에 잘 배어 있다. 즉 무의식중에 이미 칼로리를 제한하고 있는 셈이다. 우리의 몸은 공복시간이 길면 길수록 음식물이 들어오기 무섭게 서둘러 이에 대항한다. 즉 혈당치가 급하게 올라가는데 이런 상태에서 음식물이 계속 들어오면 혈당치를 떨어뜨리고자 인슐린이 다량 분비되고 혈액 중의 인슐린 농도도 올라간다. 저녁을 먹은 후 다음 아침까지는 공복시간이 길므로 아침을 특히 조심해야 한다. 아침식사로 혈중혈당치와 인슐린 농도가 급격하게 오르지 않도록 해야 한다. 아침식사는 하루의 일과를 위해 든든하게 많이 먹어두어야 한다는 속설은 맞지 않으며 특히 급하게 먹는 것은 더욱 나쁘다. 빵은 일반적으로 체중을 조절하기에 유용한 식품으로 알려져 있으나 이는 사실과 다르며 도리어 빵은 혈당치를 쉽게 높인다. 벌꿀은 인슐린 기능을 돕는다고 하기도 하며 된장이나 깨가 인슐린 효과를 돕고 혈당치 상승을 막는다고도 알려져 있다.

163

꾸준한 혈당치 유지방법: 실천 가능하다

1. 아침식사를 아예 거르거나, 커피나 우유 등으로 때우는 사람들이 차츰 늘고 있다. 그러나 이것은 건강장수를 위해서는 올바른 습관이 아니다. 아침식사를 거르면 공복시간이 거의 12시간 이상으로 너무 길어지며, 혈액 중의 인슐린 농도를 상승시킬 가능성이 있다. 만성적으로 인슐린 농도가 상승하면 몸에 해롭다. 1일 3식은 평생 유지하는 것이 좋다.

2. 매일 채소 400g, 특히 녹황색채소를 골고루 섭취한다.

3. 해산물은 무엇이든 골고루 섭취한다.

4. 과음을 피하고, 알코올 농도가 낮은 포도주 정도의 술을 약간 마신다.

5. 식사량(칼로리량)을 70%로 줄이는 노력이 필요하다.

6. 스트레스는 1일 이상 계속 지속되지 않도록 과도한 가사나 업무, 소나기식 폭음, 폭식을 피하고, 수시로 스트레스를 피하는 노력(잠시 동안의 휴식이나 명상 등 어디서나 가능)을 한다.

7. 공복시간(견디기 힘든 공복감)이 길수록 음식이 위 안에 들어오자마자 혈당치는 급상승한다. 이때 혈당치를 떨어뜨리기 위해 인슐린 분비량

이 급속하게 늘면서, 혈액 중의 인슐린 농도가 상승한다. 인슐린 분비량이 계속적으로 상승되면 노화속도가 빨라진다.

혈당 상승반응과 당뇨병
-칼로리보다는 밸런스 위주로

같은 탄수화물의 칼로리라도 식품의 종류나 식사하는 방법에 따라 식후혈당치의 상승양상이 다르다. 당화지수glycemic index, GI는 혈당치 상승양상을 비교해 수치화한 것이므로 혈당치를 관리하는 데 편리하다. 예를 들어 당질의 양이 같은 경우 흰쌀밥은 보리밥에 비해 GI가 높다. 또 흰쌀밥은 된장국이나 식초에 무친 채소류와 함께 먹으면 흰쌀밥만 먹는 것보다 GI가 낮다. 이것은 이론적으로도 합치되는데 식물섬유가 많이 포함되어 있거나 식초, 기름으로 싸인 식품을 먹으면 혈당치의 상승이 느려지기 때문이다. 혈당치를 관리하는 요령으로 흰쌀밥 대신에 보리밥으로 바꾸거나 보통 흰빵을 통밀로 만든 빵으로 바꾸고 식물섬유가 많은 채소, 해초, 버섯류를 함께 섭취하도록 권유한다. 이때 섭취하는 칼로리와 함께 당화지수도 함께 고려해야 한다는 사실을 잊지 않는다.

흰밥과 불고기를 예로 들어보자. 어느 쪽이 혈당치를 더 높을까? 탄수화물은 섭취한 후 15~90분이면 섭취량의 100%가 혈당으로 변한다. 단백질은 50%가 혈당으로 변하는 데 약 3시간이 걸린다. 지방은 12시간 걸려서 겨우 10% 미만이 혈당으로 변한다. 쉽게 풀이한다면 흰쌀밥 쪽이 단연 식후 혈당치를 쉽게 올린다는 뜻이다. 흰밥, 흰빵, 감자류 등은 식후 혈당치를 높이는 주역인데 탄수화물에 포함된 당질이 원인이

178

다. 따라서 종전의 권장 당뇨병식(섭취 칼로리 전체의 60% 정도)을 10~20%로 줄이는 것도 좋은 방법이다.

165

올바른 지식: 설탕은 뇌의 영양소

설탕은 쌀밥, 고구마, 국수 등과 같은 당질탄수화물이며 1g이 4kcal의 에너지를 낸다. 그런데 설탕은 달고 맛있기 때문에 다른 식품보다 칼로리가 높고 비만, 당뇨병의 직접원인이라고 잘못 알고 있는 사람이 많다. 설탕은 사탕수수, 사탕무, 단풍나무, 야자나무 등의 식물이 광합성으로 만들어내는 천연조미료이며 자연식품이다. 그런데 사실은 1g당 4kcal의 에너지를 내는 단순 탄수화물인 설탕은 먹어도 살이 찌지 않는다. 비만이란 것은 섭취된 칼로리가 운동 등으로 소모되는 칼로리보다도 많은 경우가 지속적으로 이어질 때 일어나는 현상이다. 또 당뇨병의 원인은 과식, 스트레스, 운동 부족, 호르몬 대사이상 등 매우 복잡한 원인 때문에 생기는 것이지 설탕 섭취가 직접 원인이 될 수 없다. 1997년 WHO는 정제당, 기타 당류의 소비와 당뇨병, 비만 등 생활습관병과는 관계가 없다고 발표한 바 있다. 참고로 뇌는 에너지원으로 포도당만 쓸 수 있다. 포도당과 과당이 뇌의 좋은 에너지원이라는 것을 잊어서는 안 된다.

166

당뇨병은 환자 스스로가 주치의가 되어야

당뇨병이라고 진단받고 나서도, 치료하지 않고 방치하는 사람들이 여전히 많다. 당뇨병은 발병해도 초기단계에서는 자각증상이 거의 없기 때문에 '별일 없겠지' 하고 가볍게 생각하다가 인공투석이나 실명, 뇌경색이나 심근경색 등의 일을 겪어야 정신을 차리는 예가 비일비재하다. 이와 같이 무서운 합병증을 피하기 위해서도 당뇨병에 대해 바른 지식을 갖고 의사나 영양사 등과 초기에 상담하면서 식사관리를 할 필요가 있다.

심한 당뇨병에 걸려 식사와 운동으로 이 병을 극복한 의사인 W와 생활습관병에 특별한 관심을 갖고 있는 Y씨와 나눈 대담을 소개하기로 한다.

Y: 생활습관의 변화 등에 의해 당뇨병이 급증하고 있습니다. 당뇨병의 급증은 국민의료비를 급상승시키는 요인의 하나가 되었고, 이의 예방은 고령사회가 해결해야 할 긴급과제가 되었지요. 식생활의 서구화, 운동 부족, 고령화 등 여러 가지 요인이 복잡하게 엉켜 있는 탓인데 그럼에도 많은 사람들은 당뇨병은 단순하게 유전병, 약만 먹으면 쉽게 낳는 병 정도로 알고 있어요. 치료하지 않고 방치하면 무서운 결말로 연결된다는 것을 알고 당뇨병에 대해 올바른 지식을 갖추어야 합니다.

W: 맞아요. 바로 그것입니다. 우리들의 몸은 밥이나 빵과 같은 당질이 분해되어 생기는 포도당이 에너지원입니다. 누구나 식후에는 혈당치가 오르지요. 췌장에서 분비되며, 혈당치를 떨어뜨리는 단 한 가지 호르몬인 인슐린이 부족하든지 그 작용이 저하되면 근육이나 지방세포에 포도당이 들어가지 못하게 되어, 혈당치가 오르는 것이지요. 이것이 바로 당뇨병입니다.

Y: 혈당치가 얼마나 되면 당뇨병이라고 진단하나요?

W: 진단기준이 있습니다. 아무것도 안 먹고 혈당치를 재는 '공복 시 혈당치' 검사가 우선 기본이지요. 혈액 100ml당 110mg 이하가 정상치이고, 126mg 이상이면 '당뇨병형', 110~126mg이면 당뇨병 예비군에 속하는 '경계형 당뇨병'입니다. 이외에 식사를 하거나 75g의 포도당을 마시고 두 시간 후에 혈당치를 재는 '포도당 부가 시험'이 있는데, 140mg 미만이면 정상, 200mg 이상이면 당뇨병, 140~199mg이면 경계형이라고 판단하지요. 이상과 같은 검사는 정확성을 기하기 위해 두 번 반복하는 것이 좋습니다.

Y: 경계형은 당뇨병으로 가기 전의 예비신호이며, 적신호가 되기 전에 관리해야 하지요. 식사제한, 비만예방, 운동 등 생활습관의 개선 등이 필수입니다. 당뇨병도 조기발견, 조기치료가 기본입니다.

W: 맞아요. 그리고 최근에 널리 사용되고 있는 것이 바로 1~2개월간의 평균 혈당치의 평균 지표가 되는, 헤모글로빈치를 측정할 수 있는 HbA1c 검사이지요. 정상치는 5.8% 미만입니다. HbA1c란 적혈구 중의 헤모글로빈에 포도당이 결합된 것으로, 혈당치가 높으면 높을수록 HbA1c 수치가 높아지고, 합병증의 위험성이 생깁니다. HbA1c 수치가 6%대라면 걱정할 정도는 아니나, 9% 이상이라면 합병증의 가능성이 매우 높아집니다. 나의 경우 당뇨병이라고 진단받았을 때 12.8%나 되었기 때문에 지금 같으면 당장 입원했을 것입니다. 이런 상태에서 약물을 투여해 혈당을 급격히 강하시키면 도리어 저혈당 발작이 일어날 가능성이 높기 때문에 근래에는 약간 높게 유지하는 것이 나으리라는 생각도 합니다. 7%대가 가장 장수한다는 연구보고가 있습니다.

Y: 혈당치가 높은 상태로 방치하면, 결국은 합병증이 나타나겠지요.

W: 혈관에 나타나는 것이 가장 많지요. 가는 혈관에서는 당뇨병성 망막증, 신증, 신경장애가 대표적입니다. 레이저 덕분에 실명하는 일이 줄었다고는 하나 당뇨병으로 시각장애가 생기는 예는 매우 많아요. 당뇨병에 따른 신증으로 인공투석을 해야 하는 예도 많지요. 말초혈관의 순환장애로 발의 세포가 괴저되어 최악의 경우 발이나 발가락을 절단할 수도 있어요. 굵은 혈관에서는 동맥의 탄력이 없어지면 동맥경화가 생기고 이것이 도화선이 되어 심근경색, 뇌졸중 등 죽음과 직결되기도 합니다.

합병증에는 반드시 혈압이 관여하는데, 수축기혈압을 항상 130 mm/Hg로 유지해야 합니다. 운동은 혈당과 혈압을 동시에 내리는 효과가 있지요. 고혈당이 계속하면 면역력이 떨어지고, 감염증에 약해지며, 특히 고령자는 폐렴에 약해지지요. 그뿐 아니라 단순한 무좀에도 큰 영향을 받습니다.

Y: 힘든 식사제한, 운동요법, 약물투여 모두 이러한 합병증을 예방하기 위한 것이지요. 한마디로 평생 당뇨병과 친하게 지내야 합니다. 마치 암환자가 일생 동안 암과 함께 잘 지내야 하듯이.

W: 초기단계에서부터 병이 진행되지 않도록 노력해야 합니다. 만일 당뇨병이라고 진단받더라도 실망하고 비관하면 안 됩니다. 잘못된 생활습관을 뒤돌아보고, 과감하게 고칠 것은 고치고 의료진에만 의존하지 말고 스스로 연구하는, 환자 자신이 스스로 당뇨병 주치의가 되어야 합니다. 의사에게만 맡기면 안 됩니다.

167

당뇨병의 자가진단 요령   두 번에 걸친 자가진단을 실시

하여 첫 번째에서 해당 수치 이상이면 '당뇨병형', 두 번째에서 해당 사항이 있으면 '당뇨병'이라고 확진한다.

혈액검사(첫 번째)

공복 시 혈당치: 12mg/dl 이상

포도당 부가(두 시간) 혈당치: 200mg/dl 이상

수시 혈당치: 200mg/dl 이상

혈액검사(두 번째)

당뇨병형 수치 계속 유지 (첫 번째 혈액검사)

HbA1c: 6.5% 이상

당뇨병 증상(갈증, 요량증가, 체중감소 등)

당뇨병성 망막증

이상에서 한 가지 이상에 해당되면 당뇨병이다.

168

치주질환과 당뇨병

치주질환은 충치와 함께 치과의 2대 질병이다. 치주질환은 이 사이에 서식하는 세균에 의해 잇몸과 잇몸뼈가 감염된 병이다. 플라크라고 불리는 세균덩어리齒垢 때문에 염증이 생기거나 붓고 피가 나는 등의 증상이 진행되면서 치아를 잃게 되기도 한다. 치주질환 환자는 당뇨병과는 매우 밀접하게 연관되어 있다. 망막증, 신증, 신경장애 등에 이어 여섯 번째 당뇨병 합병증이라고 지목받는다. 당뇨병 이외에도 감염성 심내막염, 심-순환기질환, 조산, 저체중아 출산, 세균성 폐렴, 심지어는 췌장암 등 치주질환이 전신의 질병에 영향을 미친다고 보고된다. 예를 들어 치주질환의 원인 세균 등이 잇몸의 상처를 통해 혈중으로 들어가면 심혈관에 혈전이 생기고 심근경색이나 협심증을 일으킬 수도 있다.

치주병의 특징은 다음과 같다.

1. 잇몸이 근질근질하며 가려운 것같이 느낀다.
2. 잇몸이 들뜬 것처럼 느껴진다.
3. 찬 것이 닿으면 시리고 얼얼하다.
4. 이를 닦을 때 잇몸에서 피가 난다.
5. 아침에 일어날 때 입속이 끈적끈적해 불쾌하다.
6. 잇몸을 누르면 피나 농이 나온다.
7. 불쾌한 입냄새가 난다.
8. 잇몸 색깔이 거무죽죽하다.
9. 잇몸이 부어 있다.
10. 이 사이에 음식물 찌꺼기가 잘 낀다.
11. 잇몸이 가라앉아 있다.
12. 치열이 달라진 듯 느껴진다.

169

3형 당뇨병과 알츠하이머병

일반적으로 75세 전후에 건망증 증상이 가장 많이 나타난다. 그러나 뇌의 병적 변화는 이미 50세 전후부터 시작된다. 뇌의 유일한 에너지원은 포도당glucose이라고 알려져 있다. 포도당을 에너지원으로 이용하기 위해서는 췌장에서 분비되는 호르몬인 인슐린이 반드시 필요하다. 흔히 인슐린의 효능이 떨어지고, 혈당치가 높은 상태로 유지되는 것을 2형 당뇨병이라고 한다. 이 2형 당뇨병과 같은 상태가 알츠하이머병 환자의 뇌 속에서도 일어난다고 해서 최근 알츠하이머병을 '3형 당뇨병'이라고 주장하는 학자도 있다. 알츠하이머병은 에너지원을 상실한 뇌의 신경세포가 사멸하며 기억장애를 일으키는 병이다. 음식물을 잘 씹어 먹는 것은 소화뿐 아니라 뇌에도 매우 중요하다. 음식물을 씹으면 안면의 저작근咀嚼筋이 활발하게 운동하여 뇌의 혈류가 풍부해지므로 전두엽과 측두엽이 활성화될 뿐 아니라 신경세포도 활성화된다. 그러므로 많이 씹을수록 뇌건강이 좋아진다.

생명을 유지하기 위해 먹는 식사가 병을 만들기도 한다. 잘못은 아침식사에서부터 시작된다. 예를 들어 아침식사로 당질을 섭취하면 혈당치는 바로 150이나 160까지 올라간다. 1~2시간 후면 인슐린의 작용으로 100 이하로 떨어진다. 어떨 때는 70~80으로 떨어지기도 한다. 그러면 뇌의 신경세포는 원료가 고갈된 듯 공복감이 생기고 혈당치를 올리기 위해 다시 식욕을 느끼게 되고, 점심에 다시 당질이 많은 메뉴를 무심히 택하게 된다. 많은 현대병이 식사하고 밀접한 관계가 있다고 알려져 있다. 알츠하이머병의 유전적 요인은 겨우 3% 정도이며, 잘못된 식생활이 원인이라는 주장도 있다.

비
만

비만과 체격지수

비만肥滿, obesity을 과학적으로 평가하는 지표가 되어버린 것이 바로 체격지수body mass index, BMI이며, 현재 국제적으로 널리 사용된다. 이 지수는 군대에서 군인의 체격을 측정할 때 기준으로 사용하던 것이 그 시초라고 한다. 1869년 벨기에의 사회통계학의 원조 격인 아돌프 케틀레Adolphe Quetelet가 6,000명의 스코틀랜드 병사, 10만 명의 프랑스 지원병의 체격을 측정하면서 발견한 법칙 BMI = 체중[kg]/신장^2[m]이 그 기원이다. 우리나라에서는 일반적으로, BMI 18.5 이하를 '마름', 25 이상이면 '비만'이라고 판단한다. 예를 들면 신장 170cm일 때 체중 53.4kg 이하면 '마름', 72.3kg 이상이면 '비만'이고, 63.5kg이면 이상적이다. 그러나 WHO 기준으로 하면 BMI 25~30은 과체중, BMI 30 이상이면 비만이다. 즉 각 나라의 기준에 따라 조금씩 기준이 다를 수 있으며 무조건 BMI가 낮으면 좋은 것도 아니다. 지나치게 마르면 질병에 대한 저항력이 낮고, 일상생활에서도 뒷심이 약하다는 말도 있다.

BMT 간이 환산표

체중(kg) \ 신장(cm)	150	152	154	156	158	160	162	164	166	168	170	172	174	176	178	180
44	20															
46	20	20														
48	21	21	20	20												
50	22	22	21	21	20	20										
52	23	23	22	21	21	20	20									
54	24	23	23	22	22	21	21	20	20							
56	25	24	24	23	22	22	21	21	20	20						
58	26	25	24	24	23	23	22	22	21	21	20	20				
60	27	26	25	25	24	23	23	22	22	21	21	20	20			
62	28	27	26	25	25	24	24	23	22	22	21	21	20	20	20	
64	28	28	27	26	26	25	24	24	23	23	22	22	21	21	20	20
66	29	29	28	27	26	26	25	25	24	23	23	22	22	21	21	20
68	30	29	29	28	27	27	26	25	25	24	24	23	22	22	21	21
70	31	30	30	29	28	27	27	26	25	25	24	24	23	23	22	22
72	32	31	30	30	29	28	27	27	26	26	25	24	24	23	23	22
74	33	32	31	30	30	29	28	28	27	26	26	25	24	24	23	23
76	34	33	32	31	30	30	29	28	28	27	26	26	25	25	24	23
78	35	34	33	32	31	30	30	29	28	28	27	26	26	25	25	24
80	36	35	34	33	32	31	30	30	29	28	28	27	26	26	25	25
82	36	35	35	34	33	32	31	30	30	29	28	28	27	26	26	25
84	37	36	35	35	34	33	32	31	30	30	29	28	28	27	27	26
86	38	37	36	35	34	34	33	32	31	30	30	29	28	28	27	27
88	39	38	37	36	35	34	34	33	32	31	30	30	29	28	28	27
90	40	39	38	37	36	35	34	33	33	32	31	30	30	29	28	28
92		40	39	38	37	36	35	34	33	33	32	31	30	30	29	28
94			40	39	38	37	36	35	34	33	33	32	31	30	30	29
96			40	39	38	38	37	36	35	34	33	32	32	31	30	30
98				40	39	38	38	37	36	36	35	34	33	32	32	31
100					40	39	38	37	36	36	35	35	34	33	32	31
102						40	39	38	37	36	35	34	34	33	32	31
104							40	39	38	37	36	35	34	34	33	32
106							40	39	38	38	37	36	35	34	33	33
108								40	39	38	37	37	36	35	34	33
110									40	39	38	37	36	36	35	34
112										40	39	38	37	36	35	35
114										40	39	39	38	37	36	35
116											40	39	38	37	37	36
118												40	39	38	37	36
120													40	39	38	37

비만과 자율신경
_비만은 왜 나쁜가?

비만이 몸에 미치는 영향을 생각해보자. 비만은 우선 혈관에 큰 스트레스를 준다. 살이 찌면 혈관은 수축하고, 그러면 혈압이 오르는데 여기에는 자율신경이 깊이 관여한다. 자율신경은 식욕, 호흡, 수면, 혈압관리 등 살아가기 위한 모든 기능을 관리하지만 우리는 이를 거의 의식하지 못한다. 큰 충격, 스트레스를 받을 때 심장이 두근두근하고, 갑자기 놀라면 혈관이 수축해 얼굴이 새파랗게 질리고, 숨이 막히고, 식은 땀을 흘리고, 심하면 기절하며 식욕을 잃기도 하는데, 이것들은 자율신경 중에서도 특히 교감신경의 작용이다. 몸이 안정되어 있고 편안하면 심장의 박동도 느려지고 위장도 순조롭게 잘 움직이며, 타액의 분비도 왕성해진다. 이는 부교감신경의 영역이다. 하지만 이들 두 가지 신경이 반드시 정반대의 작용을 하고 있는 것은 아니다. 이들은 각기 맡은 여러 가지 생체기능을 분담하고 있다. 그러나 일반적으로 두 신경계는 서로를 견제하며 한편이 활발하면 다른 한편은 억제된다.

자율신경의 작용은 단순하지 않고 정신상태까지도 영향을 미친다. 일시적으로 자율신경이 균형을 잃으면 부정맥, 혈압저하, 어지러움증, 혈압상승, 심한 경우 갑작스러운 뇌졸중이나 심근경색 등의 발작을 일으키기도 한다. 목욕 중에는 혈압이 오를 수도 내릴 수도 있는데 이것은 자율신경 기능의 복잡성을 의미한다. 비만인 사람의 몸은 교감신경이 항상 흥분된 상태에 있다고 생각해야 한다. 왜냐하면 비만한 몸 구석구석에 충분한 혈액을 골고루 보내기 위해서는 혈관을 수축시키고 혈압을 높여야 하기 때문이다. 체중을 감량하는 동안에는 교감신경 우위에서 부교감신경 우위가 된다. 즉 감량 중에는 자율신경이 불균형해 지므로 미리 이에 대해 관리해야 한다.

172

지방세포   옛날에는 나이가 들고 중년이 되면서 체중이 불어 나고 아랫배가 나오기 시작하는 것을 부의 상징이 자 권위의 표출인 듯 여겼다. 그러나 지금은 중년에 불어난 체중을 반 드시 없애야 할 고민거리로 여긴다. 우리는 지금 '지방' 하면 우선 나쁜 것이라고 생각한다. 지방에서 분비되는 특수한 호르몬의 존재를 알아보자. 체내에서 지방을 저장하는 지방조직은 지방세포로 구성되어 있는데 이 지방세포에서 '렙틴leptin'이라는 호르몬이 분비된다. 이는 뇌의 시상하부에 작용해 강력한 식욕 억제작용을 하는 동시에 에너지 소비를 촉진한다. 비만한 사람에서 이 렙틴이 수용체의 장애 등으로 제대로 작용하지 못하면 렙틴의 농도는 높아지는데도 식욕이 억제되지 않아 계속 먹게 되므로 살이 점점 더 찐다. 또 하나는 '아디포넥틴 adiponectin'이란 호르몬이 분비되는데 이는 동맥 중 상처를 입은 곳을 발견하면 쏜살같이 달려가 상처를 고치고, 혈관의 염증을 고쳐 혈전이 생기지 않도록 한다. 살이 찐다는 것은 지방세포가 지방을 품고 있다는 뜻이고, 그렇게 되면 당연히 지방세포도 살이 찌는데 이렇게 살이 찐 지방세포에서는 아디포넥틴이 분비되지 않는다. 크기가 작은 지방세포에서만 이 호르몬이 분비되므로 지방세포가 살찌지 않게 일생 동안 꾸준히 운동해야 한다.

내장비만, 왜 나쁜가?

내장비만은 대사증후군 증상의 하나이다. 이것이 건강에 나쁜 영향을 미치는 것은 무엇 때문일까? 내장비만은 과잉영양, 운동 부족 등에 의해 내장에 지방이 축적되는 상태를 말한다. 이는 다음과 같은 경로를 취한다.

과잉영양 → 혈당 상승 → 인슐린 분비 왕성 → 당을 지방으로 변화시킴

→ 지질합성 왕성 →
- 고중성지방혈증, 고콜레스테롤혈증 → (지질 과잉) → 대장·유방·폐 암 등 발병 가능성
- 요산합성 증가, 요산배설 감소(고뇨산혈증) → 통풍 발생 가능성

고혈압과의 인과관계:

비만: 교감신경, 부신피질의 활동 왕성 → 혈압상승

내장지방: 혈압상승 물질 → 혈압상승

비만: 혈액량, 심박출량, 혈관저항 증가 → 혈압상승

고高콜레스테롤 → 동맥경화 → 뇌졸중, 심장병

지방산(내장지방으로부터의) → 인슐린 저항 → 고혈당 → 당뇨병

마른 여성

생활습관병을 예방하기 위해 비만과 싸우는 사람들이 많다. 한편으로는 지나치게 마른 젊은 여성들이 심심치 않게 눈에 띈다. 이에 관련해 얼마 전에는 해외에서 일부러 마르기를 원하는 젊은 여성들에게 미치는 악영향을 고려해, 지나치게

마른 모델이 쇼에 출연하는 것을 금지하기도 했다. 우리나라도 마른 젊은 여성이 매년 늘고 있다고 한다. 외국의 경우이긴 하지만, BMI가 18.5 이하인 마른 여성들이 20대의 경우 1984년에는 14.8%였으나, 2004년에는 21.4%로 증가했다고 보고된 바 있었다. 구체적인 인과관계는 불분명하나 비만뿐 아니라 이와 반대로 지나치게 말라도 사망률이 높아진다. 일본 국립암센터에서 추적조사한 결과(40~59세 남녀 약 4만 명 대상, 10년간 BMI와 사망률의 관계를 추적조사) 'BMI 23.0~24.9'를 기준으로 할 때, 남녀 모두 BMI 14.0~18.9와 BMI 30 이상의 사망률은 각각 2배가 되었다고 한다. 즉 비만뿐 아니라 너무 말라도 사망위험성은 높아진다. 지나치게 마른 체격 때문에 일어나는 위험 중 하나는 골밀도 저하에 따른 골절이다. 미국에서 65세 이상 여성을 대상으로 한 조사에서 체중과 대퇴골 골절의 관계를 보면, 매우 마른 사람(57.8kg 이하)은 매우 살찐(73.3kg 이상) 사람보다 골절될 확률이 2배 높다. 비만 때문에 뼈에 가는 부담보다도 지나치게 말라 골밀도가 저하하는 쪽이 골절 위험도를 높였다고 볼 수 있다.

비만도 마르지도 않은 건강한 신체를 유지하는 것이 가장 이상적이나, 반드시 체중을 줄여야 한다면 복부를 중심으로 줄이고, 하반신은 약간 찐 편이 심장병으로 연결될 위험성이 적다는 주장이 있다. 또 복부지방이 적을수록 고혈압, 고지혈증 등의 심장병 위험인자가 개선되고, 한편으로는 넓적다리의 지방이 감소되지 않는 예에서 위험도가 감소했다고 보고된 바 있다.

넓적다리에 지방이 많으면: 심근경색 등의 위험인자 '적음'

하복부에 지방이 많으면: 심근경색 등의 위험인자 '많음'

위험인자: 고혈압, 당뇨병, 고지혈증 등

다이어트 식품

일반인이 널리 알고 있고, 자주 선전되고 있는 다이어트 식품에는 늘 바나나, 사과, 삶은 달걀, 한천, 청국장 등이 포함된다. 최근에는 특히 바나나가 한몫을 단단히 하고 있다. 아침식사로 바나나 한두 개 먹는 것만으로도 족하다는 주장인데, 그럴듯하게 들린다. 바나나에는 당질이나 지방을 연소하는 효소, 폴리페놀polyphenol(항산화작용이 매우 강하며, 세포의 활성화와 대사 기능 상승효과도 있음), 식욕을 억제하는 아미노산이 많이 함유되어 있으며 변비를 완화시킨다는 식물섬유도 많은 것으로 알려져 있다. 바나나 한 개(100g 정도)를 예로 들어보자. 칼로리는 약 90kcal인데, 두 개 정도 먹는다면 우선 포만감이 생기나 필요한 섭취 에너지를 충족시키지는 못한다. 만일 점심과 저녁식사로 필요한 에너지를 보충하면 다이어트 효과는 없어지므로 체중을 감소시키기 위해서는 소비 에너지 이하로 섭취 에너지를 억제할 수밖에 없다. 바나나를 먹으니 체중이 줄었다는 것은 지금까지의 아침식사보다 칼로리를 훨씬 적게 섭취했기 때문일 뿐이다. 이같이 특정식품으로 살을 뺄 수는 없다. 폴리페놀은 콩이나 다른 과실에도 많이 함유되어 있으며 체중감소와는 전혀 무관하다. 또 식물섬유는 바나나뿐 아니라 감자, 상추 등에도 많이 함유되어 있다. 식욕을 떨어뜨리는 라이신, 아르기닌 등 필수아미노산은 바나나보다도 육류나 생선에 더많이 포함되어 있다. 물론 바나나에도 약간의 라이신이 포함되어 있으나 그 정도로 식욕이 억제되지 않는다. 다이어트는 간단하게 성공할 수 있는 것이 아니다.

다이어트는 체지방을 줄이는 것

다이어트는 체중만 줄이는 것이 아니라 동시에 지방을 줄여야 하므로 체내에 있는 지방을 체외로 내보내는 방법이 있어야 한다. 우선 지방을 녹이기 위해서는 리파아제lipase라는 지방분해효소가 필요하다. 지질을 포함한 식품을 섭취하면 췌장에서 리파아제라는 효소가 분비되어 소장에서 녹여 흡수한다. 체내에서도 체지방을 녹이는 것은 역시 리파아제다. 운동을 하거나 몸을 심하게 움직이면 아드레날린이 분비되는데 이것이 세포 속으로 들어가면 리파아제의 활성을 높인다. 즉 운동을 하면 지방이 녹는다. 그러나 지방세포가 그렇게 간단하게 직접 녹는 것은 아니고 우선 혈류를 통해 녹은 지방을 근육세포 속에서 연소를 담당하는 미토콘드리아로 보내, 그곳에서 산소를 이용해 연소시켜 에너지를 만들게 한다. 지방덩어리가 리파아제라는 효소에 의해 녹은 후, 지방산의 형태로 혈류를 타고 근육세포의 미토콘드리아에 도달하면 그곳에서 산소의 힘으로 연소되면서 물과 에너지가 되는 것이다.

다이어트

체중을 줄이기 위해 식사량을 제한한다는 말로 흔히 쓰이는 다이어트diet는, 원래 그리스어 diata보통 음식에서 온 것이며 음식물, 음식을 주다, 식이요법을 하다 등의 뜻이었다가 지금은 체중을 줄이기 위해 식사량을 조절한다는 뜻으로 사용된다. 전문가들은 총 칼로리 제한이라는 용어를 사용한다. 모든 간식을 끊고, 1일 3식을 엄수하는 것은 다이어트의 첫걸음이다. 우리는 오랜

습관대로 1일 3식을 기준으로 한다. 그리 긴 시간은 아니지만 아침 · 점심 · 저녁 식사 사이는 절식 상태이므로 이러한 식사법만으로도 이미 칼로리를 제한하는 것이다. 어느 정도의 칼로리를 제한해야 사람의 수명이 연장되는지 정확한 지침은 없으나, 대체로 70~80% 정도면 된다는 데 의견이 모아졌다. 그러나 일상생활의 활동량(연령, 성별, 활동내용과 시간 등)의 차이 등을 참고해야 한다. 신체활동의 강도를 다음과 같다고 가정하면 표와 같은 추정치를 얻을 수 있다.

연령, 성별 식사 섭취 칼로리(권장 추정치)

*kcal(참고치)

성별	남성			여성		
신체활동 정도 / 연령	낮음	보통	높음	낮음	보통	높음
15~17세	2,300	2,700	3,100	1,900	2,200	2,500
18~29세	2,300	2,600	3,000	1,700	2,000	2,300
30~49세	2,200	2,500	3,000	1,600	2,000	2,300
50~69세	2,000	2,300	2,700	1,500	1,900	2,200
70세 이상	1,600	1,800	2,100	1,300	1,500	1,700

1. 신체활동 정도가 낮음: 생활의 대부분이 앉아서 이루어진다. 정적인 생활을 한다. 간단한 산책, 음식 만들기, 식사, 세수, 화장, 화초에 물주기, 독서, 단시간의 TV 보기 등

2. 신체활동 정도가 보통: 주로 앉아서 사무 보기, 접객, 사무실 오르내리기, 단거리 출근, 지하철이나 버스 통근, 간단한 집 안 청소, 넉넉한 산책 등

3. 신체 활동 정도가 높은 편: 생활이 매우 동적이다. 원거리 통근, 출

장 다니기, 스포츠 즐기기, 유모차 밀기, 어린이 등에 업고 장 보기, 집 안 청소, 정원 가꾸기 등

올바른 체중 빼기 요령

건강을 위해 체중을 반드시 줄여야 할 사람은 BMI가 30 이상인 사람으로, 이런 사람이 비만을 그대로 방치한다면 중대한 건강상의 장애를 불러올 가능성이 매우 높다. BMI가 25 이상이고 아래에 열거된 기타 위험인자가 둘 이상이면 역시 체중을 줄이는 것이 현명하다.

1. 40세 이상이다.
2. 비만 때문에 생긴 병이 있다.
3. 혈중 콜레스테롤치가 높다.
4. 고혈압이다.
5. 혈당치가 높다.

체중감량은:

우선 10% 정도의 감량을 목표로 한다.

1주일에 0.5kg의 감량목표를 세운다.

결과를 조급히 기대하면 안 되며 적어도 한 가지 방법을 6개월은 지속한다.

식사요법과 함께 운동을 꾸준히 계속해야 하며 둘 중 한 가지만으로는 불가능하다.

특정 부위의 지방만 연소하는 방법은 없다.

식욕억제제, 쌓인 지방을 에너지로 전환하는 방법 등은 아직도 연구

건강장수에 필요한 의학상식   195

중이다.

고도비만 인구가 많은 나라에서는 수술적 방법을 선택하기도 하는데 위의 용량을 줄이는 방법, 위 전체를 제거하는 방법, 소장을 일부 절제하는 방법 등이 있으나 우리 정서와는 거리가 있는 듯하다.

일부에서 주장하는 침술 등은 과학적 근거가 없다.

대사증후군의 예방은 이렇게!

고혈압, 고혈당, 지질대사 이상 등 세 가지는 내장비만과 함께 대사증후군의 기본으로 꼽힌다. 심근경색 등의 원인이 되는 악성 콜레스테롤에 대한 관심과 함께 중성지방의 관리가 매우 중요하다. 중성지방의 혈중농도가 150mg/dl 이상이라고 반드시 병이라고 할 수는 없다. 그러나 이것이 생활습관병으로 진입한다는 사실을 알리는 신호로 받아들이는 것이 현명하다. 중성지방 수치가 높은 사람들은 특히 늦은 밤에 식사하는 것을 피하고 육류나 튀긴 음식 등을 멀리하는 것이 좋다. 하루 세 끼는 꼭 먹되, 칼로리가 높은 음식은 낮에 먹도록 한다. 또 식사 전후에는 녹차 등 수분을 많이 섭취한다. 특히 녹차에 포함되어 있는 폴리페놀은 지질을 끌어들이는 작용을 하므로 결과적으로 리파아제가 분비되지 않아서 지방이 분해되지 않은 채 그대로 배설되어 식후의 중성지방 수치를 낮춘다. 걷기 등 유산소운동을 하기 전에 녹차 등을 마시면 중성지방이 분해되면서 유리지방산의 양이 많아지고 혈액 중의 중성지방 수치가 감소한다. 그러나 운동을 하지 않으면 겨우 생산된 유리지방산이 다시 원래의 중성지방으로 환원된다는 연구보고가 있다. 운동이 반드시 필요한 이유이다.

179

지방과 비만

비만은 몸속의 지방조직에 지방이 고인 상태이다. 몸은 필요한 영양소를 에너지로 사용한다. 만일 소비되는 것보다 많은 영양소를 섭취하면 여분이 생기며, 이 여분의 영양소를 저장하기 쉽게 만든 것이 바로 '가벼운' 지방이다. 지방은 물보다 가벼워 물 위에 뜨고, 단백질이나 당분은 물보다 무거우니 아래로 가라앉는다. 그러므로 같은 에너지를 저장해도 지방이 가볍기 마련이다.

지방을 소화하고 흡수하기 위해서는 우선 장에서 담즙이 작용하여 지방을 물에 녹인다. 흡수된 지방은 역시 물에 잘 녹지 않으므로 직접 혈액으로 들어가지 않는다. 지방을 운반하기 위해서는 단백질분자와 결합해 리포단백을 만들어야 하는데 이것도 그대로는 혈액으로 들어가지 않는다. 일단 림프관을 경유해 가슴의 정맥까지 운반되면 비로소 섞이게 되는데 시간적으로 상당히 오래 걸린다(적어도 12시간 이상). 지방은 이와 같이 느리게 작용하므로 섭취된 후에 당분처럼 우선적으로 사용되지 않고 그대로 지방조직에 남는다. 기름기 많은 음식을 먹으면 그대로 체중이 늘어나는 것은 바로 이 때문이다.

중성지방과 비만

중성지방은 체내에 일정하게 저장되며 에너지원으로서 중요한 역할을 한다. 그러나 그 양이 소비량을 넘어가면 우리의 건강을 위협하는 해로운 존재로 급변한다. 중성지방의 과다축적은 비만의 대명사이며 우리가 그렇게도 싫어하는 대사증후군metabolic syndrome을 유발한다. 허리둘레가

85cm(남), 90cm(여) 이상이고 혈압, 혈당, 혈중지질 등 세 가지 중에서 둘 이상이 기준치를 넘으면 대사증후군이라고 부른다. 혈중 지질은 HDL 콜레스테롤 40mg/dl 이하(저HDL 콜레스테롤 혈증), 또는 중성지방 150mg/dl 이상(고트리글리세라이드)이 기준치다. 원래 중성지방은 사람이 활동하는 데 에너지원으로 작용하는 중요한 성분이다. 그러나 이것이 과잉상태로 체내에 축적되면 여러 가지 문제를 일으킨다. 중성지방은 간에 들어가면 일단 분해된 후 필요에 따라 다시 합성된다. 이와는 별도로 음식물을 통해 직접 섭취되는 중성지방도 있다.

중성지방은 혈액 속을 흐르는 동안 일부는 분해효소의 작용으로 지방산이 되며 이것은 여러 가지 세포에 둘러싸여 에너지로 전환되는데 이때 사용되지 않고 남은 중성지방은 피하나 내장세포에 남아 비만을 부른다. 중성지방의 또 하나의 특징은 산소가 거의 포함되지 않는다는 것이다. 산소가 포함되지 않은 물질은 많은 에너지를 보유한 상태라고 할 수 있으며, 따라서 중성지방은 칼로리가 높다. 더욱이 지방은 오랫동안 안정되어 있으며 칼로리가 높고 여러 가지 목적으로 이용되기 때문에 보존용 에너지로서는 매우 안성맞춤이다. 하지만 이러한 중성지방을 오랫동안 쓰지 않고 저장하고 있는 상태가 바로 '비만'이다.

182

콜레스테롤과 당화지수

동물성 지방과 콜레스테롤치를 혼동하는 사람이 많다. 물론 지질지방 속에 콜레스테롤이 함유되어 있지만, 이미 체내에서는 콜레스테롤이 자체적으로 합성되며, 이 콜레스테롤은 세포막이나 호르몬 합성의 기본적인 물질로서 필요한 존재이다. 콜레스테롤에는 양성과 악성

두 가지가 있으며, 이 두 가지가 적절하게 평형을 유지하는 것이 건강을 유지하는 데 기본이 된다. 또 악성 콜레스테롤치를 올리는 주범은 육류가 아니라, 과다한 탄수화물 섭취이다. 음식물을 섭취해 얼마나 혈당치가 올라가는지 알려주는 것이 당화지수이다. 혈당치가 올라가면 인슐린이 분비되는데 인슐린은 지방을 증가시키고, 동맥경화를 촉진하며, 노화과정을 단축한다. 인슐린이 계속 분비되면 인슐린 수용체에 저항성이 생기고, 이에 따라 인슐린이 더욱 많이 필요해지는데 이 과정이 더욱 진행되면 당뇨병이 된다. 따라서 인슐린이 되도록 덜 나오게 하는 것이 좋으며 혈당치를 급하게 올리지 않도록 하는 것이 좋다. 당화지수가 높은 음식물은 인슐린치를 높이는데 그중 가장 나쁜 것이 바로 설탕이다. 탄수화물 중 특히 해로운 것은 정제된 것이다. 설탕 자체가 들어 있는 탄산음료, 청량음료 등을 계속 섭취하면 결국 인슐린 저항성이 생겨 심근경색 등 치명적 질병을 유발할 수 있다.

183

고지혈증

성인인구의 30% 이상을 차지하지만 자각증상이 별로 없어서 어느 날 갑자기 심근경색이나 뇌졸중 같은 증상이 나타난 후에야 비로소 알게 되는 고지혈증高脂血症은 혈액 중의 콜레스테롤이나 중성지방이 많아져 생기는 질병이다. 지질이 혈관벽에 축적되어 두꺼워지면서 동맥경화나 심근경색 등으로 이어진다. 특히 지질은 심장, 목덜미, 허벅지 등 굵은 혈관이 갈라지는 부위에 많이 축적되고, 혈관이 좁아지면서 혈전이 잘 생기지만, 본인은 이것을 전혀 감지하지 못한다. 고혈압에 비해 고지혈증은 그다지 심각하게 여기지 않는다. 즉 고혈압에 예민하게 반응하는 사람은 꽁

장히 많은 데 비해 고지혈증에 대해서는 거의 무감각하다. 그러나 콜레스테롤 수치가 높고 흡연을 하며, 고혈압, 당뇨병에 걸린 데다 고령인 남성 중 10%는 10년 이내에 심근경색으로 사망할 수 있다는 사실을 반드시 명심해야 한다. 남자 45세 이상, 여자 55세 이상, 관상동맥질환 가족력 등도 참고가 된다.

건강진단에서: 1. LDL악성 콜레스테롤이 140mg 이상, 2. HDL양성 콜레스테롤이 40mg 이하, 3. 중성지방이 150mg 이상이면 고지혈증지질이상증이라고 판정된다. 검사수치가 아주 나쁘다고 판정되지 않는 한, 우선은 식사조절, 규칙적인 운동 등 생활습관을 개선하고, 3~4개월 후에 재검진을 받은 결과로 치료방침을 지도받는 것이 현명하다.

고지혈증의 원인으로는 1. 급하게 식사하는 버릇, 2. 골고루 먹지 않는 버릇, 3. 저녁을 늦게 먹는 버릇, 4. 육류만 먹는 버릇, 5. 계속 흡연하는 버릇 등이 매우 해롭다는 것을 명심해야 한다. 또 6. 콜레스테롤이나 지질이 풍부한 음식물뿐만 아니라 탄수화물 과량 섭취(고칼로리)도 매우 해롭다는 것을 잊어서는 안 된다.

184

달걀과 콜레스테롤

콜레스테롤에 대해 과민하게 반응하는 사람들이 많으나 콜레스테롤을 많이 섭취했다고 곧 비만이 되는 것은 아니다. 그러나 고콜레스테롤 혈증과 비만이 함께 있다면 동맥경화가 될 가능성이 높으며 살이 빠지거나 혈액검사 결과가 정상으로 나올 때까지 콜레스테롤을 섭취하는 것을 엄격하게 통제해야 한다. 콜레스테롤 섭취는 1일 300mg 이하가 원칙이다. 일상식품 중 콜레스테롤이 가장 많은 것은 달걀노른자인데, 100g

중 1.3g이 포함되어 있다. 반면 지방덩어리인 버터에는 100g 중 0.2g 밖에 안 된다. 그렇다면 가장 궁금한 것 중 하나가 노인들이 하루에 몇 개의 달걀을 먹어도 되느냐 하는 것인데 보통 크기의 달걀 한 개에는 약 250mg의 콜레스테롤이 포함되어 있으므로 하루에 한 개까지는 괜찮다는 설이 일반적이다. 그러나 혈중 콜레스테롤치가 쉽게 올라가거나 현재 높은 사람은 조심하는 것이 현명하다.

폐경 후 여성의 총 콜레스테롤치 평가

폐경 후에는 여성호르몬이 감소하면서 콜레스테롤치가 상승하는 경향이 있다. 물론 이것은 여성 특유의 가령(나이가 많아짐에 따른) 현상의 하나이다. 또 여성에서 심근경색이 일어나는 위험성은 남성에 비해 매우 낮은 것으로 인식된다. 여성에서 심근경색의 가장 큰 위험인자는 흡연과 당뇨병으로 총 콜레스테롤치와는 그다지 깊은 관계가 없는 것으로 알려졌다. 따라서 이러한 위험인자가 있는 여성이나 심근경색을 경험한 예를 제외하고는 총 콜레스테롤치가 220~280mg/dl(300mg/dl 이하)라 해도 그다지 걱정할 것이 아니라고 말할 수 있다. 이때 콜레스테롤 강하약제를 사용해도 심근경색이나 사망률을 떨어뜨리는 효과(1차 예방효과)는 거의 없다고 본다.

따라서 50대 이상 여성에서 심근경색을 일으키는 주원인은 높은 콜레스테롤치가 아니라 흡연, 고혈압, 당뇨병, 높은 중성지방, 그리고 유전적 소인이라고 할 수 있다.

좋은 콜레스테롤HDL이 70mg/dl 이상이면 심근경색을 일으킬 위험성은 거의 없는 것으로 판정한다. 따라서 이러한 위험인자가 없다면 총 콜레스테롤이 300mg/dl 미만일 때 투약치료는 필요 없고 생활개선이나 경과관찰 등으로 충분하다. 그러나 총 콜레스테롤치가 280mg/dl이라도 걱정이 없다는 것은 결코 아니고 치료나 예방에서 성별 차, 연령차, 흡연, 당뇨병 유무 등을 마땅히 고려해야 한다.

186

초저밀도(초악성) 콜레스테롤 줄이는 방법

1. 탄수화물과 당분을 줄인다. 곰탕, 설렁탕, 면류(짜장면, 칼국수 등)와 같은 단일품목의 식사나 케이크, 주스 등의 섭취를 줄인다. 식단은 여러 가지 채소 등을 함께 먹을 수 있는 정식류가 좋다.

2. 식물섬유가 많이 포함된 채소, 버섯, 해초 등을 다량 섭취한다. 채소의 항산화작용과 식물섬유의 콜레스테롤 배출효과는 탁월하다.

3. 대두식품, 대두단백에는 여분의 콜레스테롤이나 중성지방을 배출하는 효과가 있다.

4. 등푸른생선에는 저밀도지방의 초악성화를 막는 효과가 있다.

5. 견과류를 많이 섭취한다. 비타민도 풍부하며 콜레스테롤의 산화와 초악성화를 방지한다.

6. 정기적으로 운동을 한다. 약간의 땀이 나올 정도의 걷기 운동을 20~30분간 매일 한다. 하루 두 번 하면 금상첨화다.

7. 중성지방 수치가 높은 사람은 초악성 저밀도지단백이 많을 가능성이 있으니 항상 조심해야 한다.

초악성 콜레스테롤, 초저밀도 지단백(very low density lipoprotein, VLDL)

1. 보통 악성 콜레스테롤의 입자는 직경이 26~27나노미터nanometer(10억분의 1m)인데, 초악성 콜레스테롤very low density cholesterol의 직경은 25.5나노미터로 혈관벽에 쉽게 들어갈 수 있다.

2. 입자가 작으므로 속에 내포된 항산화성분이 적다. 따라서 활성산소에 의해 산화되기 쉽다.

3. 혈액 속에 오랫동안 머물 수 있다. 보통 악성 콜레스테롤은 2일 정도 잔류하는 데 비해 초악성 콜레스테롤은 5일 동안이나 잔류한다.

운동과 수면

건강을 위한 운동요령

1. 젊은 사람을 따라잡는 무리한 운동은 처음부터 시도하지 말 것
2. 근육을 증강시키는 운동은 도를 넘지 말 것
3. 무산소운동은 새롭게 시작하지 말 것
4. 승부에 집착하는 운동은 피할 것
5. 혼자라도 할 수 있는 운동, 언제 어디서나 할 수 있는 운동을 할 것

건강을 위해서는 유산소운동을 하는 것이 좋다. 유산소운동은 일생 동안 습관적으로 해야 한다.

유산소운동: 보행(느린 양반걸음은 효과 없음), 조깅, 달리기, 에어로빅, 아쿠아로빅, 수중 보행, 수영, 승부와 관계없이 혼자 하는 스포츠 등

운동 후에 맥박 수가 100~120회/분 정도가 되도록 45~60분간 계속(20분 정도의 운동으로 비로소 축적된 지방이 연소되기 시작)한다. 이어서

다시 20분, 또다시 20분을 계속하면 매우 효과적이다.

운동의 이점: 운동으로 칼로리를 소비하고 30분 이상 운동을 지속했을 때 느껴지는 행복감인 '러너스 하이runner's high'를 경험한다.

운동으로 근육을 강화하면 → 인슐린 기능 상승

→ 기초대사 높아짐

→ 에너지 소비 증가

→ 비만억제

→ 암예방(특히 대장암)

내장지방 감소: 배둘레를 1cm 줄이려면 체중 1kg를 감량해야 한다.

체중 1kg 감소: 운동으로 에너지를 소비하고, 식사 감량을 병행해 7,000kcal를 줄여야 한다.

이상을 한 달 내에 성취하려면 1일 230kcal를 소비해야 한다.

189

유산소운동 심장박동 수가 증가해 숨 쉬기가 조금이라도 힘들다고 느껴지는 정도의 운동이라면 유산소운동이라고 할 수 있다. 가벼운 유산소운동은 운동을 하면서 말을 주고받을 수 있다. 조금 더해 중등도가 되면 이야기하기가 힘들어지고, 운동 강도를 더 높이면 숨이 차서 이야기를 할 수 없다. 그러나 운동을 멈춘 몇 분 후에는 심장박동이 정상으로 돌아온다. 유산소운동은 심근의 기능을 조정하고 동맥을 유연하게 해주므로 나이가 들어가면서 나타나는 혈압상승의 예방을 돕고 심장 내부의 혈액순환을 촉진하며 관상동맥의 협착이나 폐쇄를 예방하는 등의 효과가 있다. 또 신체 대사기능을 조절해 인슐린에 대한 전신세포의 감수성을 높이고 비만에 연계되는 대사증후군의 진행을 막아주는 기능이 있다. 유산소운동의 또 하나의 기능은 칼로리를 연소해 필요 이상의 칼로리를 섭취해도 체중증가를 막아주는 효과가 있다는 것이다. 그러나 식습관을 개선하지 않고 유산소운동만으로 체중을 유지하거나 비만을 해소할 수는 없다. 유산소운동은 건강을 유지하는 데 필수조건이다. 또 면역기능과 인지기능의 개선, 상승된 기분을 유지하는 효과가 있으며, 엔도르핀의 생산 증가, 우울증 예방이나 개선에도 도움을 준다. 따라서 신체 내에서 자가생산되는 마약과 같은 물질인 엔도르핀의 생산량이 증가하면 부작용이 있는 항우울제를 쓰지 않아도 우울증을 예방하거나 개선할 수 있다.

쉽게 할 수 있는 유산소운동은 걷기이다. 단, 식사 후 몇 분 동안의 가벼운 산책 정도는 이에 속하지 않는다. 종합적으로 판단할 때 규칙적으로 빠른 걸음으로 20분 정도는 걸어야 한다. 평평한 곳보다는 약간 오르내릴 수 있는 변화가 있으면 더욱 좋다. 산책하듯 느리게 어슬렁어슬렁 걷는 것은 크게 효과가 없다. 적어도 주 5회 정도, 한 번에 30분 (45분 정도를 목표로) 이상 걸으면 적합하다. 목표를 달성하기 위해 무리하게 강행하는 것은 피해야 하나 걷기 운동에서 최대의 효과를 얻기 위해서는 의식적으로 빨리 걷고 나서 숨이 턱에 닿고, 심장박동 수가 상승하면서 말을 주고받기 힘들 정도가 되면 성공적이다. 그러나 걷는 속도나 시간은 각자가 조절해야 한다.

190

운동의 다섯 가지 장점

1. 에너지를 소비한다. 먹는 양, 즉 섭취하는 칼로리를 줄이고 운동으로 에너지 소비량을 늘린다.

2. 운동은 인슐린의 작용을 증강한다. 우리 몸에서 혈당을 내리는 것은 인슐린뿐이다. 기타 호르몬, 즉 부신피질호르몬이나 성장호르몬은 모두 혈당치를 상승시키는 작용을 한다. 그리고 인슐린의 기능은 운동에 영향을 받는다. 인슐린의 기능을 악화시키는 대표적인 원인은 비만이며 이때도 운동은 효과적으로 작용한다.

3. 식사를 조절하는 것만으로 체중을 빼면 지방과 근육이 함께 감소된다. 그러나 식사조절과 운동을 병행하면 지방이 효과적으로 연소되면서 근육도 줄어들지 않으므로 밸런스가 유지된다. 즉 동일한 양의 식사를 줄이더라도 운동을 병행한 사람과 그러지 않은 사람의 몸매는 다르다.

4. 심폐기능의 유지와 개선을 얻을 수 있다. 새롭게 운동을 시작하는 사람은 슬관절, 요통, 심장기능, 폐기능 등에 대해 의사와 상의하는 것이 순서이다.

5. 적당한 운동 후에 얻는 상쾌함이나 성취감 또 하나의 장점이다.

191

운동강도, 신진대사해당치

아무것도 하지 않고 앉은 상태에서 소비하는 산소소비량과 걸을 때의 산소소비량의 비比를 신진대사해당치metabolic equivalent task, MET라고 한다. MET는 체중 1kg당 1분간 3.5ml의 산소를 소비하는 운동강도이다. 실제 산소소비량(ml)은 3.5 × MET × 체중(kg) × 시간(분)으로 계산한다.

예를 들어 1시간에 5km 속도로 걷는다면, 운동강도는 약 4.5MET이다. 체중 60kg인 사람이 이 속도로 30분간 걷는다면 3.5(1분간 산소량)

×4.5(MET)×60(체중)×30(시간)이므로 산소소비량은 약 28.35L이다. 이때의 소비 에너지는 약 137kcal이며, 지방을 약 15g 연소한 것과 같다. 이러한 속도로 1년간 걷기 운동을 계속한다면, 계산상으로는 약 5.5kg의 체중을 줄일 수 있다.

192

운동강도, 가볍게 또는 세게

생활습관병, 암의 예방뿐 아니라 비만을 해소하거나 체중을 조절하기 위해 운동은 필수불가결한 요소 중 하나이다. 기록갱신이나 지구력향상 등을 목표로 하는 전문 운동인과는 달리 일반인의 일상생활 속 운동은 건강과 장수를 위한 것이다. 단거리 뛰기, 전력질주 등, 격한 경쟁운동은 산소를 사용하지 않는 에너지대사 때문에 혈액 중 유산을 축적하게 하며 이러한 운동은 겨우 몇 분(6~7분) 계속하는 것이 전부이고 건강상으로도 문제를 유발한다. 산소를 소비하는 운동이 암, 생활습관병, 비만 등을 예방하고, 건강을 유지하는 운동이며 그의 기본이 되는 것이 바로 걷기 운동이다. 보통 가볍게 땀이 이마에 송골송골 나는 정도로 걷는다고는 하지만 그것을 가감하기는 쉽지 않다. 운동을 하면 체내의 지방이 연소하면서 그에 비례해 산소가 소비되지만 그 양을 정확하게, 그리고 쉽게 측정할 수 없다. 아무것도 하지 않고 앉아 있는 상태에서 소비되는 산소소비량과 걷고 있을 때 등의 산소량의 비를 신진대사해당치MET라고 하며, 체중 1kg당 1분에 3.5ml의 산소를 소비하는 정도의 운동강도가 기준이다(예: 체중 60kg이라면 산소소비량은 3.5ml×60).

MET의 몇 가지 예

활동 강도	MET
앉아서 사무 보기	1~2
아무것도 하지 않고 서 있기	1~2
어슬렁어슬렁 천천히 걷기	2~3
천천히 걷기	3~4
슬슬 골프 치며 천천히 걷기	3~4
테니스, 더블(시속 5km)	4~5
테니스, 싱글(시속 7km)	5~6
뛰어서 계단 오르내리기	6~7
빨리 뛰기(시속 8km)	7~8
아주 빨리 뛰기(시속 9km)	8~9

193

걷고 뛰는 운동

walking, jogging, running and marathon 은 모두 걷거나 뛰는 운동이다. 걷기 외에 는 천천히 뛰기, 빨리 단거리 뛰기, 장거리 뛰기 등이다. 이들 중 어떤 것이 가장 좋은 노화방지 운동일까? 가장 좋은 것이 조깅이라고 한다. '운동을 위해', '뛰다 걷다 함', 또는 '천천히 달림' 이라는 뜻이다.

빨리 단거리 뛰기(50m 또는 100m)를 빼놓고 모두 유산소운동이지만, 운동의 강도는 다르다. 마라톤과 같이 장시간 계속 뛰는 격한 유산소운 동은, 미토콘드리아에서 합성된 에너지원을 눈 깜빡할 사이에 소진해 버릴 뿐 아니라 필요 이상의 에너지를 소비하여 단백질 합성 등에 사용 해야 할 에너지까지도 운동으로 소비한다. 그러나 걷기 운동은 그다지 피로하지 않으므로 에너지는 크게 소모되지 않는다. 보행에 사용하는 에너지를 쓰고도, 잉여 에너지를 다른 기능 쪽으로 돌릴 수 있다. 걷기 운동은 언제 어디서나 손쉽게 할 수 있을 뿐 아니라 중단할 수도 있다. 마라톤은 몸에서 많은 에너지가 빠져나가는 운동이기 때문에 유산소운동이긴 하나 노화방지를 위해서는 적합하지 않다.

땀이 촉촉하게 날 정도의 속보

흔히 땀이 촉촉하게 날 정도로 걷는다는 표현을 한다. 매우 불확실한 표현 같지만 이것이 바로 70~80대 노인들에게 권하고 싶은 유산소운동의 강도이다. 노인들에게 격한 운동은 도리어 해가 될 수 있다. 물론 개개인의 기본체력, 건강, 운동전력 등의 차이가 있다.

어느 정도로 운동을 해도, 일정한 한도를 넘으면 심박수는 계속 증가하지 않는다. 이것을 최대심박수라고 하며 연령과 더불어 저하한다. 일반적으로 220-연령 수와 평균 심박 수의 중간 정도면 유산소운동을 잘하고 있다고 판단한다. 전속력으로 뛰는 것보다는 보통으로 걷는 정도의 운동이다.

예를 들면: 연령 80세, 평균 심박 수 70일 때

220-80(나이) =140이라면

평균 심박 수의 중간=105

즉 심박수가 105 정도가 되었다면, 성공적인 유산소운동이라고 판정.

뛰기(running)

가끔 60세 이상 노인들이 마라톤 코스를 완주했다는 이야기를 듣는다. 일반적으로 오랜 시간 동안 뛰면 체중감소에 절대적인 효과가 있다. 보통사람들이 하는 운동 중 수영 다음으로 많은 칼로리가 소비되는 종목이다. 30분 이상 1시간을 계속 뛴다면, 전체적으로 가장 소비 칼로리가 높은 운동일 것이다. 따라서 대사증후군이나 당뇨병 등 생활습관병의 예방에 아주 효과적이라고 말할 수 있다. 만일 살이 찐 편이고 고혈압이 걱정된다면, 체중과 혈압을 함께 낮추면 고혈압의 예방과 개선에 매우 효과적이다. 뛰기와 같은 강도 높은 운동을 하면 심폐기능이 향상되고 몸의 지구력이 생긴다. 즉 심장이 혈액을 밀어내는 힘이 강해지고 매번 밀어내는 혈액량이 많아진다. 그러므로 전신의 혈관이 넓게 열리고 혈행이 좋아져 전신 구석구석까지 산소가 충분히 운반되어 세포활동이 더욱 활성화되고 결과적으로 체력이 강화된다.

운동을 잘 하지 않는 사람은 좀 뛰거나 무거운 물건을 들고 걷기만 해도 곧 숨이 차 견디지 못한다. 뛰는 운동은 뇌기능을 활성화하고 스트레스를 해소한다. 누구나 뛸 때는 힘들고 견디기 어려운 순간이 있다. 그러나 목적을 달성하면 기쁨과 함께 기분이 상쾌해지며 뿌듯한 성취감을 느끼게 된다. 이것이 러너스 하이의 경지이다. 그러나 노인들의 달리기를 했을 때 좋은 점과 나쁜 점을 함께 살펴야 한다. 특히 심장질환이 있거나 능력의 한도를 넘을 때는 무리한 도전은 절대 금물이다.

196

동물의 크기와 움직이는 속도

동물이 가장 동물다운 점은 '움직인다'는 것이다. 걷고, 뛰고, 날고, 헤엄치고, 기는 등의 행위가 모두 움직이는 것에 속한다. 그러면 동물의 크기와는 무슨 관계가 있을까? 바로 알 수 있는 것은 동물의 크기가 클수록 움직이는 속도가 빠르다는 것이다. 쥐보다는 고양이나 개가 빠르다. 그러나 동물의 크기가 크다고 마냥 빠른 것은 아니다. 지상에서 가장 빠른 동물은 치타이다. 시속 100km로 달리는 치타의 체중은 평균 55kg이라고 하는데, 만일 체중이 이 이상으로 증가해도 속도는 거의 늘지 않으며 100kg을 넘으면 뛰는 속도는 도리어 떨어질 것이라고 한다. 크기의 상한선 근처에서 속도가 떨어지는 것은 헤엄치는 동물도 해당되며 참치(80kg)는 시속 100km, 고래는 이것보다도 훨씬 느리다고 한다. 코끼리나 고래 정도로 크면 적포식자에게 습격당할 걱정이 없으므로 느긋하게 풀을 뜯어 먹거나 입속에 들어오는 새우 등을 걸러서 삼키기만 하면 되기 때문이다. 뭐니 뭐니 해도 진짜로 빠른 것은 새이다. 같은 체중으로 비교한다면, 지상을 뛰는 것보다도 40배나 빠르게 날아간다고 하니 말이다. 숫자상의 계산이긴 하지만, 사람은 100m를 10초에 뛸 수 있으니, 시속 36km의 속도인 셈이다.

197

휴식과 수면

사람이 사는 데 휴식처럼 중요한 것도 없다. 아무것도 하지 않고 자극도 없고 골똘한 생각도 없이, 머릿속을 텅 비워놓은 채 휴식하는 것은 건강장수를 위해 무엇보다도 중요하다. 이러한 휴식을 취하는 데는 낮잠이 가장 적당하다. 10분에서 20분 사이, 될 수 있으면 어두운 방에서 편안한 자세로 자는 것이다. 될 수 있는 한 밝은 자연광태양광선을 쬐는 시간을 늘린다. 만일 지나친 자외선 노출이 걱정되면 이를 막는 크림을 사용해도 좋다. 또는 아침 10시 이전이나 오후 3시 이후면 안심할 수 있다. 밤에 취침하기 전에는 1시간 정도 조명을 어둡게 하는 것이 좋으며, 특히 침실은 어두운 것이 도움이 된다. 수면은 아주 캄캄한 분위기에서 이루어지는 것이 이상적이다. 취침 전에는 지나친 수분 섭취를 삼가야 한다.

사람의 수면시간은 각자 다르다. 6~8시간을 자야 하는 사람이 있는가 하면 하루 4시간의 숙면으로 몸이 거뜬한 사람도 있다. 취침시간도 일정하지 않다. 긴장이나 불안상태가 계속되면 잠들기 힘들고, 토막잠을 자고, 깊은 잠을 못 이루고 일찍 일어난다. 이럴 때는 될 수 있는 대로 저녁식사를 늦게 먹거나 초저녁에 할 일거리를 만드는 것이 좋다. 자신만의 생활양식을 마련하는 것도 필요하다. 상습적인 불면에 시달리는 사람은 긴장을 이완시키는 '릴랙스요법relaxation'을 습득해 도움을 받는 것이 좋다.

멜라토닌은 수면과 각성을 조절하는 호르몬이다. 이는 생리리듬을 관장하는 호르몬이기 때문에 보통 수면제와는 다르다. 복용에 따른 심각한 부작용이 없으며 면역기능을 강화하는 것으로도 보고된 바가 있다.

198

수면시간: 얼마나 자면 되나

만일 자지 않고 버티면 어떻게 될까? 며칠이고 잠을 참으면, 집중력이 떨어지고 초조하며 권태감 같은 증상이 나타난다. 이들은 일종의 정신증상이며 뇌기능이 제대로 이루어지지 않는다는 것을 보여준다. 이와 함께 두통, 어지럼증과 같은 신체증상이 나타나는데 이것은 뇌의 불안정을 의미한다. 이쯤 되면 사람들은 참지 못하고 잠에 빠지게 된다. 만일 계속 참고 버티면 환각이나 환청이 나타나기 시작하는데 이는 뇌기능의 이상을 의미한다. 11일간 계속 잠을 자지 않다가 마지막에는 순간적으로 의식을 잃는 플래시 슬립flash sleep에 빠진 사

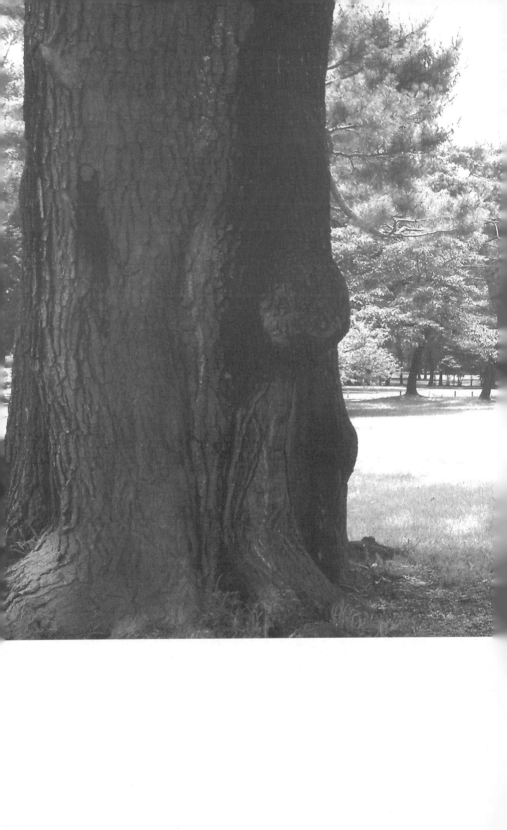

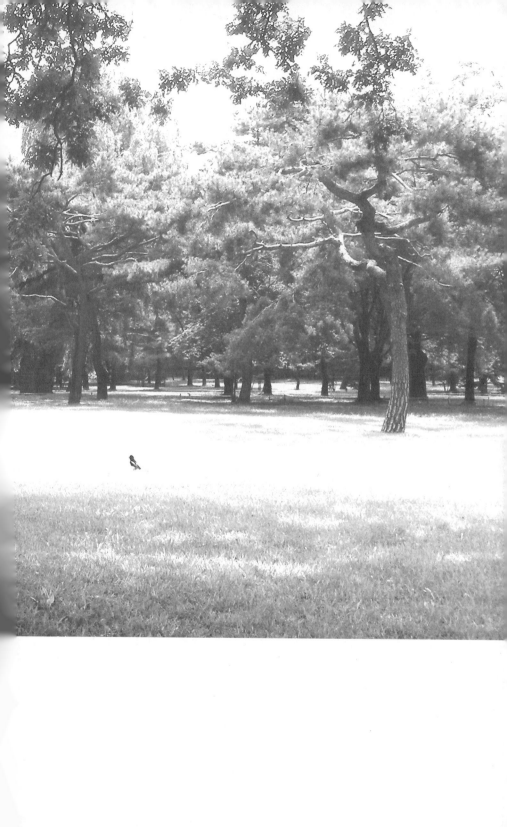

람도 있다. 전반적으로 졸리다는 것은 신체의 조화가 깨졌다고 할 정도
는 아니다. 사람에게 수면은 신체의 휴식이라기보다는 뇌의 휴식을 위
한 것이다. 신체의 휴식만을 위한다면 편안히 앉아 있거나, 몸을 옆으
로 하는 것만으로도 충분한 효과가 있다. 그러나 졸리면, 즉 뇌가 피로
하면 잠을 자지 않고는 기분이 상쾌해질 수 없다. 쾌면, 숙면은 건강을
위해 기본으로 충족되어야 할 조건이다. 그러면 얼마나 자면 될까? 나
이가 많아지면서 수면시간이 짧아진다. 일찍 일어나는 것은 극히 당연
한 일이다. 수면습관과 사망률을 조사한 결과가 있으나 큰 도움은 안
된다. 수면은 시간보다도 질이 매우 중요하다. 어렵게 생각할 문제가
아니다. 아침에 산뜻하고 상쾌하게 벌떡 일어나는 것이 최고이다.

199

수면시무호흡증후군

자는 동안 호흡이 몇 번씩 끊기는 증
상을 수면시무호흡증후군sleep apnea
syndrome, SAS이라고 한다. 잠을 푹 자지 못하니 낮에 몹시 졸려 생활
하는 데 지장을 받게 되는 일종의 병이다. 우선 이 병의 주된 원인은 혀
의 밑동이 목구멍에 떨어져 기도를 막는 것이다. 비만한 사람은 기도의
주변이나 혀에 지방이 끼어 기도를 막기 쉽다. 그렇다고 마른 사람은
문제가 없다는 것은 아니다. 아래 턱이 안으로 들어가 있는 사람은 벌
렁 누우면 혀가 처지면서 기도가 막히기 쉽다.

다음과 같은 증상이 있으면 한 번쯤 의심해보는 것이 좋다.

1. 잠잘 때 항상 코를 곤다.
2. 낮 동안 항상 졸리다. 일하거나 운전할 때 앉은 채 자주 존다.
3. 밤에 바로 잠드나, 깊이 자지 못한다.

4. 자주 깬다.

5. 실컷 자고 나서도 개운치 않다. 깨고 나면 골치가 아프다.

6. 아침에 깨면, 목이 마르다.

7. 10초 이상의 무호흡이 1시간 내에 5번 이상이면 수면시무호흡증상군이다. 이 정도는 경증이라고 진단된다. 7시간 수면 중 15번 이상이면 중등증, 30번 이상이면 중증이다.

200

수면과 꿈 수면이 부족하거나 수면의 질이 떨어지면 집중력과 주의력이 떨어지고 우울증 등 정신질환을 일으킬 수 있다. 수면의 기본적인 기전을 알아보자. 수면에는 서로 다른 성질의 두 가지 잠이 있다. 렘REM 수면과 비렘non-REM 수면이다. 여기에서 렘이란 급속 안구운동rapid eye movement, 비렘이란 비급속 안구운동non rapid eye movement을 일컫는다. 렘 수면이란 자고 있어도 안구가 움직이며 뇌가 기능을 하고 전신의 힘이 빠진 상태에서 신체를 휴식하게 만드는 잠이며, 꿈은 뇌가 깨어 있는 렘 수면과 얕은 비렘 수면 중에 꾸는 것으로 생각된다. 이와는 달리 비렘 수면은 뇌나 신체 모두가 쉬고 있는 잠을 말하며, 잠의 깊이에 따라 네 가지 단계가 있다. 개인차가 있으나, 자는 동안 약 90분마다 렘 수면과 비렘 수면을 3~5회 되풀이하는 것으로 관찰된다. 일단 잠이 들면 깊은 비렘 수면에 들었다가, 그 후 렘 수면과 비렘 수면이 한 번씩 번갈아 되풀이된다. 아침이 가까워오면서 비렘 수면이 얕아진다. 이러한 과정에서 뇌가 쉬고 있는 비렘 수면 중에 깨면 머리가 멍할 때가 많고, 뇌가 기능을 하고 있는 렘 수면 중에 잠이 깨면 머리가 개운하게 느껴진다.

렘 수면 중의 뇌는 대뇌변연계大腦邊緣系에 있는 해마가 활발하게 기능하고, 깨어 있을 때 얻은 정보를 취사선택해 기억으로 인식한다. 또 과거의 기억을 토대로 새로운 지식을 구축하기도 한다. 뇌나 신체가 모두 휴식하는 비렘 수면은 신진대사를 왕성하게 해 손상된 세포를 수선하거나 활성화하는 성장호르몬 분비를 촉진한다. 수면 부족이 계속되면, 성장호르몬의 분비가 감소되어 피부가 거칠어지고 노화도 일어난다. 취침과 기상시간을 일정하게 하고, 하루의 리듬을 습관화하는 것이 매우 중요하며 일상생활에서 '긴장과 탈긴장'의 생활 리듬이 몸에 배도록 하는 것이 최상의 처방이다.

201

불면증　　필요한 수면시간은 어느 정도일까? 생활습관이나 환경 등에 따라 다르겠으나 어린이는 8~9시간, 고령자는 6시간 정도라고 여겨진다. 그렇다면 건강한 성인의 정상 수면시간은 몇 시간일까? 각계각층의 유명인사(기업가, CEO, 정치인, 유명학자, 수석합격한 수험생 등)들은 하나같이 수면시간이 짧다고 말하곤 한다. 그러나 충분히 수면을 취하는 것이 바람직하다. 생물학적으로 수면시간은 4시간이면 충분하다고 주장하는 학자도 있다.

　주요한 불면증상으로는 1. 잠들기 힘들다, 2. 잠든 후 몇 번씩 깬다, 3. 너무 일찍 깨며 다시 잠들기 힘들다, 등 세 가지가 있다. 의학적으로 불면증이라는 것은 이러한 증상 때문에 항상 졸리고, 집중력이 떨어지고 의욕이 없어지는 등 주간활동에 지장을 받는 경우를 말한다. 일시적으로 또는 일과성으로 나타나는 불면증은 방치하거나 한두 번 수면제를 투여하면 원상복구되는 데 반해 만성적인 불면증은 문제가 된다. 여러 가지 원인이 있으나 우선 불규칙한 생활습관, 급변한 노동시간, 우울증, 정신질환, 수면시무호흡증후군, 전립선비대증, 수면이 지장을 줄 정도의 심한 동통, 심한 가려움증(전신, 또는 국소 등), 투약의 부작용 등을 들 수 있다. 만성 불면증일 때 무조건 일반수면제를 사용해서는 안 되며, 원인을 찾는 것이 우선이다.

수면제의 부작용:

1. 근력이 갑자기 떨어질 수 있다. 특히 야간에 화장실을 이용할 때 넘어질 수 있다.

2. 갑자기 흥분해서 과격하게 행동한 후에 기억하지 못하는 이상행동을 할 때가 있다.

3. 복용하던 수면제를 끊으면 밤에 잠이 오지 않는다. 이는 일종의 리바운드 현상이며 2~3일 후에는 자연스럽게 잘 수 있게 된다.

걱정거리가 있거나 초조할 때 일시적으로 생겨난 불면증이라면, 그대로 두어도 자연회복이 가능하나, 만성일 때는 여러 가지 생활습관의 난조가 원인일 수 있다. 과도한 음주, 흡연과 커피 등을 마시는 것은 금물이며, 만성 불면증은 정신과나 심리육체적인 접근이 필요하다.

의학상식

의학용어, 왜이리 어려운가?

의료인이 아닌 사람들에게 의학용어는 너무 어렵다. 한자를 배우지 않은 젊은 세대의 의료인들도 마찬가지이다. 원래 우리나라의 의학용어는 독일어 위주였던 것이 사실이다. 시대적인 영향 때문에 독일 의학을 통째로 받아들인 일본은 독일어로 된 의학용어를 한자로 번역해 체계화했다. 일본 점령하의 한국 의학은 이와 같이 일본화한 독일식 의학을 기반으로 발전한 것이 사실이다. 현재 우리가 사용하고 있는 의학용어 중 대부분은 그 시절에 사용하던 것들이다. 이와 같은 상황에서 정부의 한글정책 때문에 더 어려워졌다. 한자의 뜻을 바탕으로 한 의학용어를 기계적으로 한글로 모두 바꾸어놓은 것이다.

　미국과 영국, 그리고 유럽 등의 중·고등학교에서 그들 언어의 기원인 라틴어를 필수로 가르치는 것은, 그것이 말을 배우는 데 도움이 되기 때문이다. 일반언어도 이런 데 전문적인 학술용어는 어떻겠는가? 한글이 아름답고 자랑스러운 우리글임은 두말할 필요도 없다. 그러나 한글은 원천적으로 과학을 표현하기에 제한적인 요소가 많다. 학술용어로서는 조어력이 턱없이 부족한 것이다. 우리의 선조들이 조어력이 탁월한 한자로 의학용어를 터득한 것도 그 때문이다. 앞으로도 이를 이용해 새 용어를 만들어야 한다. 예를 들어 'trigeminal nerve'는 삼차신경三叉神經이다. '叉'는 '깍지 낄 차'로 삼차라 함은 세 갈래라는 뜻이다. 그 뜻을 모르거나 혹시 3차次로 잘못 알고 있다면 이해하기 어려울 것이다. 또 몸속의 빈 공간을 의미하는 강腔을 알면, 복강腹腔, 흉강胸腔 등의 의미를 peritoneal space나 thoracic space 등으로 쉽게 이해할 수 있다. 그렇지 않으면 '강' 자가 어렵게 느껴질 것이고, 따라서 '배 안'이나 '가슴 안' 등으로 바꾸자는 의견도 나올 수 있다.

요약하면 한자로 표현해야 할 우리말 의학용어는 적어도 한자와 병기라도 하는 것이 옳다고 생각한다. 더 나아가 일반의학 논문에서도 혼동할 수 있는 용어는 한자와 병기해 정확한 이해를 도와야 한다.

203

의학용어 의사들은 흔히 무심코 쉽게 사용하지만, 일반인들에게는 답답하고 소외된 것 같은 느낌을 주는 것이 사실이다. 의학용어는 순우리말, 우리말처럼 되어버린 한자 우리말, 한자를 병기하지 않으면 무슨 뜻인지 이해하기 힘든 우리말, 영어 등으로 쓴 것을 우리말 발음으로 표기한 우리말 등이 있다. 그런 이유로 우리나라의 의학용어는 어려울 수밖에 없다. 많이 사용하는 의학용어를 다음 쪽의 표로 정리해 보았다.

의학용어의 몇 가지 예

영어	한자로 된 우리말	우리말
abscess	농양(膿瘍)	고름집
air way	기도(氣道)	숨길
bone marrow	골수(骨髓)	뼈 속질
bradycardia	서맥(徐脈)	느린 맥
cecum	맹장(盲腸)	막창자
colon	결장(結腸)	잘룩 창자
diaphragm	횡격막(橫隔膜)	가로막
distal	원위(遠位)	먼 곳
Eustachian tube	이관(耳管)	유스타키오관
epicardium	심외막(心外膜)	염통 바깥 막
facial palsy	안면마비(顏面麻痺)	얼굴 마비
frontal bone	전두골(前頭骨)	이마 뼈
gall stone	담석(膽石)	쓸개돌
gout	통풍(痛風)	통풍
hip joint	고관절(股關節)	넓적다리 관절
heart failure	심부전(心不全)	심기능 상실
impetigo	농가진(膿痂疹)	고름딱지증
iatrogenic	의인성(醫因性)	의료 때문에 생긴
jaundice	황달(黃疸)	황달병
jaw	하악(下顎)	턱
knee joint	슬관절(膝關節)	무릎관절
kyphosis	척주후만증(脊柱後彎症)	척주뒤굽음증
leucoplakia	백반증(白斑症)	백색얼룩증
lacrimal bone	누골(淚骨)	눈물뼈
middle ear	중이(中耳)	가운데귀
machrophage	대식구(大食球)	큰 포식세포
nose	비(鼻)	코
nystagmus	안진(眼震)	눈 떨림

영어	한자로 된 우리말	우리말
optic nerve	안신경(眼神經)	시각신경
omphalitis	제염(臍炎)	배꼽 염증
palate	구개(口蓋)	입천장
polyp	용종(茸腫)	용종
quadripara	4회 경산부(經産婦)	네 번 산모
quadriceps muscle of thigh	대퇴 사두근(大腿四頭筋)	대퇴 네 갈래근
rabies	광견병(狂犬病)	미친개병
rectum	직장(直腸)	곧창자
spleen	비장(脾腸)	지라
stroke	뇌졸중(腦卒中)	(뇌)중풍
thyroid gland	갑상선(甲狀腺)	갑상샘
transient ischemic attack	일과성 허혈성 발작 (一過性虛血性 發作)	일과성 허혈성 발작
uterus	자궁(子宮)	자궁
urticaria	담마진(蕁麻疹)	두드러기
vagina	질(膣)	질
vein	정맥(靜脈)	정맥
whole blood	전혈(全血)	전혈
wrist joint	손목 관절(關節)	손목 관절
xyphoid process	검상돌기(劍狀突起)	칼 모양의 돌기
xerosis senilis	노인성 건조증 (老人性乾燥症)	노인성 건조증
yellow fever	황열증(黃熱症)	황열증
yolk sac	난황낭(卵黃囊)	난황낭
zoster herpes	대상포진(帶狀疱疹)	대상포진
zygomatic bone	협골(頰骨)	광대뼈

* 의학용어 중에는 스티븐스 존슨병Stevens Johnson disease처럼 새롭게 기재한 사람의 이름을 붙여 부르는 병명도 있다. 그러므로 우리말이나 한글만으로 의학용어를 통일한다는 것은 매우 어려운 일이다.

일과성 허혈성 발작

일과성 허혈성 발작transient ischemic attack, TIA은 뇌졸중 중에서 증상이 가장 가벼운 질환이다. 일시적으로 뇌혈관이 막혀 혈류가 차단되면, 뇌조직에 허혈상태가 일어나고 일시적으로 언어장애, 시력장애, 균형상실, 수족마비 등이 나타난다. 이런 증상 등은 아무 예고 없이 나타나므로 환자들을 당황케 한다. 이런 증상들은 수 분에서 수 시간(24시간까지도) 동안 계속되다가 정상화되기도 하지만, 장기간 관찰한 결과에 의하면, 이와 같은 병력이 있는 환자의 3분의 1은 상태가 악화되어 뇌졸중으로 발전되고, 3분의 1은 일과성 뇌허혈증이 반복되며, 나머지 3분의 1은 무사하게 정상상태로 지낸다. 뇌에 혈액을 공급하는 경부의 내경동맥內頸動脈이 경화되면, 죽종粥腫이 생기고 동맥의 내경이 좁아지면서 혈류가 둔해진다. 또 이 부위에 궤양이 생기면 혈소판이 응집하면서 작은 핏덩어리血栓가 되었다가 떨어지면서 작은 뇌혈관을 막게 된다. 이때의 작은 혈전은 심혈관도 막을 수도 있다. 한창 더운 한여름, 땡볕에서 하루종일 농사일을 하면서, 수분을 제대로 공급하지 않은 노인들에게 가끔 나타난다. 일과성 허혈성 발작증이 발병하는 것은 아마도 수분공급 부족으로 혈액이 지나치게 농축되어 혈류가 느려지고, 혈소판이 쉽게 응집해 혈전이 쉽게 형성되기 때문일 것이다. 건강한 할머니, 할아버지가 갑자기 말을 하지 못하는 것 또한 바로 일과성 허혈성 발작의 증상이다.

뇌경색과 일과성 허혈성 발작

아마도 자리보전의 제1 원인은 뇌졸중이고, 그중 4분의 3은 뇌경색일 것이다. 뇌경색은 뇌혈관이 막혀 신경세포가 괴사된 상태이며, 신경세포는 출생 시 이미 세포분열이 종료되므로 재생이 불가능하다. 일과성 허혈성 발작은 경동맥 등 굵은 혈관에 생긴 핏덩어리플라크 중 일부가 흘러가다가 가는 뇌혈관을 막아서 생긴다. 혀가 꼬부라져 일시적으로 말이 나오지 않거나, 팔 힘이 빠지거나, 시야가 컴컴해지기도 한다. 핏덩어리가 저절로 녹아 혈류가 다시 흐르면 증상은 수분 또는 십수 분 후에는 사라진다. 그러나 3개월 정도 이내에 재발(15~20%)하고, 그중 반은 48시간 내에 뇌경색으로 발전한다. 따라서 TIA는 뇌경색의 전조라는 인식이 있다.

다음 표의 ABC2D 스코어(2007)는 진단의 지표가 될 수 있다.

항목	조건	점수
A(age, 연령)	60세 이상	1
B(blood pressure, 혈압)	최고혈압 140mmHg	1
	최저혈압 90mmHg	
C(clinical feature, 소견)	편측탈력	2
	언어장애	1
	기타	0
D(duration, 계속 시간)	60분 이상	2
	10~59분	0
	10분 미만	
D(diabetes, 당뇨병)		1

* 5항목 평가에서 점수합계가 3~4 이상이면 TIA의 가능성 있음

뇌졸중

뇌가 갑자기 바람에 맞아서 쓰러지는 질환이 뇌졸중腦卒中으로, 중풍中風도 같은 뜻으로 사용된다. 영어로도 '한 방에 쓰러지다'는 뜻의 'stroke'를 쓴다. 뇌졸중에는 뇌혈관이 파열되는 뇌출혈, 뇌혈관이 막히는 뇌경색 두 가지가 있다. 뇌에 가는 혈류가 끊기면 뇌 본연의 기능은 없어지며 운동, 감각 등 두 가지 기능의 장애가 일어난다. 뇌출혈에는 뇌혈관이 파열되는 뇌출혈과 뇌표면의 혈관이 파열되는 지주막하蜘蛛膜下출혈 등 두 가지가 있다. 전자는 고혈압에 의해 뇌내혈관이 오랫동안 영향을 받았기 때문이고, 후자는 뇌표면을 덮고 있는 동맥가지에 생긴 동맥류가 터진 것이다. 이것은 뇌졸중 중에서도 급격하게 일어난다. 뇌경색은 뇌동맥의 아테롬 동맥경화에 의해 혈관이 막히는 뇌경색과 심장에서 생긴 혈전이 뇌에까지 가서 생기는 심원성心原性 뇌경색 등이 있다.

뇌출혈은 혈압이 갑자기 상승할 때, 뇌경색은 반대로 안정상태에서 혈류가 아주 느려질 때 잘 발생한다. 일시적으로 뇌경색과 같은 증상이 일어난 후, 1시간 정도 이내에 감쪽같이 정상으로 돌아오는 일과성 뇌허혈증은 언젠가는 뇌경색을 일으킬 가능성이 매우 높으므로 항상 조심해야 한다.

뇌졸중 예방법 열 가지

1. 고혈압 치료를 철저하게 계속하며 자가판단하지 말 것
2. 당뇨병은 철저하게 관리할 것
3. 부정맥은 심하지 않아도 무심히 지나지 말 것

4. 절대로 금연할 것

5. 알코올은 절제하면 약, 과하면 독이라는 사실을 명심할 것

6. 지방뿐 아니라 당분도 콜레스테롤이 된다는 것을 인지할 것

7. 음식은 너무 짜지 않게 먹을 것

8. 비만은 만병의 원인이지만, 약간 살이 찐 듯해야 장수한다는 사실을 기억할 것

9. 몸에 알맞은 운동(유산소운동)을 매일 하되, 과격한 운동은 유해함을 명심할 것

10. 뇌졸중은 시간을 다투는 급환이므로, 특급대응이 필요하다는 사실을 잊지 말 것

208

파킨슨병   파킨슨Parkinson병은 안정된 자세에서(편안하게 있을 때) 신체의 일부가 떨리고, 몸의 움직임이 느려지고, 근육이 굳고, 몸의 균형을 잡지 못하는 자세불안정 등의 네 가지 운동 증상이 특징이다. 그러나 이들과 비슷한 증상이 있다고 해서 모든 환자가 파킨슨병은 아니다. 이 병에 대한 정확한 이해와 적절한 치료가 필요하다.

파킨슨병은 1817년 영국의 제임스 파킨슨James Parkinson이 가장 먼저 보고해 알려졌다. 대부분이 50~60대에 발병하나 50대 이하에서도 드물지 않다. 60세 이상의 1% 정도에서 발생한다. 대부분 증상이 아주 미약하고 느리게 진행되기 때문에 본인이나 가족들이 파킨슨병이 발병했다는 사실을 쉽게 눈치채지 못한다. 초기에는 목, 어깨, 등, 허리 등이 조금씩 결리거나 뻐근한 정도이고 환자에 따라서는 걸을 때 한쪽 팔

을 덜 흔들거나 한쪽 다리를 질질 끌면서 걷는 것을 주위에서 지적하기도 한다.

파킨슨병은 뇌질환 중 약물치료에 대한 반응이 가장 뛰어난 질환이다. 발병초기에 정확한 진단을 내리고 적절하게 투약하면 환자의 운동능력을 최대한 높여주어 직업생활, 사회생활, 일상생활을 가능한 한 정상적으로 수행할 수 있게 도와준다.

209

뇌사 뇌사腦死 또는 뇌사상태라는 표현을 가끔 듣게 된다. 인공호흡기 등으로 숨을 쉬고 심장은 움직이는데, 뇌기능이 정지된 상태이고, 치료를 계속해도 회복되지 않는 상태를 뇌사라고 한다. 의사는 환자의 1. 깊은 혼수, 2. 동공의 산대와 고정, 3. 뇌간腦幹 반사의 소실, 4. 일직선의 뇌파 등을 확인해 임상적으로 뇌사임을 진단한다. 법적으로 뇌사를 판단하는 기준은 자발적인 호흡정지 등 5가지 항목을 여섯 시간 이상 경과한 후에 다시 한 번 더 확인한다는 조건이 붙기도 한다.

뇌사판단의 기준

임상적 뇌사진단

1. 깊은 혼수: 얼굴을 두드리는 등 강한 자극에도 반응이 전혀 없음
2. 동공 산대와 고정: 좌우 모두 직경 4mm 이상
3. 뇌간반사의 소실: 강한 광선에도 동공반사 없음(축소 안 됨)
4. 뇌파반응 소실(평탄한 뇌파): 대뇌활동 최저 30분간 정지

뇌사의 법적확정

5. 자발적 호흡정지(인공호흡기 없이 자발적 호흡 없음)

6. 전문의 두 명의 진단, 여섯 시간 경과 후 다른 전문의의 재진단

210

돌연사   증상이 나타난 후 24시간 내에 사망하는 것을 돌연사
라고 한다. 급성 심근경색을 예로 들어보자. 그의 중증
도와 반드시 관계가 있는 것은 아니다. 다만 심근경색이 있다면, 증상
초기에 심실세동心室細動이 일어나기 쉽다는 위험성이 있다. 이외에 중
증 부정맥, 급성 대동맥해리解離, 대동맥파열 등 심장이나 대혈관의 질
환 등은 급변하기 쉽고, 따라서 순간사瞬間死와 같은 사태가 일어나기
쉽다. 심실세동에 빠지면 심박출량이 0이 된다는 뜻이므로 혈액을 내
보낼 수 없고, 이 때문에 순간적으로 의식을 잃는다. 5분 정도면 회복
할 수도 있으나, 그 이상이면 사망한다. 심근경색일 때도 심파열을 일
으켜 사망한다.

　이른바 복상사腹上死는 성교 중의 돌연사를 말한다. 정상적인 부부 사
이라면 이런 일은 일어나지 않는다고 알려져 있다. 중한 심장병을 앓거
나 피로가 심하게 축적되어 있는 예가 아니면 부부간의 복상사는 거의
일어나지 않는다(통계적으로). 하지만 혼외성교 등에서는 정신적 흥분이
과도하게 발동한다. 돌연사는 봄과 겨울철에 많다고 흔히 이야기한다.
새벽, 저녁 6~8시에 많고, 주말, 특히 일요일에 많이 일어난다. 취침
중, 목욕 중, 배변 중, 휴식 중, 작업 중, 운동 중에 많으며 40~50대 남
성에게서 많이 나타난다.

211

저체온, 냉증, 냉한 체질   사람의 체온은 신체 중심부가

(심부체온) 약 37℃, 겨드랑이가 36.5℃ 정도 되는 것이 정상이다. 36℃ 이하면 저체온低體溫이라고 하는데 체온계를 정확하게 사용하지 않으면 약간의 차이는 생길 수 있다. 일반적으로 수은체온계를 사용할 때에는 2~3분 정도의 시간이 필요하다. 냉증冷症은 수족의 말단부위 등이 주로 차게 느껴지는 '말단냉증'과는 구별해야 한다. 물론 신체중심부深部 체온이 낮기 때문에 냉증이 나타나기도 한다. 저체온이 계속되면 기초대사가 떨어지며 일반면역력이 저하되므로 감기, 감염증, 관절통, 피로감, 수면 부족 등 여러 가지 불쾌한 증상이 나타난다. 이들은 대사를 조정하는 갑상선호르몬 생산에 지장을 준다(갑상선 기능저하증).

저체온의 원인은 여러 가지이다. 식생활의 평형이 깨지는 것이 주원인일 수 있다. 음식물은 신체에너지 생산의 근원이기 때문이다. 무리한 다이어트, 샐러드 등의 찬 음식이나 제철이 아닌 채소 섭취 등은 신체냉각의 원인이 될 수 있다. 운동 부족, 과잉 체중감소에 따른 근육량의 감소도 체온감소의 원인이 된다. 또 심한 스트레스에 의한 자율신경기능의 난조, 혈액순환의 파행 등도 원인이 된다. 우선 식생활의 개선, 제철채소의 다량 섭취, 따뜻한 음식물 섭취, 에너지원의 주원료인 쌀밥 등 탄수화물과 충분한 단백질의 공급이 중요하다. 근육유지를 위한 적당한 운동, 스트레스 해소 등도 함께 고려할 것 등이다. 특별한 지병이 없으며 계절과도 상관없는데 항상 손발이 차고, 여름에도 시원한 바람이나 선풍기 바람, 특히 에어컨에서 나오는 냉기는 가까이할 수 없고, 두통, 요통, 만성 피로감, 소화불량 등 여러 가지 증상을 호소하는 예가 많다. 특히 손끝, 발끝만 유난히 차갑게 느껴지기도 한다.

원인 중 하나는 체내에 체온을 유지하는 근원이 되는 열량이 적은 경우이다. 열을 만드는 근원은 음식물인데, 그 양이 적거나 위장장애 때문에 소화흡수가 충분치 않아, 전체적인 열량이 부족한 탓이다. 체내에서 발생하는 열의 약 60%는 운동 시 근육에서 만들어진다. 그러므로 당연히 운동 부족도 열량저하의 원인이 된다. 냉증은 주로 여성에게 많이 나타난다. 여성은 남성에 비해 근육량이 적고, 음식량이 적거나 운동량이 적은 것이 원인이라 할 수 있다. 자율신경은 혈관의 수축과 확장을 자율적으로 조율하는데 열을 배정하는 기능, 혈류조절 등에 이상이 생기면 빈혈, 저혈압 등으로 냉증을 일으킬 수 있다. 과잉 냉방, 식생활의 부조화, 스트레스 축적 등도 자율신경의 난조를 일으킨다.

정상적이고 규칙적인 3식, 식사내용의 균등한 배정이 중요하다. 또 과식에 의한 비만은 지방의 축적을 의미한다. 비만지방은 단열작용을 하며, 혈관이 적으므로 냉증의 원인이 될 수 있다. 의류에 대해서도 세심한 배려가 필요하다. 꽉 끼는 의류보다는 헐렁하고 넉넉한 것을 껴입으면 사이사이에 공기층이 생겨 몸을 보호할 수 있다. 이외에 목욕은 몸을 덥힐 뿐 아니라 긴장을 풀고, 손발의 혈액순환을 개선하는 효과가 있으며 근육을 만드는 운동을 계속할 것, 스트레스의 근원을 차단할 것 등이 권장된다. 눈 아래에 자주 생기는 거무스레한 색소침착, 잇몸이 푸르스름해지고 항상 미열이 있는 등의 증상은 요주의 신호이다.

212

갑상선 기능저하의 증상

1. 숙면한 후에도 아침에 일어나기 힘들 정도로 피로가 계속된다.
2. 스트레스나 노동, 운동과는 관계없이 쉽게 탈진한다.
3. 행동이 눈에 띌 정도로 느려진다. 손이 떨리고 잘 넘어진다.

4. 집중이 안 되고, 질문에 곧 대응하지 못한다.

5. 우울하고 모든 것에 관심이 없어진다.

6. 사소한 일들이 걱정거리가 되고, 쉽게 공포에 빠진다.

7. 성적으로 아주 무능하고 무관심해지며 발기부전이 심하다.

8. 시도 때도 없이 춥고, 여름에도 옷을 껴입는다.

9. 전신이 불편하고 쑤시고 아프다.

10. 심박동 수가 감소하고 맥이 느리게 뛴다.

11. 얼굴이 푸석하고, 아래 눈꺼풀이 항상 부어 있다.

12. 발목이 붓고, 체중을 줄이기 힘들다.

13. 변비가 만성화되고 치료하기 힘들다.

14. 모발이 잘 빠지고, 쉽게 부서진다.

15. 여성에게는 월경불순, 유산, 불임증 등이 자주 일어난다.

213

만성피로증후군

일반적인 피로는 몇 시간 동안 안정하면서 푹 쉬면 자연스럽게 원기를 회복할 수 있다. 그러나 순조롭게 회복되지 않고, 피로가 몇 달씩 쌓이거나 원인이 규명되지 않은 채 증상이 반복되는 예가 있다. 이럴 때는 만성피로증후군일 가능성이 높다. 피로는 발열이나 동통처럼 체내의 이상을 미리 알고, 휴식을 취하라는 경고와 같은 것이라고 해석해야 한다. 뚜렷한 질병이 없으면서 일상생활에 지장을 줄 정도로 심한 피로가 몇 주간 또는 몇 달씩 계속되거나 미열, 두통, 수면장애 등이 있으면서 일상생활에 지장이 생긴다면 만성피로증후군의 증상에 해당된다. 정신적 스트레스, 과로, 우울증, 환각에 대한 과민반응, 심한 소음에 반복되는 노출,

바이러스 감염 등으로 체내의 신경계, 내분비계, 면역계 등의 평형이 무너진다. 이에 따라 뇌의 전두엽 기능이 저하되어, 평상시 건강할 때는 비활동적이었던 바이러스 등이 활동을 재개하고 모든 기능이 부조화를 이루는 것 등이 이 증후군이라고 해석된다. 또 성격적으로 완벽주의이거나 집착이 강하고, 과도한 노동이나 활동을 중도에서 포기하지 못하는 사람에게 많이 일어나는 것으로 알려져 있다. 그러므로 환자 자신이 현재 신체를 해치는 요소가 무엇인지 잘 이해하는 것이 치료에 도움이 된다고 할 수 있다.

214

몸속의 통신망

몸속에서 일어나는 모든 일은 세포 사이에서 교묘하게 서로 교신된다. 직접 또는 간접적으로 호르몬과 사이토카인cytokine이란 물질을 통해 활기차고 쉴 새 없이 이루어진다. 이 통신이 원활하지 않고 오랫동안 중단되면 노화가 오거나 병이 생긴다.

여러 가지 호르몬은 멀리 떨어진 곳에 있는 세포가 보내는 정보전달 물질이다. 즉 몸의 지정된 장기에서 생산된 호르몬은 혈액을 통해 다른 곳에 있는 세포로 보내지며 그 세포는 특정된 기능을 발휘하게 된다. 호르몬을 생산하는 곳은 물론 지정되어 있다. 부신, 췌장, 뇌하수체, 고환 등 100여 군데나 된다. 정교하게도 이 특정 호르몬을 받아들이는 세포는 정해져 있다. 가까운 곳이나 바로 인접한 세포에 보내는 통신은 사이토카인을 사용한다. 일회용 반창고 같은 역할을 한다고 생각하면 된다. 예를 들어 넘어져서 무릎이 까졌다고 하자. 피부가 벗겨져 피가 나온다. 이때 깨진 세포에서 '상피세포 증식인자' 사이토카인이 즉시 나온다. 이것이 신호가 되어 바로 인접한 세포로 가면, 이 신호를 받은 세포가 바로 증식해 깨진 세포를 메우기 시작한다. 이곳에 혈액을 공급하기 위해 깨진 조직에서는 '혈관 내피세포 증식인자' 사이토카인도 나온다. 그러면 근처에 있는 혈관세포가 이를 받아 모세혈관이 새롭게 생겨난다. 사이토카인은 파괴되기 쉽고 수명이 매우 짧다. 그래서 일회용 반창고와 같다. 이는 매우 깨지기 쉬운 단백질이고 호르몬보다도 수명이 짧아 한 번 작용하고 나면 곧 없어진다.

긴급을 요하는 비상사태가 일어나면 유선방식의 통신을 한다. 이것이 바로 신경을 사용하는 유선방식의 전달이다. 뇌의 신경세포는 별처럼 생겼고, 그 돌기 중 하나는 가는 실 같으며 신경섬유라고 부른다. 매우 가는 관 같다. 만일 뇌가 발가락을 움직이고 싶다고 생각하면, 뇌의 신경세포에 전기적 변화가 일어난다. 이 변화는 뇌에서 발로 가는 신경의 실을 거쳐 발가락 근육에 전해진다. 자율신경은 심장이나 위장 등에 따로 연결되어 서로 통신을 하는 신경의 실이 있어, 기능의 평형을 유지한다. 호르몬, 사이토카인, 그리고 신경 등 셋의 전달은 각자 따로따로, 제멋대로 이루어지는 것이 아니라 서로 연락하고 제휴하면서 기능을 발휘한다.

과민성장증후군   대장이나 소장에 객관적 이상이 별로 없는 데도 설사, 변비 등 용변의 이상이 만성적으로 오랫동안 되풀이되는 병이다. 복통, 팽만감 등도 없고, 식사도 이상이 없지만 항상 배 속이 개운치 않고 불안하다. 10~30대에게 많고 설사는 여성에게, 변비는 남성에게 비교적 많은 듯하다. 이런 증상이 계속되면 일반적으로 일상생활이 불안하고, 유쾌하지 않다.

위 등에서 소화되고 소장에서 영양이 흡수된 음식물은, 다량의 수분과 함께 대장으로 간다. 이곳에서 반나절, 또는 하루 동안 체류하면서 천천히 수분이 흡수된다. 수분량이 70~80%이면 적절하게 연변軟便되어 체외로 배출되는데 만일 대장의 연동운동이 과도하게 일어나면, 음식물이 빨리 통과하면서 수분이 충분히 흡수되지 않아 묽은 변이나 설사가 나온다. 반대로 장운동이 느려져 통과시간이 길어지면, 수분의 흡수가 많아지면서 굳은 변이 된다. 과민성장증후군은 유전, 생활환경 등 여러 가지 원인을 들지만, 가장 중요한 영향을 미치는 것은 스트레스이다. 사람이나 동물은 스트레스를 받으면 뇌에서 지령을 받아 스트레스 호르몬을 생산한다. 장이 이러한 호르몬의 자극을 받으면 신경전달물질인 세로토닌이 장점막으로부터 분비된다. 이것이 장의 단백질과 결합해, 장의 이상운동을 일으켜 설사나 기타 여러 가지 복부증상을 일으킨다. 복통, 변비, 설사 등을 일으키는 과민성장증후군을 예방하거나 치료하기 위해서는, 근본원인을 제공하는 스트레스에서 멀어져야 한다. 그다음은 식사인데 설사는 향신료나 찬 음식물 등을 우선 금하고, 장을 쉽게 통과하는 기름진 음식을 피한다. 변비가 문제라면 우선 수분이나 식물섬유가 풍부한 음식물을 취하되, 그에 앞서 전문의의 도움을 받아야 한다.

216

고요산혈증

혈액 중 요산이라는 물질이 많아지면서 엄지발가락이 붙어 있는 부분(관절) 등이 붓고 격렬한 동통이 느껴진다. 혈중 요산의 정상치는 7mg/dl 이하인데, 고요산혈증高尿

酸血症은 요산이 체내에서 과다하게 생산되거나 체외로 원활하게 배설되지 않을 때 생긴다. 대부분의 환자는 남성이고 여성은 드물다. 요산의 결정이 엄지발가락의 관절 등에 고여 염증을 일으키는 것이 바로 통풍이다. 요산치가 9mg/dl 이상이면 통풍발작이 일어날 위험성이 높다.

원래 요산의 배출은 신장이 조절하는 것으로만 알고 있었으나, 장의 배출기능이 저하돼도 고요산혈증이 생긴다. 배출은 신장이 3분의 2, 나머지 3분의 1은 장이 하는 것으로 알려져 있다. 요산은 DNA나 체내 활동의 에너지원이 되는 물질ATP 등에 포함된 퓨린purine체가 분해되면서 생긴다. 또 백미, 시금치, 표고버섯, 닭간, 새우, 맥주, 발포주 등에도 상당량 들어 있다. 퓨린체는 노화한 세포가 분해될 때도 몸속에 생긴다. 비만은 신장의 요산 배출기능 저하를 초래하므로 조심해야 한다.

만일 통풍발작이 시작되면 어떻게 해야 할까? 극심한 통증은 수일간 나타나지만 통증은 적어도 10~15일간은 계속된다. 해열진통제를 복용해도 동통은 쉽게 사라지지 않는다.

술을 많이 마신다고 고요산혈증에 걸리는 것은 아니다. 유전적 요인과 환경요인이 크게 좌우한다. 또 유전적인 요소가 있어도, 알코올을 삼가고, 퓨린체를 포함한 음식물을 과잉 섭취하지 않도록 식생활을 조절하면 무사히 지나갈 수 있다.

217

통풍 통풍발작은 표현하기 힘들 정도로 관절에 격심한 동통을 가져온다. 통풍은 혈중 요산치를 조절해 재발을 예방하면서 함께 살 수밖에 없는 힘든 병이다. 통풍은 사업이나 사회생활, 가정생활 등으로 가장 바쁘게 보내야 할 30~50대 남성에게 자주 발병하는

데 노후에도 느닷없이 찾아온다. 세포 속에 있는 핵산의 구성성분인 퓨린체 등에서 발생하는 노폐물의 일종인 요산이 과잉증가하면서 결정이 된다. 이 결정들이 관절 속에 쌓이면 신체기능은 이것을 이물로 알아차리고 밖으로 내보내려고 한다. 이때 관절 등에 부종과 심한 동통발작이 일어난다. 통증을 진정시키는 것도 급하지만, 혈중 요산치를 떨어뜨리도록 투약과 함께 식사를 조절하는 것이 필요하다.

고요산증의 형型:

1. 요산의 체내생산 과잉
2. 신장의 요산 배출기능 저하: 체내 잔류
3. 1+2

생활지도:

1. 체내생산이 더 많기 때문에 퓨린체를 많이 포함하는 음식을 제한하는 것은 큰 의미가 없다.
2. 알코올은 체내에서 요산 생산을 촉진하므로 절주가 필요하다.
3. 통풍예방 음식을 먹으면 생활습관병도 예방할 수 있다.
4. 스트레스 쌓이지 않도록 주의한다.
5. 적절한 운동을 한다.

218

골다공증

폐경 후 여성에게 많이 나타나는 골다공증은, 고령이 되면서 일상생활을 하다가 예기치 않은 넘어짐 등으로 골절을 일으키는 예가 빈번하다. 심하게 넘어진 것도 아니고,

한창때 같으면 훌훌 털고 일어났을 텐데 그렇게 할 수 없거나, 발목이 몹시 아프고, 일어설 수가 없으며 발목이 부러지는 예가 허다하다. 골다공증에 의한 골절의 원인은 주로 저골밀도(또는 저골량低骨量)이라고 생각해왔다. 그러나 연구에 따르면 흡연, 하루 2홉 이상의 음주, 스테로이드 과다사용 등의 생활습관, 유전적 소인 등 골밀도 이외의 위험인자가 있음이 밝혀졌다. 그러므로 골밀도만 기준으로 해 치료하는 것은 불충분하다. 골다공증은 50세 이상 여성의 거의 40%가 해당되는 매우 흔한 병이며, 자신의 골밀도를 알아두는 것이 중요하다. 골밀도는 체중, 신장과 밀접한 관계가 있으며, 지나친 체중조절은 뼈에 나쁜 영향을 미칠 수 있다. 과도하게 체중을 조절한 적이 있는 사람은 골다공증 발병 예비군이 될 가능성이 높다. 골다공증을 예방하는 데는 식생활과 운동이 매우 중요하다. 남녀 모두 20~45세에 골밀도가 최고치에 달한다. 그 후 여성은 폐경 후, 매년 2% 정도 골밀도가 떨어진다. 골밀도검사는 매우 중요하며, 특히 40세가 넘으면 정기적인 검진을 하는 것이 좋다. 칼슘을 충분히 섭취하고 운동을 하는 것만으로도 골밀도는 높아진다. 그러나 몇 번의 운동, 몇 모금의 우유, 몇 알의 칼슘제, 몇 마리의 멸치가 곧 뼈를 튼튼하게 만들 수는 없다. 칼슘은 기초적인 영양소일 뿐, 극적인 효과는 없다. 고령이 된 후에도 주 2~3회 반드시 운동하고 계단의 손잡이를 꼭 이용하며 계단을 내려갈 때 마지막 계단과 바닥을 꼭 확인하는 등의 조심성을 몸에 익혀야 한다.

219

간질성 폐렴

폐는 포도송이처럼 생긴 폐포肺胞라는 주머니 같은 조직 등으로 구성되어 있으며, 공기가 들어 있는 주머니의 안쪽이 실질實質이고, 그 외측에 있는 폐포의 벽은 간질間質이라고 한다. 흔히 발생하는 세균성 폐렴은 실질의 염증이고, 간질에 일어나는 염증을 간질성 폐렴이라고 한다. 악화되면 간질 조직이 파괴되기도 하고, 이상증식해 섬유화되기도 한다(폐섬유증). 간질성 폐렴은 원인이 불분명할 때가 많다. 원인이 분명한 것은 류머티스성 관절염, 진폐증, 곰팡이, 약물이나 체질 등에 의한 것이고, 원인을 찾을 수 없는 것은 총칭해 특발성 간질성 폐렴이라고 한다. 원인이나 진행속도, 섬유화의 정도, 약물의 유효성 등에 따라 그 심각성이 다양하다. 대체로 50세 이상에서 발병하는데, 감기 등에 걸린 후 발병하기도 한다. 1개월 정도 앓다가 급속하게 섬유화가 나타나는 예도 있다. 전형적인 증상은 기침, 움직일 때 일어나는 심한 기침, 숨이 턱에 닿을 정도로 숨이 차는 것 등이 있다. 천천히 진행되는 만성형일 때는 저산소증으로 손가락 끝이 북채와 같이 둥글고 뭉툭해지기도 한다. 일단 섬유화된 폐는 원상복구하기 힘들다. 진행되지 않도록 하고 증상을 완화하기 위해 스테로이드를 투여하는데 임상적으로는 스테로이드를 투여해 진행이 일시적으로 멈춘 예도 있다고 한다. 면역억제제를 병용하기도 하는데 그 효과는 아직 입증된 것이 아니다.

이 밖에 원인이 분명한 간질성 폐렴의 원인으로는 교원병膠原病(류머티스성 관절염 등), 진폐증 등과 같은 직업병, 새의 배설물, 곰팡이 등에 의한 환경병, 바이러스 등이 있다.

220

간질성 방광염

방광은 매우 간결한 기능을 맡고 있다. 신장에서 만든 오줌을 방광에서 받아 어느 정도

고이면 요의를 느껴 방뇨케 한다. 방광은 보통 500cc 정도 오줌이 차면 요의를 느끼지만, 때로는 1,000cc 이상으로도 늘어난다.

방광의 표면은 점막이고 요와 직접 접촉한다. 점막 바로 밑에 있는 점막하층과 근육층의 일부가 합쳐져 간층間層을 형성한다. 이 간층에 염증이 생기고, 조직이 굳어 방광이 위축된 것을 간질성 방광염間質性膀胱炎이라고 하는데 만성병이고 증상이 악화되면 일상생활에 지장을 준다. 여자가 남자보다 많이 걸리고(5:1 정도), 주요 증상은 빈뇨와 방광 부위의 동통이다. 누구나 쉽게 급성 방광염을 의심하나, 세균감염도 없고, 과활동성 방광의 증상과 유사한 점도 있어 혼동하기 쉬운데, 과활동성 방광은 동통이 없기 때문에 구별된다. 문진, 요검사 등으로 간질성 방광이 의심되면, 방광에 충분한 양의 생리식염수를 주입한 후 방광내시경으로 방광점막을 관찰할 때, 점막에 점상點狀의 출혈이나 특징적인 궤양이 보이면 간질성 방광염이라고 판정된다. 점막상피가 여기저기 없어지고, 얇아지며 점막하에 있는 지각신경을 자극하는 성분과 접하면 아프게 느껴진다. 특효요법은 없고 방광용적을 인위적으로 늘리거나 레이저 광선으로 없앤다. 자극적인 식품이나 주류, 카페인이 함유된 음료 등은 피하는 것이 좋으나, 큰 효과는 없다.

221

추우면 소변이 자주 마려운 이유는?

추우면 소변이 자주 나오는 이유는 무엇일까? 또 추우면 소변을 다 배설한 직후에 소름이 끼치면서 자신도 모르게 부르르 진저리를 치기도 하는데, 그 이유가 무엇일까? 소변은 혈액 중의 노폐물을 몸 밖으로 내보내는 기능을 한다. 신장에서 노폐물이 혈액을 통해 걸러지고 혈액 속의 수분과 함께 소변으로 배설된다. 이때 몸속의 수분량이 조절된다. 소변 중의 수분량을 조절하는 호르몬이 바소프레신vasopressin이며, 이는 뇌하수체에 있는 중추에서 분비된다.

혈액 중의 수분량이 부족하면 바소프레신의 분비가 증가해 신장에서 소변 중의 수분을 회수해, 혈액 중의 수분량을 정상화한다. 그러면 소변량이 적어진다. 바소프레신의 분비량은 환경에 따라 조절되는데 그의 대표적인 것이 바로 체온의 상승이다. 상승하면 땀이 나오고 피부가 냉각되면서 체온이 정상화된다. 이를 위해 수분이 필요하고 바소프레신을 분비해 소변으로 나가는 수분량을 줄인다. 반대로 체온이 떨어지면, 바소프레신을 적게 분비해 소변의 수분량을 증가시켜 소변을 자주 누게 한다.

그러면, 왜 소변을 누고 나서 진저리를 치게 될까? 소변은 체내에서 만들어지기 때문에 체온과 같은 온도이므로, 소변을 눈다는 것은 몸속의 열이 그만큼 빠져나간다는 뜻이기 때문이다. 추운 날씨에 몸이 차가워져 바소프레신의 분비가 저하되어 소변이 다량으로 만들어져 한꺼번에 체외로 나가게 된다. 그에 따라 상당량의 열이 빠져나가니, 순간적으로 몸의 열을 얻기 위해 일어나는 신체의 본능적인 반응이 바로 이 '진저리'인 것이다.

ZZZ

대상포진　　수두-대상포진 바이러스 때문에 발생하는 감염증의 일종이다. 이때 증식한 바이러스가 신경의 근본인 신경절에 잠복하는데 이들이 몇 년, 혹은 몇십 년 후에 어떤 계기로 활성화되어 말썽을 부리면 대상포진帶狀疱疹이 된다. 연구에 따르면, 수두-대상포진 바이러스를 감시하는 메모리 T세포의 감소가 원인이라고 하며 이 T세포의 감소요인은 과로, 스트레스, 노화 등으로 알려져 있다. 암이나 당뇨병 등 면역력이 저하된 환자에게 흔하고 고령자, 특히 60대 이상에서 증가경향이 뚜렷하다. 유아기에 수두에 감염되어서 증가된 T세포가 감소되기 시작하는 10~20대에도 환자가 증가하는 경향을 보인다. 대상포진의 증상은 처음에는 바늘로 찌르는 듯 아프다가 피부가 매우 따끔따끔한 지각이상이 수일 또는 1주일 이상 계속되다 결국은 그 자리에 붉은 발진이 생기고 여러 군데에 물집이 나타난다. 물집은 전신에 퍼지는데 대상포진은 전신에 퍼지고 지각신경에 따라서 증상이 나타나는 것이 특징이며 등, 복부, 얼굴, 목 등에 많다. 신경절에서 잠자던 바이러스는 증식하면서 신경을 따라서 피부표면으로 향한다. 이때 바이러스가 신경을 자극하면서 염증을 일으키고 이 때문에 동통을 유발한다. 밤잠을 이룰 수 없을 정도의 격통일 수도, 약간 가려울 정도일 수도 있다. 시간이 경과하면 피부발진이나 수포는 부스럼딱지가 되어 떨어지고, 동통도 사라진다. 그러나 피부증상이 없어져도, 때로는 동통은 오랫동안 계속되기도 한다. 이것이 대상포진 후 신경통이다. 몇 년 후까지 계속되기도 한다. 치료에는 항바이러스 약, 신경의 흥분을 억제하는 항울제, 항경련제 등이 사용된다. 대상포진 후 신경통을 예방하기 위해서도 조기치료가 필요하다.

223

탈모증 머리털이 빠지거나 머리숱이 적어지는 것이 탈모증이다. 이 때문에 고민하는 사람이 많다. 순전히 나이 탓만은 아니고 탈모 자체가 병일 수도 있으며 다른 질환에 대한 치료의 부작용일 수도 있다. 개인차가 있으나 일반적으로 두발의 수는 약 10만~15만 개로 2~6년이면 새 머리털이 나오는 것으로 계산된다. 하루에 50개 정도 빠진다고 한다면 그 이상 빠지는 것을 탈모증이라고 할 수 있다. 가장 많은 것이 이른바 '남성형 탈모'이다. 이마나 머리 윗부분에서부터 시작해 점점 범위가 넓어지는데 이는 남성호르몬의 작용으로 머리털이 가늘어지고 빠지기 쉬워지는 것이 원인이며 여성에서도 같은 이유로 머리가 빠진다. 병이라기보다는 하나의 생리현상이라고 생각하기도 한다. 원형탈모증은 일반적으로 스트레스 때문에 생긴다는 속설이 있으나 이는 사실이 아니다.

머리가 빠지는 원인의 80% 정도는 스트레스와는 무관하다고 한다. 물론 스트레스가 동기가 되었다고 생각되는 예도 있겠으나 직접원인이라고는 할 수 없다. 머리가 빠지는 원인은 환자 자신의 림프구가 모포毛胞를 공격해 기능을 없애는 것으로 일종의 자가면역 작용이라고 생각된다. 스테로이드를 사용하기도 하는데 효과가 없으면 국소 면역요법도 사용한다. 머리피부에 페놀phenol 등 약품을 도포해 가벼운 염증을 일으키고, 이것이 자연치유되는 과정에서 모근을 공격하는 면역이상을 치료한다. 다른 질환의 치료약에 의한 부작용으로는 단연 항암제를 들 수 있다. 투약을 중지한 후 서서히 회복하는 것이 통례이다. 콜레스테롤 저하제, 혈압강하제, 갑상선 기능이상, 철분결핍에 의한 빈혈, 과도한 식사조절에 의한 영양실조, 소모성 만성 질환 등도 탈모의 원인이 된다.

224

코골이　　코를 유난스럽게 고는 사람들이 있다. 코를 골면 목구

명상기도에 공기가 아주 세게 흘러 들어가 점막이 진동해 소리가 난다. 어떤 이유로 상기도가 좁아지면 코를 골기 쉽다. 코를 골면 숙면을 취하는 것처럼 보이나, 실은 수면의 질이 떨어지는 것이 보통이다. 쉽게 설명한다면, 코 고는 소리가 클수록 힘들게 호흡하고 있다는 뜻이다. 이때는 뇌도 깨어 있어 깊은 잠을 잘 수 없다. 그러나 코를 심하게 곤다고 걱정할 필요는 없다. 다만 수면시무호흡증후군 때문에 낮에 졸리고, 집중력이 떨어지거나 고혈압 등의 증상이 있으면 주의해야 한다. 수면 중에 무호흡이나 저호흡을 자주 반복하면 산소가 부족해지고 혈압이 오른다. 고혈압은 심근경색과 뇌졸중의 도화선이 된다.

남성의 코골이 원인은 비만이 많다. 살이 찌면 상기도에 지방이 붙고 좁아져 심하게 코를 골게 된다. 아래턱이 적은 사람, 코가 막혀 항상 입으로 숨 쉬는 사람도 코를 곤다.

여성 중에는 50세 이후 폐경이 되면서 코를 골기 시작하는 사람이 많다고 한다. 여성호르몬은 기도를 넓게 하는 작용을 한다. 따라서 여성호르몬의 저하는 코골이를 악화시키는 요인이 된다. 비만인 사람이 체중감량으로 코골이와 수면 중 무호흡 증상을 개선할 수 있다.

225

콧구멍은 왜 항상 열려 있나

사람은 원래 코를 통해 호흡을 하던 동물이었다고 추측할 수 있다. 코의 구조와 그의 기능을 보면 그럴듯하다. 콧구멍은 항상 열려 있으며 일부러 손가락 같은 것으로 구멍을 움켜잡기 전에는 막을 수 없다. 콧속의 구조와 기능을 살펴보자. 콧속의 귀쪽 벽 큰 점막에는 주름 세 개, 즉, 상비갑개, 중비갑개, 하비갑개가 나란히 자리

잡고 있다. 주름과 주름 사이, 주름과 코 중앙의 칸막이비중격의 틈은 매우 좁다. 표면의 점막에서는 계속 점액이 분비되어 코점막은 항상 습하고, 코로 숨을 쉬고 있으면 그 좁은 사이로 공기가 흐른다. 공기 중의 먼지나 이물질, 병원균 등이 여기에 갇힌다. 점액 중의 수분은 들이마신 건조한 공기를 습하게 하며 목이나 기관지가 마르지 않게 한다. 사람이 코로 숨을 쉬는 것은 이래서 기본적인 생리현상이 된 것이다.

그렇다면 입으로 숨을 쉴 때는 어떨 때일까? 호흡량이 많이 필요할 때이다. 입을 크게 벌리고 호흡을 하면 공기가 다량으로 아무 방해 없이 통과한다. 그래서 격한 운동을 할 때는 자신도 모르게 입을 크게 벌리게 된다. 그러나 입으로 호흡할 때는 목이나 기관지가 마르고 먼지나 이물질이 목 속으로 바로 들어갈 위험성이 생긴다.

당연한 일이지만 반드시 입으로 호흡을 해야 할 때가 있다. 마구 지껄이거나 수다를 떨 때는 물론이고 노래를 부를 때는 별수 없이 입으로 호흡을 하게 되는데, 이때 입속이나 목이 건조해지는 것은 피할 수 없다. 열변을 토하거나 열창을 한 뒤에 무엇이고 마시고 싶어지는 것은 당연한 생리현상이다.

226

무좀　기온이 오르고 습도가 높고, 통풍이 안 되는 여름철은 무좀균의 전성기이다. 무좀은 일반적인 속칭이고, 반드시 발에만 생기는 것은 아니지만 발에 생기는 백선白癬을 속칭 무좀이라고 한다. 곰팡이의 일종이며 진균류眞菌類의 하나인 백선균이 손가락이나 발가락 사이, 손톱과 발톱, 발바닥 등에 번식하면 발바닥 피부가 벗겨지거나 갈라지거나 하며 발톱, 손톱이 흰색 또는 탁한 색으로 변한다.

무좀이 있는 사람이 맨발로 방이나 마루바닥을 걸어 다니면 무좀균이 여기저기 떨어진다. 다른 사람들에게 전파되는 것은 당연한 일이다. 발은 자주 씻고 발가락 사이를 건조시켜야 한다. 다행히 손을 씻는 횟수가 발을 씻는 횟수보다 훨씬 많으므로, 항상 물일을 하는 사람 외에는 손무좀은 비교적 드물다. 무좀의 초기증상은 발가락 사이가 스물스물 가렵고, 습기가 차고, 물집이 적거나 크게 생겨 이것을 터뜨리면 맑고 끈적끈적한 점액 같은 것이 차 있는 것을 볼 수 있다. 장기화되면 무좀균이 피부 깊숙이 침입해 발뒤꿈치가 두꺼워지거나 발톱 속까지 번식해 뿌옇게 비후되며 발톱 모양이 변하고 두꺼워지기도 한다. 또 발톱이 피부 속까지 뚫고 들어가기도 하는데 이 정도면 외과적 치료가 필요하다.

무좀의 예방법은 다음과 같다:

1. 하루에 한 번 이상, 비누를 사용해 발을 깨끗하게 씻을 것
2. 방바닥, 마루바닥, 욕실바닥, 바닥깔개 등을 깨끗하게 할 것
3. 가족 중 무좀이 있을 때는 실내화나 바닥깔개를 특히 조심할 것(발닦기 타월 공동 사용 금지 등)
4. 통풍이 잘되는 신을 사용하고, 여러 켤레를 번갈아 신을 것
5. 양말을 따로 빠는 것이 좋고, 반드시 삶아서 빨 것
6. 조기진단으로 발의 백선이 만성화되는 것을 막을 것

227

갈증   '물'은 갓난아기가 처음 배우는 단어 중 하나이다. 아주 어린데도 목이 마르면 곧잘 물을 찾는다. 우리는 흔히 목이 마르면 물을 찾게 된다고 알고 있으나, 실은 목마른 것을 감지하는

것은 '목'이 아니라 뇌의 일부인 시상하부 속의 갈증추渴中樞란 곳이다. 이곳은 혈액의 농도를 항상 감시하며, 혈액이 정상보다 진해지면 곧 수분이 부족하다고 판단해 목이 마르도록 해 물을 마시게 만들고, 혈액은 묽어지면서 정상으로 돌아온다. 만일 목마른 것을 그대로 참고 있으면 수분 부족을 해소하기 위해 갈증추에서 바소프레신이 분비되어 콩팥에서 소변 속의 수분을 회수하기 시작한다. 그러면 소변의 농도가 진해지면서 소변 색깔도 진해진다. 평상시보다 소변 색이 진하다면, 몸속의 수분이 부족한 것이 아닌지 한 번쯤은 생각해보는 것이 순서이다.

목욕한 후의 맥주 한잔은 정말 일품이다. 그러나 알아두어야 할 일이 있다. 시원하고 당장은 갈증도 풀 수 있어 상쾌하다. 그러나 수분은 보충되지 않는다. 맥주는 알코올이 들어 있어서 바소프레신의 분비를 억제하고 소변량을 증가시키므로, 마신 양보다 많은 양의 수분을 잃을 위험성이 많기 때문이다. 목욕 후 맥주 한잔은 마셔도 좋으나 자기 전에 반드시 물 한잔 마시는 것을 잊지 말자.

228

역류성 식도염

위에 들어간 음식물은 위산에 의해 소화되는데 그 위산이 식도로 역류되어 식도를 상하게 하고 염증을 일으키는 것이 바로 역류성 식도염이다. 이때 가슴이 몹시 쓰리고 아프다. 원래 이것은 서양이나 미국인들에게 흔하다고 했으나 지금은 우리나라 사람에게서도 흔히 볼 수 있다. 위암을 일으키는 파일로리균이나 구미형 식생활과 관계있는 듯하다. 기름기 많은 음식을 먹으면 이를 소화하기 위해 위산의 분비가 증가하는데, 지방이 많은 음식을 계속 먹으면 위산분비가 과다해지고 역행성 식도염이 쉽게 생긴다고 한다. 또 하나는, 위의 점막의 위축을 통해 위산의 분비를 억제하는 파일로리균의 수가 감소하기 때문이라고 해석한다. 즉 파일로리균이 많으면 위산은 적어진다는 이론이다. 위를 압박하는 비만이나 가령에 의해 위산이 식도로 역류하는 것을 막아주는 근육의 힘이 떨어지는 것도 또 하나의 원인이 된다. 예방으로서는 너무 기름진 음식을 과식하지 말 것, 취침하기 직전에 먹지 말 것, 식후 바로 눕지 말 것 등이다. 먹은 후에 가슴속에 표현하기 어려운 불쾌감이 있거나, 목구멍에서 이물감이 느껴지면 역류성 식도염을 의심하자.

229

기능성 위장장애

위통, 위가 체한 듯 트릿한 느낌, 조금만 먹어도 배부른 느낌, 명치 밑이 화끈거리는 느낌 등, 마치 만성 위염과 같은 증상을 호소하는데 일반투약으로 별 효과가 없고, 검사결과도 특별한 이상이 없다. 이러한 증상이 '기능성 위장장애'의 특징이다. 흔히 스트레스 등 심리적 영향이 지적되기도 하나 본인은 매우 괴롭다. 위의 운동기능은 떨어진 상태인 데 반해 위산분비는 과다하기 때문이다. 50~60대(최근에는 연령이 젊어지는 경향이 있음)에서 많고, 여성이 남성보다(2배 정도) 더 많다. 일반검사로 이상이 발견되지 않으며, 발병의 기전도 분명치 않으므로 환자 자신의 호소에 의지할 수밖에 없다. 명치 밑이나 그 주위에 6개월 이상 전에 나타났던 심한 동통이나 불쾌감이 최근에 다시, 또 자주 나타난다면 이 질환을 의심해본다. 내시경검사 등으로 궤양소견이나 악성종양 등 소견이 없다면 더욱 그러하다. 기분 탓이라고 일축하면, 환자는 더욱 불안해지고, 증상은 더욱 악화된다. 그러므로 환자의 호소에 귀를 기울여야 한다. 이러한 환자들 중 대부분은 우울증일 가능성이 있기 때문이다. 심리적 문제와 위장의 기능장애는 서로 원인과 결과의 긴밀한 관계처럼 무엇이 먼저이고, 무엇이 나중인지 미묘하지만, 세로토닌을 통해 원인과 결과에 영향을 준다고 해석한다. 세로토닌은 뇌에서 감정제어에 관여하며, 위장에서는 뇌의 지령을 전달하는 윤활유 같은 작용을 한다.

230

자낙스, 알프라졸람, 벤조디아제핀

정신신경과나 신경내과 등에서 일반적인 불안증이나 공황장애, 심한 불면증 등에 처방하는 자낙스xanax, 알프라졸람alprazolam, 벤조디아제핀benzodiazepine은 흔히 신경안정제로 통칭된다. 심신을 함께 안정시키고 공포감을 덜어주는 진정작용이 뛰어난 것으로 알려져 있다. 그러나 습관성 또는 중독성의 위험이 있어 사용을 기피하기도 한다.

자낙스는 단기간에 작용하는 제제로 사용 후 체내에 머무는 시간이 짧아 안전한 약품이다. 자낙스는 뇌에서 신경전달물질 GABAgamma amino butyric acid의 생산을 자극한다. GABA는 뇌의 자연마취제이며 진통제이다. 불안을 잠재우고 근육의 긴장을 풀고 통증을 없애며 수면을 유도한다. 우울증과 불안증을 오래 앓는 사람은 틀림없이 과거에 오랫동안 GABA가 부족했을 것이다. 이런 환자에게 GABA를 투여하면 극적으로 회복된다. 자낙스는 불안증을 조절하고 수면을 유도할 뿐 아니라 근육의 긴장과 이에 따른 근육의 심한 통증을 치료하는 데 매우 효과가 있음을 경험했다.

85세의 Y여인은 심한 불안증과 양측 넓적다리 근육과 무릎의 심한 경련성 통증에 6개월 이상 시달려왔다. 매일 밤 12시에서 새벽 3시경이면 영락없이 심한 통증이 찾아와 뜨거운 찜질 등으로 아픔과 싸워야 했다. 자리에서 일어나 걸어보기도 했지만 전혀 효과가 없었다. 특이한 것은 매일 밤 거의 같은 시간대, 같은 부위에 통증이 있다가 아침이 되면 자연스럽게 사라진다는 것이다. 완전하지는 않으나 낮 동안에는 일상생활을 하는 데 지장이 없었다. 일반 진통제는 전혀 도움이 되지 않을뿐더러 불면증 등으로 겪는 심신의 고통은 말로 표현하기 힘들 정도였다. Y여인이 찾아간 H박사는 S대 출신의 저명한 내과전문의로, 특히 정신신경질환의 권위자이다. H박사는 찜질과 같은 대증치료를 그만둘 것을 권하며, 취침 전에 자낙스 2.5mg 또는 5.0mg의 투여를 처방했다. 그날 밤 10시 20분에 핑크색 자낙스 한 알을 먹은 Y여인은 10분 후에 잠이 들었고 밤사이 단 한 번도 깨지 않고 다음 날 아침 6시 30분경에 일어났다. 상쾌한 아침이었다. 자낙스 한 알(5.0mg)로 Y여인은 오래간만에 활기찬 모습을 되찾았다. 그래도 불안한 마음에 나흘째 되던 밤에는 자낙스의 양을 2.5mg으로 줄였고, 그다음 날에는 1.25mg으로 줄였으며 그 후로는 아주 끊어버렸다고 한다. 총 5일 동안 투약한 셈이다. 그 5일간의 투약으로 반년 이상 속수무책이었던 격심한 동통, 불안, 불면증을 치료했음은 물론 2박 3일의 지방여행을 무난히 소화하였다고 하니 Y여인의 '병'은 완치되었다고 할 수 있겠다.

통상적으로 다리가 아프면 정형외과에서 신경외과로 돌아다니며 엑스레이 사진과 CT 등을 찍고, 기다리고, 원인을 찾아내지 못하면 더 복잡하고 세밀하다는 기기의 도움을 받고, 그래도 안 되면 다른 병원의 다른 의사를 찾아가고……. 이런 악순환을 겪게 마련인데 자낙스의 위력이 이 정도인 줄은 미처 몰랐다. 무슨 약이든 그 성상과 작용기전을 정확하게 이해하는 것이 이렇게 중요한 것이다.

욕창　　　자리를 보전한 지 오래되면 체중에 의한 압력 때문에 장
　　　　　시간 눌려 있는 피부나 피하지방, 근육 등의 혈류가 나빠
지면서 산소나 영양 보급이 악화되어 조직이 괴사를 일으킨다. 방치하
면 감염이 뒤따른다. 건강한 사람은 장시간 자고 있을 때도 무의식적으
로 몸을 이리저리 움직이지만 대퇴골절, 척주손상, 뇌혈관질환, 의식장
애 등의 환자는 몸을 마음대로 움직이지 못한다. 욕창褥瘡은 주로 천골
부, 어깨뼈 부위, 팔꿈치, 후두부, 귓바퀴, 슬관절 외측, 넓적다리 부착
부 등에 생기기 쉽다. 가장 흔한 곳은 엉덩이뼈와 천골 부위 등이다. 장
시간 압박을 받아 국소는 빨개지고 피부가 벗겨지거나 물집이 생기고
상처가 깊어지면서, 죽은 조직이 점점 늘고 때로는 뼈가 노출되기도 한
다. 욕창은 치유하기 어렵고 수개월 또는 그 이상의 치료를 요하나, 감
염이 되면 그 예후는 매우 비관적이다. 침구, 베개 등의 주름이나 구김
등이 마찰의 원인이 되고, 혈액순환을 방해할 수도 있다. 같은 자세로
장시간 눕지 않도록 적어도 2시간마다 체위를 바꾸고, 땀이나 배설물
등으로 피부가 오염되지 않도록 하는 등 매우 힘든 간호가 필요하다.

방광염　　방광염의 원인균 중 80% 이상이 대장균이다. 결핵이
　　　　　많았던 시대에는 결핵성 방광염도 자주 발생했다. 대장
균은 항문 주위나 음부에 흔히 존재하므로 쉽게 방광에 들어간다. 특히
여성의 요도는 짧고 넓어 균이 침입하기 더욱 쉽다. 또 하나, 남성에게

는 방광 속의 오줌이 새지 않도록 두 군데의 괄약근이 있으나, 여성에게는 한 군데밖에 없는데 이것도 세균이 쉽게 침입하게 한다. 방광염이 여성에게 단연 많은 것은 이 때문이다. 주 증상은 빈뇨, 배뇨통(특히 배뇨가 끝날 무렵에), 혼탁뇨, 혈뇨, 잔뇨감, 허리통증 등이다. 심하면 하루에 수십 번씩 화장실을 출입한다. 세균이 발병원인이 아닌 방광염(간질성 방광염 등)이나 과활동성 방광 등도 같은 증상이 나타나므로 정밀검사를 해야 한다. 방광염을 예방하기 위해서는 세균이 방광에 침입하지 못하게 하는 생활습관을 기르고 음부의 청결, 성행위 후의 세척 등이 필수이다. 또 피로나 수면 부족 등은 염증에 대한 저항력을 감퇴시키는 원인이 되므로 피해야 한다. 밀월성 방광염honeymoon cystitis, 밀월성 신우신염honeymoon pyelonephritis 등은 같은 맥락의 염증이다.

233

협심증과 심근경색

협심증과 심근경색 모두 심근에 산소 결핍을 일으키는 허혈성 심질환이다. 최대 주원인은 관상동맥의 경화에 의한 혈류 부족이며 주로 40세 이후의 연령층에서 볼 수 있다. 협심증일 때는 산소를 운반하는 혈액의 양이 부족하기는 하지만 그래도 아직 혈액이 심근 속을 흐르고 있다. 가슴이나 가슴 주변에 통증이 있지만 수분 내에 가라앉는다. 그러나 심근경색일 때는 혈전으로 혈액의 흐름이 완전히 차단된 상태이므로 그 전방에 있는 세포가 괴사를 일으킨다. 그러므로 협심증으로 사망하는 경우는 적으나 심근경색일 때는 생명이 위태롭다. 심근경색을 일으키는 예의 반은 과거에 협심증을 경험한 일이 많으므로 협심증과 심근경색은 상통한다고 할 수 있다. 그러나 협심증을 확실하게 치료하면 심근경색은 어느 정도 면할 수 있다. 그러므로 협심증 치료는 증상치료와 심근경색 예방의 두 가지 토끼를 잡는 셈이다. 협심증 발작은 11~3월의 한랭기에 많은 것이 특징이다. 냉기 때문에 피하의 혈관이 수축되어 혈압이 급상승한다. 심장의 박동량이 증가하면 심근에 많은 산소가 필요해진다. 그런데 동맥경화 등으로 혈관이 좁아지면 산소가 충분히 공급되지 않으며 이 때문에 가슴이 답답하고 힘들어진다. 계단을 오르거나, 비탈길을 걷는 것, 무거운 짐을 갖고 급히 걷는 것, 수면을 충분히 취하지 않고 운동을 하는 것, 추운 탈의장에서 옷을 벗는 것, 식후에 바로 걷는 것, 강한 스트레스를 받는 것 등은 모두 협심증 발작을 유발하는 원인이 될 수 있다.

교감신경이 항상 긴장상태에 놓인 사람들은 심각한 스트레스에 의한 혈압의 급격한 변화가 원인이 되어 심근경색을 일으킬 수 있다. 성미가 급하고 격분하기 쉬운 성격이나 만사에 끙끙대는 성격도 마찬가지로 스트레스를 쉽게 일으킨다.

234

부정맥: 증상은 여러 가지

어른의 심장은 보통 주먹만한 크기이다. 그리고 하루에 평균 10만 번 정도 박동하면서 전신에 혈액을 순환시킨다. 건강한 성인은 1분에 60~70번 정도 맥이 뛴다. 일생 동안 심장을 규칙적으로 뛰게 하는 것은 심장에서 발신하는 전기신호이다. 동결절에서 발생하는 이 신호는 좌우의 심방에 전달되며 이것은 계속해 좌우심실에 도달한다. 이와 같은 전달경로 중 어느 부위에서나 이상이 생기면 심박동의 리듬이 깨지면서 맥박이 빨라지거나 늦어지는데 이것이 바로 부정맥이라고 불리는 병적 상태이다. 가슴이 두근거리고, 흉부에 불쾌감이 느껴지고, 심해지면 실신하기도 한다. 맥박이 지나치게 빨라지기도 하고, 지나치게 늦어지기도 한다.

1분간 200번도 뛸 수 있고(빈맥), 심장에 혈액이 돌아오기도 전에 다시 심장이 수축하므로 전신에 충분한 혈액을 보낼 수 없게 된다. 맥이 너무 느려지면(서맥) 혈액순환이 나빠진다. 맥박이 지나치게 빠르거나 지나치게 느린 것뿐 아니라, 맥박의 규칙적인 리듬이 깨지거나 맥박이 건너뛰거나 하면 이들은 모두 부정맥이라고 할 수 있다. 심실이 수축하지 않는 심실세동이나 심실세동으로 이행할 수 있는 심실빈박 등은 돌연사의 원인이 될 수 있으니 조심해야 한다. 맥이 나는 듯하는 기외수축은 대체로 걱정할 증세는 아니다. 협심증, 심근경색, 판막증 등은 항시 주의해야 한다. 이들은 부정맥의 원인이 되기도 하고, 부정맥을 악화시키기도 한다. 심방세동은 고령화하면서 증가되는 추세이며 이에 따른 돌연사 등의 위험은 별로 없으나, 심방혈류가 부실해져 혈전, 뇌경색으로 진전될 염려가 있다. 기외수축은 건강한 사람에게도 나타나며 크게 문제시하지 않는 예가 흔하다. 스트레스, 수면장애, 과음, 흡연 등이 원인일 수 있다. 스스로 맥을 짚어보면 맥의 리듬, 횟수, 강약 등을 스스로 느낄 수 있다. 특히 부정맥일 때는 허탈감, 식은땀, 무력감, 흉부의 불쾌감이나 아픔, 압박감 또는 심하면 숨이 끊어질 듯하며 정신을 잃기도 한다.

235

A형 성격이 심장병을 만드는가?

다음의 11가지로 표현되는 성격을 A형

이라고 한다면, 당신은?

1. 항상 시간에 쫓기는 생활을 한다고 느낍니까?

2. 어떤 일에 쫓겨 열중하는 편입니까?

3. 일단 어떤 일에 열중하면 다른 일에는 관심이 없는 편입니까?

4. 일단 일을 시작하면 철저하게 하지 않으면 마음에 들지 않습니까?

5. 자신의 일에 자신이 있습니까?

6. 곧잘 긴장을 잘합니까?

7. 안절부절못하고, 초조하며 쉽게 화를 냅니까?

8. 성격이 꼼꼼하고 빈틈이 없는 편입니까?

9. 남에게 지기 싫어하는 편입니까?

10. 성미가 급한 편입니까?

11. 사업이나 다른 일로 다른 사람들과 경쟁한다고 느껴집니까?

이상의 11가지 질문에 대해 '항상 그렇다'면 2점, '가끔 그렇다'면 1점, '그렇지 않다'면 0점으로 쳐서 점수의 합이 17점 이상이면 A형이고, 점수가 높을수록 '경향이 강하다'고 판정한다. A형 성격은 심장병에 걸릴 확률이 높다.

236

하지정맥류   하지의 장딴지나 무릎 뒤쪽의 움푹 들어간 곳에 혈관이 꾸불꾸불, 울퉁불퉁, 늘어져 보이는 하지정맥류下肢靜脈瘤는 노동을 오랫동안 해온 남자들이나 중년 이후 여성에서 흔히 볼 수 있다. 정맥류에는 1차성과 2차성 두 가지가 있는데 주로 서서 일하는 노동을 오래 해온 후, 또는 임신 등으로 피하정맥의 역류방지 판막에 장애가 생겨서 일어나는 것이 1차성 정맥류이며 대부분이 이에 속한다. 발과 다리의 표면이나 깊은 곳에 있는 정맥은 혈액을 심장 쪽으로 보내는데 고령 등으로 판막의 작용이 약해지면 심장 쪽으로 흘러야 할 혈액이 역류해 정맥에 고인다. 그러면 마치 혹이나 지렁이 또는 매듭처럼 팽창해 보이는데 이것이 바로 정맥류이다. 정맥이 울퉁불퉁할 정도는 아니지만 거미줄처럼 보이기도 하고 망처럼 보이기도 한다. 2차성인 것은 심부정맥혈전증이란 질환이 원인이다. 근육 깊이 있는 심부정맥이 혈전으로 막혀 갈 곳이 없어진 혈액이 임시변통으로 피하정맥을 통과하기 때문에 혈류가 증가하면서 굵어지며 정맥류가 된다. 심부 정맥혈전증은 폐에 혈전이 생길 수 있어 매우 위험할 수도 있는 병이다.

1차성 정맥류는 수술로 정맥류가 지렁이처럼 두드러지게 돌출한 부분의 피부를 절개하고 늘어진 정맥을 결찰結紮한 후 불필요해진 정맥 부분을 적출하는 방법이다. 만일 같은 정맥류나 두드러진 부분이 길고 광범위하다면 정맥류를 마치 줄기를 벗겨내듯 제거하는 방법도 사용한다. 증상이 심하지 않으면 주사요법으로 정맥을 경화하거나 레이저 등으로 정맥류를 태워서 제거하기도 한다. 수술 후 정맥을 압박하기 위해 압박 스타킹elastic stocking을 사용해야 한다.

일상생활에서 신경 써야 할 사항은, 정맥혈은 하지의 근육을 수축시키면 심장쪽으로 밀려 올라가므로 장시간 계속 서서 일하는 사람은 일상시 걷기, 제자리 걷기, 제자리 뛰기 등을 하면서 근육을 부지런히 움직여야 한다는 것이다. 이것이 정맥류를 예방하는 좋은 방법이 될 수 있고 평상시에도 압박 스타킹을 사용하는 것이 좋은 예방방법이다

하지정맥류 예방법

주로 서서 일하는 사람, 무거운 짐이나 물건을 힘으로 다루는 사람, 흡연, 심한 변비, 심한 비만, 만성 호흡기질환 등은 하지정맥류를 일으킬 가능성이 높다. 사람은 원래 다리가 낮은 곳에 위치하기 때문에 서 있는 것만으로도 부담이 된다.

예방요령은 두 가지이다. 우선 밤에 잘 때 다리를 높이는 것이다. 피는 높은 곳에서 낮은 곳으로 흐르게 마련이다. 또 정맥의 피를 잘 보내기 위해 제2의 심장이라고도 부르는 장딴지를 활용한다. 굴신운동, 즉 무릎을 세우거나 발끝으로 서거나 해서 장딴지의 골격근을 신축시킨다. 앉은 자세로 발끝을 움직이면 정맥이 압박된다. 한 번에 5분, 하루에 4~5번 정도 하면 된다. 이미 정맥류가 있을 때는 악화를 막기 위해 다리에 피가 고이지 않도록 압박한다. 초기에는 압박 스타킹이 유효하다. 다리의 아래쪽으로 가면 갈수록 피가 많이 고이므로 정맥은 아랫부분일수록 압력이 높아진다. 충분히 균형 잡힌 영양을 취하되 비만과 변비를 예방할 것. 비만은 혈관뿐 아니라 림프관도 좁아지게 한다. 변비는 배변 때 힘을 주면 복압이 높아지며, 복부혈관으로부터 다리정맥에도 압력이 가해진다.

근육통

평상시에 별로 운동을 하지 않던 사람이 어쩌다 운동을 한 후에 일어나는 근육통을 '운동에 의해 혈중 유산농도가 높아졌기 때문'이라고 설명한다. 유산은 노폐물이 아니라, 유효한 에너지원이며 에너지는 세포 내 미토콘드리아에서 당이나 지방으로부터 합성된다. 급격하게 운동을 하면 당분해가 왕성하게 이루어지면서 포도당을 미토콘드리아로 보내지만, 이곳에서 처리하는 데는 한계가 있으므로 일시적으로 남게 된다. 이것이 바로 유산이다. 유산이 피로물질이라면 운동 후에도 계속 남아 있어야 하지만, 실제로는 운동 후 1시간 정도면 처음 상태로 돌아오며 이것이 바로 피로물질이 아니라는 증거이다. 피로는 이보다도 훨씬 복합적인 요소로 일어나는 현상이다. 근육통 중에는 운동 중에는 동통이 있지만 운동을 멈추면 없어지는 현발성現發性 근육통과 운동을 한 지 몇 시간 후부터 하루 이틀 후에야 통증이 생겨 1주일 정도면 자연히 없어지는 지발성遲發性 근육통이 있다. 우리가 운동 후에 경험하는 것은 후자에 속한다.

가을에는 요통을 조심

가을이 깊어지고 바람이 차게 느껴지는 계절이 오면 요통이 생기기 쉬운데 여름에 한껏 늘어난 근육이 긴장하기 때문이다. 어쩌다 갑자기 허리가 욱신대며 아프거나 허리둘레가 무겁게 느껴지면 주의하라는 신호이며, 저녁때나 주말에 심해지는 경향이 있다. 특히 굽 높은 신을 신는 여성들은 증상이 심해지기 쉽다. 또 여성은 남성에 비해 골반의 폭이 넓기 때문에 쉽게 비뚤어진다. 특히 추위가 시작되는 가을에 주의해야 한다. 여름에는 더위 때문에 근육이 늘어지고 바른 자세가 흐트러진다. 몸 전체의 균형이 깨졌다가 시원해지면서 골반의 뒤틀림이 현저하게 나타나 요통으로 발전한다. 요통은 요추가 어긋나면서 주변의 신경을 압박하면 생기는데 몸의 균형이 깨지면서 목, 어깨 등의 근육이 과도하게 긴장하거나 복근이 늘어나면서 골반이 비뚤어져 요통의 원인이 된다.

골반이 비뚤어지는 원인을 제공하는 조건:
같은 자세로 장시간 사무 보기
새우 등이거나 머리의 위치가 앞으로 나와 있는 사람
허리를 뒤로 젖히고 다니는 사람
5cm 이상의 하이힐로 오래 걷기
노화로 근육이 늘어짐
운동 부족
골다공증
자는 동안에 어금니를 악무는 습관

240

류머티스성 관절염 - 자기편을 못 알아본다

이른바 자가면역질환 중 하나이다. 즉 원래는 생체를 스스로 지키기 위해 존재하는 면역 기능이 이상을 일으켜, 체내의 정상세포를 이물로 잘못 인식해 이를 공격하는 것이다. 쉽게 설명하면, 아군과 적군을 구별하지 못하는 현상이 골이나 연골에 생긴 것이다. 천천히 전신의 골이나 연골이 파괴되면서 관절이 하나의 뼈처럼 변형되어버린다. 당연히 관절을 구부릴 수 없게 되고 일상생활에 지장을 준다. 원인은 아직 명확하지 않으며 타 질환과의 관련은 없고, 유전자나 체질 등 선천적 소인이 있는 사람이 세균, 바이러스 감염, 심한 스트레스 환경, 생활습관 등의 영향을 받아 발생하는 것이 아닌가 의심하기도 한다. 면역 이상으로 관절을 덮고 있는 활막滑膜에 염증을 일으키고, 이때 사이토카인이 나와 염증을 더욱 증폭시키거나, 활막을 두껍게 만든다. 심하면 연골이나 뼈가 파괴되어 통증이나 수족 관절의 병변이 나타난다. 조기치료가 바람직하나 조기진단이 쉽지 않다. 관절이 붓기 전에 몸이 무겁고 나른하고, 피로감 등의 자각증상이 오랫동안 계속되기도 한다. 물론 조기진단, 조기치료가 증상의 진행을 막고, 관절의 변형이나 기능상실을 막을 수 있으나, 류머티스성 관절염의 치료약 중에는 심한 위장장애, 발진, 폐렴, 골다공증, 순환기 계통의 장애를 일으키는 등 부작용을 동반하는 것이 있으므로 계속 투약하기 어려운 예가 많다. 현재 문제가 된다고 지목되는 이 사이토카인을 표적으로 신약이 연구되고 있고, 어느 정도 성과가 있는 것으로 평가된다. 류머티스성 질병은 현재로서는 불치의 병에서 완전히 치료할 수 있는 병이 되어가는 단계이다.

241

변형성 슬관절증(무릎관절증)

여성들에게 단연 많고 나이가 들어감에 따라 증가하는데 40세를 넘으면서 나타나기 시작한다. 60대 여성에서 약 30~40%, 70대에서 50~60%가 엑스레이 검사에서 변형성 슬관절증이라는 진단을 받는다. 관절연골에는 여성호르몬의 에스트로겐 수용체가 있는데 여성호르몬의 작용이 약해지면 관절연골도 손상을 받기 쉽다. 원래 정상 상태의 슬관절 표면은 탄력성이 좋은 연골로 덮여 있어 무릎에 미치는 충격을 완화하고 관절 운동을 원활하게 해준다. 그런데 나이가 들면서 이것이 닳아서 얇아지거나 변형되면 연골이 서로 닿으면서 통증이 생기거나 관절을 덮고 있는 얇은 막이 염증을 일으키면서 물이 고이거나 붓는다. 슬관절의 연골은 재생능력이 거의 없다고 알려져 있고, 나이가 많아지면서 점점 심해진다. 또 비만해지면서 정도가 차차 심해진다.

변형성 슬관절증의 주요 증상은:

1. 앉아 있다가 일어날 때 무릎이 매우 아프다.
2. 계단을 오르내릴 때 무릎이 아프다.
3. 걷기 시작할 때 무릎이 아프다.
4. 무릎을 꿇고 앉기가 힘들다.
5. 아침에 자리에서 일어날 때 무릎을 구부리기가 힘들다.
6. 무릎 안쪽을 누르면 아프다.
7. 무릎에 물이 고여 붓는다.

운동 등으로 근육의 힘을 강화하고 슬관절에 가해지는 부담을 줄이며 관절을 안정시키는 것이 우선 필요하다. 일상생활에서 가벼운 운동을 생활화하는데 아래의 운동을 계속하는 것이 근력과 무릎관절을 안정시키는 좋은 방법이다.

1. 의자에 앉아 한쪽 다리를 각각 수평으로 올리고 내리기
2. 누워서 다리를 30도 정도 올리고 내리기
3. 매일 20~30분간 걷기
4. 시간 날 때마다 무릎 굽히고 펴기
5. 물속에서 걷기 운동하기

오십견

어릴 때, 할머니들이 쪽을 찌려다가 손이 머리에까지 올라가지 않아 쩔쩔매는 모습을 자주 보았는데 이것이 바로 오십견五十肩이었나 보다. 40대에서 50대에 일어나기 쉽지만, 어떤 연령에서나 발생할 수 있으며 어깨가 몹시 아프고 팔이나 손을 위로 또는 뒤로 올리거나 돌릴 수 없을 정도로 아프다. 정식 의학용어로는 어깨관절 주위염肩關節周圍炎인데 여러 번 재발할 수 있고 60세를 지나서 악화되기도 한다. 일반적으로 나이에 따른 현상으로만 알고 있으나 이것은 엄연한 생활습관병 중 하나이다. 어깨관절은 구조가 복잡하며 신체관절 중에서도 운동의 자유도가 가장 높고 많은 곳이다. 관절의 어느 부분이든 동통이 생기면 바로 운동의 제한을 받는다. 운동범위가 넓은 것은 어깨관절에 접속되는 견갑골과 상완골의 접촉면적이 좁기 때문이라고 해석되며 주위에는 뼈를 연결하는 관절포, 인대나 견갑골에 부착되어 있는 근육, 근육과 뼈의 부착부인 건腱이나 건판, 뼈와 건판 사이의 쿠션 역할을 하는 활액낭滑液囊 등이 있다. 오십견은 활액포에 염증이 생기는 것 외에 주변조직이 섬유화해 뻣뻣하고 두꺼워져 관절운동이 제한을 받고, 이외에 말초신경도 끝에서 갈라지며, 동통에 대해 매우 예민하게 반응하기 때문에 생기는 것으로 알려졌다. 오십견은 몇 개월쯤 지나면 호전되기도 하는데 그동안 안정만 취할 것이 아니라 적당히 움직이고, 운동도 하고 국소를 따뜻하게 하는 등 적극적인 대응이 필요하다. 스테로이드 제제의 국소주사로 효과를 보기도 한다.

아킬레스건의 외상

아킬레스건腱은 장딴지 근육을 발뒤꿈

치뼈에 연결하는 조직이며 지면을 차거나 뒤꿈치를 끌어 올리는 등 중요한 기능을 한다. 장딴지의 굵은 근육의 힘을 뒤꿈치 뼈에 전달하며 가장 굵은 부분이 집게손가락 정도 되는데 이는 신체의 힘줄 중 가장 강한 것으로 알려져 있다. 건강을 위한 운동이 유행하면서, 조깅을 하는 중·장·노년층이 늘어났으며 마라톤 코스를 완주하는 사람들도 늘고 있다. 그런가 하면 상당이 격한 운동을 즐기는 사람들도 많아졌는데 이에 따라 자연스럽게 아킬레스건에 통증을 느끼는 사람들도 늘어가고 있다. 중고년中高年층에 나타나기 쉬운 아킬레스건의 외상은 주로 아킬레스건 주위염과 아킬레스건 부착부위의 염증이 많다. 아킬레스건 주위염은 아킬레스건과 그의 주위를 포함한 조직 간의 마찰이 생겨서 일어난다. 또 아킬레스건 부착부 염증은 아킬레스건과 뒤꿈치뼈 사이에 일어나는 마찰로 생기는 염증으로, 뒤꿈치뼈가 본래 바깥 방향으로 돌출한 사람에서 흔히 볼 수 있다.

건은 근육에 비해 혈행이 적고, 손상을 입으면 보수가 잘 안 된다. 40~50세가 넘으면, 마치 사용기간이 넘은 것처럼 기능이 떨어져 조금만 무리해도 아킬레스건에 염증이 잘 생기는데 통증이 느껴지면 무리하지 말고 휴식하는 것이 가장 좋은 치료법이다. 격한 운동 중 아킬레스건이 파열되거나 절단되면 수술적 교정이 필요하다.

244

한국인에게 많은 좌골신경통의 여러 가지 원인

엉덩이, 넓적다리 뒤편, 장딴지 등이 몹시 아픈 것이 좌골신경통의 증상이다. 30~40대에서 증상이 나타나는 것은 주로 추간판탈출증

(흔히 디스크라고 함), 50대 이후에서는 요부척추관협착증일 가능성이 높다. 등뼈는 사람의 체중을 떠받치는 추골椎骨의 연결로 구성되는데 추골의 중심은 마치 관처럼 되어 있다. 그 빈 공간을 척주관이라 하며 그 속을 척수脊髓가 지나간다. 좌골신경은 요추에서 발끝까지 뻗어 있으며 허리에서 압박되어 발끝까지 아프거나 저린 증상을 일으킨다. 추골의 사이사이에는 추간판이 있고 추간판의 중심에는 젤 상태의 수핵髓核조직이 있으며 섬유조직에 싸여 있다. 수핵조직이 뛰쳐나와 신경을 자극하는 것이 바로 추간판탈출이며 급성일 때가 많은데 흡연이나 중노동의 영향을 받는다고도 여겨진다.

요부척추관협착증은 척추관이 좁아지는 병으로 주원인은 노화이며 증상은 부지불식간에 진행되고 증상도 서서히 나타난다. 생명에는 지장이 없으나 고령일 때 보행이 어려워지며 자리보전을 할 수밖에 없고 생활의 질이 떨어지며 노화를 더욱 재촉한다. 뚜렷한 예방법은 없는데 허리에 부담이 가지 않도록 비만을 피하고 등과 복부의 근력을 단련한다. 요부척추관협착증일 때 좌골신경통 외에 다리를 절기도 하는데 조금만 걸어도 허리에서 발 쪽으로 동통이 느껴지거나 저리고 땅겨 한 걸음도 걸을 수 없다가 잠시 쉬면 다시 걸을 수 있게 되는데 그 간격이 100m 정도까지 되면 수술해야 한다고 권하는 전문의들이 있다. 이러한 증세가 장기간 계속되면서 배뇨·배변장애, 잔뇨감 등이 나타난다. 최근 새로운 수술이나 시술요법이 발달되어 치료경과가 좋은 예에 관한 보고가 발표되고 있는 것은 매우 고무적이다.

245

척추 압박 골절

척추뼈는 경추 7개, 흉추 12개, 요추 5개로

모두 합쳐 24개의 뼈로 형성된다. 척추압박골절은 등뼈의 일부가 충격 등으로 부서지면서 발생하는데 흉추와 요추의 경계 부근에서 발생하는 일이 많다. 일반적인 골절과는 달리 옆으로 긴 뼈의 중간이 쐐기형으로 움푹 우그러지든지 수평으로 찌그러든다. 젊은 사람들도 높은 곳에서 떨어지거나 넘어질 때 잘 일어나며, 중고년층에서는 골다공증이 주요 원인이 된다. 골다공증이 진행되면 등뼈가 부서지기 쉬워지면서 가볍게 자빠지거나 엉덩방아 정도의 가벼운 충격으로도 압박골절이 일어난다. 골절 때문에 골다공증이 발견되는 일도 가끔 있다. 압박골절은 등이나 허리에 심한 통증이 느껴져 쉽게 발견되지만, 30% 정도는 통증을 별로 느끼지 않기 때문에 늦게 발견되기도 한다. 키가 줄기도 하고, 등을 둥글게 구부리고 무릎을 굽혀서 걷는 등의 변화가 생긴다. 키가 4cm 정도 줄면 틀림없이 압박골절이 생긴 증거라고 주장하기도 한다. 찌그러진 척추는 기본적으로 원상복귀가 힘들며 압박골절이 생기면 수년 내로 두서너 군데가 새롭게 골절될 가능성이 높다. 통증이나 구부러진 허리 때문에 운동을 기피하면, 점점 근력이 떨어지면서 골절 가능성이 높아지는 등의 악순환이 일어나기 쉽다. 칼슘 섭취와 근력증강을 위한 운동 등을 총동원해야 한다. 1일 칼슘 섭취량은 800mg(우유 4컵 정도), 걷기 운동(1일 8,000보 정도)을 계속하면 매우 효과적이다.

246

장딴지에 일어나는 '쥐'

의학적으로는 국소적으로 장딴지 근육이 단단하게 뭉치면서 매우 아픈 유통성 경련을 '쥐'가 난다고 표현한다. 이런 증상은 장딴지뿐 아니라 허벅지 등 어떤 부위에나 일어난다. 운동에 관련된 근육은 보통 뇌의 명령을 받아 움직이는데 때로는 이런 의사와는 달리 근육이 갑작스럽게 수축하면서 수 초 동안, 때로는 훨씬 길게 격렬한 경련을 일으킨다. 노인들은 밤에 잠을 자던 중 이러한 경험을 하는 예가 빈번하다. 심한 운동(수영이나 달리기 등)을 하거나 같은 자세로 무거운 물건을 들거나 운반할 때, 냉방에서 오랜 시간 같은 자세로 일할 때 주로 나며 발작은 일과성이지만 너무 자주 일어날 때는 진료를 받는 것이 좋다. 더운 날 땀을 많이 흘린 후 수분과 전해질 불균형이 원인이거나 당뇨병에 의한 말초신경장애, 신부전에 의한 대사기능의 이상 등이 원인이 될 수 있으며, 고혈압 치료제, 이뇨제 등에 대한 검토도 필요하다.

247

중독증, 의존증, 그리고 성의존증

흔히 알코올중독, 마약중독, 도박중독, 경마중독, 주식중독, 인터넷중독 등, 마치 의학용어처럼 흔히 사용하는 용어가 있다.

골프의 제왕 타이거 우즈Tiger Woods는 스스로 그 화려했던 영광을 '성의존증 환자'라는 치욕스러운 병명과 함께 땅에 묻었다. 이후 그는 정식으로 성의존증에 대한 정신과적 치료를 받았으며, 복귀해서 다시 골프 제왕의 자리에 올랐다.

성의존증은 다른 의존증과 같이 정신과 질환의 하나이고 정식으로는 성기호性嗜好장애라고도 말할 수 있다. 많은 환자가 어렸을 때에 사회나 가정으로부터 학대 또는 부당한 차별을 받았거나 부모나 가족 사이에 여러 문제가 있을 때, 부모가 의존증을 앓았거나 하는 등 가정환경의 영향을 받는 것으로 알려져 있다.

알코올중독증(의존증)

세계보건기구WHO의 기준에 따르면 알코올중독증을 다음에 의해 진단한다.

1. 술을 마시고 싶어 견딜 수 없을 정도로 음주에 대한 갈망 정도가 매우 강하다.
2. 술에 강하고 잘 취하지 않으며 음주량이 많아졌다.
3. 손이 떨리고, 불안하고, 잠이 안 오는 등 금단증상이 있다.
4. 음주를 자제할 수 없다.
5. 모든 일상생활이 음주 위주이다.
6. 알코올에 의해 심신의 장애가 생겨도 술을 끊을 수 없다.

위의 여섯 가지 항목 가운데 과거 1년간 세 가지 항목이 해당되면 알코올중독증이라고 진단할 수 있다. 알코올 과잉 섭취에 의해 뇌의 신경세포 성질이 변화해 알코올이 떨어지면 가슴이 두근거리고 손이 떨리고 땀을 흘리는 등의 금단증상이 나타나며, 이를 피하기 위해 다시 술을 마시는 악순환이 계속된다. 폭음은 고혈당, 고혈압, 지질이상증, 심장병, 간경변 등을 초래해 치명적일 수 있다.

조울증

기분이 하늘을 찌를 것같이 좋은 상태와 땅으로 기어들 것처럼 침울하게 빠져드는 우울한 상태가 교대로 일어나는 조울증躁鬱症, manic depressive insanity을 양극성장애bipolar disease라고 한다. 기분이 매우 좋은데도 괴상하게 큰 소리로 웃기도 하

고, 그러다가 갑자기 분이 터지면 말릴 겨를도 없이 엉엉 울기 시작한
다. 처음에는 죽고 싶을 만큼 우울한 상태가 돌변하면서 기분이 개운해
지는 등 '조'와 '울'이 교차한다. 자신을 당연히 존경받아야 할 사람이
라고 믿고 말투가 명령조로 변하고 욕설을 퍼부으며 사람들을 함부로
대한다. 발병원인은 분명치 않은데 유전, 환경, 성격이 영향을 미치는
듯하다. 울증은 여성에서 많으나 조울증은 성별 차가 별로 없다. 조증
일 때는 기본적으로 기분이 좋고, 신나게 새로운 일이나 사업에 손을
대며 밤에 별로 자지 않아도 힘이 나지만 사소한 일에도 안절부절못하
고 곧잘 화를 내며 폭언을 하고, 폭력을 휘둘러 인간관계나 사회적 신
의를 잃는다. 우울증 환자 10명 중 한 사람은 조울증으로 판명된다고
한다. 조울증과 우울증은 치료목적이나 치료약이 각각 다른데 진단을
잘못하면 증상이 악화될 염려가 있다. 치료의 목적은 우울증을 개선하
는 것이며 주로 항우울제가 처방된다. 조울증의 치료는 '조'와 '울'의
기복을 조정해 그 폭을 좁히는 데 중점을 둔다. 주로 기분안정제나 항
정신병약을 사용한다. 조울증 환자에게 우울증 치료를 계속하면 효과
가 떨어질 뿐 아니라 항울제로 '조'가 유발되어 '조'와 '울'이 심하게
되풀이되면 갑자기 '조'가 되기도 하는데 이와 같이 증상이 되풀이되
면 재발빈도도 높아진다.

조울증 치료에는 가족과 주위사람들의 절대 협력이 필요하다. 환자
를 감정적으로 대하지 말 것, 언동에 조심할 것 등 주의해야 할 점도 잊
어서는 안 된다.

조증(躁症)의 자가진단 요령

1. 믿을 수 없을 정도로 들뜨고 유쾌하며 모든 일이나 공부가 척척 마음먹은 대로 잘된다.

2. 아무것도 아닌 사소한 일에도 초조하고 화를 잘 낸다.

3. 무엇이든 자기 생각이 옳다고 여기고 남의 말을 듣지 않으려고 한다.

4. 밤에 잠을 거의 자지 않고 일을 한다.

5. 공부든 사업이든 좋은 아이디어가 계속 머리에 떠오른다.

6. 조용히 있을 수 없고 계속 움직이고 일을 꾸며야 직성이 풀린다.

7. 마음이 들뜨고 돈 씀씀이가 헤퍼지며 남의 돈을 빌려서라도 고가의 물건을 사들인다.

8. 자신이 제일이고 존경을 받아야 하며 말투도 명령조이고 폭행, 폭언을 자주 한다.

9. 무엇이든 잘될 것 같고 남의 일은 모두 우스꽝스러워 보인다.

10. 말수가 보통 때보다 많아지고 누구하고든 이야기하고 싶고 혼자서 계속 떠들어댄다.

정신면역학

정신면역학psychoimmunology은 의학계에서도 인정하고 있다. 중요한 시험이나 결혼을 앞두고 몸살이 나거나 얼굴에 염증이 생겨 애를 먹이는 것은 무슨 이유 때문일까, 우연일까? 해로하던 부인이 세상을 떠난 후 얼마 안 되어 남편이 뒤따라가는 것은 또 무슨 이유 때문일까? 이는 스트레스에 대응하지 못해 면역력이 극도로 떨어진 결과라고 한다.

극도의 슬픔, 노여움, 불쾌감, 초조함, 아픔 등의 감정은 면역력의 급속한 저하를 가져온다. 우리 몸속에는 원래 인터페론interferon이라는 면역물질이 있는데 이는 암이나 바이러스와 대치하는 병정이라고 생각하면 된다. 이 물질은 유쾌하게 웃기만 해도 증가한다는 사실이 증명되었다. 어떤 약물이나 치료도 사람의 고유 면역력인 마음의 자연치유력을 따라갈 수는 없다.

별로 큰일도 아닌데 쉽게 흥분하고, 과민반응하고, 분노하고, 공격적이며, 쉽게 혈압을 높이는 사람들은 심근경색이 되기 쉽다는 조사결과가 있다. 항상 긍정적으로 생각하고 오늘이 가면 오늘보다 조금 더 나은 내일이 올 것이라는 마음가짐이 건강에 큰 영향을 준다는 사실은 의학에서도 인정하고 있다. 입사시험에 떨어지거나, 실직을 당하거나, 주가가 폭락하거나, 암이란 진단을 받았거나, 실연당하는 등은 모두 내가 어떻게 할 수 없는 일이다. 이 때문에 기분이 우울해져 건강을 해치면 안 된다. 오늘 하루는 오늘로 끝난다. 이런 것들 때문에 면역력이 뚝 떨어지고 하루라도 더 빨리 늙고 수명이 줄어든다면 손실이 너무 크다. 흥분하고 화내고 남을 미워하고 시기하고 비관하기만 하면 면역력이 떨어지고, 늙고, 건강을 해치고, 수명이 줄어든다. 그래도 계속해서 이렇게 지내겠는가?

252

구강건조증, 구갈증

별다른 질병은 없는 것 같은데, 입속이 마른다고 호소하는 사람이 의외로 많다. 이런 환자 중 가장 많은 예가 약제에 의한 것이다. 항우울제, 수면제, 항고혈압제, 꽃가루병 치료제인 항히스타민제 등으로 입속이 마르는 부작용이 있는데 약제를 변경하거나 투약량을 조절해야 한다. 스트레스가 원인인 예도 적지 않다. 원래 타액선은 자율신경 영향을 받으므로 긴장하면 구강이 건조해질 수 있는데 교감신경이 타액선의 작용을 억제하기 때문이다. 또 입 주위의 근력이 약해지기 때문이라고도 한다. 고령자, 어린이가 너무 연한 음식만 먹으면 구강 주위의 근력이 약해진다. 습관적으로 입을 벌리고 있는 시간이 길거나, 새우 등처럼 구부리고 있거나, 입으로 호흡하는 사람은 타액분비가 정상인데도 입속이 항상 건조하다. 일상생활에서 많이 씹어야 하는 뿌리채소류를 식재료로 자주 사용하고 천천히 식사하는 습관을 들이는 것도 도움이 된다. 껌을 씹는 것도 도움이 된다.

구갈증을 예방하기 위해 다음과 같은 방법을 사용해볼 만하다.
1. 물이나 차 등으로 수분을 충분히 보충한다.
2. 음식물을 충분히 씹고 앞니보다는 어금니로 씹는 것이 타액분비를 촉진한다.
3. 껌, 알사탕, 시큼한 음식 등으로 타액선을 자주 자극한다.
4. 흡연은 교감신경을 자극하므로 담배는 피우지 않는다.
5. 체내수분을 감소시킬 수 있으므로 과도한 음주는 피한다.
6. 실내습도를 높인다.

입속이 항상 끈적끈적하고, 바삭한 쿠키 등을 먹기 힘들고, 입속이 말라 오랫동안 말을 하기 힘들고, 음식이 술술 넘어가지 않고 삼키기가 힘들고, 혓바닥이 항상 갈라져 있다면 구강건조증을 의심할 수 있다.

침

갑자기 물이 나오지 않거나 졸졸 나오는 정도가 되면 곧 일
상생활에 지장을 주고 그 시간이 길어지면 위생상태가 악화
되며 전염병이 만연하는 등 사회적으로 문제가 된다. 침타액. 唾液은 거
의 수분으로 이루어진 입속의 샘물이다. 깨끗하고 무미, 무취이며 하루
에 약 1,500cc 분비된다. 입속의 상태에 따라 많은 세균 등이 번식하면
곧 더러운 물로 변한다. 우리는 아무 느낌 없이 살고 있으나 어느 날 갑
자기 침의 분비량이 줄거나 갑자기 입속이 건조해짐을 느낄 때가 있다.
침은 우리 눈에 보이지 않게 중요한 기능을 수행하는데, 구강점막의 표
면을 항상 깨끗하게 씻어주며 음식물에 수분을 공급해 씹고 삼키는 데
도움을 준다. 만일 물에 녹지 않으면 맛을 감지하는 미뢰맛봉오리는 음식
물의 맛을 인식하지 못한다. 그러므로 음식을 맛있게 먹으려면 충분한
양의 침이 필요하다. 바삭바삭하는 과자나 삶은 달걀(특히 노른자)은 침
을 급격하게 흡수하므로 삼키기 힘들어 목구멍에 걸려 쩔쩔맨 경험이
한두 번은 있을 것이다.

침의 분비량이 줄거나 입속이 말라 고생하는 사람들이 있다. 구강건
조증상은 몹시 긴장할 때, 조바심 낼 때, 심한 공포에 질릴 때, 심한 탈
수상태 등에는 으레 일어나지만 수분공급으로 해결된다. 그러나 많은
사람들은 원인도 치료법도 알지 못한 채 구강건조증을 고민하고 있다.
이 중에는 정신적 스트레스로 생긴 소위 구강심신증도 있는데 이를 위
한 진단과 치료가 매우 급하다. 고령자들은 일반적으로 여러 가지 투약
으로 구강이 쉽게 건조해진다. 특히 항암 화학요법의 부작용인 구강건
조증은 매우 심각해 정신적 고통을 준다. 최근에는 점막습윤제의 응용
과 점막염 예방대책이 상당히 발전되었다. 근래에 침에서 신체정보를

얻는 연구가 많이 이루어고 있고, 이 연구결과의 실용화도 머지않았다.

미코플라스마 폐렴

미코플라스마mycoplasma 폐렴은 미코플라스마균에 의한 폐의 감염증이다. 공교롭게도 약 4년 주기로 올림픽이 열리는 해에 맞추어 유행했기 때문에 '올림픽병'이란 별명이 있으며 감기와 구별하기 어렵다. 초기증상은 고열이 자주 나는 인플루엔자와는 달리 열이 조금씩 높아지는 증상 외에 전신권태감, 두통 등이 있고 2~3일 후부터 가래가 거의 없는 마른기침이 심하게 난다. 특히 야간에 심하다. 숨 쉬기 힘들 정도의 이른바 해소 같은 증상이 약 40%의 환자에서 관찰된다. 신열은 2~3일 내에 떨어지지만 기침은 그 후에도 몇 주에서 한 달까지 계속되기도 하는데 대체로 감기와 같은 증상을 보이지만 기관지염 등으로 끝나고, 이 중 3~5%가 폐렴으로 발전한다. 24~35세에서 흔하고 유아나 어린이들은 폐렴을 일으키기 쉽다. 수막염, 중이염, 뇌염, 간기능장애 등의 합병증을 일으키기도 한다. 감염 후에 얻은 항체는 1년 정도 후에는 없어지며 재감염의 가능성이 많다. 비말감염으로 잠복기는 1~3주 정도(인플루엔자는 1~5일)로 비교적 길어서 감염을 조장하는 듯하다.

미코플라스마는 세포벽이 없는 특수한 세균이기 때문에 세포벽의 합성을 방해해 세포의 증식을 막는 폐렴구균에 사용하는 일반항생제는 효과가 없다. 철저한 양치질과 손 씻기가 매우 중요하며 환자와의 접촉을 금해야 한다.

O-157   병원성 대장균 O-157 등의 장관출혈성 대장균 감염증은 중증화되면 사망의 원인이 된다. 장관출혈성 대장균 감염증은 30℃를 넘으면 증식력이 증가하며, 특히 여름의 기온상승과 연관이 있으므로, 여름에는 음식을 조리할 때 특히 조심해야 한다. 감염의 대부분은 음식을 통해 발생하는데 O-157 등의 대장균에 오염된 음식물이 입으로 들어가면 장관이 감염된다. 균은 산酸에 대한 저항력이 강하며, 위산 속에서도 살아남는다. 분변을 통해 감염이 확산되고 적은 숫자의 균으로도 감염되므로 2차 감염이 쉽게 일어난다. 감염 잠복기는 3~5일, 사람에게 발병되기까지 필요한 세균 수는 50개 정도라고 알려져 있다. 우선 가벼운 설사, 심한 복통, 발열, 구토 등의 증상을 일으키는데 환자의 10% 정도는 4~10일간의 발열 후에 혈변을 누며 용혈성 요독증으로 발전할 수 있다. 발병한 3~4명 중 한 사람은 중추신경계의 증상을 보인다.

O-157은 원래 소와 같은 우제류牛蹄類의 장관에 감염하는 균인데, 분변이나 해체할 때 남은 균에서 감염될 가능성이 있다. 균은 우육 등의 표면에서 증식하므로, 우육 등을 잘게 썰어 혼합가공한 육류는 가열하지 않으면 살균할 수 없다는 것을 알아야 한다. 특히 고령자, 저항력이 약한 환자는 조심해야 한다. 대장균은 30분에 한 번씩 분열해 증식하며, 하룻밤 동안 지구의 총 인구수(70억)를 훌쩍 넘을 정도로 빨리 증식한다. 육류나 채소 등의 실온보관은 피하고, 날고기나 가열을 덜한 식육은 피하고, 가공이나 조리는 속히 하는 등의 지혜가 필요하다.

1분 넘게 75℃ 이상 가열하면 균은 사멸한다. 2차 감염은 주로 분뇨로부터 손을 통해 이루어지므로 철저한 손 씻기로 예방이 가능하다.

파일로리 균 파일로리pylori 균에는 하늘을 나는 헬리콥터처럼 생긴 몇 개의 편모가 있다. 그것이 회전하면서 움직이며 위의 유문부pylorus에서 발견되었기에 헬리코박터 파일로리Helicobacter pylori란 이름을 얻었다. 일반적으로는 파일로리균이라고 부른다. 스트레스나 생활습관 등에 의해 위궤양이 생긴다는 것은 누구나 잘 알고 있는 상식이기도 하며 강산성인 위액 때문에 위 속에서는 세균이 살 수 없다고 알고 있었다. 그런데 이미 5만 년 전에도 인류가 감염되었다는 파일로리균이 처음 발견된 것은 1980년대의 일이다. 잘못 알고 있는 상식 때문에 발견이 늦어진 것이다.

1982년 워런Warren은 위궤양 환자의 위를 검사하던 중 기묘하게 구부러진 세균을 발견했다. 동료인 마셜Marshall과 거듭해서 균을 배양했으나 매번 실패하자 실망한 그들은 실험을 내팽개친 채 부활절 휴가를 떠나버렸다. 그런데 실컷 놀다 와보니 병원체가 '부활' 해 있었다. 내버려두고 간 세균이 번식을 시작한 것이다. 이렇게 해서 두 사람은 파일로리균을 발견하게 되었다. 파일로리균은 거의 모든 위궤양 환자의 위에서 살고 있다. 이 균이 위 속에서 생존할 수 있는 것은 요소를 분해해 암모니아로 만들기 때문에 강한 위산을 중화할 수 있어서이다. 두 사람이 2005년 노벨 생리의학상을 공동 수상한 것도 극적이었다. 기대도 예상도 하지 않았던 두 사람은 역시 부활절 휴가를 떠나 선술집에서 술을 마시느라 발표 두 시간 후에야 겨우 수상 소식을 들었다고 한다.

파일로리균을 없애는 일은 그다지 어렵지 않다. 항생제를 1주 정도 내복하는 것으로 약 80% 퇴치된다.

비피두스균

사람은 무균 상태에서 태어나는데 출생과 동시에 세균이 체내에 들어가면서 정착한다. 생후 1~2일째 비피두스bifidus균의 수는 미미하지만, 엄마 몸과 접촉하고, 젖을 먹거나 하는 등으로 생후 6일 정도가 되면 균의 수는 급증해 출생한 직후부터 유아 때까지의 장내세균 중 95% 정도를 차지한다. 그 후 나이, 육식 편중의 식생활, 스트레스 등으로 감소하며, 성인이 될 때까지 약 15%, 60세쯤 되면 1%까지도 감소한다. 이때는 이미 악성 균이 우세해져 여러 가지 질병을 유발한다.

장내환경과 건강을 유지하는 역할을 하는 것이 바로 이 비피두스균이다. 장내에는 1,000여 종 이상의 상주균이 있다고 하고, 그 양은 분변 1g당 1조 마리 정도라고 하는데 비피두스균도 상주균 중 하나이다. 상주균은 대체로 양성, 악성, 그리고 그 중간층으로 분류된다. 비피두스균은 산소가 있는 곳에서는 살아날 수 없는 소위 혐기성 미생물로 양성균이다. 비피두스균은 건강한 사람이면 장내세균의 20~30%를 차지하는데 스트레스가 오래 지속될 때, 식물섬유 섭취가 적을 때, 육류를 많이 섭취했을 때는 그 수가 적어지고 웰치균 등 악성 세균이 증가한다. 이럴 때는 각종 대장질환이 생기고, 면역력이 저하된다. 비피두스균은 아세트산이나 유산 등의 유기산을 생산해 장내를 산성화하고, 장의 움직임을 촉진해 변비를 줄이고 악성 콜레스테롤을 저하시키며, 병원균 감염을 방지한다. 따라서 비피두스균의 증가는 장내환경의 개선을 위한 필수조건이라고 할 수 있다. 요구르트를 마시면 비피두스균을 공급할 수 있다.

참고로 노인의 분변에서 지독하게 냄새가 날 때가 많다. 그 원인 중 하나가 비피두스균의 감소와 악성 세균의 증가이다. 이럴 때는 요구르트를 섭취하는 것이 해결책이 될 수 있다.

258

장내세균   인체에서 영양을 흡수하는 기관인 장은 입으로 들어오는 병원균이나 바이러스 등의 해독을 수호하는 체내 최대의 면역기관이다. 이 면역기능을 높여주는 것이 바로 장내에 공생하는 세균이다. 이 공생세균은 주로 대장에서 살고 있는데 그의 크기는 약 1마이크론(100만분의 1m) 정도이다. 한 사람의 장에는 약 100조兆 개의 공생세균이 있으므로 그의 무게가 약 1kg에 달한다고 계산되고, 100종 이상의 세균이 정장整腸작용과 소화흡수를 촉진하는 작용 등을 한다. 이와는 달리 박테리오이데스bacterioides라고 불리는 균, 대장균 등은 보통 때는 조용히 있다가 일단 체력이 떨어지면 병원성을 나타내거나 식중독을 일으키기도 한다. 장내의 공생세균의 종류나 수는 사람에 따라 매우 다양하며, 따라서 사람에 따라 장관의 면역기능은 다르고 서식하는 균의 종류도 다르고, 질병에 대한 개개인의 반응도 다르다. 우리의 장은 길이가 약 7m나 된다. 내측에는 바퀴 모양輪狀의 주름이 있고 그 표면은 융모라고 불리는 돌기로 덮여 있다. 내측을 펼치면 그 면적은 거의 테니스 코트의 한 면의 넓이와 맞먹을 정도로 대단히 넓다. 음식물과 함께 들어오는 병원균과 바이러스를 막기 위해 전신의 면역세포의 대부분이 장에서 살고 있는 것이다. 장의 면역세포는 이물이 침입하면 즉각 이들을 배제하기 위해 점막 특유의 면역 글로불린 Aimmunoglobulin A, IgA 항체라는 단백질을 만들어낸다. 장의 면역기능은 매일 대량으로 들어오는 일반적인 음식물에 대해서는 과민하게 반응하지 않으며 장내 공생세균에 대해서도 공격을 하지 않는다는 특성이 있다. 인체의 모든 기능은 참으로 신묘할 정도로 정밀하다.

259

생명친화 세균

사람의 장에는 약 400종 이상의 세균 수조 마리가 그야말로 우글우글 모여 살고 있는데, 이들 중 요구르트를 만드는 유산균 중에는 알레르기를 억제하는 락토바실루스 카제이*lactobacillus casei*균이나 파일로리균을 억제하는 락토바실루스 가세리*lactobacillus gaseri*균, 정장작용을 하는 비피두스균 등이 있다.

위암과 깊은 관계가 있다고 알려진 헬리코박터 파일로리균을 발견한 워런과 마셜이 2005년 노벨 의학상을 받은 것을 계기로, 파일로리균과 요구르트의 관계가 주목받게 되었다. 체내에서는 항상 유산균과 같은 좋은 작용을 하는 세균과 대장균과 같은 나쁜 작용을 하는 세균들이 싸운다. 노화나 스트레스에 의해 그들의 평형상태가 깨지면, 나쁜 균이 우세해져 암이나 알레르기 같은 병을 일으키며 항암작용을 하는 NK세포의 활성을 저하시키고, 알레르기나 고혈압 등을 일으키기도 한다. 요구르트를 먹어서 유산균을 체내에 끌어들여 질병을 예방하는 것이 바로 프로바이오틱probiotic요법이며 다음의 효능이 있다.

1. 장을 약산성으로 유지하면서 장기능을 조절한다.
2. 장내감염을 방지한다.
3. 면역기능을 높인다.
4. 알레르기 발병을 예방한다.
5. 혈압을 내린다.

이코노미클래스증후군

'economy class'는 비행기의 일반석 탑승칸이다. 젊었을 때 많이 타고 다녔던 기억이 새롭다. 이코노미석은 공간이 비좁아 움직이기 힘들다. 장시간 항공여행을 한 후에는 혈전증 발생의 위험이 4주 정도 계속된다고 경고한다. 그러므로 단시일 내에 여러 번 반복해서 비행기에 탑승하면 혈전증 발생의 위험도가 높아진다고 보아야 한다. 장시간 좁은 버스나 열차로 장시간 열차를 해도 마찬가지이다. 지진, 물난리 등 피란처의 비좁은 공간에서도 같은 일이 생긴다. 또 비만, 키가 190cm 이상, 160cm 미만인 사람, 피임약 복용 등도 혈전증 발생 위험도를 높이는 요인이 될 수 있다.

비행 중 배뇨의 불편함을 미리 고려해 수분 섭취를 억제하는 것은 혈액농도를 높이는 원인이 될 수 있다. 혈액농도를 낮추고, 화장실에는 자주 가고 몸은 많이 움직이는 등 예방책이 필요하다. 이코노미클래스증후군은 장딴지의 정맥심부정맥에 혈전이 생기고, 이것이 폐까지 이동해 폐동맥을 막아 돌연사를 유발하는 폐동맥 색전증을 말한다. 장기간 입원생활을 하는 만성 자리보전 환자에게서도 빈번하게 발생하며 일단 발병하면 사망률이 매우 높다(20~30%). 매우 좁고 작은 의자에 같은 자세로 장시간 발과 다리를 거의 움직이지 않으면 혈액순환이 잘 안 되고 발과 다리의 정맥에 혈전이 생기기 쉽다. 임상적으로는 수술 후나 출산 후에 발생률이 훨씬 높다.

무릎이나 고관절 등 하지수술의 경우, 일시 혈류를 차단해 발병률이 높을 수 있다(30~60%). 제왕절개, 자리보전 환자의 수술 전후에 발병하기도 하니, 혈전이 생겼는지 여부를 자주 감시해야 한다. 자각증상이 없이 진행되었는지 살펴볼 것도 권장한다(60% 정도는 무증상). 누워 있을 때는 발을 높이고, 발목을 전후로 자주 움직이거나 돌리는 등 적극적인 운동이 필요하다. 탄력 스타킹을 착용하는 것을 원칙으로 한다.

261

스티븐스존슨증후군

스티븐스존슨증후군Stevens Johnson Syndrome, SJS은 별로 알려지지 않은 피부질환이지만 치료가 늦어지면 생명을 잃는 위험한 병이다. 38℃ 이상의 고열, 발진과 수포가 특징인데, 많은 예에서 특정한 의약품(해열진통 소염제, 항생물질 제제, 통풍치료제, 일반 종합 감기약 등)이 원인인 것 같으나 아직 불분명하다. 특정 의약품 복용 후 2주 이내에 발병하나, 이보다 빨리 나타날 수도 있고, 한 달 후에 나타날 수도 있다. 증상이 계속되면 여러 장기의 장애를 일으키며, 시력장애 등의 후유증이 남는다. 발병원인이 불분명하며 이물을 배제코자 하는 면역력이 의약품의 성분에 과잉하게 반응하는 일종의 알레르기 증상이라고 생각되지만 아직 발병의 정확한 기전은 불분명하다.

결막, 구강 내 점막, 항문 내 점막 등에 동시에 염증을 일으키는 등 일상생활에 큰 지장을 주며, 회복된 후에도 시력장애가 남는 등 후유증이 보고된다. 이 질환은 아직 널리 알려지지 않았으므로 진단이 늦어 중증화되는 일이 있을까 걱정된다.

262

멜라민

멜라민melamine은 합성수지의 주원료가 되는 공업용 화학물질이다. 멜라민을 부정하게 다량으로 식품에 넣어 팔다가 큰 물의를 일으킨 적이 있다. 멜라민은 주로, 식기, 도료, 접착제 등에 사용된다. 식품 중의 단백질량은 대체로 질소를 얼마나 포함하는지에 따라 추정하는데, 멜라민은 질소를 많이 포함하고 있기 때문에, 우유에 혼합하면 단백질량의 추정치가 증가한다. 일부의 목장에서 생산량을 늘리고자 물로 희석한 우유에 섞어 단백질량을 속이려고 한 짓이다(명백히 부정이고, 천인공노할 사기행위임이 틀림없음). 멜라민은 암모니아를 고압화해 만드는 요소에서 생산되며, 무색무취의 결정이므로 잘 발각되지 않는다. 동물실험에서 독성은 낮은 것으로 알려져 있으나, 다량 섭취하면 유해하다는 결과가 나왔다. 중국에서 멜라민 우유로 소아의 신결석 발생이 다수 보고된 예가 있었다. 멜라민을 섭취한 후에 나타나는 신결석의 기전은 아직 분명치 않다.

263

구제역과 살처분

경제적으로 매우 큰 피해를 일으키는 가축 전염병인 구제역口蹄疫은 주로 소나 돼지 등 앞뒤 발가락이 둘이나 넷 등 짝수인 동물 우제류에 감염하는 바이러스성 전염병이다. 그 이름과 같이 입 주변이나 발굽에 물집이 생기고 발열에 의해 쇠약해진다. 구제역 바이러스의 감염력이 매우 강하다. 구제역 물집의 액체나 배설물 속에 있는 바이러스에 닿기만 해도 감염된다. 바람으로 몇 킬로미터씩이나 운반되어 감염되는 예도 있다. 감염경로나 원인은 매우 다양하며 오염된 축산물, 바람, 야생조류, 야생동물, 사람이 모두 원인이 된다. 이 때문에 감염된 가축, 같은 농장 내의 동물은 모두 죽여야 하며, 먹어서도 안 된다. 국제적으로 가축의 이동제한과 살처분만이 가장 유효한 감염 방지책이라고 믿고 있다. 돼지 배설물에 포함된 바이러스는 소의 배설물보다 1,000배 정도 많아 돼지사육 수가 많은 지역에서 발생하면 봉쇄하기가 더욱 어려워진다.

구제역 바이러스는 사람에게는 감염되지 않으며 감염된 가축의 육류나 젖으로도 감염되지 않는다. 그러나 사람이 신은 신, 자동차 타이어 등에 묻은 바이러스가 다른 곳으로 이동하면 감염이 확산될 가능성이 있으므로 발생지역에서 대규모 소독을 실시해야 한다. 가축에 감염되어도 치사율은 낮다. 그러나 발열과 입이나 발등의 물집 때문에 움직이기 어렵고, 식욕이 떨어지므로 가축으로서의 가치가 없어진다.

현재 국제수역사무국OIE이 공식적으로 인정하는 구제역 바이러스가 없는 청정국은 50개국 미만으로, 지구상에서는 많은 나라에서 구제역이 발생한다고 말할 수 있다.

264

페니실린과 스트렙토마이신, 그리고 플레밍과 왁스먼

페니실린penicillin과 스트렙토마이신streptomycin은 누구나 모르고는 살 수 없을 정도로 널리 알려졌고, 친근하게 사용되어온 항생물질이며 아직도 예전과 같이 필수불가결한 치료약이다. 1928년, 영국 런던의 세인트 메어리 병원의 플레밍Alexander Fleming은 포도상구균을 배양하는 샬레schale에 푸른곰팡이가 핀 것을 발견했다. 배양할 때 잡균이나 곰팡이가 함께 자라는 것은 흔히 있는 일이었지만, 푸른곰팡이 근처에는 세균이 자라지 않았다는 사실을 그냥 무심코 넘기지 않았다. 푸른곰팡이를 배양한 여액濾液에서도 세균의 증식이 억제된 것을 확인하고 이를 '페니실린(곰팡이 이름에 따라)' 이라고 이름 붙였다. 우크라이나 출신인 왁스먼Selman

Waksman은 미국에서 토양 속의 미생물 분류를 연구하던 중 방선균이 생산하는 항균물질을 찾다가 1943년에 닭의 사체에 핀 방선균에서 결핵균의 증식을 억제하는 항생물질을 발견하고, 이에 곰팡이 이름을 따 스트렙토마이신이라고 명명했다. 그때 젊은이들 사이에 대유행했던 결핵을 퇴치할 수 있는 명약이 되어준 것이다. 플레밍은 1945년에, 그리고 왁스먼은 1952년에 각각 노벨 생리의학상을 받았다.

현재에도 페니실린을 꼭 써야 할 질병이 있으며, 다시 세계적으로 만연할 위험이 있는 매독 치료에도 꼭 필요한 항생물질이다. 아직도 완전 퇴치가 먼, 특히 노령기에서 재발하기 쉬운 결핵치료에는 필수불가결의 항생물질인 스트렙토마이신이기도 하다. 영국의 무명 개업의사였던 제너Edward Jenner는 소젖 짜는 일을 하던 어느 여인에게서 "소의 두창천연두에 해당하는 우두에 걸린 사람은 두창에 다시는 걸리지 않는다"라는 경험담을 듣고, 18세 소년에 우두를 주사했으며 우두에서 회복한 소년에게 두창을 접종했는데도 감염이 되지 않았다. 이 인체실험으로 병이 예방된다는 사실이 밝혀진 것이다. '백신vaccine'은 암소라는 뜻의 'vacca'에서 나온 이름이다.

265

양전자방사 단층촬영

양전자방사 단층촬영Positron Emission Tomography, PET 장비는 최신의 고가 검사장비 중 하나이며 보통 PET로 통한다. 암 진단과정은 신체에 별로 부담이 없는 소위 종양지표종양 마커, tumor marker검사, 화상 진단 등으로 시작해, 최종단계에서는 병소의 조직 일부를 떼어 현미경으로 병리검사를 함으로써 판단된다. 종양 마커는 암조직이 만들어내는 특이한 물질로, 혈액이나 소변 중의 양을 측정해 암의 가능성을 알아내는 방법이다. 체내의 특정장기에서만 만들어지며, 이상수치가 나오면 곧 암을 의심하게 된다. 예를 들어 PSA전립선 특이항원(전립선암)이나 AFP알파 태아단백, α-fetoprotein 등이 대표적이다. 그러나 대부분의 종양마커는 복수여러의 장기에서 만들어지기 때문에 수치가 높게 나온다고 해서, 반드시 특정장기의 암이라고 속단할 수 없다. 또 같은 장기라고 해도, 때에 따라서는 마커수치가 높아도 정상일 때가 있다. CT검사나 MRI자기공명 화상화 장치검사는 매우 유효하다. CT는 신체 깊은 곳의 장기검사에 적합하고, 특히 폐암검사 등에 매우 유효하다. MRI는 뇌, 척수, 관절등 뼈에 둘러싸여 일반검사가 어려울 때에 유효하다. 그렇지만 PET는 어디나 쓸 수 있는 만능 검사장치가 아니다. 암세포가 증식하기 위해서는 영양이 필요하다는 점을 이용한 검사법으로, 방사성물질을 포함한 포도당을 미리 주사하면 암세포는 영양원인 포도당을 흡수하여 이 부분이 화상에서 진하게 나타나는 현상을 이용한 방법이다. 단, 전립선암 세포 등은 포도당을 빨아들이지 않아 PET검사는 쓸모가 없다.

암의 마지막 검사는 병리 조직검사다. 종류, 크기, 진행도, 주위의 소관 림프절 침범 유무와 정도, 원격장기에의 전이 유무와 정도 등에 따라 1기, 2기, 3기, 4기 등으로 분류되며, 이에 따라 암치료의 기본방침이 결정된다. PET가 아무리 비싼 장치라도 만능 검사장치는 아니다.

266

B형 간염 바이러스 감염된 엄마로부터 출산 시 혈액을 통해 소독이 불충분한 주사침의 재사용이나 술잔 돌리기 음주문화 등으로 감염이 확산되는 것으로 설명되

어져 왔다. 면역기능이 미숙한 유유아기幼幼兒期에 이물이라고 인식되지 않은 상태로 바이러스가 체내에 들어오면 '보균자'가 된다. 몸속에 바이러스가 있어도 이 중 80%는 한 번도 증상이 나타나지 않으나 나머지 20%는 만성 간염, 간경화, 간암이 된다. 성인에서 감염이 되면 급성 간염이 되나, 다행히 면역기능이 발달되어 있으므로 부지불식간에 치유되는 예도 있다. 보균자는 기본적으로는 치료받을 필요가 없다. 한번 감염되면 바이러스를 완전히 몸 밖으로 내쫓을 수는 없지만, 만성 간염이나 간경화가 생겼다면 간암으로 진행되지 않도록 항바이러스 약을 사용해야 한다. 환자의 면역을 증강해 바이러스의 증식을 억제하고 증상의 개선을 기대할 수 있다. 성행위 등으로 감염되나, 일상생활에서는 전염되지 않는다. 혈액검사로 간단하게 체내 간염 바이러스의 유무(보균자)를 알아낸다.

267

C형 간염

매년 7월 28일은 간염의 날이다. 세계 보건기구 WHO에서 바이러스성 간염의 인지도를 높이기 위해 제정한 날이다. 2012년 표어는 "C형 간염이 생각보다 여러분 가까이 있습니다(It's closer than you think)"이다.

한국은 간염왕국이라는 불명예스러운 별명이 붙을 정도로 많은 사람이 간염에 노출되고 있다. 매년 1만 7,000여 명이 간질환으로 사망한다. OECD 국가 중 1위이다. 원인 바이러스가 밝혀진 간염의 유형은 발견순서에 따라 A · B · C · D · E형 등으로 분류된다. 우리나라에서 많이 발병하는 것은 A · B · C형이다.

문제는 C형 간염이다. 이미 간염백신이 개발된 A형과 B형과 달리 C

형은 아직까지 백신이 개발되지 않았다. 바이러스가 계속 변형되고 있기 때문이다. 간염 바이러스는 주로 혈액이나 체액이 피부나 점막을 통해 감염된다. 혈액 스크리닝blood screening 제도가 도입되기 전인 1992년 이전에 수혈된 예에서는 C형 바이러스 감염여부를 배제하기 어렵다. 그러므로 C형 간염검사를 받아야 한다. 소독하지 않은 면도기, 침, 문신용품, 반영구적 눈썹 그리기나 아이라인 등이 감염의 원인이 될 수 있다.

다음과 같은 경험이 있으면 C형 간염검사를 꼭 받아야 한다.

1. 남이 쓰던 주삿바늘을 다시 사용했다.

2. 다른 사람의 혈액이 묻었다.

3. 칫솔이나 면도기를 함께 사용했다.

4. 문신이나 반 영구적 눈썹, 아이라인 시술 등을 의료기관이 아닌 곳에서 받았다.

5. 1992년 이전에 수혈한 경험이 있다.

6. 피부 레이저 수술, 혈액 투석 등을 받았다.

7. 사설기관이나 본인 스스로 침이나 뜸을 시술했다.

268

줄기세포 치료란

줄기세포幹細胞란 분열해 같은 종류의 세포를 새롭게 만들어내거나 혈액, 피부, 근육, 신경과 같은 특정한 세포로 변화할 수 있는 세포이다. 이와 같은 세포를 혈액 속에 넣든지, 손상된 부위에 직접 이식해 환부의 세포나 조직을 수선하는, 즉 수복과 재생을 도모하는 치료를 줄기세포치료라고 한다. 지금까지 난치 또는 불치라고 여겼던 병 중 몇 가지는 특효를 기대할 수도 있지만 아직도 연구 실험단계에 머물러 있다. 급성골수성백혈병 등 일부 혈액질환이나 면역부전 등에 대해 조혈줄기세포를 이식하는 치료를 시행하고 있으나, 이외의 줄기세포치료는 아직도 실험연구 단계이며, 효과나 안전성이 충분치 않다. 줄기세포치료는 어떤 난치병에나 해당되는 꿈의 치료법이 아니다. 안정성과 효과가 우선 확인되어야 한다. 혈액을 만드는 조혈줄기세포造血幹細胞는 골수나 갓난아기 탯줄에서 채취한 혈액에서 얻을 수 있다. 이와 같이 몸속에 있는 체성줄기세포體性幹細胞 이외에 수정란 일부를 꺼내 만드는 배성줄기세포胚性幹細胞, ES細胞, 체세포에 유전자 등을 조작해 만드는 인공다능성줄기세포人工多能性幹細胞, iPS細胞 등 여러 가지가 있다.

269

iPS세포 신체의 거의 모든 세포가 여러 가지 세포로 분화할 수 있는 만능세포인 '유도만능줄기세포induced pluripotent stem cell, iPS세포'가 될 수 있다는 고찰을 《네이처Nature》에 발표한 것은 일본의 야마나카山中伸彌 교수이다. iPS세포는 체세포에 네 종류의 유전자를 편입하는 방법 등으로 만들 수 있으나 현재로서는 iPS세포를 한 개 만드는 데 1,000개 이상의 세포가 필요하며, 극히 일부만 만능화될 가능성이 있다고 분석되고 있다. 그러나 iPS세포의 실질적 출현과 임상에서의 실용화 시기는 아직도 멀고, 또 멀었다. 우리나라에서 몇 년 전에 배성胚性줄기세포에 대한 날조논문으로 온 세상을 떠들썩하게 만들고 한국의 과학을 모독하고, 수많은 선량한 환자들을 잠시나마 헛된 희망으로 들뜨게 한 후 실망케 하는 등의 '난센스극'이 벌어진 기억이 난다.

일본은 iPS세포 연구에서 앞선 나라 중 하나이며, 거국적으로 이의 실용화를 위해 향후 10년간의 연구 로드맵을 공개하면서 선수를 치고 있다. 이에 따르면 난치성 질환에 응용이 크게 기대되는 재생의료에서 는 가장 앞서 연구가 진행되고있는 망막세포의 연구를 5년 내에 실시 한다는 목표를 세웠으며, 이미 30명의 연구원에게서 향후 방향성과 전 망을 청취한 바 있다고 한다. 이들의 종합적인 목표에 따르면 심근은 5~7년 후, 척수손상이나 파킨슨병 치료로 이어지는 중추신경은 7년 이상, 근육위축증 치료에 도움이 될 골격근은 19년, 당뇨병이나 간부 전증 치료에 이어지는 간과 췌장세포의 재생은 분화가 매우 어렵다는 이유로 10년 이상 걸릴 것으로 전망하고 있다.

그러나 안전성 평가 등이 엄격하게 필요한 점 등을 생각하면 이러한 치 료가 일반화되기까지는 훨씬 더 긴 시일이 걸릴 것이다. 우리 모든 의 료계와 이와 관련되는 모든 연구가가 깊이 명심해야 할 문제이다. 참고 로 일본정부는 iPS세포 관련분야 연구와 개발에 2008년과 2009년 2년 간 1,900억 엔을 투입했다고 한다. 여러 가지 윤리문제가 제기되었던 배성줄기세포는 발생초기의 수정란 내부의 세포를 배양하는데, 이것 을 만들기 위해서는 생명원인 수정란을 파괴해야 하므로 윤리적인 문 제가 제기되었다. iPS가 '꿈의 세포'라고 평가되는 이유이다. 야마나카 교수는 2013년 노벨상을 수상하였다.

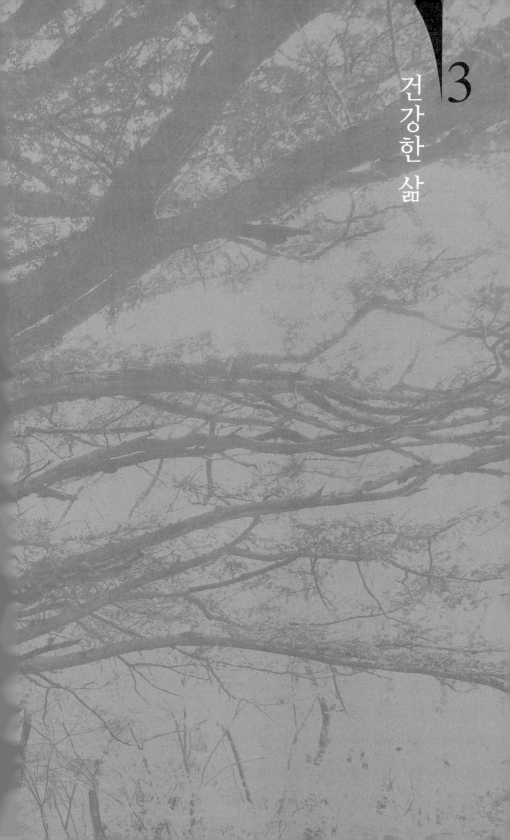

3

건
강
한
삶

방사선

270

지진 : 한국은 안전한가?

지진은 지구 내부의 에너지가 표면암반을 움직여서 일어난다. 지구상에는 지진발생 지점이 마치 띠 모양으로 연결된 곳이 여러 군데 있다. 일본, 인도네시아 등을 포함한 아시아의 태평양 연안; 멕시코, 칠레 등을 포함한 남북아메리카 대륙의 태평양 연안; 이란, 아프가니스탄, 중국에 걸친 산악지대 등이다. 구체적으로 지진은 어떻게 발생할까? 지진이란 땅속에 웅크리고 있는 에너지 때문에 암반이 파괴되면서 서로 예리한 엇갈림단층, 斷層이 생기는 것이다. 1995년과 2011년에 일어난 일본의 대지진을 예로 들면 전자는 길이 40~50km, 후자는 남북 약 500km의 범위에서 암반이 서로 어긋나 발생한 것이다. 지구의 표면은 두께가 수십 킬로미터인 '플레이트plate' 라고 불리는 널빤지 같은 암반이 10여 장 모여서 생긴 것인데 이 플레이트는 각각 연간 수 센티미터 서로 다른 방향으로 움직이고 있다. 그 결과 플레이트는 서로 근접하기도 하고 다시 멀리 떨어지기도 하며, 어긋나기도 한다. 이 플레이트의 경계에서 생기는 단면활동이 바로 대지진의 정체이다. 우리나라는 다행히도 지진이 빈번하게 발생하는 띠 모양의 지진발생 다발지역과는 멀리 떨어져 있으나 지진의 본체가 무엇이고 화산폭발은 무엇인지 알아둘 필요는 있다.

271

지진의 강도

2011월 3월 11일 M9.0의 대지진이 일본의 동북부 지방을 강타했다. 일본 관측사상 최대의 지진이라고 한다. 엎친 데 덮친 격으로 상상조차 할 수 없을 정도의 지진해일地震海溢, つなみ이 내습해 원자력 발전소를 대파하여 강력한 방사선이 누출되어 나라 전체가 아수라장이 되어버렸다. 언제 사태가 수습되어 모든 것이 정상화될지 예측할 수 없다. 지진은 지하의 암반이 어떤 면(단층면)을 경계로 해 무너지면서 급격하게 서로 어긋나서 생긴다. 진도magnitude는 지진의 규모강도를 나타내는 것으로, 지하암반이 어긋나면서 발생하는 에너지의 크기이다. 진도가 1단위만큼 커지면 에너지는 약 32배가 된다고 한다. 제2차 세계대전 당시 히로시마 원폭 때 발생한 에너지의 크기를 TNT화약으로 계산하면 1만 6,000톤에 해당한다고 하는데 M9.0은 그 에너지의 약 3만 배이다.

일반적으로 기상청에서 발표하는 M은 가장 큰 흔들림의 폭과 진원지로부터의 거리로 계산한다. 그러므로 지진발생 후 1~2분 정도면 계산할 수 있으므로 쓰나미의 규모를 예측할 수 있다. 그러나 지진규모가 크면 클수록 정확하게 계산할 수 없다고 한다.

기상청의 간이지진계로 관측한 '흔들림'의 폭뿐 아니라 '얼마 동안', '언제' 등을 분석해야 정확한 계산이 나온다. 우리나라도 지진으로부터 안전하지 않다. 특히 최근 들어 백두산의 화산폭발 위험성에 대한 가능성 등으로 설왕설래하고 있다.

272

방사선 피해　　　일본 도후쿠 지방에 일어난 대지진은 거대한 지진해일에 의한 막대한 추가 피해와 원자력발전소 파괴라는 매우 심각한 사고를 가져왔다. 원자력발전소 사고에 의한 방사선 유출이 인체에 미치는 영향은 매우 심각하다. 방사선이란 물체를 꿰뚫는 광선이나 입자를 말한다. 방사선을 뿜는 능력을 방사능이라 하며, 방사능이 있는 물질을 방사성물질이라고 한다. 방사선을 쐬면 被曝 유전자에 손상이 생겨 인체에 해로울 때가 있다.

방사성물질에 의한 피폭에는 외부피폭과 내부피폭이 있다. 전자는 의류나 피부에 묻은 방사성물질에 의해 피폭될 수 있다. 후자는 체내에 방사성물질이 들어와 신체 내에서 방사선을 쏘이는 것으로 더욱 위험하다. 신체표면에 묻은 방사성물질과 달리 체내의 방사성물질은 세척할 수 없다. 어느 정도의 방사선을 쏘이면 신체에 악영향을 미칠까? 원자폭탄의 피해를 입은 히로시마, 나가사키 등의 데이터에 의하면, 100밀리시버트milli Sievert 이하에서는 인체에 악영향이 없다고 한다. 아무런 증상도 없고, 검사상 이상도 없다. 그러나 이 수치가 100을 넘으면 발암 위험성이 높아진다. 그러나 100밀리시버트 피폭되어도 발암의 위험성은 0.5% 높아질 뿐이다.*

---

*일본의 경우 세계에서 가장 높은 암발생률, 전 국민의 50% 추정. 그러나 흡연이 방사선보다도 더 위험하다고 강조되고 있다.

292

시버트Sievert란 방사선이 인체에 미치는 영향의 단위이다. 밀리milli는 1,000분의 1, 마이크로micro는 100만분의 1을 뜻한다. 즉 1시버트＝1,000밀리시버트＝100만 마이크로시버트가 된다. '매시간 10마이크로시버트'란 1시간 동안 10마이크로시버트 피폭되었다는 의미이다. 만일 매시간 1마이크로시버트 피폭되는 장소에 계속 머문다면, 얼마 후에 인체에 악영향이 시작되는 100마이크로시버트에 도달할까? 적어도 11년 이상의 세월이 흘러야 한다.

273

문답으로 풀어보는 방사선

문: 방사선이란?

답: 모든 물질은 원자로 만들어져 있다. 대부분은 안정되어 있으나 그중에는 불안정해서 에너지를 방출해 다른 원자로 바뀌는 것이 있다. 이때 나오는 강한 에너지가 방사선으로 알파선, 베타선, 엑스선 등이다. 알파선은 종이 한 장만으로도 차폐할 수 있다. 엑스선은 사람의 표면을 통과통과하므로 이 성질을 이용해 의료분야에서 사용한다. 방사선을 방출하는 물질을 방사성물질이라고 한다.

문: 방사선은 인체에 영향을 미치는가?

답: 일상생활에서도 우주나 대지에서 방사선을 받고 있으며, 손상된 DNA를 수복하거나 이상이 생긴 세포를 제거해 건강에 악영향이 미치지 않도록 한다. 그러나 한 번에 많은 양의 방사선을 받으면 오히려 수복이 뒤따르지 못한다.

문: 구체적인 신체이상은?

답: 한 번에 1,000밀리시버트 이상의 방사선을 받으면 그 양에 따라 림

프구 감소, 탈모 등의 급성 장애가 일어난다. 비교적 적은 양으로도 후에 암을 일으킬 가능성이 있다. 그러나 정확하게 몇 밀리시버트 이상 또는 그 이하라는 경계선은 없다.

문: 사람에게서 사람으로 방사선이 감염되나?

답: 아니다. 그러나 방사성물질이 묻은 먼지나 의복 등으로 간접적으로 피폭될 가능성이 있으므로 조심해야 한다.

문: 방사선의 단위는?

답: Sievert시버트, 스웨덴 물리학자는 방사선을 받는 측에서 보는 방사선의 단위, 즉 방사선 에너지를 얼마나 흡수했는지 나타내며, Becquerel베크렐, 프랑스 물리학자은 방사선을 생산하는 물질 측에서 본 방사능의 강도, 즉 얼마나 인체에 영향을 주었는지 나타내는 방사선의 단위이다.

274

간이환산법: 베크렐과 시버트

일본 후쿠시마 원자력발전소 사고를 계기로, 방사성물질에 대해 온 세계의 관심이 고조되고 있다. 방사성 요오드는 연 50밀리시버트5만 마이크로시버트 이하, 세슘은 5밀리시버트5,000마이크로시버트 이하면 안전하다는 견해를 발표한 바 있는데, 이에 따르면 방사성 요오드는 음료수나 우유 1kg당 300베크렐; 채소, 어패류는 2,000베크렐; 방사성 세슘은 음료수나 우유 200베크렐; 채소나 어패류, 육류는 500베크렐 등이 함유되어 있다. 다시 한 번 기억하자. 베크렐은 방사능을 나타내는 단위이고, 시버트는 인체가 방사능을 받았을 때의 영향을 나타내는 단위이다.

베크렐을 시버트로 환산하는 방법은 다음과 같다:

방사능농도=(1kg당 베크렐)×실효선량계수×1일 섭취량×섭취일수
(실효선량계수는 방사성 물질마다 다르다.)

계수는 1베크렐의 요오드 131은 0.022마이크로시버트, 세슘 137은
0.013마이크로시버트이다.

예: 2,000베크렐의 요오드가 검출된 시금치를 100g 먹었다고 하자.
2,000×0.022×0.1＝4.4마이크로시버트가 된다. 이때 반감기(8일)를
고려하지 않는다면, 1년간 계속 먹었을 때는 1,606마이크로시버트가
된다. 이 수치는 방사성 요오드의 잠정 규제치 31분의 1이다. 이것은
계산상의 문제일 뿐일까?

지금 일반 시민들의 반응은 다르다. 방사선 피폭에 의해 당장 백혈병
이나 암에 걸리는 것은 아니나, 중·장기적 영향에 대한 보장이 있느냐
는 것이다. 요오드 131은 갑상선암의, 세슘 137은 암이나 유전장애의
원인이 된다.

275

방사선 건강 리스크 평가의 표준

1. 태아기에서의 피폭으로는 200밀리
시버트 이상의 선량이 아니면 기형 등
은 나타나지 않는다.

2. 태아기에서의 피폭은 고高선량이라도 생후 암발병의 증가가 현저하
지 않다.

3. 어린이와 성인에서의 명확한 암의 증가는 100밀리시버트 이하라고
하더라도 역학적 해석에서는 검출되지 않는 정도이다.

4. 그 이상의 선량에서 암발병 빈도는 직선적으로 증가한다.

5. 높은 선량으로 피폭된 사람의 자녀에서는 유전적 영향은 관찰되지

않았다.

6. 급성 설사나 출혈 등은 방사선량이 수천 밀리시버트를 초과했을 때에 나타난다.

당장은 크게 문제가 되지 않아도 후에 발병할 수 있는 암이 문제인 것이다.

방사선피폭:
자연피폭과 의료피폭

우리들은 부지불식간에 매일 방사선에 의한 피폭을 받고 있는 것이 사실이다. 대지에서는 감마선이 나오고, 하늘에서는 우주방사선이 쏟아진다. 더욱이 천연 방사성물질은 대기 또는 음식물 등에 포함되어 있기에 우리 몸속에는 상당량의 방사성물질이 언제나 존재하고 있다고 생각해야 한다. 즉, 자연환경으로부터의 피폭은 피할 수 없다. 이를 자연피폭이라고 한다. 자연피폭 방사선의 세계 평균치는 연간 2.4밀리시버트이며 방사성물질을 많이 포함한 화강암 등에서 나온다. 우라늄 광석 등의 자원을 보유한 나라에서는 이 때문에 자연피폭이 연간 3밀리시버트로 증가한다. 또 상공에서는 우주선을 차폐하고 있는 공기층이 얇아 서울-뉴욕 간을 항공기로 왕복하면 0.2밀리시버트 피폭을 받는 셈이다. 이란의 람사르Ramsar라는 유명한 라듐 온천 휴양지에서는 연간 방사선량의 최고치가 200밀리시버트나 되는 곳이 있다고 알려져 있음에도 이에 따른 악영향(암발병의 증가 등)은 없는 것으로 인정받는다. 매우 미량의 방사선을 서서히 쏘일 때 신체가 받는 영향은 거의 없는 것으로 많은 전문가들이 생각하고 있다.

근래에는 엑스레이 촬영이라는 매우 기본적인 진단방법에 의한 의료

피폭이 급증하고 있으며, 특히 CT컴퓨터 단층촬영의 보급이 이를 부추긴다. CT에 의한 피폭량은 검사의 부위나 목적에 따라 다르나, 1회 검사에 약 7밀리시버트 정도의 피폭이 이루어진다고 계산된다. 두 번 검사하면 15밀리시버트에 달한다는 계산이다. 우리나라의 의료보험과 건강검진 제도는 일본을 훨씬 앞서 있고, 자연스럽게 방사선 의료기기의 사용빈도도 훨씬 높다. 그러나 일본에 비해 방사능피폭 문제에 대해 비교적 느슨하게 대응하고 있는 듯 느껴진다. 물론 그들은 원폭경험을 잊을 수 없는 사람들이다.

277

내부피폭

내부피폭内部被爆은 호흡, 음식 등을 통해 방사성물질이 체내에 들어와 방사선에 피폭되는 상태이다. 방사성물질이 몸에 묻는 것 같은 외부피폭에 비해, 피폭이 계속되므로 위험성이 높다. 다만 방사성물질은 시간의 경과에 따라 배설되며 줄어든다. 배설을 포함해 반감기는 성인의 경우, 요오드 131은 약 7일, 세슘 137은 약 90일이다. 내부피폭도 선량에 비례해 발암 위험성이 높아지며 수천 밀리시버트 이상에서는 현저한 증가를 보인다. 하지만 250밀리시버트를 넘었다고 해도 당장 건강에 영향이 있다는 것은 아니다. 그러나 과학적으로 명백하게 해명된 바가 없으므로 속단할 수 없다. 스트론튬 같은 것은 일단 체내에 들어오면 뼈 속에 들어간다고 알려져 있다. 이러한 문제들은 남의 나라 문제라고 방관만 할 일이 아니다.

방사성물질이 식료품에 미치는 영향은?

최근에 일어난 일본의 대지진, 그리고 미증유의 원자력발전소 사고, 손 쓰기도 힘든 후유증, 그중에서도 당장 먹어야 할 식료품이 큰 걱정이며 남의 일 같지가 않다. 방사선에 오염된 식품을 몇 종류라도 먹으면 섭취한 방사선량은 그들의 방사선량을 합한 것과 같아진다. 가령 요오드 함량이 물 1,000cc에 300베크렐Becquerel(방사선핵종의 붕괴 수가 1초에 하나일 때의 방사능의 양)인 물을 어른이 매일 2L씩 2개월간 마실 때의 피폭량은 약 790마이크로시버트이다. 이것은 인간이 자연계에서 1년 동안 받는 양의 3분의 1 이하이나 방사선 요오드는 반감기가 약 8일이므로 2개월 후에는 100분의 1까지 감소한다. 그러므로 검사상 방사선이 검출되었다 하더라도 그 농도가 치명적인 정도가 아니라면 걱정할 필요 없다. 고농도의 방사능이 검출된 시금치라도 1년 동안 계속 매일 먹지 않는 한 건강상의 문제는 없다. 또 방사성물질은 공중에서 떨어지므로 표면적이 큰 채소에 부착되기 쉽다. 그러나 양배추처럼 표면이 반들반들한 채소에는 붙기가 어렵다. 오염은 표면에만 붙기 때문에, 겉껍데기만 벗기면 된다. 방사성 요오드는 갑상선에 모인다. 15세 이하는 갑상선이 왕성하게 성장하는 시기이므로 이를 받아들이기 쉽고, 특히 한창 성장하는 유아는 특별한 주의가 필요하다. 1988년의 체르노빌 원자력발전소 사고 후에 소아 갑상선암이 다수 발생했는데 원래 소아에서 갑상선암이 나타날 확률은 매우 낮다. 그러므로 유아기에는 대량의 방사성 요오드가 침입한 것이 원인이라고 생각할 수밖에 없다.

방사선 피폭량과 건강에 미치는 영향(기준치)

*1milli Sievert = 1,000micro Sievert

피폭량(밀리시버트)	건강에 미치는 영향(기준치)
6,000~20,000	사망 일본 연료 재처리시설 JCO 사고(1999. 9. 30)
6,000~7,000	99% 이상 사망
3,000~4,000	50% 사망
1,000	림프구 감소
500	발암 영향 가능성
50	원자력발전소 작업원

연간 피폭한도(밀리시버트)	노출 정도
6.9	CT검사 1회
1.0	일반시민 연간 피폭한도
0.20	서울-뉴욕 항공왕복
0.05	흉부 엑스레이 검진(1회)

영양과 음식

영양: 먹어야 산다

먹는다는 것은 우리의 기본적인 생활이며 관심사이다. 우리는 먹지 않으면 생존할 수 없다. 사람을 포함해 모든 동물의 복잡한 구조와 기능을 계속 유지하기 위해서는 에너지가 필요하고, 이 에너지는 음식물에서 얻을 수밖에 없으므로, 동물은 계속 먹으면서 살아가야 한다. 먹는다는 것은 동물의 가장 기본적인 활동이다. 에너지는 섭취한 음식물을 태워서 얻는다. 섭취된 음식물과 산소가 결합해 산화되며, 대량의 에너지가 '열'이란 형태로 급격하게 방출되는 것인데, 같은 산화이지만 동물의 몸속에서는 산화가 매우 느리게 이루어지고 열은 거의 감지할 수 없다. 동물은 호흡이라는 방법으로 산소를 몸속에 들인다. 이 산소로 음식물을 산화하는데, 이때 발생하는 에너지가 바로 ATP adenosine-3-triphosphate 이고, 이것이 필요할 때 필요한 곳에 에너지를 방출해 생체기능을 유지한다. 그러므로 우리 몸에서 산소가 없어지면 죽는다. ATP에 담아두었던 에너지가 없어지기 때문이다. 우리는 탄소화물^{당질}, 지방, 단백질 등

300

세 가지를 음식물로 섭취한다. 그런데 이 세 가지 중 어느 것을 태워도 거의 같은 양의 에너지가 나온다. 섭취한 영양소를 태우는 데 얼마나 많은 산소가 소비되었는가에 따라 에너지 소비량을 알아낼 수 있다. 산소 1L당 20.1킬로줄kilojoule의 에너지를 얻을 수 있다. 에너지 소비량은 산소소비량 측정으로 계산된다.

281

먹어야 할 것, 먹지 않아야 할 것(what to eat and what not to eat)

A good rule is to avoid anything that is 'white',

such as sugar, white flour, white pasta, white potato, or white rice.

Remember this rhyme: "The whiter the bread, the sooner you're dead."

무엇이든 흰 음식은 피하시는 것이 좋아요.

설탕, 흰 밀가루, 흰 파스타, 감자, 흰쌀밥 등.

잊지 마세요! 빵 색깔이 흴수록 일찍 죽는다는 것을.

위의 글은 서양음식을 주로 먹는 문화권에서 사는 학자들이 흔히 사용하는 인용구 중 하나이다. 흰색 음식은 무조건 식사에서 **빼야** 한다는 이론이다. 이론적으로 매우 옳고, 우리의 식사 정서로 보면 차이는 있지만 맞는 이야기이다. 하지만 우리는 아직도 '흰 것'을 쉽게 버리지 못한다. 순백의 밥, 순백의 떡이나 인절미, 아이의 첫돌을 축하하기 위해 손수 만든 순백의 백설기 등은 우리의 자랑스러운 전통이기 때문이다. 재래식 반찬에 김이 모락모락 나는 흰밥은 훌륭한 조합이기도 하다. 그러나 과학적 근거는 받아들여야 한다.

맛 맛을 식별하는 기능을 미각이라고 한다. 혀의 표면이나 목구멍 깊숙이에 맛을 식별하는 미뢰라는 기관이 있어서 달거나, 쓰거나, 짜거나(또는 싱겁거나), 시거나, 맵거나, 떫은 여섯(또는 일곱) 가지 맛을 감별한다. 이외에 종합적으로 맛이 있다, 또는 맛이 없다는 개별적인 감각이 있다.

달다는 감각은 당분, 아미노산, 지방에서 얻는 감각이고 맛이 있다는 감각은 주로 아미노산에서 얻는다. 짜다(또는 싱겁다)는 감각은 소듐이나 포타슘 등의 전해질에서 비롯된다. 시다는 감각은 음식물이 산성이라는 것을 의미한다. 우리나라 특유의 발효음식인 '김치'가 이에 해당한다. 매운맛은 고추나 겨자에서 나온다. 미각이란 다섯(또는 여섯) 가지 맛만의 조합이 아니다. 사람마다 다르며 각자의 감성, 경험, 기억, 환경, 신체기능의 상태나 조화에 따라 같은 음식의 맛도 다르게 느껴진다. 음식 맛이 좋다고 느껴질 때는 같은 음식도 실제로 소화흡수가 왕성하고, 따라서 영양소로서 힘을 더 많이 발휘한다. 맹물도 맛이 좋다고 느껴질 때가 있다. 이런 것이 건강의 척도가 아닐까?

아침식사, 안 해도 되나 같은 식사를 해도 언제 무엇을 어떻게 먹는 것이 좋은지 따져보는 시대가 되었다. 그만큼 영양학이 발전한 것이다. 우선 아침은 비만을 방지하기 위해 거른다는 생각은 옳지 않다. 아침을 거르면 도리어 비만이 되기 쉽고, 능률을 떨어뜨린다. 아침은 든든히 먹어야 한다는 옛분들의 이론은 맞다. 아침을 먹는 것으로 신체의 리듬이 다듬어지고 체내시계가 정확하게 작용한다. 아침, 점심, 그리고 저녁은 어느 시간대에 먹는가에 따라 심신에 미치는 영향이 다르다. 이들은 모두 체내유전자의 신비스러운 기능의 일부이다. 같은 칼로리의 식사라도 아침에 먹으면 밤에 먹는 것보다 4배의 열량을 발생시키며 이것이 심신의 활성화를 돕는다. 저녁식사 후에는 대체로 활동량이 적기 때문에 곧 비만과 연계된다. 지방을 합성하는 체내시계유전자는 아침 6시에서 저녁 6시경까지 거의 작용하지 않는다. 유전자의 기능으로 보아도 아침은 든든히, 저녁은 적절히 먹는 것이 옳다. 밤 9시 이후에 많이 먹는 것은 지방으로 축적되고 살이 찌는 요인이 된다. 공복 시에 급하게 먹는 것은 혈당을 급격하게 올리고, 이 때문에 췌장의 인슐린 분비가 증가한다. 혈당치가 급격하게 오르는 식생활을 계속하면, 결국은 췌장의 과로(인슐린 계속 분비 때문에)를 초래하고, 인슐린 분비가 부실해지고, 결국 당뇨병이 생긴다.

식후 혈당치가 급격하게 오르지 않도록 하기 위해서는:
1. 많이 씹으며 천천히 먹는다.
2. 채소를 먼저 먹고 식물섬유를 많이 먹는다.
3. 채소는 마요네즈, 드레싱 등과 함께 먹는다.

아침을 먹는 것은 수면과 관계가 있다. 우리나라 사람들의 평균 수면시간은 8시간(밤 10시에서 아침 6시까지) 정도이므로 아침에 일어날 때까지는(저녁을 7시쯤 먹는다고 할 때) 적어도 12시간 정도는 금식상태가 된다. 식사 후 음식물이 소화되고 흡수가 완료되는 데 4~5시간이 소요되므로, 아침에 일어날 때는 몸이 일종의 기아상태가 되는데, 이때 아침을 먹는 것은 지극히 자연스러운 일이다. 만일 아침을 먹지 않으면 점심때까지 다시 기아상태가 된다. 이러한 상태는 몸에 좋지 않은 영향을 미칠 수밖에 없다. 우선 집중력이 떨어지고 일이나 공부 등의 활동에서 효율이 떨어질 것이 분명하다. 그렇다면 아침을 먹으면 어떤 장점이 있을까? 우선 먹는 행위로 아직 덜 깨어난 신체의 기능을 각성시키고, 섭취한 영양소를 흡수하면서 신체 내에 열이 발생하면 신체기능이 활성화된다. 특히 우유, 달걀, 햄, 된장국 등은 열을 발생시키는 작용이 월등하므로 더욱 효과적이다.

　하루에 먹는 양이 같다 해도, 아침을 거를 때보다 아침을 먹을 때 덜 살찐다는 연구결과가 있다. 결국 다이어트를 위해 아침을 거르는 것은 도리어 역효과가 난다는 뜻이다. 아침을 거르는 사람은 비만이 되기 쉬우므로 고혈압, 당뇨병에 걸릴 위험성도 높다. 아침을 먹는 것은 건강에 도움이 되는 습관이다.

빵을 먹을 것인가, 밥을 먹을 것인가?

많은 사람이 잘못 이해하기 쉬운 것이 바로 빵과 밥에 대한 인식이다. 밥을 먹으면 빵을 먹는 것보다 살이 더 찔 것이라는 생각이다. 정백 밀가루 식빵 100g의 칼로리는 약 260kcal인데 비해 흰밥 100g은 150kcal밖에 안 된다. 같은 포만감만으로 비교해 보면 빵과 밥 중 밥이 도리어 살이 덜 찐다. 밥과 빵의 당화지수를 비교해도 같은 해석을 할 수 있다. 흰 쌀밥의 당화지수는 50~59인 데 비해 빵은 정백 밀가루일 때 70~79, 정백이 아닌 전곡 밀가루일 때 60~69이므로 밥이 빵보다도 당화지수가 낮고, 따라서 살이 덜 찐다는 결론이다. 밥을 먹으면 빵보다 든든하고 포만감이 오래간다고 느끼는 것은 당화지수가 낮기 때문이다. 당화지수가 50 이하인 식품을 선택하는 것이 살을 덜 찌게 하는 데 유리하다고 할 수 있다.

아침은 빵보다 밥

뇌의 주요 영양분은 당질이다. 당질은 밥, 빵, 떡, 국수 등에 들어 있다. 탄수화물이라고 하면 더욱 알기 쉽다. 우리가 주식으로 하는 밥, 빵, 면은 전분이라고 부르는 당질이 몇 개씩 모여 있는 다당류이다. 당질이 하나뿐일 때는 분해할 필요가 없으니 흡수가 빠른데 이를 단당류라고 한다(포도당이나 과당). 포도당은 전분이 분해되어 체내에 흡수되는 마지막 형태이다. 과당은 과일에 포함되어 있는 당질로, 포도, 배, 사과 등에 비교적 많이 포함되어 있다. 이당류는 설탕, 유당, 맥아당 등에 포함되어 있고, 전분은 다당류이다. 당질이 몇 개 합쳐져 있으므로 분해되어 흡수될 때까지 시간이 상당히 걸린다. 우리들이 즐겨 먹는 밥이 바로 다당류에 속하므로 식사 후 분해되어 몸속에서 에너지가 될 때까지 시간이 오래 걸린다. 이런 이유 때문에 아침은 빵보다 밥을 먹는 것이 좋다. 또 빵과는 달리 밥을 먹기 위해서는 여러 가지 반찬부식을 함께 먹어야 하므로 갖가지 영양물을 함께 취할 수 있다는 장점이 있다. 그러므로 아침에는 빵보다는 밥을 먹는 것이 유리하다.

밤참

근래에 와서 밤참이란 우리말을 듣기 힘들다. 옛날에는 집집마다 1년에 몇 번씩 제사를 지내는 관습이 있었는데, 제사는 자정이 되어야 지내는 것이므로 제사를 지낸 후에는 식구들이 함께 밤참을 먹었다. 참 좋은 풍습이라고 생각된다. 옛날에는 이런 제사음식뿐 아니라 흔하게 밤참을 먹는 풍습이 있었는데 지금은 세상이 바뀌어 밤참은 비만의 원인이라고 모두 외면한다. 그런데 밤참을 합해 하루에 네 끼를 먹는 것이 아니라 저녁을 거르고 밤참을 먹어도, 즉 저녁 먹는 시간이 너무 늦어져도 비만의 원인이 된다. 하루 세 끼만 먹어도 밤늦게 저녁을 먹으면 비만의 위험성이 높아진다. 특히 밤 10시경에서 새벽 2시 사이에 식사를 하면 몸에 지방이 축적되기 쉽다. 그런데 많은 사람이 밤중에 무엇인가 먹고 싶다고 느끼는 데는 그럴 만한 이유가 있다. 멀고 먼 태고적, 공룡이 세계를 지배하던 옛날, 우리의 조상이었던 포유류는 낮에 활동하자니 덩치가 큰 공룡이 무섭고 위험해 자연히 이들을 피해 밤에 움직이는 야행성 생활을 할 수밖에 없었다. 따라서 밤이라고 해도 먹을 것이 생기면 무엇이든 먹어서 에너지를 축적해놓아야만 생존할 수 있었다. 바로 그 식습관이 유전자에 남아 전달된 것이 아닐까 생각해본다. 그래서인지 어쩌다 먹는 밤참은 색다른 만족감을 줄 때가 있다.

287

지중해식 식사

국제적으로 노화와 심혈관질환을 예방하는 건강식단으로 인정받는 지중해식 식사Mediterranean diet의 특성은 다음과 같다.

식용유는 혈중 콜레스테롤 수치를 떨어뜨리는 올리브유를 주로 사용한다. 육류는 가능한 한 줄이고 아보카도, 아스파라가스 같은 신선한 과실과 채소를 많이 이용한다.

밀, 옥수수 등 곡류, 감자, 파스타, 콩 종류, 채소, 마늘, 올리브유는 많이, 포화지방산은 적게, 필수지방산은 많이(생선류, 아마씨유, 기타 오메가 3 등) 적포도주를 즐긴다.

면역력을 증강하기 위한 열 가지 식사규칙

	열 가지 식사규칙
먹을 것	1. 수북하게 담은 여러 가지 샐러드
	2. 어떤 형태로든 적어도 반 컵 이상의 콩류
	3. 적어도 세 개 이상의 생과일
	4. 적어도 30g 정도의 생견과류나 종자류
	5. 여러 가지 녹색채소는 생으로 수북하게, 혹은 데치거나 반찬으로
피할 것	1. 불에 구운 육류, 가공한 육류 등
	2. 기름에 튀긴 음식
	3. 저지방이 아닌 유제품이나 트랜스 지방
	4. 청량음료, 설탕, 인공감미료
	5. 정백 밀가루 제품

** 가공식품, 동물성 식품은 총 칼로리의 10% 미만으로 줄일 것

파스타와 생활습관병 예방

스파게티, 마카로니, 라비올리 등 이탈리아식 면류 음식을 총칭하는 '파스타pasta'는 건강에 좋은 음식이며 그 종류가 100가지나 된다고 한다. 주요 원료는 듀럼durum이란 밀이다. 이것을 빻거나

맷돌에 갈아 체에 친 후에 남는 거친 밀가루를 세몰리나semolina라 하는데 이것이 바로 파스타의 원료가 된다(정제 밀가루 아님). 물을 넣어 반죽하고 압력기로 압력을 가하면서 가는 구멍을 통해 방출케 해 건조한 것이 바로 건조 파스타이다. 강력한 밀가루를 더욱 압축한 것을 건조한 것이므로 1년이 지나도 맛과 향기가 그대로 유지된다. 파스타를 만들어 먹으면 함유되어 있는 당질이 소화효소에 의해 포도당으로 분해되고 장에서 흡수되어 혈당치를 높인다. 그러나 파스타가 혈당치를 높이는 속도가 포도당을 그대로 섭취할 때보다 훨씬 느려지는 것은 파스타를 소화하는 데 많은 시간이 걸리기 때문이다. 밥이나 빵을 먹을 때보다 소화나 흡수에 시간이 더 걸리고 혈당치가 천천히 상승하는 장점이 있다. 즉, 에너지를 장시간 동안 계속 공급할 수 있고, 췌장에서 분비되는 인슐린을 쓸데없이 자극하지 않는다. 인슐린은 혈당치가 높아지는 속도가 빠를수록 많은 양이 분비되며 혈액 중의 포도당을 세포 내로 보내게 되어 그 이용률을 높인다. 그러나 인슐린이 마구 자극되어 분비량이 많아지면 지방합성도 함께 증가하면서 비만으로 이어진다. 파스타는 이러한 인슐린의 과다분비를 막을 수 있으므로 비만이나 당뇨병을 예방하는 데 도움이 된다. 그렇다면 알려진 것처럼 이탈리아 사람들의 비만이 파스타를 많이 섭취하기 때문이라는 설은 다시 검토할 필요가 있지 않을까? 파스타 자체는 다른 첨가물이 없는 자연식품이고 현대인의 건강을 위한 우수식품임에 틀림이 없으나 그 요리과정을 살펴보아야 한다. 파스타에 동물성 지방이 잔뜩 함유된 소스나 조개류를 듬뿍 넣어 초, 깨 등과 함께 버무리면, 칼로리가 높아지고 포화지방산 섭취량을 늘리므로 생활습관병 예방이나 파스타 고유의 맛을 살리는 데 적당하지 않다. 올리브유, 녹황색채소, 해초, 버섯 등을 가미한 소위 지중해식 식단은 어떨까?

하루 세 끼를 먹어야 한다

사람들은 하루 세 끼를 먹는다. 그러나 한두 끼 걸렀다고 큰일이 일어나는 것도 아니다. 여러 가지 이유는 있겠으나 우선 우리 몸의 구성성분인, 60조에 달하는 세포를 위해서이다. 세포는 구조와 기능을 정상적으로 유지하기 위해 꾸준히 에너지를 사용한다. 만일 영양이 공급되지 않는다면 세포는 죽는다. 세포가 에너지를 만들어내는 연료가 바로 영양소이다. 세포는 원래 망가지기 쉬우며 그럴 때마다 새로 만들어내든지 수선을 한다. 이때 필요한 것이 바로 영양소이다. 이와 같이 우리의 몸은 항상 영양소를 소비하므로 영양소는 계속 공급되어야 한다. 그렇다면 필요한 영양소를 한꺼번에 섭취하면 안 될까? 그러면 안 된다. 비타민이나 미네랄 등은 저장할 수 없기 때문이다. 그리고 우리 몸에 영양을 보급하는 일은 생각처럼 간단하지 않다. 의식 없이 장기간(수개월, 수년 또는 그 이상) 누워 있는 환자의 예를 들어보자. 필요한 영양소를 함유한 고칼로리의 영양액을 혈관을 통해 공급한다. 일반인이 하루 3식을 하는 것보다도 더 완전하게 영양을 공급한다. 그럼에도 환자는 점점 체중이 감소한다. 혈관을 통한 영양공급이 아니라 위에 직접 공급하는 급식도 정도의 차이일 뿐 결과는 거의 같다. 이와는 달리 미음이나 죽이라도 환자 스스로가 먹을 때 회복속도가 빠르다. 입을 통해 음식을 먹는다는 행위 자체가 삶을 유지하는 데 반드시 필요한 것이다. 하루 세 끼의 규칙적인 식사는 음식의 소화흡수, 자율신경의 기능, 전체 신체기능의 항상성 유지를 위해 필수이다.

영양　영양의 기본은 단백질, 지방, 탄수화물의 세 가지이고, 이를 3대 영양소라고 부르는데 비만을 이야기할 때 이들을 빼놓을 수 없다. 모두 세포를 만드는 중요한 재료이고 호르몬이나 소화효소의 소재이며 중요한 에너지원이기도 하다. 영양소의 차이는 칼로리로 비교하면 이해하기 쉽다. 각 영양소 1g을 기본으로 해 환산해보자. 단백질과 탄수화물은 각각 4kcal, 지방은 9kcal의 에너지를 낸다. 예를 들어 신장 170cm, 체중 63kg인 사람이 일반사무직 정도의 일상생활을 한다면 하루에 1,600kcal 정도의 에너지를 소비하는데 이에 상당하는 식사를 계속해서 유지한다면 이 사람은 같은 체중을 유지할 것이며 살이 찌지도 마르지도 않을 것이다.

　3대 영양소의 기본을 요약하면:

1. 단백질의 기본은 20가지의 아미노산이며, 불필요한 아미노산은 체외로 배출되기 때문에 비만의 원인이 되지 않는다.
2. 탄수화물의 근원은 당분이다. 잉여당분은 지방산으로 변해 몸속에 축적되기 때문에 비만의 원인이 된다.
3. 지방의 근원은 지방산이다. 잉여지방산은 중성지방 형태로 몸속에 축적되며 역시 비만의 원인이 된다.

　영양소를 에너지원으로 할 때, 포도당은 단기(수 분에서 수 시간), 글리코겐은 중기(24시간 이내), 중성지방은 장기(수 주)적인 보존방식이라고 이해하면 된다.

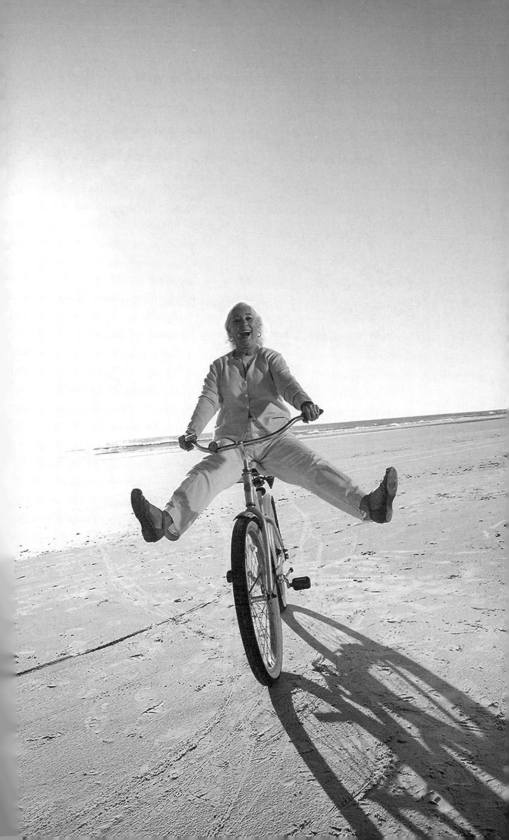

식물에는 비슷하지만 다른 탄수화물이 있는데, 셀룰로오스가 바로 이것이다. 원료는 글리코겐이나 전분과 같은 포도당으로 인체에는 이것이 전무하고, 따라서 이것을 소화하는 효소도 없어 사람이 이것을 먹어도 영양분을 섭취할 수 없다. 그러나 소장에서 영양소의 흡수를 억제하거나, 발암물질이나 이물질 등을 에워싸서 몸 밖으로 배출하는 등의 작용을 한다.

292

건강한 영양에 대한 상식

우리는 흔히 3대 영양소의 섭취량을 조절하는 것이 건강을 향상시키는 첩경이라고 알고 있다. 물론 맞는 말이기는 하지만 여기에 덧붙여 미량영양소의 역할이 강조되기 시작한 것은 최근의 일이다. 많은 사람들이 지방을 기피하지만, 사실은 지방이 포함된 식사가 채소 속의 강력한 미량영양소를 체내에 더 많이 흡수하게 한다.

중요한 것은 식물에서 유래하는 미량영양소가 모자라면, 인체의 면역 기능이 떨어지면서 감염증이나 암에 걸리기 쉽다. 가공식품이나 저장된 간이식품 또는 패스트푸드 등을 즐겨 먹는 아이들의 건강은 물론이고 노년층의 장수를 위해도 필수불가결한 영양소이다. 이것은 칼로리가 없으므로 연료 또는 에너지를 공급하지 않는다. 좋은 영양식이란 미량영양소를 충분히 섭취하고, 칼로리의 과잉 섭취는 피하는 것이다. 즉, 신선한 채소를 골고루 푸짐하게 먹어야 하는데, 채소는 많이 먹어도 칼로리가 낮으니 걱정이 없다. 채소나 과일, 콩류를 듬뿍 먹는 것이 좋은데, 그중에서도 녹색채소가 최고이다. 심장질환은 물론이고, 암예방에도 깊이 관계가 있다. 이러한 식품들을 식생활의 중심이 되도록 하자.

영양소, 에너지, 비만의 관계

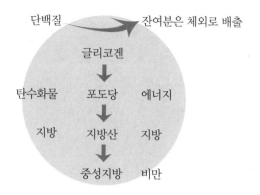

293

탄수화물   탄수화물이란 쌀, 메밀, 설탕 등을 함께 부르는 말로서 탄소원자와 물분자로 구성되어 있다. 이는 에너지의 구성원으로서 매우 중요한 역할을 하며 유전자의 본체인 DNA, RNA 등의 재료가 된다. 탄수화물은 소화효소의 작용으로 당분으로 변하고, 이는 근육 등을 수축할 때 필요한 에너지의 근원이 된다. 따라서 피로를 느낄 때는 육류보다는 밥이나 빵을 먹는 것이 회복에 도움이 된다. 피로해소만이 목적이라면 탄수화물보다는 당분 자체인 사탕이나 초콜릿을 먹는 것이 더 좋다. 당분도 여러 가지가 있으며 가장 단순한 것은 단당이라고 하는데 포도당이나 과당이 이에 해당한다. 설탕이라고 하면 단당이 두 개 연결된 자당을 가리킨다. 포도당은 기본적으로 에너지가 되며, 사용하지 않은 나머지는 합성효소에 의해 사슬처럼 연결되어 간이나 근육에 저장되는데 이것이 글리코겐이다. 식물에서 이에 해당하는 것이 바로 전분으로, 식품에 포함된 탄수화물의 반 이상은 전분이라고 생각하면 된다.

식물에는 또 하나의 탄수화물이 있는데 섬유인 셀룰로오스이다. 사람에게는 존재하지 않으며 이것을 소화하는 효소도 없다. 따라서 몸에 좋은 다이어트 식품이며 앞에서 밝혔듯이 소장에서 영양소의 흡수를 막거나 발암물질 등을 체외로 배출한다. 탄수화물은 모두 포도당이나 글리코겐이 되는 것이 아니라 일부 또는 전부가 지방산으로 변화해 피하나 내장에 저장된다. 즉, 여분의 탄수화물은 체외로 배출되지 않기 때문에 탄수화물을 과다하게 섭취하면 비만의 원인이 된다. 인슐린은 포도당의 소비를 촉진하고 혈액 중의 포도당이 증가하면 이에 따라 분비량도 증가하지만 반대로 혈액 중의 포도당이 감소하면 저장된 글리코겐은 포도당으로 변환되며 혈액 속으로 배출된다. 이러한 기전으로 사람의 혈당치는 일정하게 유지된다.

294

포도당 대사

섭취한 모든 탄수화물은 포도당이 되어 에너지로 사용되며 나머지는 글리코겐으로 저장되거나 여분은 중성지방 또는 콜레스테롤로 대사되고 나머지는 지방조직 내 지방으로 잔류해 비만을 초래한다.

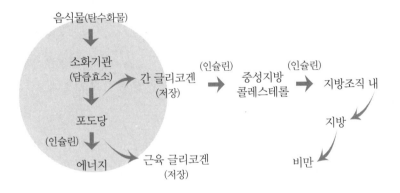

295

단백질과 아미노산

단백질은 일반적으로 지나치게 많이 섭취해도 살이 찌지 않는다. 다량의 단백질이 몸속에 축적되는 일은 생기지 않는다는 이야기이며 이런 점에서 지방과 탄수화물과는 다르다.

단백질의 근본인 아미노산은 모두 합해 20종 이상이 있다. 그중에서 9종은 체내에서 합성되지 않는 필수아미노산으로, 음식물을 통해 섭취해야 하며 다음과 같다.

필수아미노산: 트립토판tryptophan, 메티오닌methionine, 라이신lysine, 페닐알라닌phenylalanine, 이소류신isoleucine, 류신leucine, 트레오닌threonine, 발린valine, 히스티딘histidine 등

일반 아미노산: 알라닌alanine, 아르기닌arginine, 아스파라긴산asparaginic acid, 시스틴cystine, 글루타민산glutamic acid, 글리신glysine, 옥시프롤린oxyproline, 프롤린proline, 세린serine, 티로신thyrosine 등

아미노산은 신체를 구성하는 매우 중요한 물질이며 동시에 체내의 모든 기능을 뒷받침하는 성분이다. 근육, 내장, 피부, 모발, 관절조직 등 사람의 신체 중 약 20%가 단백질인데 이 단백질의 원료가 되는 것이 바로 아미노산이다. 체중이 60kg인 사람은 그중 약 12kg이 아미노산이란 계산이 나온다. 알려져 있는 아미노산의 종류는 500종 이상이지만 그중 약 20종이 신체의 구성성분이 된다. 체내에서 스스로 만들어내지 못하는 '필수아미노산' 9종과, 체내에서 다른 아미노산으로부터 만들어지는 11종의 '비필수아미노산'의 두 종류가 있다. 이들 아미

노산이 수십부터 수천 개 이상 복잡하게 합쳐져 단백질이 생기고, 이것들은 신체 각 부위를 형성한다.

지방이란 무엇인가

지방脂肪은 화학적으로 탄소C가 -C-C-C-C-와 같은 모양으로 연결고리를 만든 일련의 분자 사슬이라고 말할 수 있다. 고리를 이룬 탄소에는 수소H가 붙어 있다. 즉 $-CH_2-CH_2-CH_2-CH_2-CH_2-$ 처럼 길게 연결되어 있다. 이때 탄소에 있는 네 개의 손 중 두 개가 서로 연결되어 있는 구조(-HC=CH-)가 있으면 수소로 포화되지 않으므로 이것을 '불포화지방산'이라고 한다. 고리의 길이는 탄소 수로 십수 개 정도가 보통이며 탄소의 고리 끝은 COOH로 마무리되어 있고 산성酸性을 띤다. 지방을 보통 지방산이라고 부르는 것은 이 때문이다. 지방은 지방세포 속에 저장되는데 체내에는 약 250억 개의 지방세포가 있다. 지방이 없을 때는 속이 텅 비어 있지만 지방이 증가하면 지방세포에 둘러싸여 결국은 지방세포 속으로 끌려 들어가고, 세포는 지방으로 가득 찬다. 지방세포는 단순한 지방의 저장고로만 알고 있었으나 실은 호르몬과 같은 물질인 사이토카인 등을 분비한다고 알려져 있다.

지방은 분해되어 지방산이 된다. 지방산이란 명칭 때문에 기름이란 뜻과는 먼 것처럼 느껴지지만 기름이 분명하다. 포화지방산은 주로 동물에 포함되어 있는 기름으로 쇠고기(우지, 버터 등), 돼지고기(돈지), 닭고기 등으로 먹어 체내에 들어온다. 동물기름 외에는 야자열매에 있는 기름이 이에 속한다. 소나 돼지는 사람보다 체온이 높기 때문에 포화지방산은 체내에서 쉽게 굳는다. 라면이나 기름이 많은 음식을 먹다가 그냥 놔두면 곧 흰 기름이 굳는데 이것이 바로 포화지방산이다. 이런 것들 때문에 혈액이 걸쭉해지면서 혈행을 막으면 심근경색, 뇌경색 등이 발생한다.

이와는 달리 불포화지방산이란 기름이 있다. 올리브유, 유채꽃유, 콩기름, 옥수수기름, 참기름, 마가린, 난백 등에 있고, EPA나 DHA는 어류 기름에 포함되어 있다. 불포화지방산에는 1가와 다가지방산이 있다. 전자에는 오메가 9이라 불리는 올리브유, 유채유, 후자에는 오메가 6라 불리는 대두유, 옥수수유, 홍화紅花, 잇꽃유, 참깨유, 마가린 등과 오메가 3인 등푸른생선 등에 포함된 EPA, DHA 등이 있다. 이들 중 몸에 좋은 것은 오메가 9(올리브유)과 오메가 3(EPA, DHA 등)이다. 올리브유는 쉽게 산화하지 않으며 혈중의 악성 콜레스테롤을 감소시킨다. 그러므로 동맥경화 예방에 좋다. 올리브유는 특히 '엑스트라 버진extra virgin' 급이면 비타민이나 미네랄 등의 함량이 매우 높다.

297

지방산 지방 또는 기름(lipid는 생화학적 명칭)의 원료는 지방산이다. 쉽게 말한다면 지방산이란 탄소 원자가 사슬이나 줄처럼 길게 결합된 구조에 일정한 양의 수소원자가 부착된 상태인데 이때 많은 수의 수소원자가 부착되어 있으면 이를 포화지방산이라한다. 수소원자가 부착되어 있지 않으면 이를 불포화지방산이라고 부른다. 식물성 기름은 대체로 불포화상태인데 예외적으로 코코넛이나 야자기름은 포화지방산이다.

포화지방산飽和脂肪酸: 일반적으로 실온에서 고형이며 동물성 식품에 많다. 당에서 합성되며 고당질, 고전분으로부터 변화해 체내에 저장된다. 물론 지방을 많이 섭취하면 심장병 등의 원인이 되지만 세포의 강화나 질병에 대한 저항력을 기르기 위해서는 반드시 필요한 존재이기도 한다.

불포화지방산不飽和脂肪酸: 두 종류가 있다.

1. 1가 불포화지방산; 지방산에서 두 개의 수소원소가 빠질 때 이를 1가 불포화지방산이라고 한다. 이는 악성 콜레스테롤을 배제하고 양성 콜레스테롤을 증가시키는 작용을 하며 건강을 유지하는 데 매우 중요한 역할을 한다. 올리브유에 많이 포함되어 있어 널리 권장되고 있다.

2. 다가 불포화지방산; 네 개 또는 그 이상의 수소원소가 빠져나간 불포화지방산을 말한다. 아마인, 캐놀라, 호박씨, 해바라기씨, 호두, 대두 콩 등에 많이 포함되어 있다.

기타 지방산:

1. 인공적으로 수소를 첨가한 지방산trans fatty acid; 불포화지방산에 인공적으로 수소원자를 첨가해 보관이 쉽고 사용기간을 연장시킨다. 따라서 제품의 유효기간도 연장된다. 샐러드 기름, 마가린, 조리용 기름 등이 이에 속한다. 비정상적인 분자구조 때문에 신체기능에 부정적으로 작용할 가능성이 있으므로 이와 같은 제품의 사용을 전적으로 금지해야 한다고 판단된다.

2. 필수지방산essential fatty acid; 다가 불포화지방산은 체내에서 합성되지 않는다. 그러므로 반드시 체외에서 따로 얻어야 한다. 이것이 만일 만성적으로 부족하거나 결핍되면 신체에 여러 가지 심각한 기능장애를 일으킬 수 있다.

트랜스 지방산　　식물유植物油는 상온일 때는 액체이지만 수소를 첨가하면 마가린과 같이 고체로 변한다. 우유나 버터 등 천연산물인 유제품에도 포함되어 있으나, 생산공정의 개발로 그 함유량은 적다. 예를 들어 가정용 마가린에서는 100g당 평균 함유량이 1.8g 정도이다. 트랜스 지방산은 마가린 외에도 과자, 빵, 쿠키, 도넛, 케이크 등에 많이 함유되어 있다. 바삭바삭한 식감 때문에 많은 사람들이 선호한다. 그러나 과잉 섭취하면 악성 콜레스테롤이 많아지고 동맥경화 등의 심혈관질환 위험성이 증가한다. 세계보건기구 WHO나 유엔식량농업기구FAO는 하루 총 섭취량에서 트랜스 지방의 비율을 1% 이하로 줄이라고 권장한다. 심장질환의 위험을 높이는 요인은 버터나 육류 등에 많은 포화지방산이나 콜레스테롤, 염분, 과음, 흡연, 고혈압, 비만 등을 들 수 있다. 이들 중 트랜스 지방산은 하나의

주요 식품의 트랜스 지방산 함유량

*100g당, 발표기관이나 연구기관에 따라 차이가 큼

	트랜스 지방산 함유량	범위
쇼트닝	13.6	1.15~31.2
마가린	7.0	0.36~13.5
크림류	3.02	0.01~12.5
버터	1.95	1.71~2.21
비스킷	1.80	0.04~7.28
마요네즈	1.24	0.49~1.65
치즈	0.83	0.48~1.46
케이크	0.71	0.20~2.17
과자, 빵	0.20	0.15~0.34

요인에 불과하나 지방, 탄수화물, 단백질, 식염, 식물섬유 등 기본적인 영양성분에 대한 관심을 높일 필요가 있다고 사료된다.

299

오메가 3 지방산

최근 오메가 3omega 3는 사람들의 많은 관심을 받고 있다. 이제 오메가 3는 지방산의 대명사처럼 일반화되었으며 건강장수를 원하는 어르신들이 반드시 섭취해야 할 영양보조제 중의 하나가 되었다. 염증과 암의 성장을 억제하고 뇌와 혈관을 수호하는 보약처럼 인식되고 있다. 오메가 3 지방산은 기본적으로 리놀렌산linolenic acid, ALA이 공급원이다. 대다수의 견과류나 종자류에 포함되어 있고 아마亞麻의 종자, 호두, 푸른 잎채소 등에 많으나, 사람들은 이를 충분히 섭취하지 못하고 있다. 종자류에는 오메가 3 이외에도 많은 식물 화학화합물, 식물섬유, 항산화물질 등이 포함되어 있어 전립선암, 대장암 등을 예방하는 작용을 한다. 견과류, 종자류, 녹색채소 등에 있는 사슬이 짧은 오메가 3 지방산은 사람의 뇌, 신경계, 면역계 등의 정상적인 기능을 유지하기 위해 반드시 필요한 긴 사슬의 DHAdocosahexaenoic acid 지방산의 원료이다. 또 이와 함께 어류나 모유에 있는 EPAeicosapentaenoic acid는 우리 몸에서 ALA로 변환되며 어류나 해초에서도 얻을 수 있다. DHA와 EPA는 다량 섭취할 필요는 없으나, 이들이 결핍되면 우울증, 염증성 대장염, 불안 공포장애, 치매증상, 주의집중 산만, 기억력 상실, 암, 심장병 등의 발병에 영향을 줄 수 있다.

오메가 6, 오메가 9, 그리고 오메가 3

불포화지방산이 포함된 영양 보조식품인 오메가 6가 사람들의 관심을 끌며 최근까지도 그 인기가 이어졌다. 오메가 6는 달맞이꽃에서 얻는 기름이다. 그러나 이러한 유행은 오래가지 못했다. 과잉 섭취의 악영향이 문제가 되었기 때문이다. 올리브유의 '올레인산' 인 '오메가 9지방산' 이 등장해 지중해 연안 주민들의 장수가 이것 때문이라고 강조되었으나 이것도 잠시, 이번에는 DHA 등의 '오메가 3 지방산' 이 출현해 현재까지 인기를 끌고 있다. 이는 잘 알려진 대로 등푸른생선에서 추출한 불포화지방산이다. 너나 할 것 없이 이 오메가 3에 열광하는 이유가 또 하나 있다. 권위 있는 임상실험에서 "DHA는 기억력을 개선한다" 라고 공인했고 이것이 "DHA는 치매를 예방한다" 로 비약을 했기 때문이다.

그러나 오메가 9이나, 오메가 6나, 오메가 3나 서로의 균형이 중요하고, 한 가지에 치우치지 말아야 한다. 또 오래된 기름은 쉽게 산화한다는 것, 기름은 신선한 상태에서 짜낸 그대로라야 하며, 일단 열을 가하면 바로 산화한다는 것을 잊어서는 안 된다.

중성지방, 무엇이 문제인가 - 당분

1. 중성지방은 기름지방을 먹어서 증가하는 것이 아니라 체내에서 섭취한 당분에서 합성된다. 그러므로 전체 식사 칼로리를 조절하고 탄수화물 등 단것을 덜 먹어야 한다. 생선기름은 도리어 중성기름을 감소시킨다. 달걀은 하루 한 개가 정량이다.

2. 콜레스테롤치가 낮으면 암에 걸리기 쉽다는 것은 정답이 아니다. 간 암에서 콜레스테롤 생산이 떨어지는데 마치 이것 때문에 암발병률이 높은 것처럼 보일 뿐이다.

3. 건강식품이라고 알려져 있는 올리브유에는 불포화지방산인 올레인산이 포함되어 있으나 많이 먹으면 칼로리가 증가하므로 유의해야 한다.

4. 심장병은 주로 동맥경화가 원인이며 혈관내강이 파열되면서 생긴다. 콜레스테롤 결정이 동맥벽면에 부착되면서 혈관으로부터 출혈되어 혈전이 생기기 때문이다.

302

콜레스테롤 바로 알기

일반적으로 콜레스테롤에 대해서는 무조건 경계하는 경직된 태도를 보이는데 이는 잘못된 것이다. 인체의 여러 가지 기관을 구성하는 세포가 활력을 유지하기 위해서는 콜레스테롤이 절대 필요한데, 여러 가지 성호르몬이나 부신피질호르몬의 원료는 모두 콜레스테롤이기 때문이다. 다만 보통 양(220mg/dl 이하)보다 많은 양이 혈중을 순환하면 동맥경화를 일으킬 가능성이 높아지고, 이 상태가 계속된다면 언제 심근경색이 찾아올지 예측할 수 없다. 일반적으로 높은 중성지방도 기피대상이다. 이것도 동맥경화와 깊은 관계가 있으나 그것보다는 급성 췌장염이 더 급하다. 이 병은 정말 심각한 병이다. 참고로 콜레스테롤 검사치는 식후에도 크게 영향을 받지 않는다. 그러나 중성지방이 함유된 식품을 먹은 직후 검사하는 것은 부적절하며 적어도 식후 12~16시간이 경과한 후에나 정확한 검사치를 얻을 수 있다. 콜레스테롤의 이상적인 정상치는 160~180mg/dl이고 보통으로 220mg/dl 이하면 기준치라고 하나,

230~240mg/dl이면 신중하게 대응하는 것이 현명하다.

콜레스테롤, 약간 높은 편이 장수한다?

'콜레스테롤' 하면 우선 좋지 않은 것이라고 생각하는 사람들이 있다. 그러나 이것은 잘못된 인식일 수도 있다. 수치가 약간 높더라도 흡연, 고혈압, 당뇨병 등이 없으면 그다지 예민하게 반응할 필요 없다. 도리어 약간 높은 편이 장수를 누린다는 보고도 있다. 혈중 총 콜레스테롤이 220mg/dl 이상이면 고지혈증이라고 진단되나, 200~279mg/dl인 사람들도 거의 같은 사망률을 보였고, 반대로 180mg/dl 미만에서도 사망률이 높은 예도 있으므로 콜레스테롤 수치는 낮을수록 좋다는 것이 반드시 정확한 건 아니다. 심근경색, 당뇨병, 유전적인 고지혈증 등의 전력이 있는 사람은 심근경색을 일으킬 가능성이 높지만 이러한 인자가 없다면 총 콜레스테롤치가 240~280mg/dl 전후일 때 반드시 투약으로 수치를 떨어뜨리지 않아도 될 것이다. 콜레스테롤은 세포막의 중요한 구성요소일 뿐 아니라 뇌와 신경에 가장 많이 함유되어 있고, 각종 호르몬 생산에 필수불가결한 성분이다. 240~260mg/dl 정도가 사망률이 가장 낮고 160mg/dl 이하일 때 가장 높다고 보고된 바 있다.

고령자들이 콜레스테롤치를 너무 걱정해 달걀, 우유, 생선, 육류 등을 피하는 것은 옳은 선택이 아니다. 220~280mg/dl인 사람들이 장수할 기회가 더욱 많아질 것이다.

여성은 심근경색 위험률이 낮다

여성은 폐경 후에 여성호르몬이 감소되지만 한편으로는 일반적으로 콜레스테롤이 상승하는 경향이 있다. 이것은 여성 특유의 노화현상 가운데 하나이다.

일반적으로 여성의 심근경색 위험성은 남성에 비해 상당히 낮다. 50대 이상이 심근경색을 일으키는 주원인은 흡연, 고혈압, 당뇨, 높은 중성지방, 그리고 유전 등이다. HDL이 1dl당 70mg 이상이면 심근경색을 일으킬 위험은 거의 없다. 상기한 여러 가지 위험인자가 없고 총 콜레스테롤이 300mg 미만이면 생활개선이나 관찰만으로 경과를 지켜보아도 된다는 주장도 있다.

양질의 HDL수치를 올리자

혈액 속에는 양질과 악질의 두 가지 콜레스테롤이 있다. 악질의 저밀도 콜레스테롤이 혈관에 계속 쌓이면 머지않아 동맥경화나 심근경색을 겪을 위험성이 높아진다. 양성인 고밀도 콜레스테롤HDL은 악성인 저밀도 콜레스테롤LDL을 청소하는 일을 한다. 그런데도 사람들은 악성 콜레스테롤에 대해서만 관심을 가지고 고밀도인 양성 콜레스테롤에 대해서는 깊은 관심을 보이지 않는 듯하다. 치료를 통해 LDL 수치를 낮추어도 HDL이 낮은 상태라면 동맥경화의 진행은 그대로 계속된다는 것을 잊어서는 안 된다. LDL/HDL 수치가 높을수록 심근경색의 진행속도가 빠르다는 사실을 기억해야 한다. 즉, LDL/HDL 수치가 2.5 이상이면 동맥경화가 더욱 쉽게 진행된다. 그러므로 LDL/HDL 수치가 2.0 이하로 유지되도록 해야 하며, 고혈압이나 당뇨병이 함께 있으면 1.5 이하가 되도록 조절해야 한다.

306

미량영양소   비타민과 미네랄 등 미량영양소微量營養素, micro-nutrients는 다량영양소인 탄수화물, 단백질, 지방과는 달리 세포에 에너지를 제공할 수 없는 영양소이다. 비타민은 유가화합물로 화학작용이 빠르게 일어날 수 있도록 하므로 이것이 없으면 화학작용이 느려지거나 아예 일어나지 않는다. 미네랄은 무기원소로 적절한 세포활동을 가능케 해준다. 비타민은 보조효소 작용 이외에도 다른 작용을 한다. 예를 들어 비타민 C와 E는 항산화작용을, 비타민 D는 호르몬작용을 한다. 이렇듯 미네랄과 비타민은 우리 몸 모든 세포기능에서 중요한 역할을 하는데, 그럼에도 일반의료에서는 이들의 뚜렷한 검사상의 이상이나 증상 이전에 이들의 존재가능성을 미리 알아내기 어렵다.

미량영양소 결핍증의 진행단계는:

결핍의 정도	단계	증상이나 증후
무증상(미병 시기)	아주 초기	정상(느린 영양소량 감소)
	생화학적	저하된 에너지(생화학적 결함)
	생리학적	특이한 증상 없음
확실함(전형적)	임상적	전형적인 결핍 질환
	해부학적	치료하지 않으면 치명적

최저치에 걸려 있는 비타민 결핍증이라면:

태아의 여러 가지 기형, 모유생산 저하, 모유성분 이상, 태아발육 저하, 감염에 대한 감수성 증가, 신경정신과적 영향, 신경과민, 불면증, 집중력 상실, 무기력증 등으로 나타난다.

307

다량영양소(macronutrient)

소화과정은 우리가 먹는 음식으로부터 영양분, 각종 비타민과 미네랄 등을 빼내 신체세포에 영양을 보급하는 것이다. 단순 탄수화물은 칼로리가 없으며, 영양 전체에 대해서는 거의 크게 돕는 것이 없다. 단순한 탄수화물이라고 하면 다음과 같은 '당sugars'을 말한다. 자당sucrose, 포도당dextrose, 과당fructose, 유당lactose, 백설탕white sugars, 맥아당maltose, 꿀honey, 옥수수 시럽corn syrup 등이다. 곡물, 과실, 채소 등은 복합 탄수화물로서 우리 신체에 영양소를 공급하는데, 필요한 칼로리의 반 이상을 공급한다. 그러나 이들을 지나치게 정제하거나 가공하면, 그 결과는 단순 탄수화물과 같은 작용밖에 못하는 꼴이 되고 만다. 흰 밀가루, 흰 쌀 등은 정제함으로써 적어도 36종류의 중요한 영양소를 제거한 결과가 되고, 다시 이를 보강하는 것은 단지 네 가지 정도이다. 이렇듯 가공식품은 적절한 영양을 제공하기 힘들다.

육류, 어류, 달걀, 닭고기 등 가금류, 견과류, 종자씨앗, 콩류, 우유, 콩과 식물의 종자 등이 단백질의 예들이다. 단백질이란 아미노산으로 되어 있으며 생명을 유지하는 데 반드시 필요한 존재이다. 아미노산은 몸에서 모든 생화학적 구조(효소, 호르몬, 영양소 운송, 항체 등)의 근본이 된다. 지방은 다른 다량영양소多量營養素 중에서 가장 많은 그램당 에너지를 제공한다. 이는 신체 각 장기를 보호하고, 지방에 용해하는 비타민을 만들고, 많은 종류의 호르몬의 전구체가 되기도 하며, 신체에 중요하고 결정적인 여러 가지 기능을 담당한다.

필수영양소

건강하게 장수하는 것은 모든 사람들의 바람이다. 그렇다면 우선 잘 먹어야 한다고 역설한다. 그런데 노년일수록 소식小食해야 장수한다고들 한다. 신체에 필요한 영양소를 미토콘드리아적으로 생각해보기로 하자. 우선 사람의 몸은 균형 잡힌 영양소를 필요로 한다. 물론 당연한 설명이다. 필수영양소란 탄수화물, 단백질, 지방, 비타민, 미네랄, 그리고 식물섬유라 말해왔는데, 근래에 이들 외에 피토케미컬phytochemical이라고 하는 식물성 화학화합물이 하나 더 추가되었다. 단백질은 미토콘드리아의 에너지 생산에도 관여하며 혈액과 근육이 되고 사람의 몸체를 만든다. 지질은 에너지의 근원이다. 또 호르몬의 생산, 뇌의 전달물질 분비 등 신체의 중요한 조정기능을 담당한다. 탄수화물은 미토콘드리아의 에너지원이 된다. 이상의 기능과 작용을 촉진하는 것이 바로 비타민과 미네랄이다. 그리고 최근에 에너지원이 되고 체내에서의 대사, 배설, 면역계 등에 밀접하고도 중요한 관계가 있는 식물섬유가 등장했다. 이상은 미토콘드리아 활성을 위해 매우 중요한 영양소들이다. 따라서 이들을 골고루 섭취하는 것이 매우 중요하다. 필수영양소를 따로 많이 섭취한다고 해서 미토콘드리아의 에너지 생산과정이 원활하게 돌아가는 것은 아니다. 또 중요한 것은 이 생산공정에는 비타민이나 미네랄도 반드시 참여해야 한다는 사실이다. 그러므로 소식하되 필요한 영양소는 하나도 빼놓지 말아야 한다.

즉, 노년일수록 내용이 충실한 좋은 음식을 먹어야 한다.

코르티솔과 DHEA

매우 격심한 충격을 받았을 때: 예를 들어 인기척 없는 밤에 노상에서 흉기를 든 술 취한 괴한과 마주쳤다고 치자. 그가 시비를 걸어온다. 이자와 맞서 싸울 것인가, 아예 도망쳐버릴 것인가 하는 다급한 기로에서 빨리 결심을 해야 한다. 이때 몸에서 생산되는 호르몬 중 하나가 바로 코르티솔cortisol이란 호르몬이다. 쉽게 말하면 이것이 스트레스호르몬이다. 스트레스에 처한 사람의 혈중 코르티솔 농도는 높으며, 이것은 건강을 해치는 원인이 된다. 이 호르몬을 속칭해 '투쟁－도주 반응호르몬'이라고 부른다. 코르티솔은 부신에서 생산되나, 이곳에서 DHEA dihydro epiandrosterone도 함께 생산되는데, 만성 스트레스가 오랫동안 계속되면 생산이 감소된다. 미량이지만 DHEA는 고환이나 난소에서도 생산된다. 이 호르몬은 노화를 방지하는 호르몬으로 잘 알려져 있다. DHEA는 몸 안에서 여러 가지 스테로이드호르몬(남성·여성호르몬 등)으로 대사되므로 이것이 모자라면 여러 가지 중요한 호르몬 생산에도 지장을 준다. 이를 '성호르몬의 어머니'라고 부르는 이유이다. 남들보다 젊어 보이고, 나이에 비해 젊게 사는 사람들은 보통사람보다 혈중 DHEA 농도가 높으며, 이와 반대로 혈중농도가 낮은 사람은 심장병, 당뇨병, 암, 우울증 등에 걸릴 위험성이 높다고 평가되기도 한다. 건강하게 장수하는 사람은 일반적으로 DHEA-s의 혈중농도가 다른 사람들에 비해 높다고 주장한다. 미국 같은 나라에서는 DHEA는 영양보충 식품dietary supplement으로 취급한다.

DHEA 사람이 늙어가면서 얻는 것은 비만, 기억력 감퇴, 면역력약화 등이고, 그의 일부는 체내에서 과잉 생산되는 코르티솔 때문이라고 설명된다. 만성 스트레스가 계속되면서 코르티솔이 많아지면, 이런 과정이 빠르게 진행된다. 기억과 인지능력의 쇠퇴나 상실도 이 때문에 시작된다고 설명된다. DHEA는 이와 같은 코르티솔의 영향을 무력화하는 자연의 '해독제', 또는 '만병통치약', '불로약'으로 불리며 세상을 떠들썩하게 했던 때도 있었다.

만일, 지나친 스트레스나 노화 등으로 체내에서 코르티솔과 DHEA의 균형이 깨졌을 때는 이를 교정하는 것이 무엇보다도 효과적인 치료가 된다. 그러나 DHEA는 치료약품이 아니고, 영양보충제이기 때문에 효과에 대한 과잉기대는 금물이다. DHEA는 골격성분의 결손과 골다공증을 예방하며 노년의 골격성분 변화를 부분적으로 멈추게 할 수 있다. 폐경 직후 여성에서 갑작스러운 여성호르몬의 감소는 골성분의 급감을 초래한다. DHEA는 대사율을 높이고 체내의 지방저장을 감소시키고, 혈당치를 조절해 당뇨병의 증상을 감소시킨다. 또 기분조절에 유효해 불안과 우울증을 감소시킨다. DHEA는 발기부전을 개선하고, 여성의 성욕과 성적 만족도를 증진시킨다. 그뿐만이 아니라 노년기 면역기능을 개선하는데, T-세포, NK세포, B세포 등과 단구세포를 활성화한다. 스트레스나 노화에 따른 코르티솔 상승은 DHEA 투여로 개선할 수 있다.

DHEA는 모든 스테로이드성호르몬의 어머니이다

DHEA: dehydroepiandrosterone

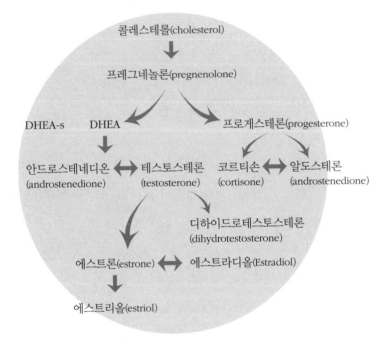

* DHEA는 모든 스테로이드 성호르몬steroid sex hormone의 어머니이다.
* DHEA는 노화를 방지할 수 없으나, 적절하고 건강한 장수를 지향한다.

EPA와 DHA　　　EPA와 DHA는 오메가 3에 속한다. 이들은 과
잉상태의 중성지방을 감소시키는 매우 중요한
작용을 하지만 체내에서는 만들 수 없으므로 반드시 식품을 통해 섭취

해야 하는 필수지방산이다. 이들은 동물성인 육류나 채소류에는 포함되지 않으며 어류에만 특징적으로 함유되어 있으며 특히 등푸른생선의 지방분에 많이 포함되어 있다(전갱이, 정어리, 꽁치, 고등어 등). EPA나 DHA는 세포핵 속의 수용체를 자극함으로써 혈액 중의 지질이 과도하게 많다는 명령을 유전자 레벨에서 전신에 통보하고, 체내에서 중성지방을 분해하는 효소를 만들게 해 혈청 중의 중성지방이 너무 높아지는 것을 방지한다.

특히 DHA는 뇌세포에 농축되어 존재하며, 뇌의 인지기능을 유지하는 데 필수적인 성분으로 알려져 있어 주목을 끌었다.

313

버섯   '의식동원 약식동근醫食同源 藥食同根' 이란 말이 있다. 질병과 우리가 매일 먹는 음식은 근원이 같으며 서로 밀접하게 관계되어 있고, 병을 고치는 것도 바로 음식이라는 것을 뜻한다. 이런 뜻에서 많은 사람들이 버섯은 의식동원, 약식동근의 이상적인 건강식품이라고 주장하곤 한다. 버섯은 우리나라 사람뿐 아니라 일본인, 중국인, 프랑스인, 이탈리아인, 러시아인 등 많은 사람들이 즐겨 먹는다. 지구상에는 1만 종 이상의 버섯이 자생하는데, 이 중 식용버섯은 식품으로서의 영양특성(1차 기능), 기호특성(2차 기능), 그리고 먹고 난 후의 생체조절 기능 특성(3차 기능)을 띠므로 그 성분과 효과가 평가되고 있다. 버섯은 곰팡이나 효모와 같이 균류에 속한다. 우리가 버섯이라고 부르는 것은 균류를 형성하는 생식기관에서 육안으로 알아볼 수 있는 자실체(식물에서는 꽃 부분)를 말한다. 버섯은 엽록소가 없으므로 식물처럼 광합성을 해서 스스로 영양분을 만들어낼 수 없다. 그러므로 다른 식물의 잎이나 줄기에 균사菌絲를 잠입시켜 영양분을 빨아낸다. 버섯은 저칼로리 식품이며 특유의 향과 맛, 그리고 씹히는 느낌 때문에 많은 사람이 좋아한다. 여러 가지 약리효과가 있으며 우리 생체를 방어하는 면역부활기능, 생체 항상성의 유지와 조절, 질병 회복기능과 심장병 등 생활습관병의 예방과 개선효과가 있다고 알려져 있다. 버섯에 함유되어 있는 다당체 베타-D-글루칸β-D-glucan과 기타 성분이 종양을 억제하는 가장 중요한 특징은 항원성이 약하고 부작용이 없다는 것이다. 그러나 항암치료제로서 버섯의 효능은 매우 미미하다.

영지버섯, 잎새버섯, 표고버섯, 양송이, 아가리쿠스, 상황버섯 등은 약리기능 면에서도 많은 관심을 끌고 있고, 표고버섯, 팽이버섯, 잎새버섯, 모기버섯 등은 매우 친근한 먹을거리이다. 특히 우리나라에서 수확한 송이버섯이 물론 최고이다.

314

버섯과 녹색채소

이 두 가지 식재료의 위력은 면역력의 왕과 여왕과 같은 존재라고 인정받고 있다. 특히 버섯에는 NK세포와 T세포 두 가지를 함께 증강시키는 기능이 있으므로 바이러스에 감염되거나 손상된 세포를 찾아 이를 공격하고 배제한다. 영지버섯, 표고버섯, 느타리버섯 등 많은 버섯이 모두 항암작용을 한다는 사실은 널리 알려져 있다(유전자의 손상을 방지하고, 암세포의 증식을 지연시키며, 암세포의 사멸을 유도하거나 암세포에 대한 혈액공급을 막는다. 이와 같이 신체 정상세포에 독성이나 악영향을 끼치지 않고 암의 증식을 예방할 수 있으나 임상적 항암과정에서 효능을 얻기에는 너무나 미흡함). 녹색채소 중에는 강한 항암작용을 하는 것이 있다. 지금까지 120가지 이상의 ITCisothiocyanate(강력한 면역 강화작용과 항암작용이 있음)가 확인되었다. 여러 가지 ITC가 세포 내의 다른 부위와 다른 분자에 작용해 발암물질을 제거하거나 암세포를 죽일 때는 이들이 서로 상승적으로 작용해 더 많은 복합적인 효과를 낼 수 있다. 그러므로 버섯과 녹색채소의 조합은 더 많은 면역강화기능과 항암작용의 상승을 기대할 수 있다.

호두 등 견과

호두에는 스트레스를 치유하는 힘이 있다고 하는데, 그 이유는 트립토판이 많이 함유되어 있기 때문이다. 트립토판은 마음의 상처와 고민을 치유해주는 호르몬인 세로토닌의 재료가 된다. 호두는 기원전 7000년부터 인류가 식용으로 사용해왔으며, 비타민, 철분, 미네랄, 식물섬유, 오메가 3 지방산 등이 많이 포함되어 있다.

우리가 호두를 유용하다고 생각하는 또 하나의 이유는 호두가 체내에 흡수되기 쉬운 멜라토닌의 유효한 공급원임이 밝혀졌기 때문이다. 호두를 먹으면 멜라토닌의 혈중농도가 3배나 상승한다. 나이가 들면서 점차 감소하는 멜라토닌은 수면호르몬 또는 젊어지는회춘 호르몬이라고도 하는 소위 잠을 청하는 호르몬으로, 인체 내부에서 스스로 만들어지는데 세로토닌이 분해될 때에 분비된다. 노년에 자주 나타나는, 밤에 자주 깨고 새벽같이 일어나는 등의 증상은 멜라토닌 부족이 원인이라고 생각된다.

견과堅果는 껍질이 단단한 나무열매, 호두, 개암, 밤 등을 말하는데 이외에 기계의 어미나사, 바이올린 등의 현침, 어려운 사업, 다루기 힘든 사람, 괴짜 등의 뜻도 있다. 영어로 'He drives me a nut' 이라고 하면

'그는 나를 괴롭힌다. 못살게 군다'라는 뜻이 된다. 과거에는 별로 대우받지 못했던 종자류나 견과류는 지금은 영양의 보고라고 불린다. 이들 생견과나 종자류는 비오플라보노이드, 미네랄, 리그닌, 기타 많은 항산화물질이 포함되어 있으며 이들은 손상받기 쉬운 속살이나 지질을 지켜준다.

316

석류 석류石榴는 예부터 우리나라에서도 흔히 볼 수 있는 과실이다. 비교적 수명이 긴 작은 나무에 독특한 열매가 열려, 분재로서 관상용으로 키운다. 최근 들어 석류가 지닌 항산화, 혈관신생 저해, 항염증작용, 항암작용 등에 관련한 일련의 작용이 석류에 함유된 식물 화학물질의 효능이 아닌가 기대하는 단계까지 왔다.

석류의 과즙에는 수용성 폴리페놀, 타닌, 안토시아닌 등과 같은 항산화물질이 들어 있으며, 항염증, 항균, 항아테롬성 동맥경화의 작용이 있다는 사실이 알려졌다. 또 심장발작이나 뇌졸중의 원인인 지나친 혈액응고나 혈소판 응집을 감소시킨다. 그뿐만이 아니라 석류는 심장을 건강하게 한다. 석류에 함유된 여성호르몬과 같은 화학물질은 우울증의 치료와 골밀도 증가에도 도움을 준다. 또 체내의 에스트로겐과 테스토스테론의 양을 조절, 억제해 이들이 젖샘乳腺을 자극하지 않아 암예방에도 효과가 있음이 밝혀졌다. 딸기, 검은 딸기, 월귤나무 열매, 나무딸기 등 장과류漿果類, berry의 열매와 그 과즙 등은 모두 훌륭한 먹을거리가 된다.

건포도의 매력

중년 이후 먼저 관심이 가는 것은 비만이나 지질대사 이상을 특징으로 하는 대사증후군일 것이다. 지방의 과잉 섭취, 운동 부족, 영양적으로 조화롭지 않은 식생활 등이 원인이며, 이들은 모두 생활습관병의 원인이 된다. 아침식사를 거르지 않고, 세 끼를 규칙적으로 소식하고, 야식은 절대 금한다는 등의 조화된 수칙을 지켜야 한다.

건포도raisin는 기원전 13세기부터 지중해 연안의 각 지방에서 섭취했다는 설이 있다. 우리나라에서 유통되는 건포도는 대부분(85%)이 미국 캘리포니아 지방산이다. 품종은 톰슨 시들리스Thompson seedless이며 당분이 많기 때문에 곰팡이가 피기 어렵고, 따라서 가공과정이나 유통과정에서 방부제가 필요 없어 안전하다는 평이다. 건포도에는 칼슘, 마그네슘, 철분, 비타민 B군 등이 적절하게 포함되어 있고, 식물섬유도 풍부하므로 중고년층에 부족하기 쉬운 영양성분을 보충할 수 있다. 또 염분을 과다하게 섭취하기 쉬운 우리나라 사람들에게는 포타슘이 다량 포함된 건포도가 체내 소듐과의 조화를 개선한다는 점에서도 매우 유용하다. 또 이눌린이란 수용성 식물섬유도 다량 함유되어 있는데, 이는 식후의 혈당치 상승을 지연시키고, 장내세균 등의 균형도 조절하며 변비방지, 면역력 상승에도 도움이 된다. 건포도의 껍질에는 에피카테킨이란 폴리페놀이 많아 항산화작용을 하므로 동맥경화증에도 도움이 된다. 폴리페놀 하면 적포도주가 떠오르지만, 실은 껍질째 먹는 건포도는 적포도주 못지않게 폴리페놀이 풍부하다.

건포도에는 과당과 포도당이 많고, 체내흡수가 잘되어 '스포츠 에너지'로서도 적당하다. 그 때문에 건포도는 식탁에서는 별로 환영받지

건강한 삶   335

못하고 있으나, 의외로 영양 밸런스가 맞는 식품이 될 수도 있다. 그러나 당뇨병 환자는 주의해야 한다.

318

여덟 가지 색깔의 채소와 과일

색깔	채소
붉은색	토마토, 당근, 붉은 피망, 고추, 딸기, 수박, 감, 사과, 앵두
녹색	시금치, 무청, 브로콜리, 녹색 피망, 상추, 아스파라거스, 오이, 호박, 청포도, 풋고추, 잎채소
황색	호박, 피망, 울금, 바나나, 파인애플, 망고, 복숭아, 호박
백색	무, 양파, 배, 복숭아, 리치, 양파, 브로콜리, 마
보라색	가지, 보라색 당근, 팥, 보라색 상추, 보라색 양파, 포도, 보라색 옥수수
갈색	우엉
검은색	검은콩, 흑임자
오렌지색	귤, 당근, 각종 감귤류 등

319

멍게 필자는 멍게를 먹지 않는다. 씹어서 튀어나오는 액체의 독특한 향 때문에 한 번도 삼킨 적이 없다. 그런데 멍게를 극구 찬양하고 꼭 필요한 식재료라고 추천한 전문학자의 글을 읽었다. 물론 필자 주변에는 멍게를 좋아하는 친구가 많다. 멍게는 달고甘美, 시고酸味, 짜고鹽味, 쌉싸름한苦味 네 가지 맛을 함께 갖추었으며, 뇌를 활성화한다고 한다. 그래서 멍게를 '바다의 파인애플'이라고 부른다. 세계에서도 매우 희귀한 식재료이다. 이것을 입에 넣고 한 입 깨물어보면, 한 번에 네 가지 맛을 느낄 수 있다는 것이다. 뇌는 당연히 강한 자극을 받고 활성화된다. 혓바닥으로 느낀 감각이 바로 뇌에 전해짐으로써 뇌가 활성화된다는 이론이다. 미각은 뇌의 매우 고차원적인 기능 중 하나라고 한다. 멍게는 어린이들의 단백질 섭취에 매우 적절할 뿐 아니라 미각이 한창 형성되는 초등학교 3~4학년 아동들에게도 적절한 식재료이다. 미각훈련이 되기 때문이다.

항산화물질, 왜 중요한가

320

우리가 흔히 먹는 가공식품이나 동물성 식품에는 항산화 영양소가 거의 함유되어 있지 않다. 이들은 식물성 화학 화합물질이 거의 없으며 따라서 현대의 식생활은 병에 걸리기 쉬운 식생활이다. 항산화물질은 몸에서 자유라디칼free radical(쌍을 이루어야 할 전자를 잃고 불안정한 상태의 전자, 다른 분자로부터 전자를 빼앗아 안정을 찾고자 함)을 제거하도록 돕고, 이들을 생산하지 못하도록 억제하는 비타민, 미네랄, 식물성 화학 화합물질을 말한다. 자유라디칼은 무엇과도 쉽게 반응하고 불안정하므로 세포내의 구조물이나 분자를 닥치는 대로 마구 파괴하며 돌아다닌다. 이럴 때 항산화물질이 부족하면 염증이나 노화과정을 부추기는데 이를 방지하기 위해 비타민 C·E, 알파카로틴, 베타카로틴, 기타 식물 화학 화합물질이 필요하다. 항산화물질의 절반 이상은 과실, 채소, 기타 식물에서 얻을 수 있다.

식물성 화학물질의 위력

미량영양소는 각종 비타민과 미네랄 등을 지칭하는데 최근 갑자기 관심을 끌고 있는 것이 소위 식물성 화학물질phytochemicals이다. 인체조직에서 면역력을 강화하기도, 약화하기도 하는 식물유래 성분이며 지금까지 수천 가지의 화학물질이 확인되고 있다. 우리들의 건강과 장수를 위한 복잡한 해결고리를 갖추고 있다고 여겨진다.

식물성 화학물질은 식물유래의 생물 활성화합물이며, 식물의 성장과 생존에 중요한 역할을 한다. 즉, 식물의 세계를 지키기 위해 존재하는 것이었는데 사람의 신체가 면역계의 적절한 강화를 위해, 식물성 화학물질에 의존할 수 있도록 진화해온 것이다. 여러 연구결과에서 식물성 화학물질이 비타민과 미네랄 같은 미량영양소로는 이룰 수 없는, 항암과 암 방어 역할 등을 하는 것으로 알려져 있다.

1. 자유라디칼의 생성을 억제
2. 발암물질을 비활동화
3. 독소에 의한 세포파괴로부터 방어
4. 파괴된 DNA 배열 수복
5. 상처 입은 DNA 기능 억제
6. 상처 입은 세포복제 억제
7. 항진균, 항세균, 항바이러스 투약효과 촉진
8. 전암前癌 이상세포와 암세포의 자살촉진

브로콜리는 식물성 화학물질의 보고

채소와 과실에 포함되어 있는 중요한 영양소 중 사포닌, 캡사이신, 세사민 등의 식물성 화학물질이 있다. 이뿐 아니라 과실이나 채소에는 수천 가지의 식물성 화학물질이 있다고 증명되었거나 추측된다. 근래에 우리 식탁에도 흔히 올라오는 것 중의 하나가 바로 브로콜리인데, 이는 유채의 일종인 녹황색 채소로, 양배추의 별종이라고 할 수 있다. 브로콜리는 이탈리아어로 줄기 또는 싹이란 뜻이다. 한 가지 채소에 200가지 이상의 식물성 화학물질이 포함되는 것은 흔한 일이 아니며, 이외에도 비타민 C, 카로틴, 철 등의 영양소가 풍부하며 단백질과 식물섬유도 풍부해 그야말로 식물성 화학물질의 보물창고이다.

사람 몸에는 유해 발암물질을 물리치고 해독하고자 하는 효소가 있는데 이와 같은 해독효소를 강화하는 힘을 지닌 채소가 바로 브로콜리이다. 브로콜리에 있는 유황화합물은 사람 몸에 들어가면 식물성 화합물질로 변화해 암세포를 억제하는 효소에 힘을 부여하는 작용을 하고, 이 효소의 작용에 의해 발암성 물질을 해독하고 이를 체외로 배출하게 된다. 이외에 항산화작용, 파일로리균 제균효과, 주요 기능인 간의 대사력을 높이는 작용에 대기 중의 화학물질이나 탄 음식물의 유해성분 등을 해독효소의 힘으로 무해한 물질로 분해하는 역할을 한다.

그러나 이 기능은 너무 기름진 음식을 과하게 먹거나, 알코올 과음 등 잘못된 식습관, 스트레스 등으로 저하되기 쉽다. 노화에 의해서도 약화된다.

손톱의 이상과 영양장애

여러 가지의 영양장애가 있을 때, 손톱의 변화를 관찰할 수 있다.

손톱의 이상	영양장애
부서지거나 깨지기 쉬움	칼슘 부족
	필수지방산 부족
	아연 부족
손톱 비후, 두꺼워짐	셀레늄 과다
	비타민 A 과다
손발톱 밑의 과색소침착	비타민 B$_{12}$ 부족(갈색, 망상)
숟가락형 손(발)톱	크로뮴 또는 철분의 부족으로 울퉁불퉁하거
koilonychia, spoon nail	나 쉽게 부서지며 얇아지고, 광택이 없어짐
	비타민 C 부족(괴혈병)으로 기타 손(발)톱 이
	상 발생함
백색 반점	아연 부족
손(발)톱 찢기면서 출혈	비타민 C 부족(괴혈병, 희귀함)

올리브유는 건강식품인가

식용유로 옥수수기름을 주로 사용하다가 근래에는 올리브유나 포도씨유 등이 좋다고 해 값비싼 기름으로 바꾼 가정이 부쩍 많아진 듯하다. 지중해식 요리가 건강에 좋은 이유는 올리브유 등 1가 불포화지방이 많이 포함된 식품이 포화지방이나 트랜스 지방이 많은 식품에 비해 해가 적기 때문이다. 그러나 해가 비교적 적으니까 반드시 건강에 좋다고 할 수는 없다. 건강식품이라고 할 수 있는 기름은 없다. 좋다고 하는 올리브유를 비롯해 모든 기름도 결국은 유지 100%이며 큰 스푼 하나면 120kcal가 된다. 유지는 고칼로리 저영양이며 식물섬유는 없다. 샐러드나 채소요리에 큰 스푼으로 2~3스푼의 기름을 넣으면 영양도 없는 수백 칼로리를 먹는 셈이다. 무슨 종류든 기름을 먹으면 지질을 흡착할 수 있는 식물섬유가 없기 때문에 섭취한 칼로리는 전량 재빠르게 흡수되어, 몇 분 후에는 체지방으로 비축된다.

그러나 만일 종자류나 견과류를 먹었다고 하면 지질이 스테롤이나 식물섬유에 흡착된다. 이렇게 흡착된 지질은 소화관에서 흡수되지 않으며 더 나아가 혈관을 흐르는 다른 나쁜 지질을 소화관으로 끌어들여 대변과 함께 배설한다. 종자류나 견과류에 들어 있는 지질은 전부 몸속에서 이용되는 것이 아니다. 즉 칼로리의 대부분은 흡수되지 않는다. 동량의 칼로리의 기름을 먹었을 때와 비교해 훨씬 살이 덜 찌는 것은 바로 이 때문이다. 게다가 종자나 견과에는 방어작용을 하는 영양소가 많이 함유되어 있지만 기름에는 이것이 전혀 없다. 널리 알려진 것처럼 지중해식 요리가 건강에 좋다는 것은 올리브유를 많이 먹어서가 아니라 그 식단에 채소, 과실, 콩 종류 등 항산화 식재료가 많이 포함되어 있기 때문이다. 기름을 많이 먹는 것은 어쨌든 좋은 것이 아니다. 과체중, 고혈압, 당뇨병, 심장병, 뇌졸중, 모든 종류의 암 등을 초래할 수 있다. 견과나 종자를 많이 먹는 사람일수록 날씬할 확률이 높다고 한다.

325

채소의 왕, 생선의 왕

근래에 집에서나 밖에서나 싱싱한 여러 가지 채소가 식탁에 오른다. 채소에는 비타민, 미네랄, 식물섬유 등 우리 몸에 필요한 여러 가지 요소가 잔뜩 들어 있다. 채소의 영양소 중 주목받는 식물 화학물질이 수천 종류가 포함되어 있다. 몸속의 산화를 예방하는 항산화작용, 암세포의 증식을 예방하는 항암작용 등이 증명되었다. 채소는 자외선을 차단해 이를 무력화하기에 성장할 수 있다.

이는 식물 화학물질의 힘이다. 브로콜리에는 200종 이상의 식물 화학물질이 들어 있다. 이들 중에는 발암물질의 활성화를 막고, 비타민 A를 만들기도 하며 위궤양을 막아주는 비타민 U, 인슐린의 기능을 도와주는 크롬 등이 있다. 이 밖에 식물섬유가 풍부해 동맥경화나 변비의 예방에도 매우 큰 효과가 있다. 브로콜리는 '채소의 왕'에 등극해도 될 만하다. 생선의 왕은 단연 연어라고 할 수 있다. 연어의 살빛은 붉은데 이것이 바로 아스탁산틴astaxanthin이란 천연색소 때문이다. 이것은 원래 해초의 색소이며 이것을 먹은 크릴이란 작은 새우가 연어에게 다시 먹혀 연어의 붉은 살이 된다. 아스탁산틴은 강력한 항산화작용을 한다. 우리가 살기 위해서는 산소가 반드시 필요하다. 그러나 산소 중 일부가 활성산소라는 유해물질이 된다. 물론 우리 체내에는 활성산소를 제독하는 기능이 있지만 이것만으로는 해결할 수 없다. 제거하지 못한 활성산소가 체내의 콜레스테롤과 세포를 산화한다. 이는 동맥경화나 노화의 원인이 된다. 아스탁산틴은 항산화력이 매우 강하다. 물론 천연색소(카로티노이드, 특히 붉은색) 등이 대표적이지만 이는 비타민의 500배, 토마토의 리코펜보다도 작용이 강하고 현재로서는 최강의 천연색소라고 할 수 있다. 이외에 특기할 사항은 아스탁산틴은 뇌관문腦關門을 통과할 수 있는 물질이어서 치매예방에도 유효할 것이라는 점이다.

채소와 과실의 매력

채소와 과실의 섭취는 암과 생활습관병 예방을 위해 꼭 필요하다. 1일 400~800g의 채소와 과실을 권장하는 근거와 그 효율은 다음과 같다.

1. 칼로리 문제: 우선 칼로리 면에서 월등하게 낮은 것이 매력적이다. 밥 300g은 약 450kcal인 데 비해 채소 300g은 약 80kcal밖에 안 된다. 식사분량으로만 볼 때, 우선 칼로리 과다 섭취를 막을 수 있다.

2. 포타슘 양이 풍부하다. 예를 들어 체내에서는 소듐과의 평형을 조절해 신체의 수분이나 체액의 농도를 조절하는 것이 바로 이 포타슘이다. 염분이 너무 많은 음식을 먹으면 소듐이 과다해져 체내의 수분이 지나치게 증가한다. 이는 고혈압의 원인이 될 수 있다. 즉, 포타슘은 과잉한 소듐을 체외로 내보내는 작용을 한다.

3. 채소나 과실은 많은 양의 각종 비타민을 함유하고 있다. 그중에서도 비타민 C는 체내에서 강력한 환원작용, 즉 항산화작용을 한다. 체내의 과잉 활성산소나 산화물질을 체외로 내보내는 강력한 작용을 한다.

4. 과실이나 채소에는 풍부한 식물섬유가 함유되어 있다. 또 영양가는 없으나 질병의 예방이나 기타 신체기능에 유용한 역할을 한다고 여겨지는 '식품요소'임이 증명되었다.

5. 블루베리 열매의 자줏빛 색소, 토마토의 붉은색을 내는 리코펜, 당근의 카로틴 등은 모두 체내에서 항산화작용을 하는 것으로 증명되었다. 적포도주의 폴리페놀, 대두콩의 이소플라본isoflavon, 녹차의 카테킨catechin 등은 아주 미량으로 활성산소를 제거할 수 있는 매우 중요한 식품요소이다.

등푸른생선으로 치매를 예방한다

장수의학을 연구하는 학자들의 일치된 의견은 생선, 특히 등푸른생선을 많이 먹는 고령자 중에는 인지장애치매에 걸리는 사람이 적다는 것이다. 도대체 생선에 포함된 유효성분은 무엇일까? 등푸른생선에는 DHA가 풍부하다.

DHA가 고지혈증을 개선해 심근경색이나 뇌경색의 위험을 예방한다는 사실은 이미 널리 알려져 있으며 증명된 바가 있다. 그런데 DHA가 알츠하이머병에도 유효하다는 것이 확인되었다. DHA가 풍부한 생선으로는 참치(다랑어), 참돔, 방어, 고등어, 갯장어, 꽁치, 정어리 등을 들 수 있고, 이들 중에는 그다지 비싸지 않은 것도 많다. 더욱 편리한 것은 생선뿐 아니라 건조한 것도 DHA 성분이 손상되지 않고 오래 보존된다는 사실이다.

코엔자임 Q 10

사람이 살기 위해 필요한 에너지는 세포 안에 있는 미토콘드리아에서 생성된다. 코엔자임 Q 10co-enzyme Q 10은 1957년, 소의 심장세포에서 처음으로 발견된 것으로, 미토콘드리아 내에서 에너지 생산에 관여하는 보효소補酵素이다. 같은 구조가 10개 나란히 연결되어 있다고 해 Q 10이란 명칭이 붙었고 사람을 비롯한 포유류에는 이와 같은 코엔자임 Q 10이 있다. 에너지 생산에 중요한 작용을 하는데, 연령과 더불어 적어지거나 없어진다. 이 물질은 오렌지색을 띠는데 대량생산이 가능해졌다. 이 효소는 사람들이 아침에 일어나면 상쾌하고 컨디션이 좋다는 등의 느낌을 갖게 하는 근원이 되는 물질이다. 약 60조에 달하는 인체의 세포에서는 ATP라는 에너지가 생산되는데 이 에너지를 원활하게, 또 가장 유용하게 활용토록 돕는 것이 바로 이 코엔자임 Q 10이라고 이해하면 된다. 사람의 몸을 자동차에 비유한다면 코엔자임 Q 10은 엔진의 윤활유 같은 역할을 한다고 비유할 수 있다. 체내의 코엔자임 Q 10은 20세 전후를 절정으로, 연령이 높아지면서 서서히 감소한다. 체내의 부위에 따라 감소속도는 다르나, 40세가 넘으면 급속하게 감소한다. 따라서 모든 기관에 영향을 미친다. 코엔자임 Q 10은 정어리, 고등어 등의 어류나 쇠고기, 돼지고기 등에도 함유되어 있으나 함유량이 적어 일상적인 음식물에서 보충하기는 힘들다. 하루에 120mg을 섭취하려면 정어리 32마리, 브로콜리 30kg, 쇠고기 4kg 정도가 필요해 실용성이 없다.

329

커피와 폴리페놀

커피 하면 카페인caffeine을 연상하게 된다. 커피의 쓴맛은 클로로겐산chlorogenic acid이란 성분 때문이고, 그 외에도 비타민 B$_2$나 포타슘 등이 포함된다. 클로로겐산이 바로 폴리페놀 중 하나이며 이뇨작용, 동맥경화나 입냄새 예방 등에 효과가 있다. 폴리페놀은 식물에 포함되어 있는 항산화 성분이라고 널리 알려졌는데 자외선 등으로부터 보호하기 위해 식물이 스스로 만들어내는 성분이다. 프랑스 사람들은 육류, 지방, 포도주를 그렇게 많이 섭취하는데도 심장병에 걸리는 확률이나 이에 따른 사망 예가 적다는 이유를 설명하는데, 적포도주에 포함된 폴리페놀의 섭취량이 많기 때문이라는 이른바 '프렌치 패러독스French paradox'를 들고 나온다. 고령자 중 폴리페놀 섭취량이 많은 사람(29.9mg/1일 이상)보다 적은 사람(19.0mg/1일 이하)이 심질환에 의한 사망률이 낮다는 보고도 있다. 폴리페놀이라고 하면 쉽게 적포도주를 연상하게 된다. 그러나 사실은 일상생활에서 더 친근하고 손쉽게 접하는 음료 중 폴리페놀이 함유된 것이 있다. 바로 커피이다. 물론 우리가 즐겨 마시는 한국 고유의 차, 녹차, 일본 차, 중국 차 등에도 폴리페놀이 포함되어 있지만, 이들 중 커피가 가장 높은 함유량(적포도주와 비슷)을 자랑한다. 커피를 마신다고 할 때, 한 잔(약 150ml)에는 약 300mg의 폴리페놀이 들어 있다. 폴리페놀은 체내에서 어떤 작용을 할까? 산화된 LDL이 혈관내벽에 들러붙어 혈액의 통로가 막히고 동맥경화가 생기는 등, 심혈관질환이 발생하는 것을 막아주는 항산화작용을 한다.

그러면 하루에 어느 정도의 폴리페놀을 섭취하는 것이 좋을까? 1,000~1,500mg 정도가 적당하다. 하루 온종일 일에 쫓기다 집에 돌아와 사랑하는 가족과 함께 단란하게 식사한 후, 향기로운 커피를 마신다. 이 한 잔의 커피 속에는 가장 많은 양의 폴리페놀이 들어 있다.

330

GABA　GABAgammaamino butyric acid는 아미노산의 하나로, 이것이 풍부하게 함유된 발아현미나 배아미胚芽米 등이 근래에 큰 인기를 얻고 있다. 스트레스를 완화하는 정신안정작용 외에도 혈압강하, 중성지방 억제 등의 효과가 있다. 자연계에 널리 퍼져 있으며 사람이나 포유동물의 뇌나 척수에 많다. 발아현미에는 발아 전 현미의 3~5배의 GABA가 들어 있다.

스트레스와 함께 살고 있는 우리 뇌에는 흥분성 신경전달물질인 글루타민산의 분비가 많아지고, 이에 따라 신경이 흥분되고 긴장된다. 소위 억제성 신경전달물질인 GABA는 스트레스에 의해 많아진 글루타민산의 분비를 억제하고 정신안정을 꾀한다. 따라서 GABA가 부족하면 초조하고, 불안하고, 공포에 빠지기도 하며, 불면증을 겪어 몸 전체의 기능이 불안해진다. GABA가 생산되는 것은 수면 중, 특히 깊은 잠에 빠져 있을 때이다. 그러므로 만성적으로 수면이 부족해도 GABA 생산에 지장을 받는다. GABA는 발아현미, 배아미 외에도 싹양배추, 각종 발효식품, 잘 익은 토마토에도 함유되어 있다.

331

냉면 우리나라 사람처럼 겨울이고 여름이고 가리지 않고 냉면을 사랑하는 민족도 없을 것이다. 물론 날씨가 더워지면 식욕이 떨어지고 시원한 음식이 생각나게 마련이다. 이럴 때 냉면 같은 음식이 안성맞춤이다. 원래 차게 만든 음식이니 보기만 해도 시원하다. 차가운 국수이니 넘기기도 시원하고 차가운 육수 국물을 간간이 마시는 것도 별미이다. 그러나 많은 사람들이 냉면을 좋아하는 것은 이런 이유 때문만은 아니다. 주로 탄수화물로 이루어진 면류는 다른 음식에 비해 열을 덜 발생시키기 때문이라고 한다.

장에서 영양분을 흡수할 때 열이 발생한다. 탄수화물, 지방, 단백질 등은 흡수될 때 열을 발생시키는데 그중에서 단백질이 가장 많은 열을 발생시키고 탄수화물, 지방이 그다음이다. 즉, 탄수화물이 많은 음식은 단백질이 많은 음식보다 열을 덜 발생시킨다. 따라서 더울 때는 자연히 면류를 우선적으로 밥상에 올리는 것이 아닐까? 매운 음식은 몸을 식히는 역할을 한다. 사람은 매운 맛을 강하게 느끼면 땀을 흘리는 반사작용을 해 매운 것을 참고 먹으면 땀이 흠뻑 나오며, 이 때문에 몸이 식

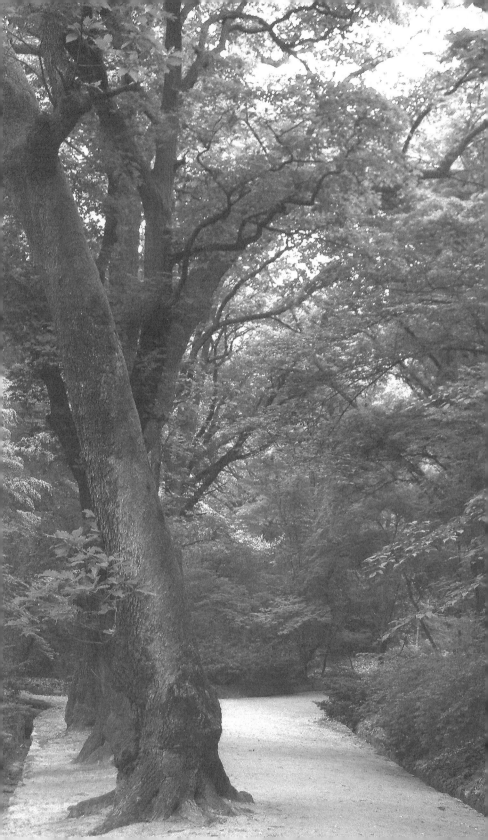

는다. 그러나 더운 여름을 이겨내려면 체력을 보강해야 한다. 찬 음식과 탄수화물만 먹어서는 체력을 유지하기 힘들다. 역시 단백질이 풍부한 음식이 가끔은 필요하다.

건강의 열쇠는 효소?

332

근래에 건강의 열쇠는 바로 효소라는 가설이 돌고 있다. 우리의 몸은 효소에 의해 유지된다. 그런데 체내의 효소는 연령과 함께 감소하며, 고령자는 젊은이의 반으로 줄어든다고 알려져 있다. 사자나 호랑이 같은 육식동물이 사냥감을 잡으면 반드시 내장부터 먹는 것도, 토끼가 태어나서 처음으로 배설한 자신의 변을 먹는 것도, 그 속에 효소가 남아있기 때문이다. 식사를 통해 효소를 많이 섭취하려면 미네랄을 풍부하게 함유하고, 화학비료나 농약을 치지 않은 땅에서 키운 농산물을 수확해 바로 먹어야 한다. 신선한 산물이 맛이 있는 것은 효소가 잔뜩 들어있기 때문이다.

몸에 좋은 농산물 고르기

333

1. 색깔이 선명할수록 영양학적으로 유익하다. 진한 녹색의 시금치가 보통 것보다 훨씬 좋고, 핑크색 그레이프프루트가 노란 것보다 식물 영양학적으로 월등하다.

2. 식물 화학성분을 골고루 섭취하기 위해 될수록 여러 가지 색깔의 채소나 과실을 먹는 것이 좋다. 알기 쉽게 교통신호 색인 적·황·녹색 채소나 과실을 먹는다: 빨강(토마토, 붉은 고추, 붉은 피망, 딸기, 수박 등),

노랑(망고, 파인애플, 당근, 귤, 오렌지, 호박, 참외 등), 녹색(시금치, 브로콜리, 케일, 녹두콩, 무청, 쑥 등 야생나물, 배추 등)

3. 가공한 저장품보다는 냉동했던 것이 유리하다. 그러나 라이코펜을 함유한 토마토 제품만은 예외이다. 캔에 들어 있는 것이 기름 가공과정에서 강력한 작용을 받아 인체에 매우 유리한 성분으로 변화한다.

4. 여러 약초나 야생식물 중 항산화작용이나 영양물질의 함유 여부 등이 연구되고 있다.

334

캐러멜화 설탕을 센 불에 녹여서 만드는 캐러멜caramel 이야기이다. 냄비 바닥 등에 백설탕을 넣고 센 불로 가열하면 곧 녹기 시작한다. 170℃ 정도가 되면 갈색캐러멜색으로 변하기 시작하는데, 여기에 레몬즙이나 식초 같은 산성촉매를 넣으면 변화속도가 빨라진다. 이 과정을 '캐러멜화' 라고 하며 이것이 설탕의 성질이다. 흔히 볼 수 있는 변화이지만 이는 바로 내부에서 설탕 분자의 배열이 바뀌기 때문에 나타나는 현상이다. 이상의 '갈색화 반응' 과 '캐러멜화 반응' 은 생물체 내에서 정상적으로 일어나는 반응인데 체내에서는 화학촉매가 있으면 체온만으로도 언제나 완전한 반응이 일어난다. 사람의 체내에는 당질, 단백질, 촉매가 얼마든지 있다. 평균보다도 다량의 당질을 몸 전체에 순환시키는 사람(당뇨병을 앓고 있는)이 있다. 이들은 당질을 세포 속에 이송하는 인슐린이 부족해지면 간헐적으로 혈당치를 상승시킨다. 백내장이나 아테롬성 동맥경화의 진행이 당뇨병 환자에게서 유난히 일찍 나타난다. 그리고 그의 병리적 변화의 많은 부분이 당질과 단백질 간에 일어나는 '당화' 라는 화학반응의 결과이다. 끈적끈적하고 점착성이 매우 강한 이러한 물질 때문에 우리의 신체조직이 아주 느린 '갈색화', 즉, '캐러멜화' 되면서 기능의 둔화와 이에 따른 노화를 부추기는 것이 아닐까?

건강(영양)보조식품

335

옛날과 비교해 현대인의 복약 기회는 매우 빈번해졌다. 특히 고령자들은 병원처방약 이외에 일상적으로 건강-장수를 위한 많은 종류의 소위 '건강보조식품특수영양식품, dietary supplements' 을 사용하고 있다고 추정된다. 제도상으로 식품과 같이 취급되기 때문에 의약품과 같은 강력한 효능이나 부작용, 용량, 금기사항 등이 명기되지 않으므로, 일반인들은 자유롭게 사용한다. 사용을 해도, 사용을 임의로 중단해도, 눈에 보이는 반응이 없다. 그러나 건강보조식품에 포함된 특정성분이 과다하면 치료약품의 작용을 약화하거나 부작용 등을 초래하고 치료에 영향을 준다. 혈액응고를 도와 출혈을 예방하는 비타민 K와 혈액응고를 방지하는 아스피린은 상극이다. 그러므로 비타민 K를 다량 함유한 보조제나 푸른색 채소즙 등을 많이 마시면 의약품의 효과를 감소시킬 가능성이 있다. 영양식품 보조제는 모자라는 성분을 간단하게 섭취, 보완할 수 있게 해주지만, 과연 이것이 건강에 영향을 주는지 여부에 대해서는 정보가 확실치 않고, 부작용에 대해서도 객관적인 검토가 필요하다. 약장 속에 남아 있는 보조제는 없는지 살펴보고, 만일 있다면 사용 여부를 다시 생각해봐야 할 것이다.

흡연과
음주

336

흡연 흡연문제가 중요하고 절실한 것은 담배를 피우는 본인은
물론이지만 그 해독이 주변사람들에게 직접 영향을 끼친
다는 사실을 잊으면 안 된다. 가끔 흡연하는 장본인은 무사한데 일생
동안 한 번도 흡연한 적이 없는, 그 사람의 부인이 폐암진단을 받았다
는 예는 이를 잘 말해준다. 흡연경력이 없어도 주변에 흡연하는 사람이
있는 것만으로도 폐암의 위험성이 20~30% 증가한다고 알려져 있다.
하루 한 갑 이상 흡연하는 남편과 함께 사는 부인의 폐암발병 확률이
남편이 흡연을 하지 않는 경우에 비해 2배 이상 높다는 보고가 있다.

　보통 담배의 필터가 연기 속 발암물질을 제거한다고 믿는다. 그것이
과연 사실일까? 그리고 더 나아가 주변사람들, 특히 그 부인의 경우를
생각해보자. 가장 가까이 지내는 그의 부인은 필터 없이 담배연기를 수
년 또는 수십 년 동안 마시고 있다. 더군다나 담배연기는 온도가 내려
갈수록 발암특성이 높아진다. 흡연자 자신보다도 주변사람들이 마시
는 연기의 온도는 낮고 그 악성도는 더 높다. 담배를 당장 끊어야 하는

이유이다.

음주도 발암 위험성을 높이는 요인 중 하나이다. 그러나 술은 액체이므로 주변사람에게 직접 악영향을 미치지 않는다. 담배를 피우지 않는 사람은 음주만으로 발암 위험성은 그다지 높지 않다. 그러나 음주로 바로 얼굴이 붉어지는 사람들은 주의해야 한다. 이들은 알코올에서 생성되는 '아세트알데히드'를 분해하는 효소의 기능이 아주 없거나 매우 약해 발암 위험성이 높아진다. 술자리에서 술을 강요하거나 분에 넘치게 과음하는 것은 발암뿐 아니라 건강을 해치는 요인이 된다.

337

간접흡연(수동흡연)   담배연기 속에는 판명된 것만도 약 4,700가지의 화학물질이 있으며, 그중 70종 정도가 발암성이 있는 것으로 알려져 있다. 세계보건기구WHO는 '담배연기 Zero' 캠페인을 벌이고 있다. 우리나라도 물론 그를 따르고 있으나, 아직은 허울 좋은 구호에 불과한 것 같다. 필자도 17세 때(대학 예과 입학 시, 1943년)부터 1970년까지, 27년 동안 끈질기게 피워오던 담배를 하루아침에 딱 끊어버렸다. 당시, 우연히 발견한 빈맥 때문이었다고 기억한다. 담배를 피우는 사람 때문에 할 수 없이 담배연기를 들이마시는 것을 간접흡연, 또는 수동흡연이라고 한다. 이 세상에서 가장 마시고 싶지 않은 역겨운 담배연기이다. 수동흡연이 질병이나 사망의 원인이 된다는 것은 과학적으로 명백하게 증명되었다.

담배연기는 불쾌한 것뿐 아니라, 건강과 생명에 좋지 않은 영향을 끼친다. 폐암, 부비강염, 유방암, 방광암 등의 여러 가지 암, 기관지확장증 등의 호흡기질환, 심근경색, 뇌졸중 등 심혈관질환 등과 매우 유관하다. 또 어린이의 경우 영유아돌변사증후군, 저체중, 중이의 질병, 백혈병 등의 원인이 된다. 우리나라의 통계는 아니나, 금연법이 시행되고 있는 미국이나 영국 등의 조사에 의하면, 법시행 후 관련질병의 발생수가 현저하게 감소되고 있다고 한다. 금연운동은 매우 어려운 사업이나, 국민의 건강을 위해 마땅히 전개해야 한다.

338

금연이 건강장수에 절대 필요한 이유

담배연기 속에는 벤조피렌 등의 방향족 탄화수소, 방향족 아민amine, 니트로조아민nitrosoamine 등 약 60종의 강력한 발암물질이 포함되어 있다. 이들은 체내에서 활성화되고 세포내의 DNA와 결합해 유전자의 변이를 일으킨다. 이 때문에 체내에서 발암물질을 활성화하거나 해독하는 효소의 작용에 변화를 일으킨다. 담배를 피우는 사람 본인뿐 아니라, 주위사람들에게도 같은 피해를 줄 것이 뻔하다. 특히 극단적으로 담배연기에 약한 사람들이 있다는 것도 명심해야 한다. 후두암이나 폐암이 직접 담배연기의 영향을 받을 것이라는 사실은 일반사람들도 쉽게 이해하지만, 방광처럼 구강과는 멀리 떨어져 있는 장기의 암도 명백하게 담배에 의해 발생빈도가 높아진다는 것을 인지해야 한다. 또 암 이외에 폐기종과 같은 만성 호흡기질환의 직접적인 원인이 흡연이라는 사실도 기억해야 한다. '암'이란 생활습관병의 대표이고, 예방에 의해 명백하게 발병률을 낮출 수 있고, 조기발견에 의한 근치율이 높아져가고 있다. 또 다학적多學的 또는 집학적集學的 접근이 암연구와 치료에 집중되고 있으므로 암정복은 반드시 이루어진다고 함께 믿기로 하자.

금연의 효과

상습적으로 흡연을 계속하다가 금연을 하면 어떤 효과를 얻을 수 있을까? 금연 시간에 따른 신체 변화를 살펴보면 아래 표와 같다.

금연시간에 따른 신체 변화

시간경과	신체 변화
20분 후	혈압, 맥박수, 수족의 체온 등이 흡연 전 상태로 복귀
8시간 후	혈중 일산화탄소량, 혈중 산소량이 정상 상태 유지
24시간 후	심장마비 위험성 감소
48시간 후	신경말단 발육재연(중단되었다가 다시 발육되는 것), 냄새와 맛에 대한 감각항진
2주~3개월 후	혈액순환, 보행, 폐기능(30%) 등이 개선
1~9개월 후	기침, 부비강 충혈, 피로, 숨참 등이 감소
	폐의 섬모 재생, 점액제거, 폐 청정, 감염감소, 일반체력 증강
1년 후	심관상동맥질환 발생 위험이 2분의 1로 감소
5년 후	폐암 사망률이 2분의 1로 감소
	뇌졸중 위험성이 금연한 지 5~15년 된 비흡연자 수준으로 감소
	구강, 후두, 식도암의 위험률이 2분의 1로 감소
10년 후	폐암사망률이 비흡연자와 같아짐
	전암세포가 정상적으로 복귀
	구강, 후두, 식도, 방광, 신장, 췌장 등의 암발병 위험성 감소
15년 후	관상동맥질환 위험률이 비흡연자와 같아짐

금연, 절주, 식사와 체형

금연, 절주, 절식은 몇 번을 되풀이해 강조해도 지나치지 않은 경고성 조언이다. 흡연 하나만으로도 수명이 10년 정도 단축될 수 있다. 우리나라의 3대 사망 원인인 암, 심장병, 뇌혈관질환에 걸릴 위험성이 우선 높아지며 다음은 당뇨병이다. 통계에 의하면, 담배를 피우지 않는 40세 남자 100명 중 75세까지는 20명이 암에 걸린다. 그에 비해 담배를 피우는 40세 남자 100명 중 같은 기간에 약 32명이 암에 걸린다. 대량의 음주를 곁들이면 그 수는 더욱 증가한다.

음주만 살펴보면, 남자의 경우 하루에 3홉 이상 마시면 사망 위험이 증가하는 것으로 나타났다.

체형도 사망에 영향을 준다. 살이 너무 찌거나 말라도 위험은 증가한다. 남성의 경우 BMI가 30 이상일 때와 19 미만일 때, 23.0~24.9일 때보다 사망의 위험은 2배가 된다. 살이 많이 찌면 고혈압과 당뇨병에 걸리기 쉬워진다. 너무 마르면 면역력이 떨어지므로 감염증에 취약해진다. 중년기에는 20대에 비해 비만해지는 것이 일반적이다. 남성은 23~27 정도로 유지하면 적당하다, 여성에서는 19~25 정도면 사망률이 가장 낮아지는 경향을 보인다. 식사내용을 보면, 염분, 채소, 과실 등의 섭취량이 위암발병과 관계가 있음이 알려져 있으며, 염분은 가장 많은 양을 섭취하는 것이 가장 적게 섭취하는 것보다 2배 이상 암에 잘 걸린다고 조사되었다. 시금치 등의 녹색채소, 호박, 당근 등의 황색채소, 양배추나 토마토와 같은 녹황색 이외의 채소 등으로 분류하면 어떤 종류든 주 1회 이상 섭취하는 사람은 거의 먹지 않는 사람보다 위암에 걸릴 위험성이 20~50% 낮다. 과실도 같은 결과를 낸다. 채소나 과실

중에서 어느 것이 특히 좋을까 고민할 필요 없다.

생선 등 해산물을 많이 먹는 사람이 적게 먹는 사람보다 심근경색 등의 심장병에 걸릴 위험성이 37% 정도 낮다고 보고되어 있다. 대두콩의 성분 중 하나인 '이소플라본'을 두부, 된장국, 청국장 등을 통해 많이 섭취하는 여성은 적게 섭취하는 여성보다 유방암에 걸릴 위험이 54% 정도 낮아졌다는 등의 결과도 보고된 바 있다. 그러나 생활습관, 유전적 요인, 조사대상의 특수성 등에 따라 조사결과는 다를 수 있다.

341

지방간　문자 그대로 간에 지방이 쌓이는 병이 지방간脂肪肝이다. 건강검진 등에서 곧잘 발견되어 사람을 놀라게 하며 방치하면 간염, 간경화증, 간암 등으로 진행될 가능성도 있어 조기 대응해야 한다. 성인의 20~30% 정도는 지방간일 것이라는 관측도 있어 새로운 국민병적 상황이라고 주장되기도 한다. 정상인 간은 보통 적다색인데 지방간은 세포 속에 지방이 축적되어 하얗게 보인다. 복부 초음파검사로 간의 지방침착 상태를 보고 진단한다.

간기능장애의 원인은 바이러스 감염, 알코올, 약물, 면역이상, 지방간 등이다. 혈액검사, 간독성이 있는 약물사용, 바이러스 등의 요인을 제외하면 지방간이 의심된다. 간은 보통 때는 침묵의 장기라고 부를 정도로 뚜렷하게 증상을 보이지 않기 때문에 특히 조심해야 한다. 일반 혈액검사에서 GOT나 GPT치가 31 이상 되면 기준치 이내라도 일단은 지방간의 가능성을 의심하는 것이 좋다. 지방간은 '알코올성 지방간'과 '비알코올성 지방간'으로 나뉜다. 후자는 1일 음주량이 에탄올 환산으로 20g 이하로, 맥주 중간 크기 병으로 한 병 이하 정도를 기준으로 한다. 편식, 칼로리 과다 섭취, 운동 부족, 당뇨병, 고지혈증, 비만 등은 만병의 근원이 되며, 지방간은 당뇨병, 고지혈증 등 다른 생활습관병이 항상 배후에 있음을 명심해야 한다. 지방간을 방치하면 간염, 간경화, 간암으로 진행될 수 있다. 술을 마시지 않는 사람의 지방간 일부(10~20%)는 '비알코올성 지방간염'이란 간경변이나 간암으로 진행할 수 있는 상태이다. 이는 쌓인 지방을 간이 녹여 배제하기 위해 염증이 생긴 상태이다. 진행되고 있는 비알코올성 지방간염non-alcoholic steato-hepatitis과 보통 말하는 지방간은 일반 혈액검사로 어느 정도 감별이 가능하나 간의 조직검사로 판정된다.

342

술 한잔으로 붉어지는 얼굴

흔히 흡연은 암과 관계가 깊다고 알려져 있다. 그에 반해 술은 어느 정도 너그럽게 취급된다. 그러나 알코올도 암과 매우 깊은 관계가 있다. 음주에 의해 식도, 인두, 간, 유방, 대장, 방광 등의 암이 발생할 위험성이 매우 높아진다. 술 마시면서 담배 피우는 것은 자살행위라 할 수 있다. 특히 음주로 얼굴이 바로 비정상적으로 심하게 붉어지는 사람이 과음을 한다면 식도암, 인두암의 위험성이 매우 높아진다. 만일 음주를 하면서 함께 흡연을 한다면 이것은 가장 위험한 자살행위가 될 것이다. 술의 에탄올은 간에서 아세트알데히드acetaldehyde로 분해되는데 이것이 바로 발암물질이다(에탄올 자체는 독성이 없음). 이것을 아세트산으로 분해해 해독하는 효소가 바로 아세트알데히드 탈수소효소2ALDH 2이다. 이 효소는 유전에 의해 형이 정해지는데 이 효소의 유전자에는 아세트알데히드를 분해하는 강력한 유전자(정상형)와 약한 유전자(결손형)의 두 가지가 있어 부모에게서 한 개씩 유전자를 계승하게 된다. 부모로부터 결손형만을 받은 '완전결손형'이라면 술을 전혀 마시지 못한다. 이런 사람은 원래 술을 마실 수 없으니 암에 걸릴 위험성이 낮다. 부모에게 받은 유전자가 모두 정상이면, 아세트알데히드가 축적되지 않으며 암에 걸릴 위험성은 낮으나 과음을 계속한다면 쉽게 중독될 것이다. 부모에게서 받은 유전자 중 어느 한쪽이 결손형인 '부분결손형'이면 얼굴은 붉어지기는 하나, 그래도 어느 정도 마실 수 있는 사람(동양인의 약 30~40%)이 암에 걸릴 위험성이 높다고 주장한다.

343

아시안 홍조

알코올 자체에는 독성이 없다. 그러나 알코올술이 분해되면서 생기는 아세트알데히드에는 발암성이 있고 이것을 해독하는 것이 바로 ALDH2라는 효소라고 설명한 바 있다. 이 효소가 결손되는 것은 아시아 사람에게만 있는 일로, 이 때문에 음주 후에는 바로 얼굴이 붉어진다. 이것을 '아시안 홍조Asian flush'라고 한다. 세계인구의 약 8%, 5억 명 정도가 이에 해당된다. 불행히도 필자 본인이 그중 한 사람이다. 이런 사람들은 같은 자리에서 같은 술을 같은 양만큼 마셔도 암에 걸릴 위험성이 높아지며, ALDH2 부분결손형 사람은 정상인에 비해 식도암의 위험성이 10배나 높아진다고 한다. 따라서 음주 시 얼굴이 바로 붉어지는 사람은 청주의 경우 1홉 정도로만 술을 절제해도 식도암이 될 확률이 반으로 줄어든다고 한다. 술을 입에도 못 대는 사람은 ALDH2 완전결손형이며 술을 마시는 즉시 얼굴이 붉어진다. 맥주 한잔으로도 얼굴이 붉어지는 사람은 부분결손형이라고 판정해도 틀림이 없을 것이다. 술을 못하는 사람이나,

술을 마시자마자 얼굴이 새빨개지는 사람에게 무리하게 술을 마시는 것은 절대로 금해야 한다.

344

급성 알코올중독

알코올은 위나 소장에서 바로 흡수되고 주로 간에서 서서히 대사된다. 만일 짧은 시간에 대량의 음주를 하면, 대사기능이 따르지 못해 혈중 알코올 농도가 급격히 오른다. 뇌가 마비되고 의식장애나 운동실조가 뒤따른다. 이 상태가 계속되면 죽음을 부르게 된다. 알코올 혈중농도 0.16~0.3%는 명정酩酊으로, 몸을 가누지 못하고 비틀거릴 정도로 취한 상태이다. 0.31~0.40%는 니취泥醉, 곤드레만드레 상태로, 의식이 몽롱하고 스스로 바로 설 수 없으며 말이 제대로 나오지 않는다. 0.41% 이상이면 혼수 상태로, 1~2시간 후에는 사망할 수도 있다.

급성 알코올중독을 예방하는 방법은 공복일 때는 알코올 흡수속도가 대단히 빠르기 때문에 공복 상태에서 농도 높은 주류를 급히 마시지 않는 것이다. 술과 함께 무엇이든 먹으면 흡수속도가 느려진다. 특히 비타민이나 단백질이 풍부한 음식이 적격이다. 심하게 취했을 때 엎드리는 것은 매우 위험하다. 혓바닥이 목구멍 속으로 말려 들어가서, 또는 토할 음식이 목구멍을 막아서 질식할 위험이 있다. 무리하게 토하게 하는 것도 안 된다. 공기가 잘 통하도록 숨길기도을 확보할 것, 토한 음식이 자연스럽게 흘러나오도록 옆으로 누일 것(바로 누이지 말고), 허리띠를 느슨하게 풀 것, 체온이 떨어지지 않도록 할 것, 탈수가 안 되도록 할 것 등에 유의한다.

숙취(宿醉) 술을 마시면 체내에 들어온 알코올은 위, 소장에서 흡수되어 간으로 간다. 간에서 아세트알데히드로 분해된 다음에 아세트산이 되고, 이는 물과 이산화탄소로 변해, 몸 밖으로 배출된다. 간에서 분해되지 않은 알코올이나 아세트알데히드는 전신을 돌면서 뇌를 마비시키고, 술에 취한 상태가 계속된다. 얼굴은 붉어지고, 구역질이 나며, 두통 등을 일으키는 원인이 된다. 그러나 아세트알데히드를 분해하는 효소작용이 떨어지는 사람들도 약 4시간 후에는 정상으로 돌아오는 것이 보통이다. 사실은 숙취의 원인이 아세트알데히드만이 아니다.

숙취의 원인은 다음 네 가지 정도로 설명된다.

1. 알코올 자체가 체내에 남아 있음
2. 저혈당 상태
3. 피로
4. 알코올의 이탈증상(금단증상: 발한, 손 떨림, 구역질 등)

알코올의 분해속도는 남자는 시간당 9g 정도인데 이는 에탄올로 환산해 맥주 230cc에 해당한다. 여자는 6.5g으로, 맥주 170cc 정도가 된다. 이보다 많이 마시면 분해가 되지 않고 다음 날까지 체내에 남는다. 일반적으로 간의 크기가 크면 알코올 분해속도가 빨라지고 체격이 작거나 여성이라면 분해속도가 느려진다. 또 나이가 들면서 술에 약해졌다고 느끼는 것은 분해능력과는 무관하며, 알코올이 잘 녹지 않는 체지방이 증가해 체내 알코올 농도가 높아지면서 같은 양이라도 더 취하게 되는 것이다. 또 간의 알코올 분해량이 많아지면 포도당생산이 억제되면서 저혈당이 된다. 저혈당이 되면 가슴이 두근두근하며 사고능력이 떨어지기도 한다. 또 음주 중에는 말수가 많아지는데, 그에 따른 피로도 숙취의 원인이 될 수 있다.

346

상호(上戶)와 하호(下戶)

세상에는 술이 센 '상호'인 사람이 있는가 하면, 술을 잘 못하는 '하호'인 사람도 있다. 그런데 사실은 술에 강한 형과 약한 형은 처음부터 유전자에 의해 정해져 있다. 알데히드 탈수소효소 2ALDH2라는 미토콘드리아의 간질 속에 있는 효소의 유전자가 변이를 일으키기 때문이다. 변이를 일으킨 효소는 아세트알데히드를 아세트산으로 대사할 수 없다. 이는 알코올보다도 독성이 강하고 얼굴이 붉어지거나 구역질이 나거나 두통을 일으킨다. ALDH2 유전자 변이는 민족에 따라 각각 다르며 효소활성이 없는 이 유전자는 우리나라를 포함한 북아시아인 특유의 유전자이다.

347

휴간일(休肝日)은 필요한가?

우리나라에서는 예부터 술을 약주라고 불러왔다. 매우 과학적인 접근이다. 알코올은 적당히 섭취하면 체내 양성 콜레스테롤을 증가시켜 사망률을 저하시킨다고 설명한다. 그러므로 약주는 몸에 이롭다고 할 수 있다.

체내에 들어온 알코올은 약 20%가 위에서, 나머지 중 대부분은 소장에서 흡수되어 간으로 간다. 간에서는 우선 알코올 탈수소효소의 작용으로 아세트알데히드로 분해되며, 아세트알데히드는 알데히드 탈수소효소에 의해 무해한 아세트산으로 되고, 이들은 소변이나 땀에 포함되어 몸 밖으로 배출된다. 이러한 과정에서 처리되지 않은 알코올은 혈액과 함께 몸속을 돌면서 뇌를 마비시킨다. 이러한 상태가 바로 술에 취한 상태이다. 원래 술에 약한 사람이 조금만 마셔도 바로 기분이 나빠지는 증상이 바로 이것이다.

음주한 다음 날 몸이 정상으로 회복하지 못하는 이유는 두 가지이다. 첫 번째는 마신 술의 대사과정이 마무리되지 못했기 때문이다. 중간 크기로 한 병의 맥주를 대사하는 데 약 3시간이 소요된다. 음주량이 많거나 밤늦게까지 계속 마신다면 이튿날까지 알코올이 남는다. 두 번째는 만일 대사시간이 지난 후에도 회복되지 않는다면 체내의 수분균형이 깨진 상태이다. 몸이 붓거나 목이 마르거나 하는 것은 음주 때문에 확장된 혈관에서 수분이 빠져나가므로 혈관이 탈수상태가 되었다는 증거이다. 이럴 때는 수분을 공급해야 된다. 술을 분별없이 계속 실컷 마시고 다음에는 술을 딱 끊어 의식적으로 간에 휴식을 주었으니 건강에는 지장이 없겠거니, 하는 생각은 틀린 접근법이다.

술은 인생의 윤택함과 여유를 주는 '윤활유'와 같은 것이니, 무리한 음주문화는 버리는 것이 옳다.

348

캔맥주를 맛있게 마시는 요령

맥주는 5감感으로 즐기면서 마셔야 제 맛이 난다. 우선 향기이다. 우선은 맥아 100%이며 향기가 뚜렷해야 한다. 캔째 마시면 고유의 향기를 즐길 수 없다. 반드시 유리잔에 따라 마셔야 한다. 캔 구멍으로는 맥아의 향기를 즐길 수 없다. 다음은 차가운 촉감이다. 맥주잔을 냉장고에 냉장했다가 마시면 맛이 있다는 속설은 잘못된 것이다. 흔히 맥주잔을 냉동고에서 얼렸다가 제공하는 맥주 전문점이 있지만 이는 효용성이 없는 서비스이다. 맥주잔의 온도가 높으면, 맥주의 탄산가스가 빠져나가거나 거품이 커질 수도 있으므로 차게 하는 것은 매우 중요하지만, 글라스가 냉동되어 있으면 맥주를 따를 때 단백질이 응집해 성분이 변질될 수 있고 본래의 맛이 사라지기 쉽다. 그러므로 맥주와 맥주잔을 함께 냉장하는 것이 가장 안전하다. 맥주를 따를 때는 기분 좋은 소리를 내면서 단숨에 10분의 4까지 따르고 조금 쉬었다가 거품이 적어지면 잔을 기울여 조금씩 거품 밑으로 맥주가 흘러가도록 붓다가 거품층이 잔을 약간 넘을까 말까 할 때 멈춘다. 그러면 가장 이상적인 거품층 3, 맥주층 7의 비율이 된다. 캔맥주도 이러한 요령으로 따르면 매우 아름다워 보인다. 맥주잔이 깨끗하게 세척된 것이라면, 맥주를 한 모금씩 마실 때마다 글라스 내측에 거품자국이 몇 층씩 남는다. 이것은 바로 맥주잔을 깨끗하게 세척했다는 증거라고 한다. 맥주잔을 세척할 때는 전용 스펀지를 사용하고, 자연 건조시켜야 한다. 덜 닦였거나 행주 등의 섬유가 남아 있으면 이곳에 큰 거품이 생기고 가스가 빠져나가 맥주 맛이 떨어진다고 한다.

이왕이면 맥주를 멋있게, 맛있게 마셔보자!

사 람

349

지구상에 생물이 탄생한 것은 언제?

지금으로부터 약 46억 년 전, 멀고 먼 태고적에 태양계의 행성行星, 떠돌이별의 일원으로 지구가 탄생했다. 현재 이 지구상에는 학명이 주어진 것만 해도 150만 종 이상의 생물이 살고 있으며 지금도 진화와 적응을 계속하고 있다. 그러나 실제로는 이보다도 훨씬 많은, 아마도 수천만 종의 생물이 살고 있는 것으로 추정된다. 사람도 그중 하나이다.

처음 탄생했을 때 지구는 어떤 상태였을까? 그것을 본 사람이 없으니 알 길이 없다. 아마도 처음 5억~6억 년 동안은 운석별똥들이 충돌하고 지표는 너무 뜨거워 물이 단번에 말라버려 생물이 살 수 있는 환경은 아니었다고 판단된다. 지표는 조금씩 냉각되고 바다가 형성되었지만 아직도 화산활동은 계속되었다. 40억 년 전쯤에 비교적 안정되기 시작하면서 바닷속에서 '생명'이 탄생했다. 최초의 생명이 탄생했을 때, 지구상에는 산소가 거의 존재하지 않았다. 27억 년 전쯤에 대규모로 대륙의 변동이 일어나 굉장히 넓은 면적의 얕은 여울이 형성되었다. 얕은 여울에는 햇빛이 쏟아져 들어갈 수 있으므로 태양에너지를 이용하는 데 매우 안성맞춤이었다. 이렇게 해서 광합성 세균인 청록색세균 cyanobacteria의 조상 격인 남조류藍藻類가 크게 번식하게 되었다. 이들의 광합성이 결과적으로 지구상의 산소량을 격변시켰던 것이다. 식물의 광합성이란 이산화탄소를 들이마시고, 산소를 내뱉으면서 전분(에너지원)을 만드는 반응이다. 27억 년 전에 이와 같이 산소가 생산되었다. 물론 처음부터 바로 산소가 원시대기의 조성을 변화시킨 것은 아니다. 우선 바닷속에 녹아 있는 철이온과 결합해 산화철이 되어서 침전하면서 해저에 쌓였다가 길고 긴 화학반응이 진행되면서 철분은 소진되어버리고 겨우 바닷속이나 대기 중에 유리된 산소가 증가한 것이다. 산소는 타 원소에 비해 전자를 흡수하는 힘이 강하고 주위의 여러 가지 물질과 곧잘 결합한다(산화). 금속에 녹이 슬어 너덜너덜해지는 것은 철이 산소와 결합해 산화하기 때문이다. 생물 속에 들어간 산소는 이때 산화작용이 강한 활성산소를 발생시킨다. 근처에 있는 단백질, 지질, 당, 핵산 등과 바로 반응을 일으켜 이들을 모두 갈기갈기 찢어버린다. 많은 생물들이 갑자기 변한 환경에 적응하지 못해 사멸할 수밖에 없었다. 그러나 그때 이미 일부 생물은 산소의 독성을 이겨내는 기구를 갖추고 있었는데 지구상에 산소량이 증가하기 훨씬 전인 32억 년 전이라고 추측한다. 이러한 유해산소를 사용해 에너지를 생산하는 능력을 갖고 있는 생물도 있었다고 추측하는데 이 생물이 바로 미토콘드리아의 먼 조상이다. 그런데 드디어 중대한 사건이 하나 일어난다. 약 16억 년 전 미토콘드리아의 먼 조상인 바로 이 생물이 다른 생물 속에 들어가게 된 것이다. 그것도 그냥 들어간 것이 아니라 서로 협조관계를 맺어 새로운 생물이 탄생한 것인데 이 새로운 생물이 바로 진핵생물眞核生物, 즉 사람의 먼 조상이며, 그 속에 들어간 생물은 현재 미토콘드리아로 존재하면서 산소에서 에너지를 생산하는 임무를 계속 맡고 있는 것이다. 진핵생물에는 사람을 포함한 동물 외에 식물, 효모, 원생식물 등이 포함되며 진화적으로 서로 가까운 사이다. 이 진핵생물에 대항하는 의미로 핵이 없는 고세균古細菌과 박테리아를 합쳐 원핵생물 原核生物이라고도 한다.

사람은 어디서 왔을까?

도대체 생명진화 과정에서 '사람'이란 '종'은 어디서부터 갈려나왔을까? 흔히 사람은 원숭이에서 진화한 것이라고 하지만, 물론 이는 맞는 말이 아니다. 이런 식의 이론이라면, 동물원에 있는 원숭이가 몇백만 년 후에는 사람으로 진화할 수도 있을 것이라고 착각할 수 있겠지만 그렇지는 않다. 지금 지구상에서 사는 모든 생물, 즉 원숭이, 고릴라, 침팬지, 사람은 다 같이 같은 시간을 살아왔다고 생각된다. 따라서 정확하게 말한다면 "사람과 원숭이는 같은 공통의 조상으로부터 진화했다"라고 해야 한다. 현대의 침팬지를 지금부터 몇백만 년 동안 관찰해도 사람이 되지 않는다.

사람의 기원

우주가 탄생한 것은 지금으로부터 약 150억 년 전. 우리가 살고 있는 지구는 그의 극히 적은 부분에 지나지 않으며 현재 70억 명의 사람이 살고 있다. 지구가 생성된 것은 약 40억 년 전이고, 지구상에 생물이 탄생한 것은 약 38억 년 전, 포유동물이 등장한 것은 약 2억 년 전이라고 기록되어 있다. 지구 상에 인간 생명의 흔적은 원시인류의 화석으로 연구되고 있다.

1. 지금으로부터 약 300만~150만 년 전에 생존했던 것으로 추정되는 오스트랄로피테쿠스 아프리카누스australopithecus africanus는 최고 인류로 원인猿人이라 부른다. 뇌의 용적은 현생 고릴라와 같으나 두개골의 형상이나 치아는 사람과 같고, 똑바로 서서 두 다리로 보행한 것으로 알려져 있다. 수명은 56.6세로 추정하며, 동아프리카와 남아프리카에서 발견된 화석인을 근거로 했다.

2. 약 200만 년 전에 생존했던 것으로 추정되는 호모 하빌리스homo habilis는 도구를 사용하는 사람器用人이란 뜻이다. 손재주가 뛰어난 화석인류의 하나로 원인보다는 뇌용적이 적고, 수명은 최장 68.4세로 추정된다.

3. 약 100만 년 전(160만~30만 년 전)에 생존했던 호모 에렉투스homo erectus는 직립을 하며 불을 사용했고 석기를 만들어 썼을 것으로 추정하는 원인原人이다. 최장수명은 83.9세. 호모사피엔스homo sapiens의 조상 피테칸트로푸스pithecanthropus(직립원인直立猿人이란 뜻)는 자바에서 발견된 화석인류로 약 150만~50만 년 전에 생존했던 것으로 추정되고, 뇌용적이 현대인류의 약 3분의 2, 눈썹뼈는 높이 융기되고 대퇴골의 상태로 보아 직립보행을 했던 것이 밝혀졌다. 최근에 베이징원인과 함께 호모족에 포함되었고, 호모 에렉투스라는 학명으로 불린다.

4. 호모 솔로엔시스homo soloensis는 약 60만 년 전에 생존했던 것으로 추정되며 최장수명은 89.6세. 인도네시아 자바 섬의 솔로 강 근처에서 발견된 화석인류. 수명이 점차 증가된 것으로 추정한다.

5. 현명하다는 뜻인 호모 사피엔스homo sapiens는 약 20만 년 전부터 생존했고, 장신이며, 뇌용적은 현대인보다도 크다. 원인과 신인의 중간 쯤에 위치한다. 최장수명은 95.7세. 호모 네안데르탈렌시스homo neanderthalensis와 같고 세계 각지에서 발견된다.

6. 현 인류인 호모 사피엔스 사피엔스homo sapiens sapiens는 약 1만~4만 년 전부터 출현했으며, 최장수명은 100세이고 체중에 대한 뇌중량 비는 거의 변화가 없는 것으로 보아, 사람의 최장수명이 당분간 연장되는 일은 없을 것이라고 판단된다.

이상과 같은 인류의 발전, 진화의 과정으로 미루어 보면, 인류의 최장수명은 120~125세 정도가 될 것 같다.

352

인간복제 배아와 배성줄기세포

클론은 원래 그리스어로 적은 가지枝란 뜻이다. 인간복제배아cloned human embryos의 체세포에서 핵을 빼내고, 제3자가 제공한 미수정란난자과 바꿔치기해 만든다. 배성줄기세포胚性幹細胞는 혈관, 골, 신경 등 신체를 구성하는 모든 세포로 분화할 수 있는 능력이 있는 소위 만능세포지만 지금까지는 수정란에서만 만들 수 있었다. 인간복제배아에서 배성줄기세포를 만든다면, 체세포를 제공한 본인의 유전자를 가지고 거부반응 걱정 없이 장기나 조직 등을 만들 수 있다.

353

사람의 특수성

체구가 큰 동물이 오래 사는 경향이 있다.

말은 40년, 코끼리는 70년 정도 산다. 사람은 그들에 비해 체구가 월등히 작지만 최장수명은 훨씬 길다. 고등영장류인 고릴라나 침팬지도 사람에 비하면 단명이다. 침팬지는 최장수명이 약 55년으로 사람에 비하면 반 정도이다. 할아버지와 손자 세대가 함께 살 수 있는 시간이 충분한 동물은 사람 이외에는 하나도 없다. 유전자에 의해 결정되는 사람의 수명은 옛날이나 지금이나 거의 변화가 없는(없었던) 것으로 생각되며 어느 시대에도 사람은 최장 120~130세 정도까지는 살 수 있게 태어났다고 판단된다. 물론 사람의 평균수명은 옛날에 비해 연장되었으며 특히 근년에 급격하게 상승하고 있다. 특히 사람은 월등하게 훌륭한 활성산소 제거능력과 손상된 유전자를 효율적으로 자가수복할 수 있는 능력(선천적 체질)을 부여받았으며, 얻은 지식을 남이나 다음 세대에 전달할 수 있는 뛰어난 문명전수 수단을 보유하고 있다.

354

사람의 값

만일 사람 몸을 값으로 따져서 1,000냥이라고 한다면, 우선 눈이 손을 든다. "눈이 999냥이에요"라고 말한다. 옆에서 듣고 있던 간이 "아니요, 간이 900냥이지요"라고 반박하고 나선다. 1.5kg 정도 나가는 간의 총 세포 수는 약 3,000억 개이며 무게는 1.2~1.5kg 정도 된다. 우리 몸에서 가장 큰 장기이고 중요한 기능을 맡고 있다. 방광과 같이 신장에서 만들어낸 소변을 임시로 맡았다가 하루에 몇 번씩만 몸 밖으로 내보내는 단순한 기능을 하는 방광에 비하면 간은 참으로 많은 기능을 한다. 우선 간은 에너지를 저장, 분배한다. 당질을 글리코겐으로, 아미노산을 단백질로 저장하고, 몸에 필요한 물질을 합성하기도 한다. 혈액 응고인자를 만들고 스스로 알부민을 만들기도 한다. 간은 약물이나 독물이 들어오면 우선 해독작용을 한다. 가장 쉬운 예로, 우리가 술을 마시면 알코올을 분해하고 대사해 몸 밖으로 배출한다. 간은 담즙을 만들어 지방분의 소화를 돕는다. 담즙을 담도를 통해 소장으로 보내면 이곳에서 소화된다. 간은 각종 호르몬을 분해하면서 대사를 돕는다. 인슐린 분해장애는 저혈당을 일으키고, 여성에서 에스트로겐 대사에 이상이 생기면 월경불순을, 남성에서는 고환기능 저하를 일으킬 수 있다. 간은 중요한 면역기관으로도 매우 중요한 역할을 하고 있음이 알려져 있다. '최상의 존재, 창조주the supreme being'는 우리의 몸값을 따로따로 매길 수 없게, 높고 낮은 것이 없게, 귀하고 천한 것이 없게, 하나도 빼놓을 수 없게 만들었다. 우리의 몸은 완벽한 존재이다.

355

사람 몸의 24시간 주기 리듬

지구는 일정하게 하루 한 번씩 회전한다. 그러나 하루를 24시간으로 정한 것은 사람이다. 낮과 밤이 차례로 돌아오며 리듬을 만든다. 사람을 비롯한 모든 생물은 이 주야교대의 리듬에 맞추며 살고 있다. 밤에는 자는 것이 정상이다. 주야교대는 밝음과 어둠을 눈으로 식별하고 감지한다. 이 명암의 교대는 뇌의 시상하부에 있는 '생물시계'에 입력되고, 주야의 리듬이 신체의 리듬이 된다. 즉, '24시간 주기 리듬circadian rhythm'이 되는 것이다. 이와 같은 리듬에 따르는 것이 여러 가지가 있다. 체온과 혈압은 아침에 낮고 저녁에 높고, 멜라토닌은 저녁때부터 밤에 걸쳐 분비량이 증가한다. 그러므로 밤이 되면 졸음이 와 자연스럽게 잠을 잔다. 낮에는 멜라토닌이 분비되지 않으므로 정상적으로는 잠을 자면서도 숙면을 취할 수 없다. 또 멜라토닌이 분비되어 몸은 잘 시간이 되었는데 야간작업을 계속한다면, 작업효율이 떨어지는 것은 당연하다. 주의력이나 지속력이 떨어지며 여러 가지 대형사고의 원인이 된다. 속칭 배꼽시계가 식사시간을 알리는 것은 단순한 우스갯소리가 아니다.

356

협조의 메커니즘

우리 사람들을 비롯한 모든 생물의 체내에서는 수많은 협조가 이어지고 있다. 모든 종류, 가지각색의 협조, 장기 간의 협조, 세포 간의 협조, 그리고 세포내에서의 핵, 미토콘드리아, 세포질 졸sol의 협조 등 이들 간의 매우 절묘하고도 원활한 평형이 있기에 건강이 유지된다.

생물의 특징에는 세 가지가 있다. 먼저 자기와 외부를 격리하는 막이 있다, 에너지를 생산하고 대사한다, 자손을 남긴다.

이 중에서도 에너지 생산이 매우 중요하다. 음식을 먹으면 입에서 씹고 갈고, 위에서 더 잘게 으깨 흡수하면, 효소의 힘으로 대사하고(헌것이 새것으로 바뀌는 것), 최종적으로는 대사산물을 산소와 반응시켜 에너지를 만든다. 그 에너지를 사용해 운동도 하고 생각도 하는 등 새로운 대사를 하며 불필요한 찌꺼기는 배설한다. 나이가 들어 노화하면서도 활기차게 생활하려면 에너지대사의 균형을 잡아야 한다. 비만증, 고혈압, 고지혈증, 당뇨병 등의 생활습관병은 하나하나 독립된 병이 아니다. 다만 비만은 이들 모든 병의 원인이라고 여겨지지만 피하지방 비만이 아닌 내장지방을 경계해야 한다. 심근경색, 뇌경색 등의 심혈관 순환기 계통의 질환도 모두 대사증후군이 원인이다.

사람, 물, 그리고 소금

사람의 몸에서 물이 차지하는 비율이 대체로 60% 정도 된다. 이것은 맹물이 아니라 반드시 염분을 포함하는 소금물鹽水이다. 그런데 이것도 세포 속에 있는 것은 포타슘이 많고, 조직액, 혈액, 림프액 등 세포주변에서는 소듐이 많다. 그러나 염분 전체로 본다면. 소금물의 농도는 같다. 세포주변의 염분이 진해진 것을 탈수라고 한다. 세포 내외의 염분농도가 다르다는 이야기, 즉 수분이 부족한 상태이다. 한창 더운 여름철에는 체온을 일정하게 유지하기 위해 몸의 수분을 증발시켜 열을 발산해야 한다. 이때 많은 양의 수분이 소비되고 이대로 방치하면 탈수상태가 되며 수분공급이 급하게 필요하다.

당장 필요한 것은 물이다. 이때 당분이 들어 있는 음료는 흡수된 당분이 소비되기까지 세포주변의 염수를 진하게 할 수 있으므로 적당치 않다. 이것보다는 도리어 맹물이 낫다.

더울 때는 우선 열심히 물을 마시고, 많은 땀을 흘렸으면, 소금을 조금씩 섭취하면서 물을 보충해야 한다. 커피, 녹차, 홍차 등은 카페인이 함유되어 있어 소변량을 늘리고 탈수를 조장할 수 있다.

물은 하루에 얼마나 마셔야 하나

몸속 물을 조절하는 곳이 뇌의 시상하부란 부분인데 나이를 먹으면 이곳의 기능이 떨어진다. 옛날 우리나라의 좋은 풍습 중 하나로 노인이 기거하는 방에는 머리맡에 으레 자리끼가 준비되어 있었다. '자리끼'란 물을 담은 작은 주전자 같은 용기와 따라 마실 수 있는 잔 같은 그릇을 말한다. 지금처럼 방 구조가 편리하게 되어 있지 않았으므 밤중에 수분을 공급할 수 있는 좋은 수단이었다. 사람은 얼마나 물을 마시면 될까? 체중의 30분의 1 정도가 적당하다면 60kg 체중인 사람은 1,500~2,000cc가량 마시면 된다는 계산이다. 식사 이외에 물 마시는 습관이나 물 이외에 마시는 커피, 차, 기타 음료수 등을 고려할 때 우리는 꽤 많은 양의 수분을 여분으로 마시는 셈이다.

359

물은 많이 마실수록 좋다?

아침에 잠에서 깨자마자 냉수 한 컵을 마시는 것이 건강에 좋다는 이야기를 들은 적이 있다. 그런가 하면 물만 마셔도 살이 찐다고 호소하는 여성을 보았다. 그러나 이 두 가지는 모두 틀린 말이라고 생각한다. 수분을 지나치게 많이 마시면, 우선 세포 내외에 물이 괸다. 시간이 지나면 수분은 혈관내에 스며들고 혈액이 묽어진다. 이때 신장이 이 상황을 알아차려 수분을 빼준다. 즉, 여분의 수분 대부분은 소변을 통해 체외에 배출되는 것이다. 물론 이때 소량이기는 하나 세포 내외에 수분이 남고, 이것이 체중증가의 원인이 될 수는 있다. 뜨거운 사우나에서 땀을 빼면, 일시적으로 체중이 빠진다. 체중에 따라 체급이 정해지는 운동경기에서 흔히 보는 계량 전 사우나에서의 땀 빼기는 그 후의 식사나 수분 섭취로 곧 회복되니 감량이라고 할 수는 없다. 수분을 지나치게 많이 섭취하면 혈액이 묽어져서 건강을 해칠 수도 있다. 피로감, 다리근육장딴지의 경련, 부종, 어지럼증 등은 수분 과다 섭취의 대표적인 부작용이다. 필요 이상으로 지나치게 물을 많이 마시는 것은 필요 없는 나쁜 습관일 수도 있다.

360

물만 마셔도 살이 찐다?

물은 아무리 마셔도 비만이 되지 않는다. 물에는 칼로리가 없고 따라서 에너지가 생기지 않는다. 정말 물만 마셔도 살이 찔 수 있을까? 이렇게 믿는 사람들이 있다. 그러나 대답은 "No!"이다. 물 자체에는 칼로리가 없다. 0칼로리이다. 따라서 물은 아무리 마셔도 절대로 살이 찌지 않는다. 오히려 물을 많이 마시면 다이어트에 도움이 된다. 체내의 수분을 체외로 배출하기 위해서 콩팥은 상당량의 에너지를 소비해야 한다. 빈속에 물을 계속 마시면 어떻게 될까? 신진대사가 활발해지면서 에너지를 소비해 다이어트 효과를 낼 것이다. 하지만 식사 전후에는 어떨까? 식후에 혈당치가 상승하고, 이를 떨어뜨리기 위해 인슐린이 분비되며 인슐린은 기준치 이상의 혈당을 모두 지방으로 바꾸어버리는데, 물이 혈당치를 높이는 작용을 돕는다고 알려져 있다. 그러므로 식사 중 또는 전후에 다량의 물을 마시는 것은 비만을 조장하는 셈이다.

361

정상적인 배뇨와 배변

극기, 자제, 절제라는 뜻의 'continence'는 의학용어로는 금욕이란 뜻과 함께 대변이나 소변을 가리는 능력을 말한다. 즉, 자신의 뜻에 따라 배변이나 배뇨를 하는 것을 의미한다. 배뇨나 배변은 개개인의 습관, 또는 연령에 의해 변화할 수 있다. 일반적으로 기준이 되는 것은 다음과 같다.

배뇨: 1일 4~7회. 취침 후에는 1회 이하. 야간에는 원래 항이뇨작용을 하는 호르몬anti-diuretic hormone, ADH의 작용에 따라 소변 생산량이 조절된다고 알려져 있으나, 고령이 되면 이 기능이 약화될 수도 있고, 취침 중 누워 있으면 신장에 혈액이 많이 몰려 소변 생산량이 많아질 수 있다고도 설명한다. 이때 방광에 소변을 저장할 수 있는 능력이 떨어지기 때문에 배뇨횟수가 많아진다. 과민성 방광일 때도 배뇨횟수는 증가한다. 1회 배뇨량은 200~400ml. 1일 배뇨량은 1,200~2,000ml이다. 물론 수분 섭취량, 땀, 운동량 등의 영향을 받는다. 1일 수분 섭취량은 1,000~2,000ml 정도이다.

배변: 1일 1회가 이상적이나 습관에 따라 2회 정도. 1일 배변량은 100~200g, 식사내용과 양에 따라 변화한다. 형태는 직경 2.5cm 정도(개인차 많음), 색은 전형적인 황갈색. 힘을 약간 주면 쉽게 배변되는 것이 정상이고, 냄새는 장내세균의 활동에 영향을 받는다.

나이가 들면 변비를 호소하는 예가 많아진다. 배설장애는 근육의 쇠약, 요도나 질의 위축, 운동제한, 정신적 원인 등으로 발생할 수 있다. 고령이 되면서 빈도가 많아진다. 남자에게는 전립선비대증, 전립선암 등에 의해 배뇨장애(빈뇨, 지뇨, 요선세뇨, 요실금, 난뇨, 야간빈뇨, 요폐 등)가 있고, 여자에게서는 요실금이 빈번히 관찰된다. 남자에게는 배뇨곤란, 여자에게는 요실금이 압도적으로 많다.

여성의 경우, 배뇨장애는 근육의 약화, 요도나 질의 위축, 운동제한, 정신적 측면의 영향이 많고, 고령이 되면서 빈도가 높다. 골반내 장기를 지지하고 배설을 돕는 근육인 '골반저근'을 강하게 단련할 수 있는 운동 등으로 개선되는 예가 많다.

사람의 배설물

배설물 하면 우선 더러운 것, 쓸모없는 것으로 여긴다. 과연 맞는 말일까? 몸에서 나오는 것 중 분변과 뇨가 그들의 대표이자 배설기능의 대표격이다. 땀이 그다음 대표쯤 된다. 들이마시고 내쉬는 호흡에서 내쉴 때 이산화탄소가 배출된다. 이것도 배설에 속한다. 우리가 거의 인식하지 않지만 피부의 때도 배설물인데, 이는 사멸된 피부세포이다. 귀지는 귀속에서 나오는 분비물이나 염증 때문에 생긴 죽은 세포일 수 있다. 모든 체강體腔에서 생기는 생리적 또는 염증성 분비물이 체외로 흘러나오면 배설물이라고 할 수 있다. 침은 입속에 있을 때는 누구도 더럽다고 생각하지 않으나, 일단 입 밖으로 나오면 더럽다고 취급한다. 분변이나 소변도 체내에 있을 때는 아무도 인식하지 않다가, 일단 체외로 배설된 후에는 금기물이 되어버린다.

모발이나 털, 치아, 손톱, 발톱 등, 특히 치아(어릴 때 치아는 자라면 자연히 빠지고 영구치가 나오듯이, 노인이 되면 자연스럽게 치아가 빠지듯이)는 출생할 때 그대로가 아니고 처음 것은 없어지고 새로운 것으로 대체된다. 코끼리 이빨은 보통, 좌우상하 한 개식 모두 네 개가 있는데, 이들이 닳아 없어지면 새 이가 나온다. 이렇게 여섯 번을 되풀이하면 그 이상은 새 이가 나오지 않는다.

사람의 일생
─세 살 버릇 여든까지?

사람이 태어났을 때, 아직도 세포분열이 활발하게 이루어지기 때문에 무산소의 해당계가 우위에서 활동한다. 미토콘드리아는 출생 시에는 거의 없고 태아가 폐호흡을 시작하면서 증가하기 시작하며 3세 무렵이면 꽤 많은 숫자로 증가한다. 세 살 버릇 여든까지 간다는 속담처럼 우리 몸은 세 살이 될 때까지 왕성하게 분열하면서 성숙해지며 일생의 기초가 된다. 이러한 성장 과정은 3세를 지나면서 서서히 본격화되며 15세가 되면 신체의 성급한 성장이 둔화한다. 정확하게는 정자, 피부, 모발, 골수, 장 등의 상피에는 분열이 남지만, 기타 부분에서는 분열이 멈추고 해당계의 기능이 축소된다. 이때부터 미토콘드리아계의 유산소운동이 왕성하게 이루어진다. 어린이들이 언제나 원기왕성하게 놀고 지칠 줄 모르는 이유를 알 수 있다. 해당계의 무산소운동이 활발해 순발력의 에너지가 남아돌기 때문이다. 그래서 사소한 일로도 떼를 쓰고, 거칠게 반항하고, 대들지만 지속력이 없어 길게 끌지는 못한다. 싫증을 잘 내고, 어질러놓은 물건을 치울 줄 모른다. 그러나 사춘기가 가까워오면서 해당계가 축소하고 미토콘드리아계가 활발해지면서 슬슬 어른스러워진다. 해당계와 미토콘드리아계의 비율은 어른이 된 후에도 천천히 변화되나, 20~50대에 대체로 1대 1의 조화를 유지한다. 이 시기가 인생의 최전성기라 할 수 있다. 중년 이후 많은 사람의 성격이 보다 둥글둥글하게 변화된다는 것은 매우 일리 있는 말이다. 미토콘드리아계의 유산소운동이 우위가 되기 때문이다. 몸동작도 조금은 의젓해지고, 팔팔했던 젊은 시절의 패기도 부드러워진다. 60대 노년기가 지금은 80대 노년기로 바뀌었으니, 완전히 미토콘드리아계의 세계로 이행하는 것이 늦어지지 않을까?

환자와 의사

환자 주체의 의사결정(醫事決定)

일반적으로 의료에서 사용되는 용어에는 외래어, 특히 영어가 많다. 지금은 많이 보급되어 일반화된 듯하나 실은 내용을 모르고 지나가는 예가 많다. 이해되지 않는 용어나 설명은 반드시 되물어야 한다. 이것은 환자로서 당연한 권리이다. 치료를 받는 사람은 환자이기 때문에 사전동의informed consent는 질병과 치료에 대해 의사에게 충분한 정보와 설명을 들은 후 이를 납득하고 그의 치료에 동의한다고 받아들이는 것이다. 어디까지나 동의하는 주체는 환자 자신이다. 정보에 근거한 의사결정informed decision making이란 여러 가지 치료의 선택지를 설명하고 그중에서 환자에게 적용하는 것, 적용하지 않는 것 등을 모두 설명해 이를 환자가 납득하도록 한 다음 가능한 선택지를 택한다. 이때도 치료를 선택하는 것은 역시 환자이다. 이들 외에도 의료를 결정하는 데는 의료정보를 충분히 전달받은 후에 환자가 선택하는 설명과 선택informed choice, 의사와 환자가 서로 상의하면서 결정하는 공유된 의사결정shared decision making의 두 가지 방식이 있다. 어느 방법이든 환자가 의사에게 충분한 정보를 얻어 동의나 결단의 주체가 되는 것이다. 물론 의료에는 항상 불확정 요소가 존재한다.

365

환자는 이런 의사를 원한다

1. 자신감: 의사의 자신감은 진료받을 용기와 신뢰를 얻는다.

2. 감정소통: 환자가 육체적, 정신적으로 겪은 모든 아픔을 진심으로 들어주고 이해하려고 애쓴다.

3. 인정, 자비: 인정스럽고 인자한 성품이 표정에서 느껴진다.

4. 인간성: 흔히 지나가는 또 한 사람의 평범한 환자가 아니라 서로 교감하는 한 사람의 인격으로 기억한다.

5. 솔직함: 일반인이 알아듣기 쉽게 설명하고 이해시킨다.

6. 존중성: 환자의 이야기와 질문 등을 끝까지 진지하게 들어준다.

7. 철저한 완벽성: 의사는 고집스러울 정도로 A에서 Z까지 완벽한 의료를 책임져야 한다.

366

환자가 싫어하는 의사, 의사가 싫어하는 환자

환자는 의사를 거부할 수도 있으나 의사는 환자를 거부할 수가 없다. 의료는 인간(의사)과 인간(환자)의 절대 신뢰관계를 바탕으로 해야 한다. 그러나 양쪽이 모두 인간이기 때문에 이러한 관계는 항상 원만하기만 한 것이 아니다. 환자가 좋아하는 의사가 있는가 하면 의사가 좋아하는 환자가 있다. 단골의사와의 이상적인 관계는 언제나 무엇이든 문제가 해결된다는 것을 전제로 해야 한다. 그렇게 되기 위해서는 적어도 의사가 기피하고 싫어하는 환자가 되어서는 안 된다.

의사가 싫어하는 환자의 예로는:

1. 미리 진단을 내리고 와서 과거에 사용한 여러 가지 치료에 대해 열거한 후에 혹시 새로운 약이 있으면 처방전이나 떼어달라는 환자

2. 권위와 고자세의 언행, 단골병원이 따로 있는데 교통 때문에 처방전만 얻으러 왔다고 하는 환자

3. 의사의 젊은 용모 때문에 임상경험을 의심하는 환자

4. 여의사에 대한 선입견적 태도를 보이는 환자

5. 대학병원이나 거대 종합병원 이외의 의료시설에 대해 무조건 불신하는 환자

6. 진료대화 중의 언어표현(특히 젊은 의료인에 대한)이 불손하거나 전에 다니던 의료시설, 의료요원에 대한 부적절한 비판이나 악의에 찬 욕설을 서슴없이 퍼붓는 환자

의사는 환자가 싫어도 진료를 피할 수 없다. 전쟁터에서도 아군, 적군을 가리지 않는다. 물론 '아군 먼저'가 무언의 순서겠지만 말이다.

367

의사가 갖추어야 할 태도

1. 의료란 의사와 환자 간의(사람과 사람 간의) 무언의 눈빛교환에서 시작된다. 물론 지금의 의사들은 모니터의 움직임을 좇는 것이 훨씬 더 먼저이고 그 모습이 매우 성실해 보일 때도 있다. 그러나 의사의

얼굴만 보아도 병이 반은 낫는다는 어르신들의 호소를 그냥 흘려서는 안 된다.

2. 의사와 환자의 만남에서 첫인상은 매우 중요한 역할을 한다. 강압적이고 불성실하게 대충 넘어가는 설명이나 회피성 답변을 싫어한다.

3. 같은 질병에 대해 다른 의사의 의견을 듣는 것은 의료발전에 큰 영향을 준다. 이것을 'second opinion'을 듣는다고 표현한다. 이를 못마땅하게 여기는 것은 매우 잘못된 생각이다. 스스로의 발전을 위해도 매우 중요한 일이기 때문이다.

4. 새로운 의학에 대해 너무 무관심하고 뒤떨어져 있으면 환자에게 신임을 잃는다. 지금은 진료 각 과가 높이 쌓아 올린 담을 모두 헐고, 서로가 쉽게 협조해 하나의 의료체계를 형성해야 한다. 이것이 세계적으로 공통된 추세이다.

368

단골의사: 언제나 의료상담을 받아주는 의사

1. 가능한 한 자택 가까운 곳에 있는 의료시설의 의사
2. 부모처럼 친근하고, 때로는 야단도 치는 의사
3. 쉽고 친절하게 설명해주는 의사, 면박하지 않는 의사
4. 언제나 응원해주고, 편들어주고, 힘을 주는 의사
5. 응급상황에는 언제나 무조건 응해주는 의사
6. 항상 편안하게 응해주는 의사, 가족같이 응해주는 의사
7. 추적진료와 필요 시 전문분야의 특수진료를 의뢰해주는 의사
8. 진료상의 불가피한 의료결과나 투약부작용 등을 고의은폐하지 않는

의사

9. 환자가 얻은 지식이나 정보를 진지하게 함께 토의하는 의사

10. '의료'는 '의술'임과 동시에 '인술'임을 자각하는 의사

11. 꾸준하게 공부하고, 전문분야의 인접분야까지도 관심을 갖는 의사

12. 오랜 친구 같은 의사, 동네 아저씨 같은 의사

인간의 몸

4

유전자

369

DNA DNAdeoxyribonucleic acid는 우리에게 매우 익숙한 단어로 정착했다. 그러므로 이에 대해서 정확한 인식을 갖고 있어야 한다. 사람의 DNA는 실 모양線狀으로 생겼으며, 이를 길게 펴면 길이가 2m 정도 된다. 세포분열할 때마다 복제되며, 이때마다 양쪽 끝 부분이 짧아지므로 분열횟수가 제한될 수밖에 없다. 동물의 종에 따라 분열횟수가 정해져 있다. 사람은 약 50회 분열한 후에는 수명이 끝난다. 세균은 분열횟수에 제한이 없다. 따라서 무한히 생존한다. 세균과 같은 원핵세포의 DNA가 둥근 고리 같은 환상環狀이기 때문이다. 즉, 실처럼 끝이 없고, 분열을 해도 짧아지지 않는다. 분열이 한없이 계속되는 까닭이다. 우리 인간의 수명이 제한되는 이유가 바로 이 때문이다. DNA의 형상이 '환상'에서 '선상'으로 변화되었기 때문이다. 그러나 생식세포에는 복제에 의해 짧아진 DNA의 끝을 원래 길이로 복원할 수 있는 능력이 있다. 생식세포의 수정으로 태어난 갓난아기의 세포는 0세이기 때문에 원래의 수명을 갖고 태어날 수 있다고 이해된다. 나이든 체세포(8세 된 동물이라고 한다면)로 만든 클론 동물은 이미 짧아진 DNA를 갖고 태어난다. 그러므로 이미 8세나 수명이 단축된 채 태어난다고 이해된다. 이와는 달리, 생식세포의 수정으로 태어나는 아기는 0세의 세포를 갖고 태어나는 것이다.

370

DNA 미니 지식

생물의 신체는 세포로 구성되어 있다. 세포의 핵에는 유전정보를 지니고 있는 염색체가 있다. DNA는 염색체 속에 들어 있으며, DNA는 Aadenine, 아데닌, Ccytosine, 시토신, Gguanine, 구아닌, Tthymine, 티민의 네 가지 염기鹽基가 사슬처럼 연결되어, 이중의 나선(나사못 같은) 구조를 하고 있다. DNA는 유전자의 격납고라고 인식하면 된다. 염기의 연결은 두 개이며, 쌍을 이룬다. 한쪽의 DNA 배열이 무너져도, 남은 쪽으로 자동적으로 수복되어 서로 보완한다. DNA가 복제될 때는 '쌍'이 떨어져 하나의 사슬이 되어, 각기 복제하고, 다시 쌍을 이룬다. 사람의 염색체 수는 46개, 큰 것부터 번호가 붙어 있으며, 각 각 쌍을 이룬다. 23번째 마지막 쌍이 XX냐, XY냐에 따라 남녀가 결정된다. 유전자 수는 첫 번째 염색체에 2,610, 두 번째에 1,748, 세 번째에 1,381, 네 번째에 1,024 …… 식이며, 연구자료에 따라 그 수가 약간씩 다를 수 있다(여기 숫자는 일본 교토 대학 생명과학연구소의 자료를 인용).

371

DNA 해독, 화석으로도 가능하다

화석이란 생물이 죽어 연조직이 미생물에 의해 분해된 후 남은 단단한

뼈나 치아에 흙속 광물이 들어가서 생긴다. 내부에 미량의 콜라겐 등의 단백질이 남아 있을 수 있으며, 그 속에 소량이라도 DNA가 있으면 검사가 가능하다. 단, 보존상태가 매우 좋아야 한다. 미국《사이언스 Science》지에 의하면 독일, 미국 등의 연구팀이 인류의 조상인 네안데르탈인의 골편화석을 분석검사한 결과, 그중 세 개에서 DNA를 추출했다. DNA를 구성하는 네 종류의 염기인 아데닌, 시토신, 구아닌과 티민의 배열을 순서대로 읽어내고, 네안데르탈인 게놈genom의 60%를 해독했다. 네안데르탈인은 화석인류 중 하나이며 현생인류에 가장 가까운 종이다. 약 3만 년 전에 전멸하기까지, 유라시아 대륙 서쪽에서만 살았다. 나중에 탄생한 현생인류는 지구 구석구석에 퍼졌다. 현생인류에게만 호기심, 협동작업, 언어 등에 관련한 특별한 유전자가 있다고 주장하는 연구가들이 있다.

372

DNA 감정의 정밀도는 얼마나 정확한가?

근래에 DNA에 대한 관심이 매우 높아졌다. 각종 사건의 진범 찾기, 가족 찾기, 친자확인, 전사한 무명

용사 신원분별, 나아가서는 몇만 년 전 인류화석의 근원검증 등 많은 분야에서 활용되고 있다.

사람의 체세포에는 유전자 정보를 지닌 DNA가 있다. 앞에서 언급했듯 DNA에는 네 종류의 염기라고 불리는 물질(A, C, G, T)로 구성된 부분이 있고, 이 염기의 배열은 사람에 따라 모두 다르다. 이 염기배열의 특수모습을 'DNA형'이라고 한다. DNA형을 조사하는 것을 'DNA 감정'이라고 한다. 신체 어느 부분이나 머리카락, 타액, 정액 등 체액에

서도 DNA를 분석하면 누구의 것인지 알 수 있다. DNA는 담배꽁초에 묻은 타액, 안경테에 묻은 매우 미세한 피부흔적, 손가락 끝에 묻은 미량의 체액 등으로도 감정할 수 있다. 땅속에 묻힌 시체의 DNA 감정으로 신원을 밝혀내는 세상이 되었다. 어느 나라에서는 17년 전에 살인범으로 판결받고 무기형을 살고 있는 죄수가 최근 DNA 재감정 끝에 무죄로 판명되어 석방된 사건으로 시끄러웠던 적이 있다. DNA 감정이 비약적으로 발전한 덕분이다.

DNA 감정의 정밀도 변천

연대	다른 사람과 일치할 확률
1989~1996	1,000명 중 1.2명
1997~2002	6만 7,000명 중 1.0명
2003~2006	1,100명 중 1.0명
2006~현재	4조 7,000억 명 중 1.0명

373

헤이플릭 분열한계

모든 생물의 정상세포는 분열 횟수가 미리 정해져 있다는 것을 증명한 사람은 헤이플릭Leonard Hayflick과 무어헤드Paul Moorhead이고, 그 '횟수'는 '헤이플릭 분열한계Hayflick limit'라고 명명되었다. 이 한계의 수는 생물의 종種에 따라 다르며, 이것이 수명과 관계가 있다는 것을 의미하기도 한다. 사람은 세포분열의 총 횟수가 일생 동안 약 50회(100회를 넘지 않음)이며, 아마도 포유동물 중에서 가장 높은 것으로 알려져 있다. 쥐는 15회(수명은 약 3년), 닭은 25회(수명은 약 12년), 갈라파고스에 사는 코끼리거북은 110회(수명은 약 175년) 등으로, 이 거북은 불로불사의 생물학 연구 등에서 연구자료 등으로 자주 인용된다. 현재로서는, 사람은 120년 정도까지는 살 수 있는 것으로 판단된다. 사람이 불로초를 캐서 먹어도, 불로영약을 만들어 아무리 달여 마셔도, 원하는 불로장수를 이루지 못하는 것은 바로 이 때문이다.

눈

눈과 카메라 눈eyes과 카메라는 비슷한 구조를 띤다. 안구는 각막이란 투명막이 가장 앞에 있고, 바로 그 뒤에 액체가 들어 있는 공간이 있으며, 바로 뒤에 수정체라고 부르는 렌즈가 있다. 그 렌즈를 통과한 빛이 망막에 도달한다. 망막은 안구 속에 있는 매우 얇은 막으로, 눈에 들어온 빛의 자극을 받는 곳이다. 옛날에 사용하던 사진기에서 필름 부분에 해당한다. 이곳에서 빛이 신호로 바뀌어 이 신호가 대뇌에 도달해 비로소 물체를 볼 수 있게 된다.

망막의 중심에는 황반黃斑이란 몇 밀리미터밖에 안 되는 부분이 있는데, 이곳에서 아주 섬세한 글자 같은 것을 인식한다. 이것이 중심시야이다. 그 주위에 주변시야가 있으며 이곳에서는 물체를 명확하게 볼 수 없다. 글을 읽을 때는 중심시야로 본다. 이때 글자를 좇다 보면, 자연스럽게 안구도 함께 움직인다. 그러면 주변시야도 같이 움직여야 하는데 사실은 그렇지 않다. 이때 뇌가 관여한다. 뇌는 안구가 얼마나 움직였는지 알아차려 그만큼만 주변시야를 역으로 움직여준다. 그렇게 해서

눈(중심시야)은 움직여도 주변시야는 그대로 있게 된다. 눈의 구조와 기능은 매우 섬세하고 이론적이다.

눈의 피로

우리 몸은 하나도 떼어내서는 안 되는 여러 가지 기능을 지니고 태어났다. 그중에서도 눈은 매우 중요한 역할을 한다. 원래 '눈'이란 먼 곳이나 가까운 물체나 순간적으로 초점을 맞추게 되어 있어 무엇이든 선명하게 볼 수 있다. 가까운 곳이나 물체를 볼 때는, 눈의 수정체(렌즈)가 두꺼워지며, 먼 곳을 볼 때는 얇아진다. 이때 수정체를 조절해주는 것이 바로 수정체를 둘러싸고 있는 모양체근이다. 가까운 곳을 볼 때는 렌즈를 두껍게 하기 위해 긴장하고, 먼 곳을 볼 때는 이완되어 얇아진다.

눈의 피로는 모양체근의 과로에 의해 일어나는 예가 많다. 시력이 떨어진다거나 컴퓨터 작업 등을 장시간 계속하면서 가까운 화면을 들여다보는 동안, 모양체근은 초점을 맞추면서 계속 긴장한다. 이것으로 모양체근은 극도로 과로하고 근육의 긴장, 이완이 반복되면서 초점 조절 능력이 점점 떨어져, 눈을 더욱 긴장시키며 응시하므로 목을 빼고, 부자연스러운 자세를 취해 목덜미와 어깨가 뭉치거나 두통, 기력감퇴 등 신체 전체의 피로상태로 연장된다. 주위환경이나 작업자세 등도 눈피로의 주원인이 된다. 작업 중 눈을 깜박거리는 횟수도 줄어들므로 자연히 눈의 피로도 더하게 된다. 녹내장, 백내장, 감기, 갱년기장애, 안과와 이비인후과 질환, 대기오염(특히 황사 등) 등도 눈을 피로하게 하는 원인이 될 수 있다. 40℃가량의 부드러운 물수건으로 10분 정도 눈을 덮으면 피로가 어느 정도 해소된다.

피로 등으로 눈 언저리에 생기는 거무스레한 음영

피로가 쌓이면 눈이 때꾼하고, 눈 언저리에 거무스레한 음영이 생긴다. 그렇다고 색소가 침착된 것도 아니다. 축적되는 피로, 밤샘, 과도한 음사淫事, 심한 스트레스, 깊은 고민 등으로 혈행이 저하되어 생긴다. 산소가 적어져 검푸른 색을 띤 정맥혈이 눈 아래 다량 고여 있는 상태이다. 눈꺼풀이나 눈 주위 피부의 두께는 겨우 0.6mm 정도이다. 얼굴 피부의 3분의 1 두께밖에 안 된다. 피하에는 많은 혈관이 지나가기 때문에 혈액이 다른 곳보다 더 잘 비쳐 보이게 마련이다(술이 약한 사람이 술 몇 잔으로 바로 얼굴이 붉어지는 것과 같은 이치). 동서양을 막론하고 이러한 의학 외적인 현상을 자주 보지만 별로 관심을 기울이지 않았던 것이 사실이다.

최근 이런 증상을 'dark-eye circle', 즉, '눈언저리의 어두운 원형의 음영'이라고 이름 붙였다. 초저녁이나 아침에는 별 조짐이 없다가 밤을 새운 후나 잠깐 선잠을 자고 일어난 후 눈가에 거무스레한 음영이 생긴다. 자고 있는 동안은 혈관이 확장하며 잠을 깨고 나면 혈관이 다시 수축하는 것이 원인일 것이라고 추측한다. 의학적인 대응보다는 충분한 휴식과 수면, 과일과 수분을 충분히 보충하며 스트레스로부터 탈출하는 것이 무엇보다도 중요하다. 목욕과 수면은 대사에게도 매우 좋다. 또 눈 주변에는 피지선이나 땀샘이 적고 각질이 얇아 건조하기 쉽기 때문에 상처가 나기 쉬우므로 각별히 조심해야 한다.

안저검사

안구의 망막이나 혈관상태 등을 검사한다. 눈의 질

병, 동맥경화를 조기발견할 뿐 아니라 심장질환, 뇌졸중의 발병이나 악화 등을 예측할 수 있다. 안저검사眼底檢查에서는 외부로부터 광선을 넣어 눈 속 깊은 상황을 직접 관찰한다. 카메라의 필름에 해당하는 망막이나 망막의 혈관, 정보를 뇌에 전달하는 시신경, 시력이나 색각色覺을 관장하는 황반 등, 시력이나 시야에 관한 중요한 조직 등을 관찰한다. 시력장애의 원인 중 많은 것은 시신경 형태에 이상이 생기는 녹내장, 당뇨병의 3대 합병증 중 하나인 당뇨병망막증, 망막색소변성, 황반변성증 등이다. 이들은 모두 안저검사로 조기발견이 가능하다.

자각증상이 없는 단계에서 심질환 등의 발병 위험성을 미리 알 수 있다면, 식생활개선 등으로 예방이 가능하다. 안저검사가 전신의 건강상태나 생활양식을 다시 한 번 뒤돌아볼 수 있게 한다면 매우 좋은 기회가 될 것이다. 타 검사와는 다른 특징은, 조영제 등을 사용하지 않고도 혈관을 관찰할 수 있고, 촬영이 가능하다는 것이다. 고혈압이나 동맥경화에 의한 뇌혈관의 상태를 추측할 수 있다. 안과에서 검사를 할 때는 점안약으로 동공을 확장하는 데 15~30분, 안저검사와 촬영에 몇 분 정도면 되며 동공 확대가 정상화될 때까지 3시간 정도 걸리는데 그동안 가까운 물체를 잘 볼 수 없다.

378

가령황반변성 가령황반변성加齡黃斑變性은 나이가 많아지면서 눈의 시야의 중심부가 일그러지거나 컴컴해지는 병이다. 병명에서 알 수 있는 것처럼 노화가 원인이다. 눈을 카메라로 비유한다면 망막은 필름에 해당한다. 망막 중에서 물체를 보기 위해 중요한 것은 중심와에서 반경 약 3mm 범위의 황반이다. 중심와에는 빛을 전기신호로 변화하는 시視세포가 밀집되어 있어 다른 부분보다 잘 보이게 된다. 가령황반변성이 생기면 잘 보여야 하는 부분에 이상이 발생한다. 나이가 많아지면서 투명한 망막 밑에 있는 망막색소 상피 밑에 여러 가지 노폐물이 고이면서 염증이 생기고, 이 때문에 망막색소 상피세포에서 생산된 소위 혈관내피 증식인자는 망막색소 상피 밑에 있는 맥락막脈絡膜 혈관에 작용해 새로운 혈관을 만든다. 새로 생긴 혈관은 일반 혈관과는 달리 매우 무르고 약해 쉽게 출혈하거나 혈장이 생기기 쉽고, 새어 나간 혈장성분이 고이면 시야가 일그러지거나, 출혈이 계속되면 중심부위가 보이지 않는 중심암점中心暗點이 생긴다. 이것이 바로 삼출형滲出型 가령황반변성이다.

가령황반변성의 예방에 가장 중요한 것은 금연이다. 직간접을 불문하고 흡연에 의해 혈중의 항산화물질이 파괴되거나 혈관이 수축되는 것이 병을 유발하는 데 관계가 있다고 추정된다. 현시점에서 매우 다루기 힘든 질환 중 하나이다. 황반변성증은 시각장애자의 원인질환 중 네 번째이다.

379

녹내장 어떠한 원인으로 안구 속 안저에 있는 시신경이 상처를 입어 시야가 없어지거나 좁아지는 병을 녹내장綠內障이라고 하며, 실명할 수도 있다. 40세 이상에서 20명에 1명, 70대에서 10명 중 1명이 발병한다고 말하는 사람도 있다. 그러나 그들 중 약 90%는 자각증상이 없고 상당히 진행된 후, 시야나 시력이 악화되고 나서야 알게 된다. 녹내장은 안구내의 압력 즉, 안압과 관계가 있다. 눈 속에서는 영양분 등을 나르는 안방수眼房水라는 액체가 순환하면서 안구의 형태를 유지한다. 만일 배출구가 막히기라도 하면 안방수가 눈 속에 고여 안압이 오른다. 그러면 시신경이 상처를 입고 녹내장이 될 위험성이 높아진다. 일반적으로 안압의 정상치는 10~21mm/Hg이다. 한국인이나 중국인 중 간혹 안압은 정상인데도 녹내장을 앓는 예가 있다고 하는데, 이는 아마도 아시아인에게 공통되는 유전자의 영향 때문일 것이라고 본다. 또 안압이 정상범위라도 노화, 유전적 요소로 시신경이 약해지면서 상처를 입고 녹내장을 일으키기도 한다. 녹내장 초기에 눈의 중심을 약간 벗어난 지점, 특히 코 쪽 등에서 시계가 희미해지고, 안 보이는 범위가 점점 넓어진다. 녹내장 중에는 급성인 것도 있으며, 특히 고령의 여성은 조심해야 한다. 급성일 때 안방수의 배출구가 갑자기 막혀 안압이 급격하게 올라가면 충혈, 안통, 두통, 토기가 일어나며 지주막하출혈과 혼동하기 쉽다. 이럴 때는 신속하게 안압을 떨어뜨려야 한다. 아니면, 실명할 수도 있다.

아무리 현대의학이 발달했다 해도 시신경은 재생할 수 없다. 녹내장으로 결손된 시야는 되돌릴 수 없다. 빨리 발견하고, 빨리 치료를 시작하면 진행을 늦출 수 있다. 어떤 형태의 녹내장이든 치료의 중심은 안압을 떨어뜨려 시신경의 부담을 줄이고, 증상의 진행을 막는 것이다.

혈
압

380

혈압과 건강 흔히 주가는 경제의 바로미터라고 하는데, 건강의 바로미터는 바로 혈압blood pressure이다. 그리고 혈압을 측정하는 장치의 명칭은 마노미터이다. 혈압이란 혈액이 동맥을 흐를 때 생기는 압력으로 정확하게는 동맥혈압이라고 한다. 혈액이 동맥 속을 흐르는 원동력은 심장의 수축력이다. 이 힘으로 혈액은 몸 구석구석까지 도달한다. 심장은 수축이 끝나면 바로 확장하며 확장기 동안 심장의 힘은 동맥에 미치지 못한다. 이때 혈압은 갑자기 떨어질 것 같지만 사실 비교적 천천히 감소한다. 원래 동맥벽은 탄력성이 있고 심장수축 시에 올라갔던 동맥벽이 원상으로 되돌아가기 때문에 그에 따른 압력이 작용해 혈압이 갑자기 감소하는 일은 없다. 심장은 다시 수축하고 혈액은 동맥으로 보내지면서 혈압은 다시 상승한다. 말하자면 혈압은 심장의 움직임에 따라 내려갔다 올라가기를 반복한다는 것이다. 이것이 바로 최고혈압과 최저혈압을 다 함께 측정해야 하는 이유이다.

혈압의 안정은 건강의 표현이다. 혈액순환의 안정과 혈압의 유지는 자율신경과 호르몬이 매우 복잡하게 상호연계되어 있다. 안정되어 보이는 혈압은 언제나 쉽게 변한다. 가벼운 스트레스, 수면 부족, 운동 등이나, 가벼운 감기나 급체로도 변동할 수 있다.

혈압은 건강의 바로미터이다.

381

고혈압 고혈압, 고콜레스테롤, 흡연, 당뇨병, 비만 등은 모든 심질환(선천성과 후천성)의 발현을 높이는 인자이다. 수축기(최고) 혈압 140mgHg, 확장기(최저) 혈압 90mgHg 이상을 고혈압이라고 하며, 고령이면 혈압도 따라서 높아진다는 속설은 인정되지 않는다. 혈압은 상황에 따라 하루에도 몇 번씩 잴 때마다 조금씩 변할 수 있다. 세 번 정도 측정했는데도 계속 140/90mgHg 이상이면 고혈압이라고 인식해야 한다. 자각증상이 뚜렷하지 않으면 고혈압인 줄 알면서도 방치하곤 한다. 또 투약치료를 임의로 중단하는 사람도 많다. 정상혈압임에도 병원에 들어서면, 또는 의사 앞에 가면 혈압이 높아지는 것이라고 믿는 사람은, 그렇지 않은 사람보다 심장병의 위험성이 높다고 한다. 또 사소한 이유 때문에 혈압이 높아질 가능성이 높다. 민감한 사람은 교감신경이 지나치게 예민해 혈압이 쉽게 높아진다. 일반적으로 혈압은 야간에는 떨어지지만, 도리어 높아지는 예도 있다. 기상 후 1시간 이내, 식사 전, 또 취침 전에 혈압을 측정해 혈압변동 양상을 관찰하면 참고가 된다. 혈압변동이 가장 큰 것은 식사, 용변, 음주, 흡연, 목욕할 때 등이다. 일반적으로 70세 이상에서는 혈압변동이 심할 수 있다. 노령에 의해 대사의 능력이 떨어지므로 평소에 사용하는 혈압강하제가 체내에 축적되어 취침하기 전에 혈압이 너무 많이 떨어질 수도 있고, 또 눕거나 앉았다가 갑자기 일어서도 혈압이 급히 떨어지거나(기립성 저혈압) 식사 직후에 소화관에 혈액이 쏠려서 혈압이 급히 떨어질 수도 있다. 나이가 들면서 심장의 '예비능력'이 약화되는 것이 원인이다.

혈액과 면역

혈액과 심장 산소와 중요한 영양물을 전신에 고루 운반해주는 것이 혈액의 임무이다. 수분의 양을 조절하는 것도 혈액의 임무이다. 혈액의 양은 체중 60kg을 기준으로 해 약 4.8L이며 혈액이 흐르는 혈관의 길이는 약 10만km라고 계산된다. 지구둘레를 두 바퀴 반 도는 길이이다. 심장은 혈액을 몸 전체에 골고루 보내는 일 이외에는 특별히 하는 일이 없고 '펌프' 역할을 할 따름이다. 피를 내보내는 펌프의 부분이 심실이고 이의 벽은 두꺼운 근육이며 이 근육이 수축하면 심실 속의 혈액이 밀려 나간다. 이 펌프는 2중으로 되어 있다(사람과 포유동물이 같음). 심실은 2개이고 가운데에 벽이 있다. 왼쪽은 전신에 피를 내보내고 오른쪽은 폐로 피를 보낸다. 즉 심장이 한 번 고동치면 혈액의 반은 전신으로, 나머지 반은 폐로 간다. 전신으로 가는 피에는 산소가 있고 폐로 가는 피에는 산소가 없다. 전신으로 간 피는 산소를 잃고 그대신 탄산가스를 많이 품고 우심방으로 되돌아온다. 폐로 간 피는 산소를 받아 좌심방으로 되돌아온다. 궁금한 사실 한 가지. 임신한 엄마 배 속의 태아는 어떻게 숨을 쉴까? 공기를 들이마시지 않는다. 폐도 움직이지 않는다. 따라서 폐에 피를 보낼 필요가 없다. 원래 폐로 가야 할 우심실에서 나온 혈액이 폐로 가지 않고 동맥관이란 특수한 관을 통해 대동맥에 들어간 후 직접 전신으로 간다. 이 특수한 동맥관은 출생 직후에 곧 막힌다.

383

적혈구의 상식

한 개의 적혈구가 새로 생겨나서 죽을 때까지의 수명은 약 120일이다. 혈액 1ml당 적혈구가 남성은 420만~550만 개, 여성은 380만~500만 개이다. 오래된 것은 계속 없어지면서 새것이 바로 보충된다. 매일 새롭게 만들어지는 적혈구 수는 약 2,000억 개이다. 적혈구에는 핵이 없다. 핵이 없기 때문에 염색체도 없다. 그러므로 적혈구가 2개로 쪼개져 자기복제를 할 수 없다. 적혈구의 역할은 헤모글로빈이란 철분이 있는 단백질에 의해 산소를 전신에 운반하는 것이다. 적혈구의 노화라는 것은 헤모글로빈을 만드는 글로빈 단백의 생산이 감소해 헤모글로빈의 양이 적어지면서 기능이 약해지는 것을 뜻한다. 기능이 약해지면 세포막에 변화가 생기며 거식세포macrophage에 잡아먹히면서 일생이 끝난다. 평균수명 120일의 일생이다.

384

적혈구의 수명 120일 vs 신경세포의 수명 120년

적혈구는 골수에서 생산되는데 골수 속의 조혈줄기세포가 그 모체이다. 혈구아세포 – 적아세포-망상적혈구로 분화하고 혈액 속으로 들어가기 바로 전에 탈핵脫核한 상태로 적혈구가 된다. 드디어 적혈구가 완성된 것이다. 그런데 핵이 없어졌기 때문에 유전자가 없다. 핵 속에서 DNA에 정보를 받은 메신저 RNA는 이미 핵 밖으로 나와 세포질 속(적혈구 속)에 남아 있으므로 여러 가지 단백질을 계속 만들 수 있고, 이 단백질 덕분에 에너지대사가 유지되면서 120일간 생존이 가능해진다.

핵이 없으니 당연히 염색체가 없고 세포분열도 할 수 없으며 자기복제도 불가능한 것이 적혈구의 기본형이고 운명이기도 하다. 적혈구의 역할은 철분을 갖고 있는 헤모글로빈이란 단백질에 의해 산소를 전신에 운반, 배급하는 일이다. 그러므로 헤모글로빈을 만드는 글로빈 단백의 생산이 적어지면 기능이 저하한다. 핵 없는 적혈구에는 미토콘드리아 이외에는 DNA도 없으므로 메신저 RNA를 만들 수도 없다. 탈핵할 때 갖고 있던 양이 감소할 뿐이다. 바로 이것이 적혈구의 노화를 의미한다. 적혈구의 평균수명 120일의 근거가 된다.

사람의 신체 구석구석까지 신경망이 둘러쳐져 있고 그의 중추가 바로 뇌이므로 뇌는 바로 신경세포의 집합체이다. 심근세포나 골격근세포와 같이 신경세포는 분열이 종료된 세포이다. 즉, 모든 세포는 이미 분열이 끝나고 그 이상 분열하지 못하는 세포이다. 심근세포도 같다. 분열이 끝난 상태에서 출생하고 낳아서 죽을 때까지 같은 세포만 갖고 살아야 한다. 사람의 최장수명을 120년이라고 한다면 신경세포 등은 그 수명이 적어도 120년이 된다. 사람이 20세가 넘으면 신경세포도 조금씩 사멸하기 시작한다. 새롭게 보충되지 않으니 뇌의 노화현상을 막을 수 없다. 그러나 근래 들어 뇌의 신경세포도 재생기능이 있음이 명백히 밝혀졌다. 뇌에서 기억이나 학습을 관장하는 해마의 신경세포 중

402

에는 나이가 들어도 분열을 계속하고 있는 신경간幹세포가 있고 운동을 계속적으로 함으로써 이 세포가 증가한다는 사실이 판명되었다. 즉 운동에 의해 인지기능이 개선되며 뇌의 노화방지에 효과가 있음이 알려진 것이다. 신경세포는 약 150억 개라고 한다. 그러나 일생 동안 사멸하는 것은 그중 극히 일부인 10% 정도라고 하니 크게 걱정할 필요는 없다고 한다.

385

면역의 사령탑   혈액에는 적혈구, 백혈구, 그리고 혈소판이 포함된다. 이 중에서 면역immunity의 역할을 맡은 것은 백혈구이다. 백혈구는 과립구, 단구, 림프구로 구분된다. 림프구는 현미경으로 보면 모두 작고 둥근 형태이고, 같은 것처럼 보이지만, 기능적으로는 세 종류로 구분된다. 즉, 항체를 만드는 B세포, 병원체 등을 직접 공격하는 T세포, 그리고 자연면역기능을 갖춘 NK세포 등이다.

T세포는 헬퍼 Thelper T세포와 킬러 Tkiller T세포가 있다. 이들을 축구경기에 비유하면 헬퍼 T세포는 사령탑이고, 킬러 T세포는 포워드전위라고나 할까. 예를 들면, HIV인간면역결핍바이러스에 감염되어 사령탑인 헬퍼 T세포가 죽어버리면 면역기능이 없어지면서 환자의 면역기능이 떨어진다AIDS. 면역기능을 지휘하는 사령탑이 파괴되어버린 격이다. 림프구는 혈액 속에만 있는 것이 아니다. 정액, 모유 등에는 상당수의 림프구가 포함되어 있으며 성교에 의한 정액, 또는 질 분비액으로 상대방을 감염시키고, 출산 시의 출혈이나 모유 등으로도 감염된다.

백혈구의 강력한 면역역할

바이러스나 세균, 그리고 암세포 등의 공격을 방어하는 기능을 면역이라고 하며 이를 주로 담당하는 것이 바로 혈액의 주요 성분 중 하나인 백혈구이다. 우리는 이를 방어세포라고도 한다. 여러 종류가 있고 이들이 서로 긴밀하게 연계작용을 하며 신체를 방어한다. 과립구와 림프구가 대표적이다. 과립구는 기본적으로 세균이나 노화된 세균의 잔해물 등 크기가 큰 이물을 처리하며 백혈구의 60%를 차지한다. 림프구는 바이러스와 같은 작은 이물, 암세포 등을 담당하고 백혈구의 약 30%를 차지한다. 세균이나 노폐물을 처리하는 것은 대식세포라고 하는 백혈구인데 5% 정도 존재한다. 대식세포는 백혈구 전체를 통솔하는 책임자라 할 수 있다.

외계로부터 강력한 독성을 지닌 바이러스(예: 인플루엔자 등)가 체내에 침입하면 대식세포가 총출동해 바이러스에 감염된 세포를 닥치는 대로 잡아먹어버린다. 그러나 이것만으로는 모든 바이러스에 대항할 수 없다. 그때 대식세포가 림프구에 바이러스를 체포할 항체를 즉각 만들라고 명령한다. 이 항체가 림프구의 하나인 B세포에서 발사되어 병원체抗原인 바이러스를 차례로 응집시켜 포박하면 대식세포나 과립구가 이들을 날쌔게 먹어치운다. 이로써 침입한 이물은 퇴치된다. 이때 몸이 나른하고 열이 오르는 것은 림프구가 활약하고 있음을 알리는 신호이다. 정상체온으로 돌아오고 가래가 많아지는 것은 과립구가 뒤처리를 하고 있음을 알리는 것이며 진한 고름은 적과 싸우다 희생된 과립구들의 잔해이다.

사람의 면역기구

건강한 몸에서는 면역기능이 어떻게 작용할까? 체내에 침입한 바이러스에 대해 우리 몸은 항체를 만든다. 항체는 바이러스, 이물질 등에 대해 그들의 활동을 억제하는 힘을 갖고 있으며 단백질로 이루어져 있다. 예를 들어 이식된 장기, 피부 등을 이물질로 인지해 면역기구가 공격을 하게 되는 소위 거부반응이라고 하는 것이 바로 이것이다. 외적을 격퇴하는 것은 백혈구라는 세포이다.

식食세포인 이들은 혈액 속에 있으면서 몸 전체를 돌며 외적의 침입을 감시한다. 바이러스의 침범을 받은 세포를 발견하자마자 이들과 반응을 일으켜 그들이 증식하기 전에 먹어치운다. 자연면역계라는 기능이다.

그러나 식세포가 잡아먹는 속도보다도 훨씬 빠르게 증식하는 바이러스가 있다. 이런 경우에는 식세포가 급격한 세포의 파괴를 처리할 수 없다. 참으로 신기하게도 사람의 몸은 이럴 때 숨겨둔 제2의 예비부대를 동원한다. 이것은 획득면역계라고 하는 것으로 홍역을 한번 치르고 나면 두 번 다시 걸리지 않는 면역 등을 말한다. 각종 예방주사로 생체에 강한 면역을 부여하는 것과 같다. 획득면역계는 T세포라고 하는 군이다. 이는 세포에 들어가는 침입자를 정확하게 인지해 이들을 공격, 단속하고, 항체생산, 면역획득 등의 기능을 완수하도록 한다.

표적을 직접 공격하는 킬러 T세포, T세포의 연락을 받고 항체를 생산하는 세포인 B세포의 기능을 돕는 헬퍼 T세포, 적을 격퇴한 후 면역활동을 정지하는 서프레서suppressor T세포, 일단 격퇴시킨 적을 기억하고 있는 메모리memory T세포 등, 면역계 전체의 조절에 중요한 역할을 한다. 이와 같은 면역기능이 저하되면 우리의 몸은 여러 가지 질병 등에 쉽게 걸리고 노화를 재촉한다.

NK세포와 프로바이오틱스

외부에서 침입한 병원균 등의 이물을 격퇴하거나, 파괴하는 면역세포를 일괄해 NK세포라고 부른다. 면역세포 중 하나인데 이외에도 대식세포, 호중구好中球 등이 있다. 많이 웃고, 기분이 몹시 좋아도 NK세포의 활성이 높아진다고 알려져 있으며, 반대로 스트레스가 심해지거나 감정이 불안정해지면 NK세포의 활성은 약해진다. NK세포는 암발병에도 영향을 미치며, NK세포의 기능이 약한 가계家系에서 암의 일종인 림프종의 발생률이 높다는 보고도 있다. 같은 환경에서도 좀처럼 감기에 걸리지 않는 사람들은 NK세포의 활성이 원래 높아서이고, NK세포의 활성은 바로 신체면역력을 반영하는 바로미터가 된다. 그러나 NK세포의 활성은 항상 유동적이다. 약간의 스트레스로도 쉽게 변동하며, 특히 노약자는 쉽게 영향을 받는다. 흡연, 수면장애, 스트레스, 과음, 운동 부족, 우울증 등도 영향을 미친다. 이상과 같은 면역기구의 기능을 보강하기 위한 또 하나의 장치가 바로 장내세균의 균형이다. 장내에 서식하는 수백 종 세균의 수는 자그마치 100조가 훨씬 넘는다. 그중에서도 유산균, 비피두스균 등은 매우 유용한 균이고, 황색포도상구균이나 웰치균 등은 유해한 균들이다. 대장균은 그 중간쯤에 속하고, 이들은 서로 적당하게 균형을 유지하면서 서식하며, 우리의 건강을 유지해주는 셈이다. 과로, 과음, 과식, 편식, 스트레스 그리고 운동 부족 등, 생활습관의 불균형 등으로 장내세균의 서식양상이 깨지고, 그들 간의 균형이 붕괴되면서 면역력이 약화된다. 나이가 많아지는 것(노화) 등도 이들의 균형을 깨는 중대한 원인이 된다. 프로바이오틱스(장내세균의 균형을 개선함으로서, 인체에 유익한 작용을 제공하는 살아 있는 미생물)라고 불리는 유산균은, 장내세균의 균형을 개선함으로써 면역기능을 증강하는 중요한 기능을 한다. 면역세포 대부분이 소장에 집결되면서, 이물을 격퇴하는 항체를 만들어낸다고 알려져 있다.

면역사령탑의 체계도

389

면역기능의 주역인 혈액은 엄청난 일을 한다. 혈액의 면역사령탑 혈액의 체계도(Table of organization, T.O.)를 그려보면 다음과 같다.

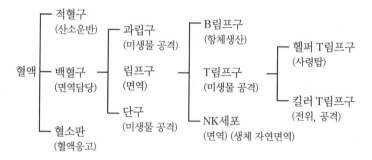

390

후천성면역결핍증후군

과거에는 한번 발병하면 사망하는 병이라고 인식되었던 후천성 면역결핍증후군acquired immuno-deficiency syndrome, AIDS은 우리나라에서도 낯선 병이 아니다. 최근에는 치료법이 발전되어 생존율과 삶의 질이 매우 향상되었으나 감염 예는 점점 늘고 있다. AIDS는 HIV가 CD4라는 면역세포인 림프구에 감염되어 면역기능이 점차 파괴되는 질환이다. 처음 감염되면 발열, 발진 등의 증상이 나타나지만, 수주 후에는 소실되고 자각증상이 없는 상태로 수년에서 10년 정도 계속한 뒤에 본격적으로 증상이 나타난다. 원인의 80%는 성적 접촉이다. 기타 감염된 사람이 사용했던 주사기, 주사침 등을 통한 감염이나 모-자 감염 등이 있다. 세계적으로는 아프리카, 아시아를 중심으로 약 3,300만 이상의 감염 예가 있다. 일상생활에서 환자와의 대화, 악수, 재채기 등으로는 감염되지 않는다. 발병 전에만 발견하면 치료를 하면서 일반적인 근무도 가능하다. 치료방법은 극적으로 발전했으며, 1990년대 전반까지만 해도 불치병이라고 인식되었던 것이 1996년에 HIV의 증식을 억제하는 항바이러스 약제 사용으로 유효한 결과를 얻은 후 사망 예는 크게 감소되었다. 1990년대 중반까지만 해도 생존가능 기간이 7년 정도였지만 지금은 40년 정도까지 연장되었다. 투약에 내성이 있는 바이러스가 출현하는 것이 문제지만, 그것보다는 투약에 의한 혈중 중성지방의 상승, 지질대사 이상, 간이나 신장의 기능장애, 약제에 대한 내성 등이 더욱 문제가 된다.

조기검사, 조기진단 등으로 발병을 예방할 수 있다는 것을 널리 계몽해야 한다.

391

수지상 거식세포

버섯류는 생체내에서 수지상 거식세포樹枝狀巨食細胞의 생산과 그의 성숙을 촉진한다. 마치 나뭇가지처럼 생긴 이 세포는 면역세포이다. 이들은 주로 신체 외부로 직접 통해 있는 조직, 즉, 피부, 코점막, 폐, 위장, 요로점막 등에 존재한다. 보통 때는 미숙 또는 비활성상태로 있다가 일단 활성화되면 적이라고 인식한 물질을 포착해 이들을 처리한다. 즉, 수지상거식세포는 병원균이나 이상세포를 잡는다는 기전이다. 이들은 혈액 속에도 미숙상태로 있다가 필요에 따라 림프절로 이동해 T세포, B세포와 작용해 공격한다.

그러나 이들은 노화하면서 기능이 저하하고 면역기능이 떨어져 감염이나 암에 걸리기 쉬워진다. 버섯에는 다양한 식물성 화학물질이 포함되어 있고, 혈관신생 저해물질이 포함되어 있다. 암이나 종양지질 등은 혈관신생을 촉진하는 물질을 분비하며 스스로 증식하는데, 버섯은 이들의 증식을 방해한다. 사람에게 혈관신생이 필요한 것은 상처치유 등 특별한 경우이다. 과잉 혈관신생은 비만, 암, 황반성 변성, 만성염증 등에서나 볼 수 있다. 혈관신생은 건강한 성인에게는 일어나지 않는다.

에
너
지

숨

건강체조는 언제나 심호흡으로 마무리한다. 사람이 몹시 긴장하고 있을 때도 심호흡으로 이를 달랜다. 숨은 세포에 필요한 산소를 몸속에 받아들이고 그 대신 세포가 만들어내는 이산화탄소를 몸 밖으로 내보낸다. 세포가 영양소에서 에너지를 얻어내기 위해서는 산소가 필요하다. 영양소를 산소로 태우는 것이다. 대기 중에서 무엇이든 태우면 연기가 난다. 몸속에서는 영양소를 태우면 이산화탄소가 나온다. 이 이산화탄소가 세포 속에 그대로 머물면 세포가 산화되므로 밖으로 내보내야 한다. 그래서 산소를 들이마신 후에는 반드시 이산화탄소를 밖으로 뿜어내야 한다.

몹시 긴장했을 때 심호흡을 하면 몸의 긴장이 풀리는 것처럼 느껴지는 것은 들이마실 때는 가슴에 힘이 들어가나 내쉴 때는 힘이 빠지기 때문이다. 심호흡을 몇 번 하고 나면, 상큼한 기분이 든다. 호흡을 들이마실 때 뇌가 맑아지고, 내뿜을 때는 몸의 긴장이 풀어진다.

우리의 몸   사람이 호흡을 하고 음식을 섭취하는 것은 60조 개나 되는 전신의 세포에 에너지를 만드는 원료를 보내기 위한 것이며, 이러한 연료를 바탕으로 세포내의 에너지 제조가 생명활동의 기본이 된다. 우리의 몸은 음식물의 영양소나 호흡에서 얻은 산소를 세포로 운반하고 활동 에너지로 변환하는 것으로 생존을 계속할 수 있다.

사람은 세포내에 두 가지 성질이 다른 에너지 공장이 있다. 하나는 해당계이고, 또 하나는 미토콘드리아계이다. 해당계는 음식에서 얻은 영양소를 에너지로 변환하는 것이다. 원료는 주로 포도당(당질)이고 당을 분해하기만 하면 바로 에너지가 생긴다. 효과가 빠른 반면 분량이 아주 적다. 이와는 달리 미토콘드리아계는 해당계에서 분해된 영양소 등과 호흡에 의해 얻은 산소 등 다른 요소도 관여한다. 그러나 해당계와는 비교가 되지 않을 정도로 많은 에너지를 얻을 수 있다.

이와 같이 우리의 몸은 세포내의 두 가지 기능을 적절하게 분담, 사용함으로써 외계의 여러 가지 환경에 적응하며 살고 있다. 더욱 간결하게 설명하자면 다음과 같다.

해당계는 무산소운동(혐기성)이고, 미토콘드리아계는 유산소운동(호기성)이다.

해당과 호흡   어떤 생명체도 에너지 없이 살아갈 수 없다. 우리의 세포는 에너지 공급이 중단되면 바로 죽는다. 그러나 교묘하게도 에너지가 아무 때나 끊어지지 않도록, 세포에는 미리 장치가 되어 있다. 해당解糖과 호흡呼吸이라는 두 가지 기능이다. 호흡으로 대량의 에너지를 얻을 수 있는데, 이것이 바로 세포질에 있는 미토콘드리아의 역할이다. 소량이지만 세포질에서는 당의 분해해당로도 에너지를 만든다. 즉, 해당은 소량의 에너지를, 호흡은 다량의 에너지를 만드는 방법이다. 우리의 세포의 세포질에서 해당에 의해 하나의 포도당에서 둘의 ATP가 생성된다. 그 결과 피루빈산이 만들어지며, 이는 미토콘드리아 속에 들어가 36개의 ATP를 만든다. 즉, 하나의 포도당에서 38개의 ATP가 생긴 것이다. 만일 미토콘드리아가 없었으면 해당에 의해 두 개의 ATP가 생성될 텐데 미토콘드리아에 의한 호흡 덕분에 19배나 되는 에너지를 얻게 되는 것이다.

음식물에서 얻는 포도당의 해당과 호흡에서 들어온 산소 덕분에 얻는 ATP는 모두 미토콘드리아라는 소기관에서 생산된다. 미토콘드리아는 거의 모든 세포에 존재한다. 개개의 미토콘드리아에서 생산되는 에너지는 매우 미미하지만 하나의 세포에는 200~1,000개의 미토콘드리아가 존재한다는 것, 사람은 약 60조 개의 세포로 구성되어 있다는 것 등을 생각한다면 한 사람이 소유하는 미토콘드리아의 수는 약 1.2~6.0 경京에 달한다. 경은 조兆의 1만 배, 조는 억億의 1만 배이니 여기에서 생산되는 에너지의 총량은 막대할 수밖에 없다.

395

야생동물의 경우　사람의 에너지원은 두 가지로 성립되어 있다. 하나는 반응이 아주 단순해 곧장 제조할 수 있는 해당계 에너지, 또 하나는 반응이 길고 복잡한, 제조에 다소 시간이 걸리는 미토콘드리아계이다. 전자는 순발력, 후자는 지구력이 특징이라고 할 수 있다. 이 두 가지 장치가 매우 교묘하게 서로 협조하며 기능함으로써 심신의 건강이 유지된다.

사람 이외의 생물에서 그들의 활동을 살펴보자. 다랑어, 고등어 등의 회유어 같은 어류는 잠시도 한곳에 머무는 법이 없고 항상 돌아다닌다. 이들은 살이 붉고 미토콘드리아가 많은 소위 적근(또는 지근)을 사용해 천천히 헤엄치므로 지구력이 매우 발달되어 있다. 미토콘드리아계에 속한다. 그런가 하면 도미나 넙치 등 살이 흰 것들은 파도 사이를 헤엄치거나 바다 밑 깊숙이 숨어 있다가 먹잇감을 발견하면 이를 쏜살같이 낚아챈다. 이들은 미토콘드리아가 적은 백근(또는 속근)이 발달해 순발력이 월등한 해당계에 속한다. 새들을 살펴보자. 긴 여행을 하는 철새들은 미토콘드리아계, 날 줄 모르는 닭은 해당계이고 전자는 살이 붉으며, 후자는 희다.

야생맹수의 대표인 호랑이, 사자와 같은 육식동물은 하루 종일 누워 있다가 일순간의 순발력으로 날쌔게 사냥감을 낚아챈다. 이들은 백근＝해당계의 에너지를 시기적절하게 활용한다.

적근＝미토콘드리아계가 발달된 느려터진 소나, 지구력이 뛰어난 말 같은 초식동물이다. 쇠고기나 말고기는 미토콘드리아가 많기 때문에 새빨갛다.

396

사람의 에너지는 어디에서 나오나?

사람을 포함해 모든 동물은 먹어야 산다. 덩치가 클수록 당연히 더 많은 음식을 먹는다. 물론 체중이 10배가 된다고 음식을 10배 먹어야 하는 것은 아니다. 옛날부터 마른 사람이 살찐 사람보다 더 많이 먹는다는 이야기가 있듯이, 식사량이 반드시 체중에 비례하지는 않는다. 동물이 구조와 기능을 유지하기 위해서는 에너지가 필요하며, 이 에너지는 음식물에서 얻을 수밖에 없는데, 이것이 동물이 계속 먹어야 하는 이유이다. 에너지는 섭취한 음식물을 연소해 얻는다. 이는 활활 타고 있는 장작불이 땔나무와 산소가 결합해 산화할 때 대량의 에너지를 방출하는 것과 같은 산화의 원리이긴 하나 동물의 체내에서는 매우 천천히, 그리고 조용히 산화가 이루어지면서도 열은 별로 발생하지 않는다. 사람은 호흡에 의해 체내에 산소를 받아들이며 이 산소가 음식물을 산화시키는데, 산화과정에서 발생하는 에너지는 ATP로 축적되고, 이 ATP는 필요할 때 축적된 에너지를 방출해 체내의 에너지 수요를 충당한다. 산소가 없으면 동물은 곧 죽는데, 이것은 ATP에 축적된 에너지가 바닥났기 때문이라고 해석한다. 탄수화물이든, 지방이든, 단백질이든 이들을 태워서 얻을 수 있는 에너지 양은 거의 같다고 생각되고 산소 1L당 20.1킬로줄kilojoule(joule은 에너지의 단위)의 에너지를 얻을 수 있다.

397

산소 산소酸素는 다른 원소에 비해 전자를 흡수하는 힘이 강하고, 주위의 여러 가지 물질과 결합하기 쉬운 성질이 있다. 이러한 반응을 화학용어로 '산화'라고 부른다. 튀김기름이 산화해 맛이 떨어지고 이상한 냄새가 나는 것도 지질이 산소와 결합해 화학반응을 일으키기 때문이다. 또 산소는 연소반응을 일으키기 쉽고, 불도 쉽게 붙는다. 산소는 다른 물질과 반응할 때 전자를 두 개 흡수하는 것이 보통인데, 엉거주춤하게 한 개만 흡수하면 산소보다도 훨씬 강력한 산화작용을 하는 '활성산소'로 변한다.

생물 체내에 들어온 산소는 일부가 활성산소로 변환되며 근처에 있는 단백질, 지질, 당, 핵산 등과 반응해 이들을 갈기갈기 찢어놓으며 인체에서 여러 가지 노화증후나 노화현상을 일으키는 주원인이 된다. 또여러 가지 생활습관병이나 암을 일으킬 수도 있다. 산소 없이 우리는 10분도 살아갈 수 없다. 산소가 없이는 단 한 개의 세포도 살아남지 못한다. 우리 몸을 이루는 60조 개의 세포에는 산소가 필요하다. 모든 세포에는 미토콘드리아가 200~1,000개 정도씩 존재하는데 이 미토콘드리아가 산소를 활용해 에너지를 생산하는 작은 기관이다. 산소를 필요로 하는 운동인 유산소운동을 해 산소가 필요해지면 미토콘드리아가 총출동해 필요한 만큼 에너지를 생산한다. 따라서 미토콘드리아는 생명체의 근원이라고 할 수 있다.

398

생명의 에너지   어떤 생명체도 에너지 없이는 살 수 없다. 사람 몸을 구성하는 60조 개의 세포는 이 에너지가 떨어지지 않도록 계속 모든 기능을 발휘하는데, '포도당의 분해解糖와 호흡'이란 두 가지 각기 다른 방법으로 에너지를 얻어낸다. 해당은 세포질에서 이루어지고 호흡을 통해 미토콘드리아에서 산소를 이용해 대량의 에너지를 생산한다. 해당으로 얻는 에너지는 호흡으로 얻어지는 에너지보다 훨씬 적다. 지구상의 모든 생명체는 같은 방법으로 ATP를 만들어내고 식물은 광합성으로 ATP를 만든다. 동물은 미토콘드리아에서 호흡이란 방법으로 역시 ATP를 만들어낸다. 앞에서 이야기했듯 해당이란 당을 분해해 에너지를 얻는 방법으로, 산소가 없는 상태에서 일어나는 방법이므로 많은 양의 에너지를 얻을 수 없고 곧 바닥이 난다. 사람은 다량의 에너지 없이는 살아갈 수 없으므로 해당 한 가지만으로는 생존할 수 없다. 이것을 보완하기 위해 또 하나의 에너지 생산원을 따로 마련해두었는데 이것이 바로 모든 세포에서 미토콘드리아를 사용해 에너지를 만드는 '호흡'이다. 호흡은 다른 방법에 비해 압도적으로 많은 양의 에너지를 얻을 수 있다. 우리의 세포질에서 해당에 의해 하나의 포도당으로부터 ATP가 두 개 생성된다. 그 결과 피루빈산이 생겨나고 미토콘드리아 속으로 들어간다. 이곳에서 TCA회로, 전자전달계를 거쳐 36개의 ATP를 만든다. 즉, 하나의 포도당에서 38개의 ATP라는 에너지가 만들어지는 것이다. 미토콘드리아에 의한 호흡 덕분에 19배의 에너지를 얻는다는 계산이 된다. 이것이 바로 '유산소활동'이다. 음식물을 통해 얻은 포도당과 폐호흡으로 얻은 산소를 사용해 ATP를 얻어내는 것이고, 우리는 산소 덕분에 막대한 에너지를 획득해 마음대로 생활할 수 있는 것이다. 바로 미토콘드리아라는 매우 작은 기관의 덕분이다.

399

미토콘드리아

세포는 호흡에 의해 에너지를 얻는데, 이때 매우 중요한 역할을 하는 것이 바로 미토콘드리아mitochondria이다. 미토콘드리아는 우리 체내에서 산소를 이용해 에너지를 생산하는 공장이라고 생각하면 된다. 발전소라고나 할까? 그중에서도 화력발전소를 닮았다. 포도당 같은 영양소를 태워 에너지를 만들어내기 때문이다. 영양소를 연소하기 위해서는 산소가 필요하다. 그런데 이 필수불가결한 '산소'가 때로는 우리들의 몸을 노화로 끌고 갈

수 있고, 이때 미토콘드리아 자신이 그 원인이 될 수 있다. 일반적으로 산소를 무독화해 에너지를 만들어내는 곳이 바로 미토콘드리아라고 알려져 있는데 미토콘드리아가 끌어들인 산소를 완벽하게 태워버리지 못하고 인산화효소인 ATP를 만드는 과정에서 불가피하게 약간이나마 산소가 남게되기 마련인데 이때 발생하는 '활성산소'가 바로 우리 몸의 노화를 일으키는 원인이 된다. 미토콘드리아는 세포 속에 있는데도 일반세포와는 다른 별도의 DNA를 갖고 있다(별항에서 따로 설명). 미토콘드리아는 산소를 이용해 에너지를 만드는 거의 모든 진핵세포에 존재한다. 진핵세포란 핵막으로 구분되어 있는 핵을 갖고 있는 세포로 사람과 같은 포유동물뿐 아니라 조류, 파충류와 같은 동물, 그리고 식물에서도 관찰된다.

1898년에 처음으로 사용한 'mitochondria'라는 명칭은 그리스어로 실絲을 뜻하는 mitos, 과립을 의미하는 'chondros'의 합성어이다. 전자현미경으로 보면 미토콘드리아는 가로 1마이크론, 세로 몇 마이크론 정도의 크기이며 대체로 실같이, 또는 작은 알같이 보인다. 이것이 미토콘드리아라는 이름이 붙은 배경이다. 세포 하나당 미토콘드리아의 수는 서로 달라 그 수가 적은 것도 있고, 많은 것도 있다. 예를 들어 개구리의 난세포卵細胞에는 20만 개, 사람은 장기마다 다르지만 약 100~3,000개 정도이고 에너지 대사에 관여하는 세포일수록 그 수가 많아진다. 미토콘드리아는 장기마다 그들의 형체가 각각 다르다고 한다.

미토콘드리아의 가장 중요한 역할은 에너지 생산이다. 음식물을 대사해 에너지를 만드는 줄기세포, 또는 대량의 에너지가 필요한 조직에서 미토콘드리아의 수는 많기 마련이며 심장, 근육, 신경세포 등에 많이 분포한다.

미토콘드리아의 조상은 세균

해당계는 산소 없이 음식물의 영양소(당질)만으로 에너지를 생산한다. 미토콘드리아계는 이와는 달리 영양소와 호흡에서 얻는 산소 등도 에너지 생산 시에 이용한다. 이때 당질뿐 아니라 지질이나 단백질도 함께 에너지원으로 사용한다. 이 두 가지의 에너지 생산능력은 비약적으로 증폭되어 60조 개나 되는 세포의 생명활동이 가능케 된다. 생명체로서 인간은 그 근원을 찾아보면 단 한 개의 세포로 된 단세포생물에 불과했다. 길고 긴 세월이 흐르면서 지구의 환경에 적응하던 중 에너지 공장인 미토콘드리아가 새로이 배치되고, 다세포화하고, 조직기관이 생기고, 점차 대형화되어 현재와 같이 진화되어왔다. 그렇다면 그의 출발점(생명체가 새롭게 탄생한 단계)은 언제였을까? 해답은 약 38억 년 전이다. 그 시점에서 지구의 대기는 질소와 탄소가 중심이고 산소는 없었다. 산소가 없는 세계에서 생명이 태어났다. 그러니 무산소에서 이루어지는 해당계의 에너지 시스템을 쓰면서 살 수밖에 없었다. 초기의 원시생물은 무산소의 세계에서 분열하면서 번식했다. 바로 '불로불사'의 상태이다.

20억 년쯤 전에 초기의 생명 중에서 태양 빛을 에너지로 변화시킬 수 있는 광합성균이 활약하기 시작했다. 광합성은 태양에너지를 이용해 물과 이산화탄소에서 영양분糖質을 합성하는 것인데 이 합성과정에서 산소가 노폐물로 생긴다. 즉, 광합성균이 번식하면서 질소나 탄산가스로 꽉 차 있던 대기 중에 산소가 섞이면서 점차 그 농도가 높아진 것이다. 현재 대기 중에는 산소가 20% 정도 되나, 20억 년 전에는 2%밖에 안 되었다. 그러나 이것만으로도 종래의 혐기성 세균은 살 수가 없다.

이때 나타난 것이 바로 산소를 사용해 효율성 높게 에너지를 만드는 세균들이다. 바로 이 호기성 세균이 미토콘드리아라는 작은 기관의 조상이다. 세포에 기생하게 된 호기성 세균=미토콘드리아는 원래 독립된 생명이었기 때문에 독자적인 유전자(DNA)를 따로 갖고 있다.

401

미토콘드리아는 작은 발전소와 같다

한마디로 미토콘드리아는 산소를 이용하는 작은 발전소와 같다. 세포질에서는 포도당을 분해해 피루빈산 pyruvic acid을 만든다. 이 공정은 산소를 이용하지 않는 무산소 상태이고, 해당계라는 에너지 생산방법이다.

100m나 50m와 같은 단거리를 전력질주할 때에 사용되는 에너지는 이와 같은 해당계에서 만들어진다. 하나의 포도당에서 생기는 것은, 두 개의 ATP라는 매우 적은 에너지로, 이 이상은 만들 수 없으므로 바로 없어진다. 힘껏 달리고 난 다음에, 숨이 턱에 닿는 것은 무산소상태에서 빨리 빠져나오기 위한 신호이다. 산소를 빨리 공급해 에너지를 만들지 않으면, 세포가 죽어버리기 때문이다.

운동을 하면 유산이 근육 속에 축적된다. 유산 때문에 산성화되므로 피로를 느끼고 근육은 수축하기 힘들어진다. 이 이상의 무산소운동은 할 수 없다는 신호이다. 사람은 산소 없이 10분도 버틸 수 없는 것과 같이 하나하나의 세포도 산소 없이는 살 수 없다.

미토콘드리아의 유전자

미토콘드리아는 최근에 많은 주목을 받고 있다. 에너지를 생산하는 역할 이외에 미토콘드리아유전자를 이용하여 신원 판별검사를 할 수 있다는 사실 때문이다. 한 개의 세포에 핵은 단 한 개 존재하는 데 비해 미토콘드리아는 적어도 수백 개 또는 그 이상 존재한다. 또 미토콘드리아에는 유전자 쌍이 5~10개나 있으므로 꺼내 쓰기도 매우 쉽다. 모계유전을 하므로 어머니 쪽 유전자와 맞는지 비교해 조사하기도 간편하다.

미토콘드리아유전자는 어머니 쪽만 물려받는다는 특성이 있다. 난자 속으로 들어간 정자(생명 탄생의 시작 순간에)의 꼬리는 잘린다. 이때 정자의 미토콘드리아유전자는 난자 속에서 분해된다. 이러한 모계유전의 성질을 이용해 매우 간편하게 신원확인이 이루어진다. 한 사람의 몸에 존재하는 60조 개 이상이나 되는 세포 속 미토콘드리아의 총수는 무려 6경, 즉 6만 조 개나 된다는 사실은 매우 놀랍다.

미토콘드리아는 여성적 기관이다

사람의 핵 내부를 들여다보자. 세포 속의 핵에는 23쌍의 염색체가 있고, 유전정보를 관장하는 DNA는 그속에 자리 잡고 있다. 그런데 예외적으로 같은 세포내의 미토콘드리아에도 자체의 DNA가 존재한다. 이 미토콘드리아 DNA는 미토콘드리아가 먼 옛날에는 독립된 외부의 생명체(호기성 세균)였다는 증거지만, 스스로의 DNA만으로 활동할 수는 없다. 필요한 유전정보의 대부분을 핵 속에 옮겨버려서 마음대로 분열할 수도 없다. 그런데 이 미토콘드리아 DNA는 유독 모계의 정보만을 다음 대에 계승한다. 그리고 수정란은 미토콘드리아가 극단적으로 많은 난자만을 골라 이(미토콘드리아)를 이어받는 장치가 되어 있다. 따라서 미토콘드리아 DNA의 조상을 하나씩 찾아 올라가보니, 그의 기원이 단 한 사람의 여성으로 귀착된다. 이런 방식으로 15만 년 정도 거슬러 올라갔을 때 다다른 인류 공통의 조상은 '미토콘드리아 이브Mitochondria Eve' 란 이름이 주어진 아프리카의 여성이었다. 미토콘드리아의 기원을 찾음으로써 인류가 아프리카에서 탄생하고, 그후 세계 각지에 퍼져나갔다는 사실이 판명된 것이다. 이렇게 미토콘드리아는 모계의 요소가 강하고 매우 여성적인 기관이다. 이에 반해 분열을 거듭하는 해당계 세포는 매우 남성적이다. 이 중에서도 정자는 난자와는 달리 미토콘드리아가 극단적으로 적은 해당계에서 사는 세포이다. 남성적이면서 여성적인 특이한 요소가 세포 내에서 서로 협력하며 생명활동을 유지하고 있다.

404

난자와 정자　　난자는 산소가 적은 태생기에 이미 분열이 끝나기 때문에, 여성은 태어나는 단계에서 이미 일생동안 사용할 만큼의 난자를 확보하고 있다. 여성은 성적으로 성숙한 후에는 매달 한 번씩 생리할 때마다 성숙한 난자를 한 개씩 배란한다. 한 개의 성숙한 난자에는 약 10만 개의 미토콘드리아가 존재한다. 여성의 폐경기가 50세(지금은 더 늦게까지)라고 하면, 약 35년 동안 300~400개의 난자를 배란하게 된다. 이에 대해 정자는 미토콘드리아가 거의 없고 (정자 하나에 100개 정도) 해당계 에너지만으로 분열을 계속한다. 이 몇 개 안 되는 미토콘드리아는 수정할 때 난자 속으로 들어가지만 곧 분해된다. 단 한 개의 난자를 향해 사정된 약 1억 개나 되는 정자가 헤엄쳐 가는 모습을 상상해보자. 난자＝여성은 그만큼 영향력이 엄청나게 크다고 보아야 한다. 난자와 정자의 성질을 한마디로 표현한다면, 난자는 미토콘드리아계 세포인 유산소운동 우위이고, 정자는 해당계 세포인 무산소운동 우위이다. 여성의 존재 없이 남자는 살아갈 수 없다.

우리는 지금 장수시대에 들어섰다고 크게 기대한다. 통계적인 기대수명을 볼 때 언제나 남성은 여성보다 적어도 7~8년 뒤진다. 우리나라에서도 100세 장수자가 해마다 늘고 있다. 그들의 80% 이상이 여성이다. 미토콘드리아를 활용해 생명을 수호하는 것은 여성의 본능 자체이며 의무이다. 해당계 우위의 남성은 가정이 아니라 사회에 나가 정력적으로 일하는 데 적합하나, 무산소가 기본이므로 육체적으로나 정신적으로 자신의 능력 이상 혹사하는 경향이 많고, 스트레스의 축적을 피하기 힘들다.

405

활성산소

이전에는 전문가들만이 사용했던 활성산소活性酸素라는 용어가 보편화되었다. 많은 사람들이 활성산소는 암을 일으키고 노화의 원인이며 수명을 단축하는 원흉이라는 부정적인 인식을 갖고 있는 것이 사실이다. 실제로 활성산소는 대부분이 세포내의 미토콘드리아에서 생긴다. 미토콘드리아는 산소를 사용해 ATP를 만든다. 이 과정에서 산소 중 몇 퍼센트는 활성산소를 방출한다. 이때 여분의 활성산소가 DNA 등에 상처를 냄으로써 암을 일으키거나 노화를 촉진한다는 것이다. 그러므로 만일 이 활성산소를 제거할 수만 있다면 암도 노화도 모두 예방할 수 있다. 그러나 에너지 생산에 필수적인 과정에서 발생하는 이 활성산소를 막아낼 묘수는 없다. 다만 여분의 활성산소를 재빨리 제거할 수만 있다면 이것이 가장 좋은 방법이라 할 수 있다. 사람의 몸은 참으로 교묘하다. 몸에 침입한 세균을 죽이는 것은 백혈구이다. 그런데 이 백혈구가 세균을 죽일 수 있는 것은 활성산소에서 전환한 유리활성기遊離活性基라는 한 군의 활성물질이 있기 때문이다. 이렇듯 활성산소는 언제나 나쁜 것으로만 여겨지지만 때로는 좋은 일도 한다. 고혈압을 억제하는 일산화질소NO도 유리활성기 중 하나이다.

스트레스

항상성 생물에서 모든 생물학적 기능이 언제나 정상적이고 자율적으로 유지되는 것을 항상성恒常性, homeostasis이라고 한다. 항상성은 뇌신경, 내분비계와 면역계의 세 가지 계통에 지배된다. 이들은 서로 완전하게 독립되어 있는 것이 아니라 서로 연락하고 대응하면서 전체적으로 항상성을 유지한다. 노화과정을 생각할 때 신경계와 내분비계, 면역계 등을 각기 따로따로 생각하는 것이 아니라 서로 보완하면서 신체의 항상성을 유지하는 것이라고 말할 수 있다.

특기할 사실은 뇌신경계의 세포는 재생이 불가능한 반면 면역세포는 재생이 가능하다는 사실이며 이 두 가지 계통이 서로 보완하면서 기능을 유지한다는 것은 매우 흥미 있는 사실이다. 결국 뇌신경계, 내분비계, 면역계 등의 합동기능인 항상성이 고령화에 따라 쇠퇴하는 것이 바로 심신기능의 저하, 즉, 노화의 원인이라고 할 수 있다. 항상성이라는 '상위체계supersystem'야말로 노화의 'super-pacemaker'이다. 이러한 상위체계가 왜 쇠퇴하는 것일까? 바로 그를 구성하고 있는 세포의 사멸이 원인일 것이다.

자율신경   사는 동안 필요한 식욕, 호흡, 혈압조절, 수면, 맥박 등 여러 가지 기능을 사람은 거의 의식조차 못한다. 예를 들어 비만은 우선 혈관에 스트레스를 주는데 우리는 그것을 느끼지 못한다. 그런데 살이 찌면 혈관이 수축하고 혈압이 오르는데 이 과정에 자율신경이 깊이 관여한다. 깜짝 놀라거나 강한 스트레스를 받으면 심장이 뛰고 혈관이 수축해 얼굴이 새파랗게 질리고, 식은땀을 흘리며 식욕이 떨어진다. 이것은 자율신경 중에서도 교감신경의 작용이다. 마음이 편안하면 심장고동이 느려지고 위장의 기능이 원만해지며 타액 분비도 왕성해지는데 이것은 부교감신경의 몫이다. 그러나 이 두 가지 신경이 서로 정반대의 기능을 담당하는 것은 아니다. 서로를 견제하면서 한쪽이 활발해지면 한쪽이 억제된다. 또 정신상태와도 밀접한 관계가 있기도 하다. 일시적으로 교감신경과 부교감신경의 균형이 깨지면 부정맥, 혈압강하나 어지러움증이 일어나며 뇌졸중이나 심근경색으로 발전할 수도 있다. 비만일 때는 교감신경이 비정상적으로 흥분한 상태가 계속된다고 생각해야 한다. 비만상태가 되면 신체 구석구석까지 혈액을 보내기 위해 혈관을 수축하고 혈압을 올려야 하기 때문이다. 따라서 의도적으로 체중을 줄이는 것은 교감신경 우위에서 부교감신경 우위로 변경되는 과정이라 할 수 있다. 따라서 감량 중에는 자율신경 기능이 불균형한 상태라고 생각해야 한다.

닭살 닭살(소름 끼침)은 심하게 공포를 느낄 때만 생기는 것이 아니라, 긍정적인 극치의 희열로도 일어나는 반사적인 생리현상이다. 닭살은 피부에 있는 입모근立毛筋이라고 불리는 근육이 수축해 털이 서는 현상이며 자율신경계의 하나인 교감신경계가 이러한 반응을 일으킨다. 교감신경계가 '투쟁과 도주의 신경'이라고 불리는 이유는 심한 흥분이나 공포, 긴장 등의 외부자극을 받으면, 몸을 활동(긴장)상태로 전환하는 기능이 있기 때문이다. 즉, 우리가 적에게 갑자기 공격을 받거나 위기에 처했을 때에 적과 맞붙어서 싸울 것인지 그렇지 않으면 재빨리 도망칠 것인지 순간적으로 결정해야 할 때, 신체를 활동상태로 급전환할 수 있는 기능이 있다. 이때 맥박은 빨라지고, 동공은 확대되고, 피부는 땀을 흘리고, 입모근은 수축해, 피부가 닭살처럼 변한다.

김연아의 연기를 숨죽이고 지켜본 전 세계의 많은 사람들이 이러한 현상을 경험했으리라 짐작할 수 있다. 오싹할 정도의 전율을 느낀 사람도 있었으리라. 그런가 하면 교감신경은 인기척이 없다가, 갑자기 뒤에서 누가 불러도 깜짝 놀라 닭살이 생기게 하기도 한다. 교감신경이 반응하는 자극은 공포뿐만이 아니라 쾌快, 불쾌不快, 희열喜悅, 분노憤怒, 감탄感歎 등 광범위하다.

피가 머리로 치솟는다 매우 화가 나서 교감신경이 긴장하고 과호흡이 일어나면 혈액의 순환량이 증가하고 뇌에 혈액이 흘러 들어간다. 뇌는 미토콘드리아가 많은

426

기관이기 때문에 많은 산소가 공급되고, 이 때문에 불꽃이 치솟는 것이다. 노여움을 표현하는 데는 적당한 표현이긴 하지만 항상 이런 식으로 화만 내면 몸에 부담을 주고 자율신경의 평형이 깨질 수밖에 없다. 맥박이 빨라지고, 고혈압, 고혈당이 생긴다. 그러므로 화도 적당한 선에서 거둬들여야 한다. 이것이 바로 기분을 바꾸는 시점이고 머리를 식힌다는 뜻으로 뇌로 가는 과잉혈류를 해소하는 방법이다.

머리로 피가 치솟는다는 것은 도대체 어떠한 상태일까? 머리에 피가 치솟아 올라가면 그순간 눈앞이 새하얘지는 듯한 느낌을 받는다. 이는 눈의 망막에 있는 세포(망막세포)가 산소분압이 높아졌다는 것을 감지했기 때문이다. 눈뿐만이 아니라 뇌의 산소분압도 높아졌기 때문에 미토콘드리아가 과잉으로 작용해 하나의 일밖에는 생각할 수 없게 된다. 즉 선악을 구별할 수 없는 상태가 된다.

대수롭지 않은 일에도 쉽게 흥분하는 사람은 이러한 상태가 일상화되어 객관적인 모습을 잃기 쉽다. 이런 사람들은 항상 기분을 전환할 수 있도록 노력하여 심신의 평형을 유지해야 된다. 아주 천천히 걷거나 심호흡을 하면서 머리를 식혀야 한다. 몹시 화가 날 때뿐 아니라 불안할 때도 마찬가지이다. 머리에만 산소가 집중되어 있기 때문에 몸 전체로 볼 때는 산소가 결핍된 상태이다. 맥박이 빨라지고 헐떡헐떡 호흡이 거칠어지면서 상반신에만 산소가 집중된다. 이럴 때는 과호흡이 일어난 것을 알아차리고 크고 깊게, 그리고 천천히 호흡을 하면 된다. 이것만으로도 냉정을 되찾을 수 있다.

싫은 일로 기분이 상했을 때는 눈앞이 캄캄해진다. 이번에는 맥박이 줄고, 혈압은 떨어뜨리고 혈액순환이 느려지면서 몸 전체의 힘이 빠진다. 눈의 망막에도 산소가 충분히 공급되지 않아 시계가 흐려진다. 이럴 때는 잠시 걷거나 심호흡을 하는 것보다는 잠시 누워 머리 쪽에 혈액이 잘 흘러가 눈에 산소가 공급되도록 하는 것이 좋다.

410

'스트레서'와 '스트레스'

신체의 정상기능을 일정하게 유지하고 있는 상태를 항상성이라고 한다. 이러한 정상상태가 어떤 신체 내부나 외부의 힘 등 다른 원인으로 깨졌다고 하면, 이러한 작용을 한 것은 '스트레서' 이고, 그 결과 신체상태가 정상범위에서 벗어나는 것을 '스트레스' 라고 한다. 일반적으로 정신상태가 정상에서 벗어나는 상황을 스트레스라고 하는 예가 많지만, 그 외에도 화학적 · 기계적 · 생물학적 · 정신적 자극, 스트레서에 대응해 발생하는 모든 육체적 · 정신적 반응, 변화 등을 함께 묶어 스트레스라고 한다. 예를 들어 외부에서 침입한 세균에 감염되어 염증이 생기고, 고열이 났다면, 전자는 스트레서이고 후자는 스트레스인 셈이다. 이것을 정상화하고자 하는 기능은 복원력이고 임무가 완수되면 항상성은 다시 유지된다.

또 하나의 예:

기온저하(찬 바람) ➔ 체온 내려감 ➔ 아드레날린 분비

➔ ⎡ 간에서 ➔ 글리코겐 ➔ 포도당 ➔ 혈중연료 ➔ 각 기관으로
　　⎣ 말초혈관 수축 ➔ 혈류억제 ➔ 체열방출 억제(피부)

반대로 기온이 지나치게 상승했을 때는 어떻게 될까? 이번에는 온도변화를 느끼는 것은 시상하부 속에 있는 온도 수용세포라고 알려져 있

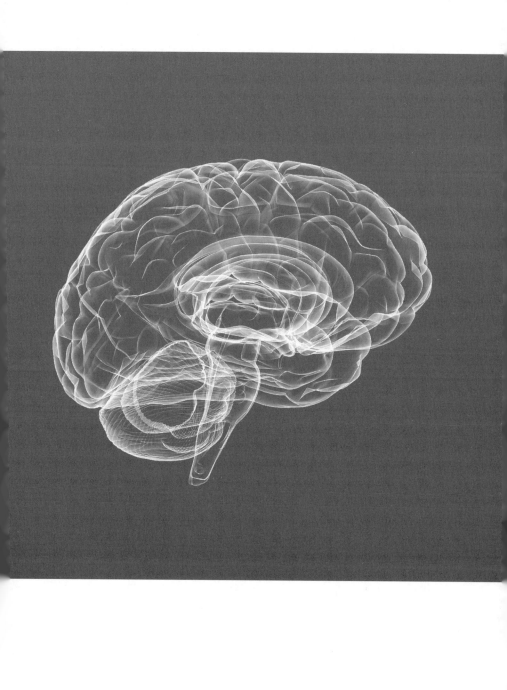

다. 이것은 체내온도의 상승을 감지하고 땀샘에서 땀을 만들게 해서 이를 체표에서 증발토록 한다. 1L의 발한으로 580kcal의 열을 발산하므로 바로 체온이 떨어진다.

이상으로 호르몬을 분비하는 샘은, 뇌의 일부인 시상하부 속의 사령탑의 지배하에 있고, 따라서 항상성을 관장하는 가장 중요한 기관은 시상하부라 할 수 있다.

411

스트레스는 왜 생기나

노화과정에서 스트레스는 항상 문제가 되며 이를 슬기롭게 관리하는 것이 매우 중요하다고 인식된다. 우리 몸은 교감신경과 부교감신경이라는 두 신경의 통합기능에 의해 조절, 유지된다. 간단하게 말하면 교감신경은 긴급 모드이고, 부교감신경은 정반대로 이완릴랙스 모드이다. 자동차로 비유하면 전자는 '악셀러레이터'이고 후자는 '브레이크'인 셈이다. 멀고 먼 옛날 맨손으로라도 덤벼드는 호랑이와 싸워야 했던 우리 조상들은 교감신경에 의한 긴급 모드를 빈번히 경험했을 것이다. 이와 같은 반응이 스트레스이고 그의 원인이 스트레서이다. 교감신경이 오랫동안 긴장하면 심박수가 빨라지고 혈압이 오르고 긴장상태가 계속된다. 물론 긴급사태에 대응하기 위해 꼭 필요한 것이지만 오래 계속하면 반드시 건강에 지장을 준다. 상사에게 꾸중 듣고, 친구하고 싸우고, 성적이 계속 떨어지고, 심하게 왕따당하고, 몰래 사놓은 주식은 곤두박질치고……. 이런 것들이 스트레서라고 생각하면 릴랙스할 수 없다. 반드시 몸에 악영향을 미친다. 생사가 달린 긴급한 문제가 아니면 교감신경 우위에서 부교감신경 우위로 전환해 오래 살 확률을 높이는 것이 현명하다. 자신이 생각하기에 스스로 스트레스를 극복하기 어려우면, 무엇이 스트레서가 되었는지 곰곰이 생각해보면 대개는 하찮은 일에 자신이 지나치게 반응했음을 후회하게 될 것이다. 스트레스는 항상 자신이 만들어내는 것이며, 자신의 몸이 선택한 것이다. 스트레서를 가볍게 극복하고 훌훌 털어버리는 습관은 건강장수의 절대적인 묘수이다.

412

스트레스와 멜라토닌의 관계

스트레스는 노화의 원인 중 하나로, 흔히 노화 진행을 촉진한다(노화의 원인임).

만성 스트레스와 코르티솔 증가 ➡ 트립토판 감소 ➡ 세로토닌 감소 ➡ 멜라토닌 감소 ➡ 코르티솔 증가 ➡ 노화촉진 ➡ 노화증상 발현 ➡ 각종 기능 노화 ➡ 노화

멜라토닌melatonin이란: 강한 항산화작용

가장 강력한 활성산소 제거작용

DNA의 산화손상 방지능력

미토콘드리아 내의 DNA는 산화손상에 취약

413

체온 —열이 난다

우리는 체온과 질병은 긴밀한 연관성이 있다고 생각한다. 사실 체온변화는 건강의 변화를 예민하게 반영한다. 그런데 우리의 체온은 하루에도 여러 번 주기적으로 변동한다. 새벽에 낮고 저녁에 높아진다. 이러한

변동은 사람의 뇌에 있는 생물시계의 조절에 의해 생기는 멜라토닌의 작용 때문이다. 초저녁에서 깊은 밤이 되면 체온은 서서히 떨어지고 깊은 잠에 빠진다. 몸의 운동에 의해 체온이 오른다. 운동을 하면 근육을 사용하고 힘이 생기면서 열이 발생한다. 이것이 축적되면 체온이 오른다. 체온은 한없이 오르는 것이 아니고 운동을 멈추면 곧 원상복귀하는데 이것도 뇌의 조절기능이다. 몸의 중심온도가 37℃로 조절되어 있다. 뇌의 한가운데의 시상하부가 체온조절의 중추이다. 겨드랑이 밑에서 측정하면 주위공기 때문에 체온이 약간 낮게 나온다. 체온중추는 건강이나 호르몬 등에 영향을 받기 쉽다. 감기, 독감 등의 감염이나 암 등의 만성 질병도 온도조절 중추에 강한 영향을 미친다.

414

피로　　　피로라 함은 신체의 모든 기능, 특히 신경, 내분비, 면역 등 세 가지 기능이 공동관여하는 항상성이 저하된 상태이다. 신체의 작업능력이 떨어지고 질병을 일으키는 원인이 된다. 피로원인 중 하나는 활성산소의 과다생산이다. 인체가 생명기능을 지속하기 위해서는 산소가 필수이다. 그러나 체내에 들어온 산소 중 일부는 활성산소라는 '반응성이 높은 상태'의 물질이 되면서 세포기능을 저하시킨다. 즉, 피로를 느끼게 한다. 스트레스나 과도의 신체활동 등으로 활성산소가 대량으로 생산되고, 신체의 균형이 깨지면 우리 몸의 고유기능인 항상성만으로는 이들과 충분하게 대항할 수 없다. 세포의 기능, 상호 간의 협력 등이 저하되며 신체 전반에 걸친 작업기능의 효율이 떨어질 수밖에 없다. 이러한 산화 스트레스 상태가 자주 발생하지 않도록 하는 것이 중요하다. 활성산소를 제거하기 위해서는 항산화물질 등이 필요하다. 피로의 사전예방, 피로가 해소되지 않는 등의 악순환이 계속되면 생활습관병의 발생률이 높아질 수밖에 없다. 날개를 움직여 몇 시간씩 계속 날아다니는 새, 특히 철새의 흉부근육에는 이미다펩티드 imidapeptide란 화학물질이 풍부하게 함유되어 있다. 사람 몸에도 존재하나 특히 철새, 참치 등 장시간 계속 운동을 해야 하는 생물의 골격근육에 다량 포함되어 있다. 철새들의 길고 긴 비상飛翔을 가능케 하는 원동력이다. 상기한 이미다펩티드(calcinocin, anselin 등)는 산화스트레스의 상승을 억제하고 자율신경기능의 난조를 조정하는 기능을 한다. 격한 운동 후의 피로뿐 아니라 일상생활에서 얻는 피로를 경감하는 데도 효과가 있음이 증명되었다.

415

피로와 스트레스는 만병의 근원

스트레스가 축적되면 정신적으로 긴장하고 교감신경의 흥분이 계속된다. 교감신경의 흥분은 혈관수축과 혈압상승을 유발하고 체온을 떨어뜨리며 동시에 면역력을 저하시킨다. 전신을 순환하는 혈류의 순환이 저하되어 피로가 축적된다. 피로하면 원래의 자연회복력과 스트레스에 대항하는 방어력도 떨어지며 무방비상태가 된다. 적은 스트레스에도 대응할 수 없고 면역력이 떨어지면서 암은 물론이고 모든 질병에 견디지 못한다. 정상상태에서도 매일 3,000~5,000개 정도의 이상세포가 생기게 마련이어서 이들은 개체의 면역감시 기구에 의해 포착되고 배제된다. 그러나 쌓인 과로나 스트레스에 의해 면역력이 떨어지면 면역감시 기구를 무사통과해 암으로 성장할 확률이 증가한다. 즉 호중구, 림프구, 특히 NK세포 등이 복합적으로 면역기능에 참여해야 하지만 이들의 협력체제가 와해되는 것이다. 생활습관병이나 암 등을 일으키는 기전이 바로 이것이다. 학자들의 연구에 의하면 암발병 원인비율은 흡연 30%, 성인기의 식사습관과 비만도 각각 30%, 직업요인, 암의 가족력, 바이러스 등의 생물요인 등 각각 5%, 음주, 사회·경제 상황 각각 3%, 환경오염, 방사선, 자외선 등이 2% 등이라고 한다.

416

사우나, 좋은 것인가

사우나는 이제 대중화된 지 오래이다. 사우나를 하면 전신의 혈관이 확장되고, 혈액순환이 좋아져 산소나 영양분이 체내 곳곳으로 잘 퍼진다. 잘 활용하면 몸에 매우 좋다고 할 수 있다. 혈행이 좋아지면 피로해소나 스트레스 해소, 자율신경이나 혈관기능이 향상되는 등의 효과를 볼 수 있다. 미용 면에서는 저온 사우나에서 푹 쉬고 나면 털구멍이 열리고 노폐물을 포함한 땀이 흠뻑 흘러 피부미용 효과가 있다고 한다. 그러나 사우나로 체중을 뺄 수 있다고 믿는 것은 옳지 않다. 사우나에서 감량한 체중은 탈수된 수분의 양에 불과하고, 이는 곧 보충해야 한다.

사우나에 들어가기 전에 수분을 충분히 섭취해야 한다. 땀은 체온조절에 반드시 필요하며 탈수로 혈액농도가 높아지면 도리어 순환이 나빠진다. 만복이나 공복은 소화불량이나 빈혈을 유발할 수 있다. 사우나는 건강한 사람이 더욱 건강해지기 위해 사용하는 것이며, 쇠약한 사람, 특히 연로한 사람들은 조심하는 것이 옳다. 밤늦게까지 음주하고, 사우나에서 취기를 깨고자 하는 것은 매우 위험한 일이다. 뜨거운 사우나에 들어가기 전에 건강상태를 살피고 조절해야 한다. 사우나를 한 후에 즐기는 냉수욕은 급격한 온도 차를 피하고 잠시 휴식한 후, 심장에서 먼 부위부터 서서히 해야 한다.

뜨거운 사우나를 무리하게 참고 견디면 혈압이 오른다. 몇 분만 더, 또는 저 사람보다는 조금이라도 더 길게, 라며 버티지 말고, 기분 좋다고 느껴질 때까지만 하는 것이 현명한 건강관리 방법이다.

417

목욕요령 뜨거운 물속에 갑자기 잠기면 교감신경 우위가 되며, 발한하면서 약간의 흥분상태에 빠진다. 교감신경은 항상 긴장하고 있으며, 스트레스 상태에 놓여 있다고 생각하면 된다. 피로를 풀고 안락한 수면을 취하고 싶으면 따뜻한 물속에서 교감신경 체제에서 부교감신경 체제로 바꾸어야 한다. 주말이나 휴일에는 아침 일찍부터 따뜻한 탕 속에서 느긋하게 지내면 최고이다. 목욕물의 온도는 겨울에는 40℃, 여름에는 38℃가 좋다. 일반가정에서 몸을 어깨 정도까지 푹 담그면 수압이 꽤 높아진다. 배둘레가 줄고, 횡격막은 위로 올라가고, 폐의 용량은 이에 따라 축소한다. 혈관은 압축되면서 혈액이 심장 쪽으로 몰린다. 몸을 위로 뜨게 하거나 하반신만 담그면 심장의 부담을 줄일 수 있다. 탕 속에서는 피부혈관이 확장되고 위장의 혈관은 수축된다. 그러므로 식사하기 직전에 탕 속에 오래 있으면 식욕이 줄어든다. 65세 이상에서 새벽 일찍 또는 밤에 너무 늦게 목욕하는 것은 피하도록 한다. 의식하지 못한 채 흘리는 땀의 양이 상당히 많은 것으로 알려져 있다. 혈액이 농축되면 뇌경색이나 심근경색을 일으킬 위험성이 있다. 목욕시간은 길지 않게 약간 땀이 날까 말까 하는 정도로 하고 목욕 후에는 물을 마시는 것이 좋다.

몰입, 무언가에 흠뻑 빠져든 경험

자신이 하는 일에 정신이 팔려몰두 즐거움을 느끼는 사람은 매우 행복하다. 이러한 사람들의 핵심적 특징인 소위 몰입경험flow experience을 평생 동안 연구하는 데 활용한 사람은 바로 미국의 저명한 심리학자 칙센트미하이Mihaly Csikszentmihalyi 교수였다. 무엇인가에 온 정신이 흠뻑 빠져 있는 심리상태, 현재 하고 있는 일에 취해 있는 무아지경 같은 몰입(몰두 또는 골몰)의 상태에서는 평상시와는 전혀 다른 다음과 같은 심리적 특성이 관찰된다.

1. 하고 있는 과제에 대해 강렬하게 주의집중이 된다. 따라서 하고 있는 일 이외의 주변의 환경 등에는 아무것도 관심을 두지 않는다. 하고 있는 일에 자연스럽게 즐거움을 느끼고 일이 더욱 신나게 잘 풀린다.

2. 자신과 환경을 구분하지 못한다. 시간이 흐르는 것을 실감하지 못하고, 따라서 긴 시간인데도 보통 때보다도 훨씬 빨리 지나간 것처럼 느낀다.

3. 행위와 인식의 구분이 안 된다. 자기가 현재 하고 있는 일에 푹 빠져 객관적 인식이 사라지고, 자아의식도 사라지는 무아지경에 빠진다. 그러나 의식을 잃은 혼수상태와는 다르다.

4. 몰입경험은 그 자체가 매우 즐겁고 행복하다. 그러나 몰입하고 있는 동안은 행동에 집중하기 때문에 행복하다는 것조차 느끼지 못한다. 활동이 끝나고 지난 몰입의 시간을 회상하는 마음의 여유를 찾을 때 지난 경험이 얼마나 소중한 것이었는지, 얼마나 행복했는지 깨닫고 자신도 모르게 환하게 미소 짓게 된다.

우리 보통사람들이 공통적으로 갈구하는 행복의 핵심은 즐거움과 만족이다. 인터넷 게임이나 도박, 마약, 그리고 TV 앞에서 의미 없이 긴 시간을 보내는 것으로 즐거움을 얻을 수 없다. 행복한 삶의 비결은 '의미 있는 일에 즐거움을 느끼며 몰입하는 것'이다. 몰입은 계획으로 이루어지지 않는다. 우선 일상생활을 정직하고 긍정적으로 즐기는 습성이 몸에 배어야 한다.

419

초월명상 고대 힌두교 문헌에 의거해 마음의 평안을 목적으로 만트라mantra(힌두교의 주문)를 외우며 행하는 일상적인 명상법을 초월명상transcendental meditation이라 하며, 마음만 있으면 누구나 할 수 있고 반드시 주문이 필요한 것도 아니다. 이 방법으로 심장박동과 호흡 수의 감소, 혈장내 코르티솔의 감소, 뇌의 알파파의 증가(이완상태)를 얻어내며 이 과정은 15~20분쯤 소요된다. 하루에 한 번 하면 되고, 생활양식이나 신념은 바꿀 필요가 없다. 초월명상의 실천 방법은 다음과 같다.

1. 편한 자세로 눕거나 앉는다. 앉는다면 등뼈를 곧게 펴고 어깨를 떨어뜨린다.

2. 편하게 느껴지면 눈을 감는다.

3. 숨을 들이마시고 내뱉을 때 복부가 올라갔다 내려갔다 하는 것을 의식한다.

4. 호흡하는 데만 정신을 집중한다.

5. 만일 딴 생각이 나거든 다시 복부로만 신경을 모으고 숨 쉬는 데에 집중한다.

6. 만일 마음이 숨 쉬는 것 이외의 것으로 옮겨 가거든 그때마다 숨 쉬는 것에만 집중한다.

7. 하고 싶든 아니든 이상의 동작을 매일 15분씩 일주일간 반복한다. 그리고 명상훈련이 생활화된 것을 느껴보라.

8. 매일 다른 일을 잊고 호흡만을 위해 시간을 보낸 것이 어떤 의미가 있었는지 느껴보라.

피부

자외선   지구온난화가 심화되고 기상의 변화가 뚜렷해지면서 옛날과 같은 춘하추동의 명확한 계절의 선을 긋기가 매우 어려운 세상이 되었다. 여름은 아직 멀었는데 시도 때도 없이 25~28℃를 넘나들어 때이른 더위를 느끼기도 한다. 우리나라의 사계절은 예부터 명확해서 선명한 신록의 산들바람이 불기 시작하는 연중 가장 기분 좋은 계절 5월은 계절의 여왕이라고 해 많은 선남선녀들이 산으로 들로 나들이를 즐겼다. 이러한 계절이 되면 우선 조심해야 할 것이 바로 햇빛, 자외선이다. 자외선에는 파장이 긴 것부터 UVA, UVB, UVC 등이 있다. 이 중 지구표면에까지 도달하는 것은 UVA와 UVB이다. 나머지는 상공의 오존층에 흡수되고 만다. UVC는 사람의 유전자를 파괴해버리는 무서운 존재지만 오존층 덕분에 영향을 받지 않는다. 과거에는 태양광선을 많이 쪼이면 건강에 매우 좋다고 권장했지만, 사실은 자외선이 건강에 해롭다고 판명되었다. 자외선은 단지 피부를 타게 해 장차 기미나 주근깨 등을 만들 뿐 아니라 때로는 피부암으로 진행되기도 하고 백내장의 원인도 된다. 백인에 비해 우리는 자외선에 대한 저항력이 강하다고는 하지만 그래도 광선에 대한 반응을 일으키는 경우가 의외로 많다는 것을 명심해야 한다. 자외선을 방지하기 위해서는 태양광선이 강하게 내리쬐는 장소, 시간대, 기간 등을 고려해야 한다. 의복, 모자, 양산, 또는 자외선 차단 크림 등을 사용하는 것도 좋다. 흰 의복을 입는 것보다는 도리어 색이 진한 것이 유리하다. 열대 지방 사람들이 흰 것보다는 도리어 울긋불긋한 원색을 선호하는 것도 자외선을 피하려는 지혜에서 나온 것이다.

선글라스는 색이 너무 진한 것은 역효과를 낸다. 색이 진하면 눈에 들어가는 빛이 적어지므로 동공이 열리고 도리어 많은 자외선이 눈에 들어간다. UV를 막아주는 연한 색 선글라스가 좋다.

421

자외선 조심, 검게 타지 않는 사람

건강의 심벌처럼 여겨졌던 햇빛에 탄 구릿빛 피부는 자외선에 의한 유해성 때문에 바람직하지 않은 구박의 대상으로 전락했다. WHO는 2003년 18세 미만의 심한 자외선 노출은 후년에 피부암이나 백내장 발생의 위험성이 있고, 면역계의 기능이 떨어진다고 경고했다. 자외선은 파장에 따라 A, B, C로 구분되는데 A와 B는 지표地表에까지 도달한다. 특히 유해한 것은 자외선 BUVB이다. 자외선에 의한 피부변화에는 세 가지 유형이 있다. 1형은 붉어지지만 별로 검게 변하지 않는다. 2형은 우선 붉어졌다가 약간 검어진다. 3형은 별로 붉어지지 않지만 곧 검어진다.

이 중에서 붉어지지만 별로 검게 변하지 않는 1형이라면 주의해야 한다. 1형과 3형인 사람에게 각각 같은 양의 UVB를 쪼이면 1형의 DNA 손상이 3형보다 3~5배나 높게 나타난다고 한다. 햇빛을 가리는 양산을 쓰든지 7cm 이상의 긴 챙이 있는 모자를 쓰면 자외선의 60%를 차단할 수 있다.

422

피부건강

피부는 보통 4주28일를 주기로 새로운 세포로 교체된다. 나이가 많아지면서 이 주기는 조금씩 또는 심하게 다를 수 있으며 이 과정에서 가장 적극적으로 관여하는 것이 비타민 E와 A이다. 이들은 피부대사에 직접 관여하며 모세혈관의 혈액순환을 조정하고 산소와 영양소를 운반하는 데도 관여한다. 또 산화에 의해 발생한 활성산소를 분해해 과산화지질의 발생을 막는데 과산화지질은 피부의 노화를 일으키고 주름이나 검버섯의 원인이 되며 피부탄력이 떨어지게 한다. 피부의 신진대사는 충분한 비타민 E의 공급에 의해 이루어진다. 또 비타민 A는 피부와 모발의 윤기를 유지한다. 부족하면 피부가 거칠어지고 모발이 빠지고 피부의 수분이 부족해지면서 탄력이 없어진다. 그러나 비타민 A의 직접적인 과잉보충은 부작용을 얻기 쉽다. 그러므로 녹황적색채소를 다량 섭취함으로써 이로부터 노화원인이 되는 활성산소를 제거하는 베타카로틴을 얻고, 이 중에서 필요한 만큼의 비타민 A를 얻어야 한다.

밤 10시에서 새벽 2시 사이가 피부의 재생이 가장 활발하게 이루어지는 시간대로 알려져 있다. 성장호르몬도 이때 가장 활발하게 분비되는데 일반적으로 건강한 사람들이 가장 깊이 잠들어 있을 시간이다. 이 시간대에는 피부미용을 위해 깊이 잠들어야 하겠다.

개구리는 피부 호흡을 한다

개구리는 피부호흡을 하기 위해 피부가 매우 얇고, 이 얇은 피부를 보호하기 위해 항상 젖어 있어야 한다. 그래서 개구리는 항상 물가에서 살아야 하고, 언제나 물속에 풍덩 뛰어들어야 한다. 개구리는 반드시 물가의 땅속에서 동면을 하는데 그 기간 동안에는 몸을 전혀 움직이지 않고 거의 숨을 쉬지 않는다. 원래 개구리는 피부에서도 직접 산소를 얻고, 이산화탄소를 배출하며 동시에 폐호흡도 하기 때문에 매우 편리하다. 전자를 피부호흡이라고 한다. 오랫동안 사람은 피부호흡을 하므로 이것도 매우 중요하다고 알려져왔으나 사실 그리 중요치 않다. 사람도 피부에서 산소를 받아들일 수 있으나, 폐호흡으로 얻는 양의 0.6%에도 미치지 못한다. 즉, 사람의 피부호흡은 피부의 극히 일부 표면세포에나 산소를 공급하는 정도이며, 일반 통상적인 호흡만으로 이들 세포에 충분한 산소가 공급된다.

왜 사람은 피부호흡을 하지 않을까? 피부가 너무 두꺼워지면 산소가 이를 통과할 수 없기 때문이다. 대신 폐호흡만으로도 충분하기 때문이다. 진화의 섬세한 이론의 근거가 된다.

여성과 피부

남성과는 달리 여성은 그들의 피부를 생명 다음 정도로 끔찍하고 중요하게 다룬다. 그런데 동물성 지방, 설탕, 알코올 과잉 섭취가 피부에 대단히 해롭다는 사실을 모르는 것 같다. 버터나 육류(특히 돼지고기 삼겹살 등)의 기름기 등 동물성 지방, 튀김 등 기름기 많은 요리, 아이스크림이나 단팥죽을 통한 과량

의 당분 섭취가 피지 분비량을 엄청나게 증가시킨다는 사실을 외면한
다. 피지가 산화되면 당장 얼굴에 여드름이 난다. 치즈나 땅콩 같은 견
과류도 너무 많이 먹으면 피부에 해롭다.

동물성 지방이나 설탕, 알코올 등은 장내의 악성 균을 증식시키고,
병원균에 대한 저항력을 저하시킨다. 그 결과 매끈하던 피부가 거칠어
진다. 우선 1주일 정도 동물성 지방, 너무 단 음식, 동물성 단백질, 알
코올 등, 장내 악성 균을 번식시키는 원인이 될 만한 음식을 멀리하자.
그리고 적극적으로 많은 과일, 채소, 발효음식 등을 먹으면 좋은 결과
를 얻을 것이다. 우선 기대할 수 있는 변화는 분변의 악취가 적어질 것
이다. 피부에 윤이 나고 여드름 따위의 염증도 개선될 것이다.

425

입술은 왜 붉은가

모세혈관은 전신에 골고루 분포된 매우
섬세한 혈관이다. 이를 통해 혈액이 전신
을 순환하면서 필요한 물질과 불필요한 물질을 교환한다. 우리는 이를
교환혈관이라고 부른다. 입술이 붉어 보이는 것은 표피를 통해 바로 밑
에 지나가는 모세혈관의 혈액의 색깔이 보이기 때문이다. 인류하고 가
장 가깝다는 원숭이는 입술이 붉지 않다. 붉은 입술은 사람만의 특징이
다. 인종에 상관없이, 즉 피부색에 무관하게 입술은 항상 붉다.

물고기나 개구리나 뱀에게는 입술이나 볼이 없다. 입술은 포유동물
고유의 특징이며 젖을 빠는 등의 특수한 기능을 한다. 입술에 또 하나
의 중요한 특징이 있으니 바로 감각이 민감하다는 점이다. 많은 신경이
집중되어 있기 때문이다. 뇌에서 입술의 감각을 차지하는 범위가 매우
넓다고 한다. 키스는 동서양을 막론하고 어디서나 볼 수 있는 풍습 중

하나인 듯한데, 아마도 이와 관계가 있는 것이 아닐까?

426

땀냄새(몸냄새) 누구에게서나 몸냄새體臭가 난다. 자기 자신의 몸냄새는 모르고 지내지만, 다른 사람의 몸냄새는 과민하게 느껴질 때가 있다. 그러나 몸냄새는 사람이 살아 있다는 증거이기도 하다. 생명이 있는 한 사람이나 동물이나 독특한 냄새가 있다. 몸냄새=불결이란 식으로 과잉반응할 수도 있다. 현대인은 음식물 기호나 취향의 변화, 식생활의 서구화, 냉난방의 발전과 정비 등에 따라 다른 이의 몸냄새에 대해 과민하게 반응하는 것도 사실이다. 몸냄새의 근원은 기본적으로 세 가지가 있다. 우리 몸은 직접 의식하지 않는 동안에도 에크린샘체온 조절을 위한 땀샘과 아포크린샘겨드랑이 밑에 있는 땀샘, 피지선(노화에 의한 냄새의 근원) 등의 분비선에서 쉴 새 없이 땀과 지방을 내뿜는다.

이상의 세 가지가 혼합되어 개개인의 몸냄새가 결정된다. 에크린샘은 전신 각 부위에 약 350만 개가 널리 퍼져 있다. 좋은 땀은 물에 가깝고, 끈적끈적하지도 않으며, 냄새도 거의 없다. 땀샘의 기능이 둔해지면 끈적끈적한 땀이 나온다. 잘 증발하지도 않고, 미네랄 성분이 포함되어 있기 때문에 세균이 번식하기 쉬우며 냄새도 심하다.

427

체취 에티켓 사람에게는 누구에게나 각자의 독특한 몸냄새가 나기 마련이다. 스스로는 별로 느끼지 못하지만, 사람마다 몸냄새가 다르다. 이를 감추기 위해 강한 향수 등을 사용할 경우 도리어 다른 이에게 불쾌감을 줄 수도 있다.

몸냄새의 주원인은 대체로 다음의 다섯 가지이다.

1. 입냄새: 각자의 독특한 입냄새. 구강내의 치아나 잇몸 등에 아무런 이상이 없는 어린애들의 비릿한 입냄새가 바로 이런 것이라고 할 수 있다. 치육염, 치조농루증, 치주염 등 구강내 질병 등, 또는 내장질병에 의한 냄새 등이 있다. 흡연에 의한 강력하고, 특이하고, 공통된 냄새는 다른 이에게는 매우 불쾌할 수 있다. 흔히 있는 생리적 입냄새의 원인으로 설태가 있는데, 이것은 혓바닥 표면에 생기는 아주 섬세한 주름과 주름 사이에 세균이 번식해 생긴다. 상피세포, 림프구, 음식물 찌꺼기 등으로 이루어진다. 때로 열성병, 상부 소화기질병 등에서 볼 수 있다. 식후에 이를 닦을 때는 설태도 함께 닦는 것이 좋다. 음식의 조미료, 고유의 식재료 등 때문에 나라별 특이성을 쉽게 감지할 수 있다.

2. 발냄새: 장시간 신을 신고 난 후 나는 냄새이다. 발바닥은 발등에 비해 20배 정도 피부가 두껍다. 땀샘도 발등보다 3배, 등이나 가슴보다 10배 정도 많다. 믿기 힘들지만 하루 동안 1.5컵 정도의 땀이 나는 것으로 알려져 있다. 땀 자체에는 별로 냄새가 없지만 세균 등이 번식하면 냄새가 난다. 세균은 습기와 각질만 있으면 쉽게 번식한다. 발을 자주 씻는 것이 중요한데 특히 발가락 사이, 피부와 발톱 사이를 잘 씻는 것이 중요하다. 발바닥이나 뒤꿈치의 각질은 가끔 제거하는 것이 상책이다. 땀이 덜 나도록 풋 스프레이foot spray 등을 사용하면 좋다.

3. 나이가령냄새: 모든 사람이 자신은 예외라고 생각하겠으나, 40세만 넘으면 독특한 몸냄새가 나기 시작한다고 한다. 가령에 따라 피지선에 지방산, 과산화지질 등의 물질이 증가하면서 '노인냄새'의 근원이 되는 불포화알데히드의 일종인 '노네날nonenal'의 양이 증가한다. 흔히

아버지, 할아버지 냄새라고 하지만 남녀의 차이는 없다. 할머니한테서도 냄새가 나게 마련이다. 여러 가지 생활습관, 과도한 흡연이나 음주, 스트레스, 과다한 지방 섭취 등도 나이냄새를 부추긴다.

4. 겨드랑이냄새암내: 겨드랑에 있는 아포크린샘이 지나치게 활발한 기능을 함으로써 생긴다. 겨드랑이 털을 제거하고 스프레이나 연고를 사용하면 어느 정도 개선되며 외과적으로 땀샘을 제거하는 방법이 있다. 참고로 원래 귀지는 색이 희며 말라서 물기가 없다. 그런데 귀지가 노랗고 끈적끈적한 사람은 대개 겨드랑이에서 냄새가 난다고 한다.

5. 머리냄새: 가령에 따라 두발이 엉성해지지만 지방은 계속 분비되고 지루성 피부염이 생기면 이것도 독특한 몸냄새의 원인이 된다. 자주 머리를 감는 것 외에는 방법이 없다.

428

내복약 투여법

내복약은 위를 거쳐서 장에서 흡수된 후 혈액으로 들어간다. 간에서 일부는 분해되고 나머지 성분은 몸 전체를 돌면서 약효를 발휘한다. 약의 투여량과 투여횟수가 정해져 있는 것은 약의 혈중농도를 일정한 범위내로 유지하기 위해서이다. 과량이면 혈중농도가 필요 이상으로 상승하면서 약효가 지나치거나 부작용이 생긴다. 그러므로 일정한 용량과 복용시간은 엄수해야 한다. 만일 복용하는 것을 잊었거나 다음 복용시간이 얼마 남지 않았다면 그냥 지나가는 것이 안전하다. 1일 3회 복용약이라면 적어도 4시간 이상, 1일 2회 복용약이라면 6시간 정도 간격을 지키는 것이 원칙이다. 그러나 비타민 종류나 일반 건강식품에 준하는 약이라면 별문제가 없다. 내복약을 먹을 때 음료로는 물이 무난하다. 일반 차류 등은 고유의 성분과 화학반응을 일으켜, 약의 성분과 작용이 변화될 염려가 있다. 또 청량음료는 탄산이 들어 있어 피하는 게 안전하다. 그레이프프루트 주스 등은 특정 혈압강하제의 분해효소 기능을 억제하므로 혈중 농도가 높아져 혈압을 지나치게 떨어뜨릴 가능성이 있다. 우유 등은 항생물질의 흡수를 방해할 수 있고, 술은 약효를 지나치게 활성화할 위험이 있다. 투약은 항상 미지근한 물과 함께 하는 것이 원칙이다. 여러 종류의 약을 한꺼번에 내복하는 것도 예기치 않은 상호작용을 고려해 피하는 것이 상책이다. 투약설명서는 꼭 미리 읽고 투약횟수, 투약량을 확인하고 복용하는 것이 안전하다. 그러나 일반적으로 약품설명서는 글자 크기가 너무 작고 설명이 일반시민용이 아니라는 인상을 줄 때가 많다. 요즘 대형병원 중에는 정제알약 등의 색깔과 모양까지 인쇄한 투약설명서를 주는 곳도 있다.

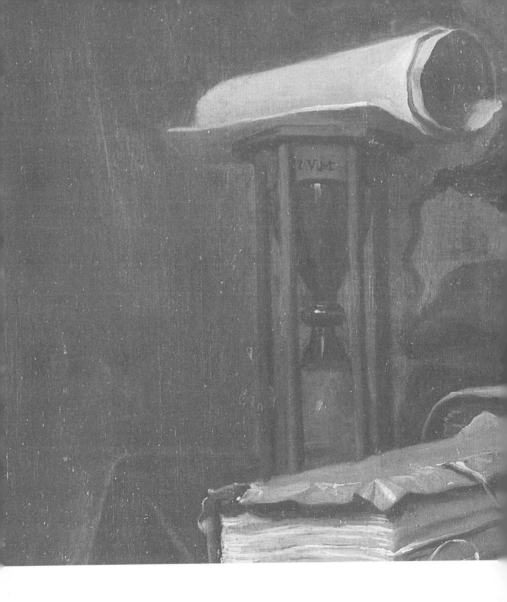

나의 인생,
그리고 삶의 지혜

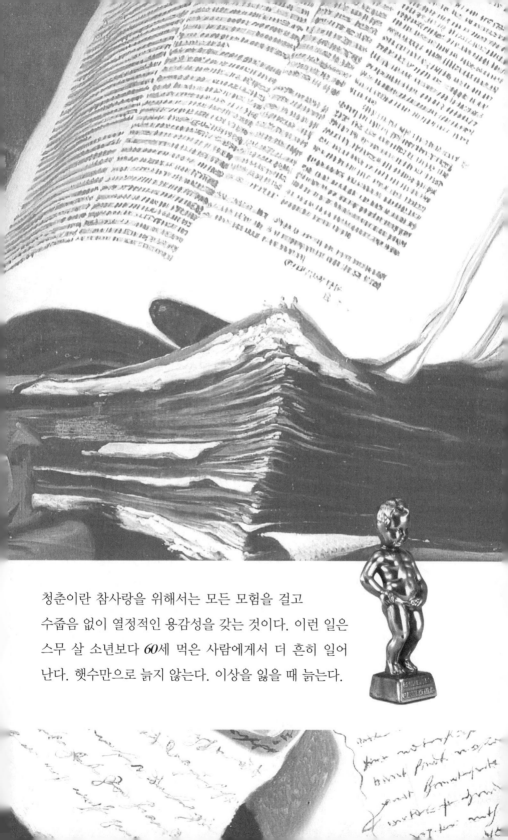

청춘이란 참사랑을 위해서는 모든 모험을 걸고
수줍음 없이 열정적인 용감성을 갖는 것이다. 이런 일은
스무 살 소년보다 60세 먹은 사람에게서 더 흔히 일어
난다. 햇수만으로 늙지 않는다. 이상을 잃을 때 늙는다.

나의 인생,
그리고 삶의 지혜

인복(人福)   해를 거듭하면서 살다 보니 어느새 미수를 지난 지도 1년이 되었다. 언제인지 기억도 희미한데 어딘가에 투고했던 글이 나왔다. 먼 옛날 일이 다시 떠오른다. 그래서 다시 한 번 읽어보기로 한다.

1949년 의과대학을 졸업했으니 의사가 된 지 60년도 훨씬 넘었다. 1953년에 우리나라에서는 드물게, 일찍이 미국에 건너가 비뇨기과학을 공부할 수 있는 좋은 기회를 잡아, 현대 비뇨기과학의 발상지인 존스 홉킨스Johns Hopkins 대학의 스콧Scott 교수 밑에서 공부할 수 있었다. 그런데 사실은 미국에의 초행길을 터준 분은 템플Temple 대학의 맥크레이McCrea 교수였다. 공부를 마치고 정확하게 3년 만에 고국에 돌아왔으나 마땅한 일자리가 없었다. 나는 그래도 이 방황과 고민의 긴 시간을 헛되이 보내지는 않았다.

학위논문을 쓰기 위한 귀중한 시간이 되어주기도 했으니까.

Influence of Hepatic Damage on the Male Reproductive Glands

1. Clinical Observation of Endocrine Change in Liver Cirrhosis
2. Influence of Hepatic Damage on the Effect of Exogenous Sex Hormones on the Reproductive Glands of White Rats
3. Influence of Hepatic Damage on the Effect of Exogenous Sex Hormone on the Reproductive Glands of White Castrated Rats
4. Effects of Cortisone on the reproductive Glands of Male White Rats with Liver Damage

이상의 논문은 「간 손상이 남성 생식선에 미치는 영향」이란 주제로 쓴 것이다. 4편으로 구성되어 있으며 전문이 영문이다. 그때 마침 서울대학병원에 와 계시던 미네소타Minnesota 대학의 N. L. 골트N. L. Gault 교수가 친히 나의 논문을 맡아 새까맣게 교정을 여러 번 봐주었기에 제대로 갖춘 논문이 되었다. 이 논문으로 1961년 8월에 서울대학교에서 의학박사 학위를 받았다. 그러나 1963년이 되어도 정착하지 못해 다시 집을 떠나기로 하고 AFIP미국 국방성 병리학 연구소의 모스토피Mostofi 박사의 제자가 되었다. 그곳은 전 세계 학자들이 부러워하는 병리학의 상아탑이기도 하다. 1964년 12월에 귀국해, 다음 해 4월에 드디어 서울대학교 의과대학에 강사를 거치지 않고 바로 조교수로 임명되었다. 처음 3년간의 미국 유학에서 돌아와 9년이 되던 해이다. 이제구 학장의 결단이었다. 권이혁 학장 시절에는 교무과장으로 교무행정을 배우기도 했다.

그 후 1971년에 교수, 1984년에 의과대학 학장이 되었다. 여러분의 도움으로 모든 일이 잘 풀렸다. 나 자신도 친분이 있었지만, 사실은 김진환 교수와는 각별히 교분이 두터웠던 당시 노신영 국무총리와 나눈 면담은 그동안 매우 침체되었던 우리 의과대학의 역사를 한순간에 바꿔놓는 결정적 계기가 되었다. 바로 그 자리에서 서울대학교 의과대학의 새 연구동 증축을 약속받은 것이다. 당시 총리부 청사 신축계획도 경제불황 등으로 예산을 삭감당하고 모든 정부 신축예산이 동결된 참이었다. 포철에서 1억 원의 발전기금을 받기도 했다. 사실은 박태준 회장의 건강검진을 두 가지 해드리고 얻은 보너스이다. 사실은 2억 원이었는데, 우선 1억 원을 보내왔다. 그 후 생긴 시끄러운 회사사정으로 나머지는 흐지부지 되고 말았다. 박 회장과 김정룡 교수와는 각별한 사이라 나도 그 후광을 약간 받게 된 것이다. 교육보험의 신용호 창업자에게 받은 10억의 기금은 주근원 교수가 주역으로 나서주어서 이룬 결실이었다. 그런데 당시 교무과장이었던 김용일 교수가 너무나 흥분했는지 대금 영수증을 10억이 아닌 1억으로 써 가지고 나와 화제가 되기도 했다. 덕분에 나는 절대로 잊지 않는다, 10억에는 '0'이 아홉 개라는 것을. 요사이도 만나면 그 이야기를 하면서 한바탕 웃는다. 삼성그룹에서 제정한 호암상 제1회1991년 의학상 상금인 5,000만 원을 받은 다음 날, 이것을 모두 서울대학교 의과대학 발전기금으로 기증했다. 집사람은 그 돈을 구경 한번 못했다고 지금도 아쉬워한다. 그러면서도 참 잘했다고 칭찬해주니 고맙다.

이렇게 쓰고 보니 나라는 사람은 의사가 된 후에 너무도 많은 분들에게 신세를 지고 도움을 받으면서 살아왔다. 정말로 여러분께 감사드리고 싶다. 갖은 모략, 중상, 배신, 그리고 크고 작은 훼방도 간간이 겪었으나, 그와는 정반대로 나를 도와주고 격려해준 분들이 훨씬 더 많았기에, 지금의 나 자신이 존재한다고 굳게 믿는다.

영어로 'permanent advisor' 라고 하면 상임고문이란 뜻이다. 나에게는 궂은 일, 어려운 일, 슬픈 일, 신나는 일 등 시도 때도 없이 달려가 속사정을 털어놓을 수 있는 곳, 일을 저질러놓고 이야기하고 의지할 수 있는 곳이 있었다. 근 60년 동안이나 나의 상임고문 역할을 맡아주신 권이혁 전 장관이다. 그분을 옆에서 보좌하는 최 비서까지도 언제나 나에게는 든든한 바람막이가 되어주니 더 말할 나위가 없다.

내가 지금부터 해야 할 일은 지금껏 나에게 여러분이 베풀어주신 인복을 조금이나마 되돌려드리는 일이다.

02

은혜를 원수로 갚다

스스로 생각하기에 나 자신이 꽤 오래 살아온 것이 사실이다. 이런저런 생각을 하다 보니 나도 많은 사람들에게 크고 작은 은혜를 입은 듯하다. 나 자신도 많은 사람들에게 같은 은혜를 베풀기 위해 노력해왔다. 이런 것이 세상살이라고 생각하면서. 은혜를 베푸는 사람은 보은이 돌아오길 바라지 않는다. 그런데 보은은커녕 원수가 되어 돌아온다면? 나의 주변에는 이런 사람이 하나도 없기를 바라지만 그런 일이 일어날 수도 있다는 생각이 든다.

외국에서는 이런 상황을 어떻게 표현하는지 찾아보았더니 재미있는 표현이 꽤 눈에 띄었다.

> Nourish a raven that will pluck out thine eyes.
> 주인 눈을 나중에 후벼팔 까마귀를 기르다니.
> I taught you to swim, and now you'd drown me.
> 수영을 가르쳐주었더니, 나를 물에 빠져 죽게 하겠다고?
> 飼い犬に手をかまれる.
> 기르는 개에게 손가락 물린다.
> 恩を仇で返す.
> 은혜를 원수로 갚는다.

03

별똥,
운석이 떨어지다

2013년 2월 15일, 러시아의 우랄 산맥 인근에 위치한 첼랴빈스크Chelyabinsk 주 지역의 한 고속도로 상공을 운석隕石이 통과하면서 운석우meteorite shower 현상을 일으켰다. 이 운석은 소행성에서 왔을 가능성이 있다고 한다. 이는 500킬로톤kiloton의 폭발력을 갖고 있으며, 제2차 세계대전 때 히로시마에 투하되었던 원자탄의 33배에 상당하는 위력(에너지)을 지니고 있다고 한다. 미국 NASA에 의하면 이번에 떨어진 운석은 무게가 약 1만 톤, 직경이 약 17m이며, 만일 이것이 인구가 밀집된 도시에 떨어졌으면 그 재해는 상상조차 할 수 없었을 것이다. 대기 진입속도는 초속 32.5km, 최근 100년 사이에 떨어진 운석 중 최고의 위력이다(초속 18km이었다는 보도도 있음). 마침 현지는 영하 20℃의 강추위가 몰아닥쳤다. 1,000여 명 부상, 인근 건물 3,000여 곳의 유리창 파손. 전체 손해액이 10억 루블한화 490여억 원. NASA에 의하면 현재의 모든 기술수준으로는 운석의 움직임을 사전관측하는 것은 불가능하다. 태양계에는 작은 천체가 수도 없이 많다. 운석이란 이러한 소행성이나 그 파편이 지구에 끌려 와서 지상에 떨어진 것이다. 지구의 주변은 공기를 포함한 대기권이 주변을 둘러싸고 있다. 운석이 대기권에 들어오면, 기체가 갑자기 눌려 고온이 된다. 그러면 운석이 열 때문에 녹든지 증발해 빛을 낸다. '유성별똥별' 이란 이렇게 빛을 내면서 떨어지는 운석인 것이다.

운석이 날아올 때는 충격파가 생긴다. 물체가 공기 속을 음이 전달하는 속도(1초에 약 340m＝마하Mach 1)보다도 빨리 날면, 주위에서 고속의 공기파空氣波가 생기면서 퍼지는 현상이다.

04

항공기 안전사고 시 생존법 10계명

2013년 7월 7일, 우리나라 여객기가 미국 샌프란시스코 공항에 착륙하기 직전에 지상과 충돌해 끔찍한 참사가 발생했다. 승객 291명, 승무원 16명 등 307명이 탑승하고 있었다. 3명의 사망자와 많은 부상자가 발생했다.

항공기에 탑승할 때 꼭 알아두어야 할 사고 시 생존법 10계명이 있다.
1. 절대로 언제나 안전한 좌석은 없다. 다만 비상구에 가까운 좌석이 때에 따라서는 유리할 수 있다.
2. 승무원의 출발 전 설명과 안전 가이드를 귀담아 듣고 숙지하라.
3. 이륙 후 3분, 착륙 전 3분을 주의하라.
4. 비상구의 위치를 미리 확인하라.

5. 승무원의 지시에 따라 신속하게 행동하라(90초 룰*).

6. 짐은 깨끗이 포기하라.

7. 안전벨트 푸는 방법을 확실하게 알아두라. 미리 풀지 마라.

8. 너무 일찍(미리) 구명조끼에 바람을 불어넣지 마라.

9. 탈출할 때는 과감하게 뛰어내려라.

10. 최대한 빨리 기체에서 멀리 이동하라.

05

보완대체의료

1980년대부터 몸 전체를 하나의 생명으로 묶어 총체적 의료를 지향한다는 전인적 의료 holistic medicine(holos는 그리스어로, 영어의 health건강, holy성스러운, whole 전체의의 뜻)가 유행하기 시작했다. 이는 또 몸 전체의 모든 기능을 유기적으로 묶어 신체고유의 자연치유력과 면역력 등을 높이는 데 중점을 둔다고 했다. 그러나 이것은 체계적으로 과학화된 단계에 이루지 못했고, 물론 객관적인 증거도 확보하지 못했다. 어떠한 대체의료, 예컨대 침술이 임신구토나 항암 화학요법의 부작용으로 나타나는 심한 구토를 감소시키고, 요로감염을 덩굴월귤로 예방하고, 명상으로 혈압을 떨어뜨릴 수 있다는 사실이 입증되더라도 대체의료가 정통의학을 대체할 수 있다고 생각해서는 안 된다. 정통 서양의학은 특히 중요한 예방조처, 특수질병의 원인균과 그에 대항하는 항생물질, 악성 종양 증식을 저해하는 항암제 개발, 특정 심장질환에서 관상동맥 우회수술이나 확

*90초 룰 항공기에 비상상황이 생기면, 90초 안에 모든 승객, 승무원이 완전히 탈출하도록 하는 규정. 초과하면 기내체재 등으로 승객과 승무원의 생존확률이 낮아질 수 있다. 국토교통부의 운항기술 기준고시는 승무원들이 90초 룰을 지키도록 훈련할 것을 의무화하고 있다.

장수술과 같은 구명수술 등에서 절대적인 힘을 발휘한다. 영상의학과 이들을 이용한 각종 중재적·비수술적 시술 등도 괄목할 만하다. 통증 완화요법의 발전은 특히 말기 암환자 등의 생활의 질을 향상시키는 데 공헌한 바가 크다.

어떤 비방약제가 화학요법이나 방사선요법보다도 우월하고, 커피로 관장을 하면 천식발작이 없어지고, 명상으로 심장마비를 예방하고, 말 (해초의 일종)이 당뇨병성 혼수를 물리친다는 등의 근거 없는 대체의료 가 있다. 물론 대체의료를 이용해 만성 질병이나 말기증상의 진행을 지 연시키고 예방할 수도 있다. 만일 심장질환이 없는 예에서, 저지방식을 계속하면서 정규적인 유산소운동과 함께 심상유도요법이나 명상 같은 대체 스트레스 감소요법을 사용한다면 심장마비를 피할 수도 있을 것 이고, 만일 심장질환이 있더라도 이상과 같은 방법으로 막힌 동맥이 뚫 리고 생명이 연장될 수도 있을 것이다. 당뇨병, 고혈압, 고지혈증, 비만 은 물론 특정한 어떤 암도 이와 같은 관심과 함께 과실, 채소, 저지방 식사 등으로 이상과 같은 효험을 기대할 수 있다.

대체의료가 정통의학을 대체할 수 있는 단계에 이르기까지는 매우 긴 시간을 요하며, '객관적인 증거에 의한' 이란 절대적인 조건이 충족 되어야 한다.

06

병 주고 약 주고
-BBN과 BCG 이야기

우리나라 속담에 '병 주고, 약 주 고'라는 것이 있다. 그런데 이는 의학 연구가들이 흔히 하는 실험 방법 중 하나이기도 하다. 1980년대 들어 서울의대 비뇨기과에서는 젊은 과원들이 많은 시간과 연구비를 투자해 이 재미있는 실험을 했다.

BBN은 N-butyl-N-(4-hydroxybutyl)-nitrosamine이란 화학화합물이고, 이를 희석한 것을 일정기간 계속 실험동물(흰 쥐)에게 마시게 하면 방광점막에 암이 발생한다. BCG는 칼메트 게랭 균Bacillus Calmette Guerin이란 오랫동안 인공배양한 무해한 균으로 만든 우형牛型 결핵균이다. 투베르쿨린tuberculin 반응은 음성자(결핵 미감염자)의 피부나 점막 일부에 주사해 그 반응을 보는 것인데 이는 미감염 어린이에게 미리 주사해놓으면 결핵발병을 예방하기도 한다(결핵예방 약으로 사용). BBN은 경구적으로(물에 타서, 예를 들어 0.05% 농도로 실험기간 동안 마시게 함) 설치류와 개에게 투여하면 방광이나 신우, 요관 등에서 사람에서 관찰되는 요로상피암과 비슷한 이행 상피세포암이 주로 발생한다. 흰 쥐에 발생하는 종양은 분화도가 비교적 좋으며 다발성 표재성의 방광암이 대부분인 반면, 생쥐에 발생하는 종양은 분화도가 나쁜 비유두성의 침윤성 종양이 주로 발생한다. 이렇게 해서 우선 병은 준 셈이다. 쥐에게 생긴 병을 다시 치료해야 하니 이번에는 약을 주어야 할 차례이다. 원래 BCG는 결핵과 밀접한 관계가 있는 세균이다. 암과는 전혀 무관하다. 그런데 이것이 방광암을 치료하는 도구가 되는 것이다. 결론부터 밝히면 BCG는 표재성·상피이행성·저악성·비침윤성·유두상 방광암 시기에 치료목적으로 경요도 방광암 레이저 제거술 후 재발방지 차원으로, 또 방광암 재발을 예방하기 위해 사용하는 표준요법으로 정착했다. 방법도 매우 간단하다. BCG를 생리식염수에 희석해, 이것을 방광내에 주입해 일정시간 동안 머물게 한다. 물론 이 요법은 스케줄에 따라 여러 번 반복해야 한다. 이러한 방법으로 방광암을 치료하고, 수술 후 재발을 방지할 수 있다는 것이 얼마나 보람 있는 일인가? 우리의 젊은 후학들이 1980년대 당시에 BBN과 BCG 연구에 동참한 것이 자랑스럽다.

고가의 실험 화학약품 BBN을 충분량 계속 공급해준 동아제약 강신호 회장, 유충식 부회장 두 분의 후원이 없었다면 이 실험은 수행할 수 없었음을 명기한다. 여러 명의 당시 교실원들은 신바람 나게 연구를 계속할 수 있었다.

07

아호(雅號) 국어사전에 의하면 아호란 문인, 학자, 화가, 서예가 등이 본명 외에 짓는 풍아하고 점잖은 호이다. 누구나 지을 수 있는 이름이며, 한 사람이 여러 개의 호를 지녀도 된다. 사실 나 자신은 아호의 진정한 가치나 멋을 거의 모르는 시절에, 급한 사유 때문에 아호를 지어 받았다. 1957년 미국 유학에서 돌아온 직후에, 당시 세상에 잘 알려져 있던 유명화가 금강산인金剛山人 화백을 지병인 전립선비대증과 서혜부鼠蹊部탈장 때문에 자주 뵙게 되었다. 지금 같으면 대수롭지 않은 병이나 정작 환자 본인은 매우 괴롭고 신경 쓰이는 병이다. 화백께서는 당시 반도 호텔(현 롯데 호텔 자리)에서 거의 매일 식사나 커피를 드실 정도로 아주 손꼽히는 멋쟁이였는데 그런 병 때문에 고생이 많으셨다. 그때 나는 미국에서 갓 돌아온 청년 의사였는데 그분 마음에 쏙 들었나 보다. 하루는 둘이서 차를 마시게 되었는데 이렇게 물으셨다.

"닥터 김은 호가 무엇이지요?"

"아직 없습니다."

"아, 그래요? 그림을 하나 그려드릴까 하는데, 이왕이면 호를 넣으면 좋을 텐데……."

일이 매우 급하게 되어 그날 밤 황급히 큰사형을 찾았다. 여차여차 설명을 하고 좋은 이름을 부탁했다. 그는 마침 경성제대 문학부 출신이고 나중에 국사편찬위원장까지 지냈으니 작명에는 아주 적격이었다. 그렇게 얻은 호가 바로 일벽一碧이다. 그때 내 나이 겨우 34세. 두 분은 이미 작고하신 지 오래다. '一' 자는 많은 뜻을 지니고 있다. 내 나름대로 여러 의미를 부여한다면, 단순하게 '하나'라는 뜻, 평범하다는 뜻, 순수하다는 뜻, 대단하다는 뜻, 으뜸이라는 뜻 등 무엇이든 갖다 붙일 수 있다. '碧' 자는 '푸를 벽'으로 '푸름', '푸른 초록색', '단단하고 푸른 옥돌' 등을 뜻하는 것으로 나에 대한 사형의 은근한 기대를 표현한 것이라 해석하고 있다.

아호라는 것은 자신의 자화상일 수도 있고, 인생의 목표일 수도 있고, 또 자신의 이상일 수도 있는데, 내가 참으로 인상 깊다고 해석한 호가 하나 생각난다. 나의 선배로 항상 존경하던 분인데 지금은 이미 고인이 되셨다. 그분의 호는 여신汝愼이다. '그대는 항상 조심하라. 삼가라'라는 뜻이리라. 참으로 겸허하다. 좌우명이라도 좋다. 이름은 물론 각자에게 알맞은 뜻이 있어서 지은 것이고, 아호는 그런 뜻에서 특히 그러하다. 아호를 순한글로 표기하는 예를 가끔 본다. 한자에서 따온 것이 분명한데 한글만으로 표기한다면 그것은 아호의 깊은 뜻을 표현했다고 볼 수 없다. 금강산인 화백이 보내온 능소화凌宵花 그림 한 폭에는 다음과 같은 글월이 쓰여 있다.

枝牽蔓 轉葉紛紛 지견만 전엽분분
數朵紅蔫 學出群 수타홍천 학출군
盤石托根 君莫笑 반석탁근 군막소

只言身是 致靑雲 지언신시 치청운

一碧博士 仁兄 雅正　金容鎭 時年 八十又六 (1957)

가지가 덤불을 당기고

잎들은 여기저기 흐트러져 있는데

여러 가닥 늘어진 붉은 꽃 중에

무리에 뛰어난 한 송이 돋보이네.

넓고 든든한 돌 위에 뿌리 얹혀 있다고

그대여 웃질랑 마오.

말과 몸가짐이 바르면

청운의 꿈은 이루어진다오.

08

최상의 존재, 하느님

매우 흥미로운 통계 하나를 소개한다. 가장 신임도가 높다는 갤럽Gallup 여론조사 결과이기 때문에, 일단은 믿을 만하다고 생각된다. 미국인 열 명 중 아홉 명은 기도를 하며, 이 중 75%는 매일 기도를 한다. 무엇을 위해 기도하느냐는 물음에는 98%가 '가족의 안녕'이라고 응답했다. 종교와도 전혀 무관하게 '최상의 존재, 즉 신 또는 하느님the Supreme Being'께 기도하고, 모든 것을 그분에게 맡긴다는 사람들이 많다.

우주의 온갖 신비스러운 사물과 모든 현상, 즉 삼라만상森羅萬象, 그리고 온갖 창조물들과의 무언의 공존과 조화. 우리는 그 속에서 살고 있다.

또 다른 연구보고서에서는, 모든 질병에서 '기도'는 가장 절실하고 믿을 만한 대체요법이 될 수 있다고 했다. 이는 각자가 지니고 있는 자연치유력 또는 면역력을 되찾기 위한 체력과 신념을 이끌어낼 수 있는 기적과 같은 것이고, 이 또한 최고의 존재의 힘이라고 믿는 사람들이 많다(필자의 주변에서도 C, K, H, K 등 기적과 같은 예를 들 수 있다. 이들은 모두 S대 의대의 명예교수들이기도 함).

09

습기 – 장마

2012년은 유난스럽게 5월부터 더위가 찾아왔다. 그만큼 장마도 일찌감치 시작될 것 같아 우선 무더위가 걱정이다. 사람의 몸은 살아 있는 동안 계속 열을 만든다. 만일 이 열이 계속 몸에 남아 있다면 체온이 한없이 올라가 견딜 수 없어질 것이다. 그런데 다행히도 이 열은 몸 주변을 둘러싼 공기 속으로 방출되어 체온이 일정하게 유지된다. 이때 중요한 것은 공기 속의 수분의 양이 얼마나 되느냐(습기)이다. 이때 습기가 낮으면 증발에 의한 방열이 이루어지며 체온이 조절된다. 그러나 습도가 높다면 수분이 증발하기 힘들고 방열효과가 떨어질 수밖에 없다. 체온을 유지하기 위해서는 더욱 적극적으로 땀을 흘려야 한다. 그런데 이 땀도 잘 증발하지 않으니 그저 맥없이 흐를 수밖에 없다. 결국 몸에 점점 더 큰 부담을 준다. 그에 따라 몸은 점점 더 무거워지고 침울해진다. 같은 온도라도 습도 때문에 더 덥게 느끼고 더 많은 땀을 흘리게 되니, 몸속의 수분은 점점 더 줄고 탈수상태까지 이른다. 이때는 땀을 흘릴 수분조차 없어지니 체온이 한없이 상승하고 마치 일사병이나 열사병과 같은 위험상태에 빠진다. 충분한 수분공급은 특히 노인들에게 절대 필요한 장마철의 상식이다.

모기   모기 중 사람을 무는(사람의 피를 빼는) 것은 암놈뿐이다. 알을 낳기 위해 단백질 등을 얻기 위한 행동이다. 모기에 대해 알아보자.

모기에게 물리면 가려운데; 모기는 바늘처럼 생긴 주둥이 끝을 피부에 찌르고 자신의 타액을 집어 넣어 피를 짜내 빨아 먹는다. 그 타액에 피부를 가렵게 하는 성분이 있다.

모기가 먹는 것은; 보통 때는 꿀, 수액(식물의 수분), 물 등을 핥아 먹는다. 그러나 암놈이 알을 낳을 때는 단백질이나 지방, 아미노산 등이 필요해 사람의 피를 빨아 먹는다.

모기에게 잘 물리는 사람은; 체온이 높거나, 땀을 많이 흘리거나, 음주 후에 숨이 거칠 때 물리기 쉽다. 모기는 이산화탄소 외에 땀 속에 있는 유산이나 고온에 유인되기 쉽다.

모기를 비롯해 모든 곤충류는 시력이 약하고 주위를 잘 못 본다. 모기도 두부의 촉각으로 이산화탄소나 냄새 등을 감지한다.

11

무즙 사건   지금으로부터 40여 년 전, 그때는 중학교 입학 필답시험이 있었다. 문제 중 복수의 정답이 나올 수 있는 문제가 있었는데 경솔하게 단답처리를 해버린 결과 커트라인에 걸린 몇 명의 수험생이 낙방하고 말았다. 물론 학부모들이 조용히 굴복했을 리 없고, 실제 실험을 통해 증명해 보였다. 이른바 '무즙 사건'이다. 그 당시 무즙 덕분에 당당하게 입학식에 참가한 홍안의 남녀 학생들, 아마 환갑은 이미 지났겠지? 그리고 당시 핏대 올리고 쫓아다녔던 무즙 사건 당사자 학생의 학부모님들은 지금쯤 85~86세일 것이다.

그런데 바로 그 무즙이 우리들의 노화를 막아주는 만능 불로식품이라니! 무를 강판에 갈면 건더기와 즙이 나온다. 이 무즙 속에는 다량의 비타민 C와 소화효소인 디아스타아제 등 여러 가지 유효성분이 있다. 무를 강판에 갈면 매운맛의 성분이 나온다. 이소티오시아네이트 isothiocyanate란 성분이다. 이 성분은 훌륭한 약효를 발휘한다. 강력한 살균력이 있고 면역력, 소화력을 높이며, 암세포증식과 암의 전이를 막아준다. 당뇨병과 고혈압, 혈전예방에도 좋다는 보고가 있다. 무즙 속의 유효한 휘발성분은 시간이 경과함에 따라 감소하므로 미리 갈아두지 않는 것이 좋다.

12

총검술 일본이 태평양전쟁에서 패배를 거듭하던 시절에는 상식을 벗어난 일들이 곧잘 일어났다. 때가 때인지라 교련군사훈련시간이 너무 자주 돌아와 우선 싫었다. 출석을 부를 때마다 내 차례에서 멈춘다. 창씨개명을 하지 않은 데 대한 끈질긴 형벌이겠지. 그리고 나를 앞에 불러세우고 군인칙어軍人勅語를 암송하란다. 군인칙어는 이른바 '군인에게 하사한 일본천황의 칙어'로 일본 군인에게는 바이블과 같으며, 군인칙어의 앞글자인 '군' 자만 나와도 군인들은 소스라치게 놀라 부동자세를 취해야 하는 신성불가침의 성언聖言이었다. 교육에 관련된 또 하나의 칙어인 '교육칙어'와 동등하다. 그런데 나는 그것을 외우지 못했고, 다음 시간에도 또 불려 나갔으나 외우지 못했다. 외울 생각이 없었기 때문이다. 하지만 도저히 버틸 수가 없어서 손을

들기로 했다. 그래서 그것을 외우기로 했다. 아니나 다를까 다음 교련 시간에 또 불려 나갔다. 이번에는 처음부터 끝까지 정확하게 외웠다. 그 후로는 나에게는 물론이고 누구에게든 암송을 하라는 심통이 사라졌다. 한번은 총검술을 하는 시간에 또 불려 나갔다. 이번에는 칙어암송이 아니라 총검술 시범이었다. 상대는 일본인 학생이었는데 아마도 이름이 이나다稲田 군이었던 것 같다. 나보다 체격이 조금 작았는데 몇 번 목제 총검으로 여기저기 찔러보았으나 통하지 않았고, 오히려 잘못하면 당할 것 같았다. 정신을 가다듬다가 드디어 이때다 하고 한 곳을 정통으로 찔렀다. "のど노도, 목구멍!" 하고 소리 지르며 정확하게 찔렀다. 정통으로 꽂히면서 그는 쾅 하고 엉덩방아를 찧고 뒤로 넘어갔다. 당연히 나의 완전한 승리였고, 그는 곧바로 일어서지도 못했다. 우리 둘은 그래도 그 후 곧잘 어울려 잘 지냈다. 교련 교관하고도.

13

복스러운 귀

얼굴에서도 특히 귀가 잘생겼다고 하는 것은 귀가 크고 길고 두툼하며 특히 귓불귓밥이 탐스럽게 두껍고 큰 사람에게 해당된다. 쉽게 설명하면 대웅전에 앉아 계신 부처님의 귀를 닮은 귀라고 하면 되겠다. 그런데 이것이 부처님이 아니라 사람 얼굴에 달려 있으니 주목의 대상이 될 수밖에 없다. 이런 귀를 복귀福耳라고들 한다. 그런데 정말로 이런 귀가 복을 가져다줄까? 관상을 보는 사람은 이렇게 말한다. 귀를 위아래로 나누면 위는 능력, 아래는 욕심을 나타내는데 욕심이 있어도 능력이 없으면 큰일을 할 수 없다고. 복귀에 대해서는 귓밥이 크면 돈이나 애정에 대한 의식이 높은 경향이 있다고 한다. 그런데 귀 모양은 나이와 함께 변할 수도 있다고 한다.

이와는 별도로 독일의 한 의사는 귀를 분석한 결과, 귀 상부에서는 사람의 지성이나 교양의 깊이를 알 수 있고, 하부에서는 감수성이나 감정반응의 정도를 느낄 수 있다고 한다. 일본의 어느 유명한 이비과학 국립대학 명예교수는 한마디로 의학적으로 귓밥의 형상에는 아무런 의미가 없다고 말한다. 귀의 모양도 중요하지만, 우선은 잘 들려야 하고, 잘 들어야 한다. 남의 말을 잘 듣는 일의 중요성의 상징으로 귀는 매우 중요하다.

봄을 타다, 여름을 타다, 가을을 타다, 겨울을 타다

14

우리나라처럼 사계절이 비교적 잘 구분되는 곳도 없는 것 같다. 그런데 우리나라도 점점 계절의 구분이 무너져가고 있다. 옛날부터 우리나라에는 봄을 탄다, 여름을 탄다, 가을을 탄다 등의 표현이 있다. 그러나 겨울을 탄다는 말은 별로 들어보지 못한 것 같다. 추위를 몹시 탄다는 말은 흔히 들지만. 우리나라에서는 가을이 되면 기후가 맑고 습기가 덜하고 선선해, 몸의 모든 기능이 정상화된다. 여름 내내 더위와 습기에 시달리다가 권태감, 식욕부진, 짜증 등이 서서히 걷히기 때문이리라. 그렇지만 이제 세월이 달라졌다. 땅에 묻어둔 김장김치만으로 기나긴 겨울을 나야 했던 옛날에는 봄이 되면서 많은 사람들이 빈혈과 피로와 무력감 등으로 밭갈이 등의 농사일을 제대로 못하기 일쑤였다. 그 시기가 농촌의 곡식이 떨어지는 소위 춘궁기이다. 일반 사람이고 농부이고 모두 영양부족 상태인 것이다. 그때 쉽게 그것을 '봄을 타기 때문'이라고 했던 것 같다. 지방에 따라 다르겠으나 우리는 예부터 여름은 덥고, 습하고, 겨울은 춥고 냉한 기후에 적절하게 대응하면서 살아왔다. 으레 그러려니 하고 살아왔다고나 할까? 근래에 인위적인 과도한 난방이 우리 몸의 적응능력을 저하시키는 것도 사실이다. 각 계절을 보내는 양상이 많이 달라졌다.

그렇지만 여전히 여름을 타지 않을 수가 없다. 이상고온, 이상강우, 시도 때도 없는 거대태풍의 내습, 뒤따르는 대형 수해 등. 우리의 몸은 계절의 변화에 적절하게 대응하면서 살고 있다. 우리 몸의 항상성 조절의 기본적 기능에 따라서 겨울에는 기초대사가 활발하며, 열을 생산해 몸을 데우며, 여름에는 반대로 열생산을 억제한다. 신체가 쾌적하다고 느껴지는 기온도, 여름에는 겨울에 비해 30℃ 정도 높다. 더운 여름에는 몸을 식힘으로써 적응하기 쉽도록 한다. 우리 몸의 자율신경은 장기적인 리듬과 함께 체내에는 24시간의 기온변화에 대한 체온조절 기능이 쉴 새 없이 작동하고 있다.

15

참대나무 숲의 임종

참대나무의 수명은 약 20년이란다. 20년이 지나면 대나무는 시들어서 죽어가지만 이때까지는 매년 죽순이 돌아나와 새로운 대나무가 생긴다. 점점 증식하면서 큰 대나무 숲을 형성하지만 언젠가는 수명을 다해 종말을 맞게 된다. 대나무란 원래 지하경地下莖으로 증식한다. 즉, 대나무의 자손은 죽순이고, 이 죽순은 땅속에 있는 지하경에서 쑥쑥 돌아나면서 지상으로 올라온다. 다른 식물처럼 꽃이 피어 열매를 맺고 씨를 떨어뜨려 새로운 싹이 트는 식의 대행사는 100년에 한 번 정도 있는 것으로 보통은 자신의 신체 밑부분에서 자손이 생기고 증식하는 무성적無性的

방법으로 증식한다. 즉, 숫꽃술과 암꽃술의 교배라는 일반 식물의 번식
방법이 아니다.

종말을 맞이하리라는 사실을 미리 알아차릴 수 있는 방법은 우선 죽
순이 있는지 살펴보는 것이다. 죽어가는 대나무 숲에는 죽순이 생기지
않는다. 앞에서 설명한 것처럼 무성생식을 몇 번 되풀이한 끝에 새로운
죽순을 만들 힘이 떨어지고 만다. 그런데 이때 대나무 숲 전체에는 일
제히 꽃이 핀다. 장관이 아닐 수 없다. 그 후 대나무는 결국 모두 말라
죽는다. 이것이 바로 대나무 숲의 '클론 수명의 최후'인 것이다. 꽃이
핀 대나무는 숫꽃술과 암꽃술의 교배로 결실을 거두고 씨가 되어 다시
새로운 대나무 숲을 준비한다. 씨가 떨어진 곳에서는 새롭게 싹이 트고
새 대나무가 자라고 다시 한 번 100년 주기의 클론 집단을 만들어 살아
가게 된다.

참대나무 숲에 꽃이 피면 불길한 일이 생긴다는 어느 나라의 전설은
아마도 참대나무의 특성이 밝혀지기 이전의 이야기일 것이다.

16

외로운 조지　　'외로운 조지lonesome George'는 지난 2012년 6
월 24일에 사망한 갈라파고스 섬의 마지막 코끼
리거북의 이름이다. 해부결과 조지의 사인은 노화에 의한 자연사인 듯
하다고 발표된 바 있다. 그는 100세(이상)였다고 했으나 명확한 근거는
없다. 1993년 이래 생김새가 닮은 이사벨라 섬과 에스파뇰라 섬의 암
컷들과 함께 사육되었으나 생식행동은 볼 수 없었다고 하며, 이것은 아
마도 조지가 이미 생식연령을 넘었기 때문일 것이다. 사체는 박제로 만
들어 40년을 지낸 산타클로스 섬에 전시되었다. 갈라파고스 코끼리거

북은 서식지별로 14~15아종亞種으로 분류된다. 조지가 속한 '핀타 코끼리거북'이 멸종되어 현존하는 것은 10아종뿐이지만 핀타 코끼리거북은 살아남아 있다는 설이 있다. 야생생물이 독자적인 진화를 이루고 다윈이 진화론의 착상을 얻은 갈라파고스제도는 1978년에 육지 부분이 세계자연유산 제1호로 등록되었다. 그러나 주민이나 관광객의 급증 등에 따른 외래종의 침입으로 고유 동식물의 생태가 위협받아 2007년에 위기유산에 등록되기도 했다. 인기를 독차지했던 조지의 부재로 세계의 관심을 잃고 관광수입과 기부금은 감소되었다고 한다.

17

칠거지악과 암의 칠거지악

칠거지악七去之惡은 예부터 전해 내려온 아내를 내쫓는 구실허물 일곱 가지를 말한다. 물론 현대에는 맞지 않는 이야기지만 시부모에게 불손한 것, 아이 못 낳는 것, 행실이 음탕한 것, 질투하는 것, 나쁜 병이 있는 것, 말이 많은 것, 도둑질하는 것을 가리킨다.

그런데 암에도 다음과 같은 칠거지악이 있다. 바로 이런 이유들로 암은 뿌리째 뽑아야 한다.

1. 마음대로 계속 번식한다. 세포증식에 관여하는 유전자가 지나치게 활발하다.
2. 죽지 않는다. 정상세포와 같이 신진대사, 세포의 세대교체가 이루어져야 하는데, 세포사細胞死의 유전자가 작동하지 않는다.
3. 정상적으로 증식하지 않고 세포가 멋대로 자란다.
4. 항암제가 듣지 않는다.
5. 면역력이 없어지거나 약화된다.

6. 혈관신생유전자로 하여금 마음대로 새롭게 혈관을 증식하게 해(혈관신생), 암세포의 증식과 전이에 박차를 가한다.

7. 무법적으로 주변세포를 파괴하고 암세포를 증식시킨다.

18

존엄사와 안락사　　인간의 죽음은 평화스러운 상태에서 이승
　　　　　　　　　　이 세상으로부터 존엄과 신중성을 갖춘 퇴
장이어야 하며 궁극적으로는 고통과 괴로움, 무서움이 없는 과정이어
야 한다(Oxford, Palliative Medicine, 2004).

　존엄사尊嚴死는 말기의 불치병 환자에게 연명치료를 유보 또는 중단
함으로써 초래하는 죽음, 즉 자연사의 임종과정을 의미한다. 여기에서
환자 본인의 의사나 대리인을 통한 확실한 본인의 의사가 중시되며 환
자에게 효과가 없는 연명치료를 함으로써 부가적인 고통만을 가하는
것은 피한다는 임종환자 존엄의 뜻과 환자의 권리 존중이라는 뜻이 포
함되어 있다. 여기에서 중요하게 강조해야 할 점이 연명치료의 중단을
치료의 중단과 혼동하지 말아야 한다는 것이다. 연명치료는 중지해도
통증관리나 생리기능 유지 등의 완화치료는 계속되며 자연사 임종을
환자의 뜻에 따라 존엄하게 맞을 수 있도록 해준다는 뜻이다.

　안락사安樂死는 환자가 감내할 수 없고 치료로 조율할 수 없는 고통을
없애기 위해 환자 본인 이외의 사람이 환자에게 죽음을 초래할 물질(약
물)을 투여하는 등의 인위적이고 적극적인 방법으로, 자연적인 사망,
자연사 시기보다 앞서 사망에 이르게 하는 행위이다. 환자가 원하든 원
하지 않든 간에 환자의 사망에 의사가 직접적으로 관여하는 '적극적
안락사'와 환자 자신의 생명을 끊는 데 필요한 수단이나 그것에 관한

정보를 의사가 환자에게 제공함으로써 환자 스스로의 죽음을 앞당기게 하는 '의사도움 자살' 등을 안락사로 정의한다.

이상과 같이 회생 가능성이 없는 환자에 대한 연명치료 중단인 '존엄사'와 '안락사'에는 엄연한 차이가 있다는 사실이 의료적·임상적으로나 윤리적으로 또는 법적으로 가장 중요하고도 본질적인 사실로서, 논리적으로 변호(방어)되고 지속되어야 한다는 것이다(존엄사, 김건열, 2005에서 인용).

19

죽음의 5단계

로스Elithabeth Kubler Ross 박사는 세계적인 임사학臨死學의 권위자이다. 그가 제창한 '죽음의 5단계'는 임종하는 모든 환자가 겪는 여러 단계의 심적 고통과 갈등을 이해하는 데 아주 중요한 지침이 되고 있다. 물론 모든 환자가 이러한 순서를 동일하게 밟는 것은 아니지만, 많은 환자가 이러한 단계를 거쳐 죽음을 맞는다고 본다. 다음과 같은 임종환자의 심적 갈등과 그들의 행동을 이해하고 대처하는 데 도움을 얻을 수 있다.

1. 부정: "아니다, 나는 아니다. 왜 하필 나냐?"

그의 병이 불치병이거나 말기 단계라는 사실을 알게 되었을 때의 전형적인 첫 반응은 부정이다. 이 부정이라는 심리반응은 그가 받은 충격을 완화시키는 데 도움을 준다.

2. 분노와 노여움: "내게? 왜 하필 나냔 말이야?"

다른 사람들은 다 건강하게 잘 살아가는데 왜 나만 죽어야 하느냐? 하는 노여움과 분노로 대부분이 하늘(하느님)을 원망하게 된다.

3. 타협: "그래, 할 수 없지 뭐……. 그렇지만……."

죽음이란 현실을 받아들이기로 하면서 그래도 좀 더 살 시간을 가지려고 하는 타협의 자세로 돌아간다. 하늘 또는 하느님과 타협하고 싶어 한다. 한번도 하늘(하느님)을 찾지 않던 사람도 이제부터는 좀 더 좋은 일을 하고 싶고, 베풀고 싶고, 남과 세상에 보탬이 될 테니까 1주일이라도 또는 1년만이라도 더 살게 시간을 달라고 하늘과 타협한다.

4. 우울: "그래, 드디어 내게 왔단 말이지……."

지난날의 일들, 실패했던 일들, 하지 못했던 일들, 잘못한 일들에 대해 슬퍼하면서 죽음을 맞는 '예비 비통시기'에 들어서게 된다. 환자는 조용해지고 모든 방문객을 거절한다. 이때는 환자 스스로의 내적 · 심적인 안정을 찾게 되는 시기이다.

5. 수용: "나의 시간은 여기까지다. 그래, 괜찮다."

환자에게는 행복한 순간도 아니고 그렇다고 불행한 순간도 아니다. 다만 감정은 없지만 단념하지 않는 승리의 느낌을 경험하는 순간일 수 있다.

20

씨 없는 수박 1

몸도 마음도 함께 편한 곳이 바로 이곳 실버타운이라고들 한다. 우리 부부는 10년 훨씬 넘게 이곳에서 잘 살고 있다. 후식으로 수박 한 쪽을 먹으면서도 실감한다. 전에는 수박을 한 통 사면 두 식구가 다 먹기엔 많고 오랫동안 보관하면 맛이 변해 안타까웠는데 여기에서는 그런 걱정이 없으니 좋다. 요사이 먹는 수박은 어찌나 달고 잘 익었는지 너무 신기할 정도이다. 그런데 '이왕이면 씨 없는 수박이라면 더 좋았을 것을……' 하고 쓸데없는 생각도 해보곤 한다.

472

우리나라 가족계획 운동이 한창일 때, 정관수술을 받을까 말까 고민하지만 겁도 나고 망설이기도 하는 남성들에게 '씨 없는 수박' 이야기를 수도 없이 들려주었다. "그래, 수박에 씨가 없다면 얼마나 편하고 좋으냐. 실컷 먹기만 하고 씨를 따로 뱉을 필요도 없고……." 우리나라의 가족계획 운동은 성공했고 국제적으로도 시범국가가 되어 개발도상국들에게 제법 선진국 행세도 했다. 지금은 우리나라의 인구가 우려할 정도로 줄어들어 정부와 국민들의 걱정이 늘고 있다.

씨 없는 수박 2

지금으로부터 45년 전쯤의 이야기이다. 찌는 듯 더운 7월 말 어느 날 오후, 칠순을 막 넘었을까 말까 한 신사 한 분이 엷은 회색 정장에 파나마모자를 한 손에 단정하게 들고 진찰실에 나타났다. 뒤따라 들어선 여성은 보기에 30대 후반이 아니면 40을 갓 넘은 듯한 요조숙녀형 미인이었다. 곧 문진을 시작했다.

"어떻게 오셨습니까?"

"네, 좀 상의드릴 것이 있어서요."

"말씀하시지요."

그러자 노신사는 뒤따라 들어온 여인에게 눈짓을 하면서 "잠깐 나가 있겠어요?" 한다. 노신사는 2년 전에 상처를 하고 지내다가 자손과 친구들이 재혼해 노후를 편하게 지내는 것이 좋지 않겠느냐고 끈질기게 권유하는 데 못 이겨 1년 전에 우선 정관수술을 받았다고 한다. 그래서 그때 받은 수술이 잘된 것인지 확인하고 싶어서 왔단다. 간단하게 진찰해보니 정관수술을 한 자리가 딱딱하게 굳어 있어 정관수술은 잘된 것

같고, 다른 곳은 모두 정상으로 보였다.

지금 나이에 재혼해 새삼스럽게 생산이라도 하면 큰일이라고 조심하는 노신사의 깊은 배려려니 추측해보았다.

"그러면 내일 오실 때 정액을 좀 받아가지고 오시면 되겠습니다."

"그렇게 말씀하실 것 같아서 여기 받아가지고 왔습니다."

용의주도한 신사였다.

다음 날 두 사람이 다시 찾아왔다. 그 숙녀의 옷은 엷은 하늘색 모시 한복으로 바뀌어 있었다. 노신사는 또다시 여인에게 잠깐 나가 있으라고 눈짓을 했다.

"네, 결과가 나왔습니다. 수술 잘 받으셨고, 정자는 하나도 안 보입니다. 안심하십시오. 그리고 두 분 축하드립니다."

그런데 순간 노신사의 표정이 매우 일그러진다.

"검사결과는 틀림없는 것이겠지요? 한 번 더 해보면 ……."

"아니요, 절대로 틀림없습니다. 안심하십시오."

한숨을 두어 번 내쉰 다음에 털어놓은 그의 사연은 다음과 같다.

그 여인과는 점잖은 사람의 중매로 서로 알게 되고, 짤막한 교제기간을 거친 후 5개월 전에 정식으로 맺어져 너무도 행복하게, 마치 회춘한 것처럼 살아왔는데, 최근 갑자기 입덧 같은 증상이 나타나기 시작했다는 것이다. 의아하게 생각하면서도 혹시 몰라서 병원에 데려갔더니 임신이 확실하다고 했다는 것이다. 노신사는 다시 한숨을 푹 쉬면서 순간 어지러운 듯 주춤했지만, 끝내 매우 침착하고 조용히 젊은 부인을 데리고 총총히 병원을 떠났다.

씨 없는 수박을 처음으로 만든 사람이 우리나라의 우장춘 박사라고들 하는데, 그 진의는 잘 모르겠고, 아직도 수박에는 씨가 있다. 그리고 씨 없는 수박으로도 임신은 되는 것인지……. 여하튼 수박에는 씨가 있어도 걱정, 없어도 말썽, 이래저래 머리 아픈 것이 우리 삶인가 보다.

22

청춘이란 새뮤얼 울먼Samuel Ullman은 미국의 사업가로 78세에 「청춘」이란 시를 썼다. 그가 80세가 되던 날 그의 가족은 생일을 축하하기 위해 그 시가 실린 시집을 출판해주었다. 그가 사망한 후 오랜 세월이 흐른 뒤에도 그의 시는 별로 세상에 알려지지 않다가 맥아더 장군이 일본에 점령군 사령관으로 부임한 후부터 폭발적으로 인기를 얻기 시작했다. 그에 앞서 마닐라 사령부에서도 그 시를 집무실에 걸어놓을 정도로 그의 시를 사랑했다. 물론 맥아더 장군의 도쿄 사무실에는 이곳저곳에 그의 시가 걸려 있었다.

꿈을 안고, 용기와 모험심을 간직하고, 감동하고, 또 어린이처럼 눈을 반짝이고, 호기심에 차 있고……. 이렇게만 산다면 80세가 바로 청춘인 것이다! 인생 70 고래희라 한 두보는 정작 60까지도 살지 못했다. 시대는 바뀌고 또 바뀌면서 현재 우리나라의 평균수명은 80세를 이미 남녀 공히 넘은 셈이 되었다. 최근 들어 100세 넘은 어르신 장수자 이야기를 쉽게 듣는다. 필자가 살고 있는 이곳에서도 그 '제1번' 이 바로 며칠 전에 드디어 탄생했다. 그분의 건강장수를 기원한다!

Youth

Samuel Ullman

Youth is not a time of life; it is a state of

mind; it is not a matter of rosy cheeks, red lips and supple knees; it is a matter of the will, a quality of the imagination, a vigor of the emotions; it is the freshness of the deep springs of life.

Youth means a temperamental predominance of courage over timidity of the appetite, for adventure over the love of ease. This often exists in a man of sixty more than a boy of twenty. Nobody grows old merely by a number of years.. We grow old by deserting our ideals.

Years may wrinkle the skin, but to give up enthusiasm wrinkles the soul. Worry, fear, self-distrust bows the heart and turns the spirit back to dust.

Whether sixty or sixteen, there is every human being's heart the lure of wonder, the unfailing child-like appetite of what's next, and the joy of the game of living. In the center of your heart and my heart there is a wireless station; so long as it receives messages of beauty, hope, cheer,

courage and power from men and from
the infinite, so long are you young.

When the aerials are down, and your spirit
is covered with snows of cynicism and
the ice of pessimism, then you are grown
old, even at twenty, but as long as your
aerials are up, to catch the waves of optimism,
there is hope you may die young at eighty.

청춘

청춘은 인생의 특정시간이 아니라
정신의 상태이다. 장밋빛 볼, 붉은 입술, 나긋나긋한
무릎이 문제가 아니다. 강한 의지, 풍부한 상상력,
끓는 정열, 이런 것들이 문제인 것이다. 깊은 샘물의
신선함, 바로 이것이 청춘이다.

청춘이란 참사랑을 위해서는 모든 모험을 걸고
수줍음 없이 열정적인 용감성을 갖는 것이다. 이런
일은 스무 살 소년보다 더 흔히 60세 된 사람에게서
일어난다. 햇수만으로 늙지 않는다. 이상을 잃을 때 늙는다.

나이는 피부에 주름살을 만든다. 그러나 정열을
잃으면 마음이 주름투성이가 된다. 걱정, 두려움,
자기부정은 마음의 기력을 꺾고, 결국은 혼란 속으로
빠지게 한다.

60세이고 16세이고, 사람이란 누구에게나 새롭고
신기함에 유혹을 느낀다, 끊임없이 일어날
어린이들의 또 다음의 호기심과 같은 것, 이것이 바로
삶의 즐거움이다. 그대와 나의 마음 한가운데에서는
서로의 무선교류가 있다. 아름다움, 희망, 환희,
용기와 힘들을 그들로부터, 그리고 조물주로부터
받고 있는 동안, 그대는 언제나 청춘인 것이다.

이 교신이 끊기고, 그대의 마음이 냉소라는 눈에
덮이고, 비탄이란 얼음에 갇혀버린다면, 그대는
20세라도 이미 늙어버린 것이고, 만일 무선이 다시
움직여 낙관의 통신이 복구된다면, 80세가 되어도
그대는 언제나 청춘!이다.

23

백세(百歲)

百歲

柴田 トヨ

私 來年に なると
百歳に なるの
奉公, 戰爭, 結婚, 出産, 貧しい 生活
いじめられたり 悩んだり
辛いこと 悲しいことも
あったけれど

空は 夢を 育(はぐく)み
花は 心に 潤いを
風のささやきは 幾たび
私を 勵ましてくれたことだろう
あっと いう間の 九十九年
兩親も夫も お友だちも
みんな 逝ってしまった
でも 次の 世で 會えるわね
私 笑顔で 會いたい
そして いろいろなこと
話してあげたい
百歳のゴ―ルを
胸を張つて 驅けぬけよう

나 내년이 되면
100세가 된답니다.
남의 집 가정부 노릇, 전쟁, 결혼, 출산, 가난한 살림,
구박도 받고 번민도 하고
힘들기도 슬프기도 했지만
하늘은 꿈을 키워주고
꽃들은 마음을 촉촉하게
바람의 속삭임은 몇 번이고 또 몇 번이고
나를 북돋아주었지.
깜짝할 사이에 지나가버린 99년의 세월.
아버지도 어머니도, 남편도, 그리고 친구들도
모두들 다 떠나가버렸지.

그래도 다음 세상에서 다시 만날 수 있네요.

나 웃는 얼굴로 만나면 좋겠어.

그리고 이런저런 일들

실컷 이야기하고 싶어요.

100세의 골을 우리 함께

가슴을 쫙 펴고 깡충 뛰어 넘어가자고요.

일본 전국을 감동으로 들끓게 한 150만 부 판매의 베스트셀러 『꺾이지 말자고〈じけないで』의 저자 시바타 도요 시인의 두 번째 시집 『백세百歲』에서 옮김.

24

레이건이 생각난다

로널드 레이건(1911~2004)에 관해 알려진 얘기들이 생각난다. 그는 1981년 70세에 미국 40대 대통령이 됐다. 그리고 1984년 73세에 재선에 도전해 월터 먼데일 후보(당시 56세)와 TV 토론에서 만났다.

먼데일: 당신의 나이에 대해 어떻게 생각하십니까?

레이건: 나는 이번 선거에서 나이를 문제 삼을 생각은 없습니다.

먼데일: 그게 무슨 뜻입니까?

레이건: 당신이 너무 젊고 경험이 없다는 사실을 정치적 목적으로 이용하지 않겠다는 뜻입니다.

시청자: 폭소!

먼데일은 함께 웃을 수밖에 없었다. 레이건이 나이가 많다는 것을 걸고 넘어지려다 자신의 경험 부족을 부각시킨 꼴이었다. 레이건이 정색을 하고 '왜 나이를 따지느냐. 나는 건강하다' 는 투로 응수했다면 먼데 일은 더 파고들 여지를 포착했을지 모른다.

다른 장면에서 레이건은 "배우가 어떻게 대통령이 될 수 있느냐"라는 질문에 "대통령이 어떻게 배우가 되지 않을 수 있느냐"라고 되물었다. 만약 그가 '나는 배우만 한 것이 아니다. 일찍이 1962년에 공화당에 입당했고, 미국 3대 주에 드는 캘리포니아 주지사도 지냈다. 그래도 자격이 없단 말이냐' 는 식으로 맞받았다면, 사실이긴 하지만 레이건의 매력이 돋보이지 않았을 것이다.

레이건 대통령이 기자들의 고약한 질문에 시달리다 '개××son of a bitch!' 라는 말을 입에 담았다. 며칠 뒤 기자들이 'S. O. B.' 라는 글자를 새긴 티셔츠를 레이건에게 선물했다. '개××' 발언의 복수를 당한 레이건은 "기자 여러분은 모두 애국자입니다. 예산절약saving of budget, SOB라는 뜻이지요. 충고 잘 새기겠습니다"라고 말했다. 해피엔딩이었다. 모욕감을 참지 못하겠다며 권력과 권위로 기자들을 누르려 했다면 대통령과 언론의 불화만 커졌을 것이다.

어느 날 레이건은 연설을 이렇게 시작했다. "나에게는 대통령이 될만한 아홉 가지 재능이 있습니다. 첫째, 한번 들은 것은 절대 잊어버리지 않는 탁월한 기억력! 둘째는 아, …… 그게 뭐더라……?" 청중은 박장대소하며 그의 연설을 받아들일 마음의 문을 열었다. 독선이 느껴지는 주장보다 이런 허虛와 유머가 정치지도자에 대한 국민의 신뢰를 높일 수 있다.

19981년 3월 정신병자 존 힝클리가 노동계 지도자들과 오찬을 하던 레이건을 향해 총을 쐈다. 총알이 심장에서 12cm 떨어진 대통령의 허파를 관통했다.

"여보, 난 고개 숙이는 것을 잊었을 뿐이야!"

의식이 깨어난 후 레이건이 아내인 낸시에게 한 첫마디였다. 수술실로 들어가면서는 의료진을 향해 "당신들 모두가 훌륭한 공화당원이라는 것을 나에게 확신시켜주시오"라는 말로 수술성공을 부탁했다. 비상상황에 국민을 안심시키는 여유, 이것도 중요한 리더십이다.

레이건은 '위대한 소통자great communicator'로 불리며 지금까지도 미국 국민의 사랑을 받고 있다. 작년 갤럽 여론조사에서도 '미국인이 생각하는 가장 위대한 대통령' 2위가 에이브러햄 링컨(14%)이었고 1위가 레이건(19%)이었다.

레이건은 젊은 대통령이 아니었다. 그는 70세에 대통령이 되었다. 그리고 8년 동안 그 자리를 훌륭하게 지켰을 뿐 아니라, 구소련의 붕괴에 결정적인 영향을 미친 미국 지도자로 역사에 남았다.

그런 그는 노년에 알츠하이머병에 시달려, 오랫동안 병석에서 투병하다 2004년 세상을 떠났다(배인준 주필이 쓴 2012월 8월 22일자[제28323호] 〈동아일보〉의 글을 일부 옮김).

25

레이건 대통령의 편지   미국의 전임 대통령 레이건이 알츠하이머 발병 후 마음을 담아 국민들에게 보낸 편지 전문이다.

Nov. 5, 1994

My Fellow Americans,

I have recently been told that I am one of the millions of Americans who will be afflicted with Alzheimer's Disease.

Upon learning this news, Nancy and I had to decide whether as private citizens we would keep this a private matter or whether we would make this news known in a public way.

In the past Nancy suffered from breast cancer and I had my cancer surgeries. We found through our open disclosures we were able to raise public awareness. We were happy that as a result many more people underwent testing.

They were treated in early stages and able to return to normal, healthy lives.

So now, we feel it is important to share it with you. In opening our hearts, we hope this might promote greater awareness of this condition. Perhaps it will encourage a clearer understanding of the individuals and families who are affected by it.

At the moment I feel just fine. I intend to live the remainder of the years God gives me on this earth doing the things I have always done. I will continue to share life's journey with my beloved Nancy and my family. I plan to enjoy the great outdoors and stay in touch with my friends and supporters.

Unfortunately, as Alzheimer's Disease progresses, the family often bears a heavy burden. I only wish there was some way I could spare Nancy from this painful experience. When the time comes I am confident that with your help she will face it with faith and courage.

In closing let me thank you, the American people for giving me the great honor of allowing me to serve as your President. When the Lord calls me home, whenever that may be, I will leave with the greatest love for this country of ours and eternal optimism for its future.

I now begin the journey that will lead me into the sunset of my life. I know that for America there will always be a bright dawn ahead.

Thank you, my friends. May God always bless you.

Sincerely,

Ronald Reagan

친애하는 국민 여러분

저는 최근 제가 치매를 앓는 수백만 미국인 중 한 명이 되었다는 사실을 알았습니다. 이 사실에 대해, 집사람 낸시와 저는 이를 개인에게 일어난 가정사로 둘 것인지, 아니면 공인으로서 여러분 모두에게 알려야 할지 정해야 했습니다.

예전에 낸시는 유방암을 앓았고 저도 암수술을 했습니다. 그때 우리는 투병을 발표함으로써 여러분의 많은 관심을 받을 수 있었습니다. 기쁘게도 그것을 계기로 더욱 많은 사람들이 건강검진을 받았고, 초기에 암을 발견해 곧 정상적인 건강한 삶을 누릴 수 있었지요.

그래서 우리는 투병 사실을 여러분께 알려야 한다고 느꼈습니다.

그럼으로써 여러분들이 치매에 대해 더욱 주의하게 되길 바랍니다. 그렇게 되면 치매를 앓는 환자들과 그 가정에 대해 명확하게 이해할 수 있겠지요.

그런 생각이 든 순간, 저는 몹시 기뻤습니다. 주님께서 제게 남겨주신 앞으로의 삶을, 제가 항상 해왔던 일을 하는 데 모두 쏟기로 마음먹었습니다.

저는 앞으로도 인생의 여정을 사랑하는 낸시를 비롯한 우리 가족과 함께 계속해나갈 것입니다. 멀리 대자연으로 여행도 갈 것이고, 친구들과 지지자들과도 계속 연락을 할 겁니다.

치매가 진행될수록 우리 가족은 큰 고통을 겪어야겠지요.

그때 여러분이 도움을 주신다면 낸시는 용기와 신념을 갖고 그 모든 것을 이겨낼 수 있을 것이라 자신합니다.

끝으로, 여러분의 대통령으로 일할 수 있었던 것은 저에게 매우 큰 영광이었습니다. 고맙습니다.

주님이 저를 그분 곁으로 부르시는 날, 저는 가슴속에 미국에 대한 무한한 애정과 이 나라의 영원한 번영에 대한 기대를 새겨두고 갈 것입니다. 이제 저는 인생의 황혼을 향한 여행을 시작해야겠지만, 이 나라의 미래는 언제나 찬란한 여명이겠지요.

고맙습니다. 친구들이여.

나의 신은 언제나 여러분을 축복할 것입니다.

진심을 담아, 로널드 레이건

26

청어알　　　청어알은 유난히 크다. 명란명태알에 댈 것이 아니다. 사람을 구성하고 있는 모든 세포의 세포막은 인지질로 구성되어 있다. 이 중에서도 사람 뇌의 30%는 바로 이 인지질로 되어 있다는 것은 매우 흥미롭다. 인지질은 세포막을 정상으로 보호하고 물질들이 세포막을 통해 자유롭게 왕래할 수 있도록 세포막의 기능을 유지한다. 놀랍게도 청어알의 지질 중 대부분이 인지질로 되어 있으며 그 함유량이 94%나 된다는 사실이다. 그것은 바로 뇌기능에 좋은 DHA나 EPA가 풍부하게 함유되어 있다는 뜻이다. DHA나 EPA는 쉽게 산화한다는 약점이 있는데도 청어알의 지질 속에는 토코페롤이나 코엔자임 Q 10, 루틴 같은 항산화물질이 다량 함유되어 있기에 산화를 막아준다. 무심하게 보아 넘겼던 청어알에도 이러한 사연이 있다.

27

'아이스께끼', 그리고 한글

'ice cake아이스 케이크' 란 음식명칭이 정식으로 있는지 여부는 잘 모르겠다. 여하튼 우리는 이것을 어렸을 때부터 '아이스께끼' 라고 불러왔다. ice cake의 일본식 발음에서 온 것이다. 'アイスケーキ' 즉, '아이스케키' 라고 쓰지만 '아이스께끼' 라고 읽는다.

우리 내외 두 사람은 식성이 거의 같아서 매우 편리하다. 그래서 옛날에 즐겨 먹던 아이스께끼는 우리 집 냉장고에서 떨어지면 안 되는 귀한 필수식품이다. 둘 다 나이가 들 대로 들었는데도 아이스께끼, 하면 언제나 OK. 함께 즐거워진다. 대형 마트에서 오래전에 사 온 자그마한 아이스박스는 무더운 여름날에도 어디서 아이스께끼를 사든, 집까지 무사히 가져올 수 있게 해준다. 한 번에 30개 정도는 들어가니 크기도 안성맞춤이라고 할 수밖에.

나는 팥, 집사람은 멜론 맛을 더 즐긴다. 값도 아주 적당해 좋다. 여기 노블 카운티 슈퍼마켓의 여사장 한테 물어본다. 다른 노인들도 이런 것 사 가느냐고.

"그럼요. 많이들 사 가지고 가세요. 좋아들 하세요!"

그분들도 옛날 아이스께끼 맛을 잊지 못하시는가 보다. 향수鄕愁겠지.

우리나라 한글은 참으로 잘 만든 걸작품이다. 몇 가지만 제외하고 모든 발음이 슬슬 풀려 나온다. 그렇게 되어 있다. 그래서 나는 한글을 사랑한다.

アイスケーキ라고 쓰고 '아이스케키'가 아니라 '아이스께끼'라고 읽는다. 쇠고기전골 등을 スキヤキ라 쓰고 '스끼야끼'라고 읽는다. 경도京都를 '교도'가 아닌 '교또', 그런가 하면 동경東京을 '도교'가 아닌 '도꾜' 등으로 읽거나 발음하는 일본말과는 많은 차이가 있다. 경京자가 '교'로도 '꾜'로도 발음된다. 물론 각 나라의 문화나 언어의 기본적인 역사와 배경이 다르지만, 우리나라의 한글을 쓸 때마다 너무나 신기하고 과학적인 근본을 보는 것 같아 자랑스럽다.

그런데 우리나라 도시나 거리명칭 등을 외국인들에게 편리하게 알리기 위한 발상인 것은 잘 이해하나, 깊고 신중한 연구 없이 급조된 '로마문자 표기'가 우리를 혼란케 하는 예가 너무 많이 눈에 띄어 매우 걱정스럽다.

28

연애학   사람의 연애를 과학적으로 연구하는 학문이다. 우리가 사는 우주에 유성생식有性生殖 동물이 탄생하고, 그들의 '암'과 '수'가 서로 끌어당겨 번식이라는 기전이 생긴 것이 지금으로부터 약 12억 년 전이라고 알고 있다. 그들의 연애감정이라는 것은 근원적으로는 자손을 남기겠다는 감정이다.

그러므로 사람의 연애감정도 우주의 섭리에 따르게 마련이다.

연애감정은 다분히 남녀 서로의 오감感에 의해 생겨난다고 설명한다. 그러나 시각, 청각, 후각, 촉각, 미각 등 이외에도 첫 느낌(첫인상이라고나 할까?)은 사람의 감정에서는 매우 중요한 역할을 한다. 5감을 통해 얻은 여러 가지 정보는 일방적이 아니고 상호균등하게 받아들인다. 그럼에도 연애감정에는 항상 '제 눈에 안경' 격인 정보판단의 오류가 발생한다.

첫 겉보기(시각)가 자기의 취향에 들면 말을 걸고(청각), 마음에 들면 자연히 가깝게 서로의 체취를 느낄 수 있을 정도의 가까운 거리가 되고 (후각), 더 나아가 신체를 접촉하며(촉각), 키스를 한다(미각). 남녀가 처음 만나서 차츰 가까워지는 과정에서 서로의 오감을 통해 얻는 정보가 각자의 유전적 기호 여하에 따라 선택되고, 그들 인생의 향로를 결정짓는다.

남녀의 연애경향은 서로 다르다고 알려져 있다. 남성은 시각, 겉보기를 중요시하는 경향이 있는 데 반해, 여성은 후각, 체취 등에 반응하는 경향이 있다고 한다. 또 여성은 언제나 출산을 염두에 두기 때문에 오감의 매력 외에 사회적 조건을 중요하게 여긴다. 출산, 육아, 교육 등을 위해서도 재정적인 면을 고려해야 한다는 것이다. 상대방의 일정한 직업, 연수입 등이 매우 중요한 요인이 된다.

지금은 과거와 같은 감상적인 사랑, 낭만적인 연애의 틀이 많이 무너지고 있는 것 같다. 인간의 연애가 어떻게 이루어지는 것일까(진화생물학적인 접근)보다, 자산가치가 높은 이성과 사랑을 하려면 어떻게 해야 할까(경제학적인 접근)를, 데이트에 불러내는 전략(정치학적인 접근)을, 효율적인 연애를 하는 방법(사회학적인 접근)을 우선 배워야 될 것 같다. 사랑을 과학科學화하는 연애학이 너무 이성적으로 발전하고 있는 것이 아닐까?

29

우물 안의 사람

흔히 우리는 우물 안의 개구리를 어리석은 사람에게 비유하지만, 사람도 그것보다 더 나을 게 없다는 생각이 든다. 이 지구가 탄생하기 위해, 몇천억 개의 미소한 행성이 충돌해 핵융합을 거듭한 끝에 중금속을 만들고, 서로 응집해야 했다. 그 지구에 생명체가 싹트기 위해서는 방대한 요인이 있었고 그중 아주 희귀한 계기를 잡아 서로 반응했어야 했다. 길가에 굴러다니는 한 개의 돌멩이에도 셀 수 없을 정도의 많은 사연과 인연이 있을 듯하다.

사람은 지구라는 작은 별 중에서는 지능이 가장 높은 생물이라고 자부한다. 우리 은하에는 약 2,000억 개의 별이 있다고 한다. 그런데 이와 같이 많은 수의 별을 갖고 있는 은하는 이 우주에 1,000억 개 이상 있는 것으로 추정된다. 그렇다면 지구와 같은 물리적 환경을 갖춘 별이 얼마나 많을 것인지, 이 우주에는 우리가 살고 있는 지구상의 생물과 닮은꼴의 여러 종류의 생물(?)이 반드시 존재하겠지. 혹시 사람보다도 더 우수한 생물이 살고 있다면?

지구상에서 사람은 지능이 어느 생물보다도 우수하고 높다. 틀림없는 사실이다. 그렇지만 우리는 지구 외의 다른 세상을 접해보지 못한 우물 안의 사람일 수 있다. 우리가 잘 모르는 다른 천체는 우리보다 훨씬 좋고 맑은 물과 공기가 풍부한 천국과 같은 곳이고, 적어도 수만 개가 될 것이라고 하며 그 가능성이 높다고도 한다.

우리는 우물 안의 사람일 수밖에 없다.

30

플록시노시나이힐리필리피케이션 (floccinaucinihilipilification)

'floccinaucinihili-pilification'은 필자가 알고 있는 영어 단어 중 가장 긴 단어이다. 희언戲言, 익살로 하는 말으로 부富 따위를 경시하는 태도를 표현하는 단어이다. 단어의 길이가 지나치게 길고, 장난처럼 느껴진다. 그리고 이 단어를 기재하지 않은 영어사전이 많다는 것이 특징이다. 이 단어는 29자이다. 나는 이 단어를 하루에도 몇 번씩 적어봄으로 써 나의 기억력을 시험해보기도 한다. 그러나 이 긴 단어에 'ism'이 붙은 'floccinaucinihilipilificationism'이란 32자로 된 단어가 사실은 세상에서 가장 긴 영어단어이다.

다음의 숫자놀이도 나에게는 암기력 유지에 도움을 준다. 옛적 중학교 다닐 때부터의 버릇이다. 그런데 곧잘 암기가 가능하니 신기할 따름이다.

예를 들어 다음과 같은 것들이다.

$\pi = 3.141592653589793238 \cdots\cdots$

$\sqrt{2} = 1.414213562 \cdots$

$$\sqrt{3} = 1.7320508807\cdots$$
$$\sqrt{5} = 2.236067977\cdots$$

31

마네켄 피스, 오줌싸개 꼬마

벨기에의 수도 브뤼셀의 명물은 누가 뭐라 해도 당연히 키가 60cm밖에 안 되는 '오줌싸개 꼬마' 동상인 마네켄 피스manneken pis이다. 2014년 현재 이 꼬마의 나이는 적어도 400세이다. 이 작은 동상은 1619년 뒤케누아Jerome Duquesnoy가 제작했으며, 그 당시 꼬마의 모습이 5~6세는 되어 보인다. 그래서 400세는 될 것이라는 계산이 나온다. 그래서 브뤼셀에서 가장 나이 많은 시민이라 존경을 받는 모양이다.

전쟁 때 침략자들에게 약탈당하기도 했단다. 그 후 루이 15세가 침략을 깊이 사과하고, 이 어린이 동상에 화려한 후작의상을 얌전하게 입혀 돌려보냈다고 한다. 후작작위를 내린 것이다.

그 꼬마의 애칭이 줄리앙Julian인데 이는 흔히 쓰는 줄리우스Julius라는 남자이름에서 따온 것이다. 이 어린이는 배뇨장애가 전혀 없어 세계의 많은 비뇨기과 의사들의 좋은 본보기가 되어 그의 그림이 자주 이용되고 있다. 계절에 맞추어 이 꼬마동상은 세계 곳곳의 시민들이 손수 만들어 보내주는 가지각색의 새옷으로 갈아입는다. 아마 우리나라에서도 꼬마한복을 여러 벌 보냈으리라.

32

심박동, 심고동

성인의 심장 크기는 약 300g의 무게로 표현된다. 태어나서 죽을 때까지 쉬지 않고 뛴다. 심장박동의 주역은 심근이며, 그를 구성하는 세포는 출산 때 이미 분열이 끝난 '분열종료 세포'이므로 한번 상해를 입으면 다시는 재생할 수 없다. 마치 뇌세포와 같다. 심장은 매우 귀중한 존재이다. 심장박동이 끝나면 생명은 멈춘다. 정상인의 심장박동이 매분 60 정도라고 치고, 우리가 사는 동안 얼마나 여러 번 뛰는지 계산해보니 그야말로 어마어마한 숫자가 된다.

시간	심장 박동 수(회)
1분	60회
1시간	$60 \times 60 = 3,600$
1일	$3,600 \times 24 = 86,400$
1년	$86,400 \times 365 = 31,536,000$
10년	315,360,000(약 3억)
60년	1,892,160,000(약 19억)
70년	2,207,520,000(약 22억)
80년	2,522,880,000(약 25억)
90년	2,838,240,000(약 28억)
100년	3,153,600,000(약 31억)

심장이 31억 번만 뛰어준다면 우리는 '백수'의 기쁨을 얻게 된다는 계산이다. 오늘날 우리는 1원의 가치를 인식하지 못하고 살고 있다. 그런데 우리의 심장이 한 번 뛸 때마다 '1원'씩만 모아도 만약 백수를 누린다면 31억 원을 후손이나 사회에 희사할 수 있을 것이다.

33

캐배지와 스텐트 삽입, 확장

사람은 일생 동안 쉬지 않고 바르게 뛰는 심장 덕분에 생을 영위하며 유지한다. 물론 우리 몸의 모든 기능 중 게을리해도, 없어도 상관없는 부분이 란 하나도 없다. 그러나 심장이 고동을 멈추면, 사람은 죽게 마련이다.

2004년 12월 말에 나의 심장은 고동을 멈출 뻔한 위기에 처했다. 심장의 고동이 멈추면 사람이 어떻게 되는지 뻔한 노릇이다. 조중행 교수, 서울대 후학인 그는 미국 시카고의 매우 저명한 심장외과 전문의로 명성이 매우 높다. 그 당시 그는 분당의 서울대병원 심혈관외과에서 후학을 지도하는 초빙교수로 활약하고 있었다.

나는 스스로를 항상 인복을 많이 타고난 사람이라고 믿는다. 조 박사의 집도로 나는 소위 캐배지Coronary Artery Bypass and Arterial Graft, CABAG 수술을 성공적으로 받고 그동안 잘 살아왔다. 당시 동료 의사들은 나에게 앞으로 10년은 문제없다고 위로해주었다. 그러면 그 후는 어떻게 되는 것인데…… 왜 하필 10년이지…….

이후 만 9년이라는 세월이 흘렀다. 또 한 번 강산이 바뀌겠지. 보증 기간이 1년밖에 남지 않았는데……. 아니나 다를까. 슬슬 심장이 다시 고장 나는 듯한 증상이 나타나기 시작했다. 분명히 그것들을 느낄 수 있을 정도였다. 의심 가는 증상이 점점 자주, 그리고 점점 심하게 느껴졌다.

분당 서울대학교 병원 심장내과의 윤창환 교수는 나의 후학이며, 나의 외손의 과학고등학교 동문이기도 하다. 매우 유능한 관상동맥 전문가로 통한다. 그에게 나의 몸을 맡기기로 결심했다. 무사히, 그리고 성공적으로 협착된 관상동맥을 확장하고, 크기가 맞는 스텐트stent를 삽입, 고정했다. 1시간 미만의 짧은 시술이었으나, 사실 나 자신에게는 매우 긴장된 긴 시간이었다. 가슴을 누르고 압박하고 조여들던 아픔과 무력감 등은 모두 없어져, 다음 날 나는 경쾌하게 집으로 돌아왔다. 이제 제발 좀 조용하게 살라고 식구들이 강요하지만, 사실 나 자신도 이제부터는 더 조용하고 mitochondric한 여생을 보내고자 한다.

34

동물의 일생

1. 느림뱅이 코끼리 아저씨도
   살금살금 도둑고양이도, 잽싼 쥐생원도
   심장은 두근두근, 쿵덕쿵덕
   20억 번 뛰고 나면, 그대로 멈춘다네.

2. 휘파람새鴬라고 교태 부려도
   까맣다고 수줍은 까마귀도, 도도한 두루미도,
   그리고 멋대가리 없는 타조도
   숨은 다 같이 쌕쌕, 헐떡헐떡
   3억 번 쉬고 나면, 그냥 끝난다네.

3. 짐승이라면 모두가 일생 동안
   kg 체중당 15억 줄joule의
   에너지를 몽땅 써버리고 떠난다네.
   kg당 40L의 등유를 태우고 가는 셈이지.

4. 사람도 모든 동물도, 다를 것이 하나도 없다네.

소년이여 야망을 가져라

'Boys be ambitious'. 유명한 클라크William Clark의 외침으로 많은 젊은이들을 일깨워준 명언이다. 젊고 활기찬 소년 소녀들의 생활과 정신(심신의 건전성)은 당연히 미토콘드리아계보다는 해당계가 월등하게 우세하다. 그러므로 그 많은 소년소녀들은 그의 외침에 뒤따랐다. 그러나 중요한 것은 그의 연령에 알맞는 생활이다. 심신의 건전함은 해당계와 미토콘드리아계의 조화 속에 있는 것이다. 소년과 청년기에는 단연 해당계 우위의 생활신조가 걸맞다. 복잡하고 장구한 인생을 사는 동안 여러 가지 경험을 쌓아가면서 나중에 평온한 세계를 향해 가는 것은 큰 의미가 있다. 마음의 평화를 얻을 수 있는 세계이므로 미토콘드리아계의 느긋한 감각은 적지 않게 필요하다. 중요한 것은 각 연령에 어울리는 생활이다. 심신의 건전함은 해당계와 미토콘드리아계의 조화이고 균형이다. 이 두 가지가 함께 움직여야 하는 어른의 시대가, 세포레벨에서는 가장 조화로운 상태라는 것을 알아야 한다. 사람은 나이가 들면서 자연스럽게 미토콘드리아계로, 즉 순발에서 깨달음의 세계로 진입한다. 'Boys be ambitious!' 보다는 'Old people be mito-chondric!'이 훨씬 격에 맞는다. 다만 무리하지 말고 굳건히 사회생활을 계속 영위하며 두 가지 에너지의 조화를 의식한다면, 많은 소유욕, 명예욕, 금전욕, 성욕 등도 덮어놓고 기피할 필요가 없다.

사람의 수명이 나날이 연장되고, 80세 이상의 노령인구가 급증하고 있는 세상이 오고 있다.

"Old people be ambitious!"

결사와 회합 –
한일 비뇨기과학회의

일본 고베 대학의 이시가미石神襄次 교수, 지케이가이慈惠會 대학의 마치다町田豊平 교수, 그리고 교토 대학의 요시다吉田修 교수 등 일본 측 대표들과 근 반년에 걸쳐 릴레이 협의를 한 끝에, 한일비뇨기과학회의Korea-Japan(Japan-Korea) Urological Congress 창립총회를 겸한 제1차 학술대회를 1984년 12월 15일, 고베시의 포토피아 호텔에서 열었다. 포토피아 호텔은 고베에 있는 유명한 롯코잔六甲山에서 파 온 흙으로 바다를 메운 매립지에 건립한, 당시로서는 최신 특급호텔이었다. 마침 국제박람회 개최 직후라 모든 것이 깨끗하고 찬란하게 보였다. 일본 측 조직위원은 위의 세 분 교수 외에 도쿄 대학의 니지마新島端夫 교수, 오사카 대학의 소노다園田孝夫 교수, 그리고 규슈 대학의 구마자와熊澤淨一 교수로 이루어졌고, 고베 대학의 이시가미 교수가 위원장이었다. 우리 측은 김태진(경희대), 고성건(고려대), 민병갑(전남대), 장세국(경북대), 문효중(부산대), 그리고 김영균(서울대) 등이었다. 학술대회의 토의주제는 「요로결석」이었고, 첫 회합이어서 참석자 모두 상기되어 있는 듯했다.

호텔 2층에 자리한 노지기쿠野路菊(국화과에 속하는 흰 꽃)라는 이름의 연회장에 차려놓은 푸짐한 뷔페식으로 환영연과 송별연을 겸해 즐겼다. 이때 다음 대회를 다음 해 서울에서 열기로 결정하고 다시 만날 것을 약속했다. 1984년 창립한 이래 매년 한국과 일본이 번갈아가며 개최하고 있으며 올해(2014년)는 제31차 회의가 한국에서 열릴 예정이다.

Congulatulatory and Welcome Toast
(환영 및 건배사)

First of all, I wish to welcome you all, members and guests from both countries, Japan and Korea. Looking back at the history of a quarter century of our congress, I would like to thank the late professor George(Johji) Ishigami of Kobe and nine other charter members, of which Professor Osamu Yoshida of Kyoto is with us this evening, And we all do owe them very much for every detail of the growth and progress of the congress. Particularly, we owe them, Professor Machida, Professor Yoshida, Professor Kumazawa and other charter members of the organizing committee.

There is a old saying. "10년이면 강산도 변한다" in Korea, and in Japan, '10年 1昔'. The congress has grown up as much as quarter a century worth, of course, and will be growing more and more as fast as the past quarter a century, with utmost effort of our young blood.

In the mean time, I'd like to remind a brief memo on Professor Ishigami. Once he asked me if I knew the origin of his name, 'George'. I said "No, I should not know." Then he said. My name 'George' is from George Washington.

Finally, we Korean members of the congress, do pray and wish that the deep wounds of Fukushima disaster be healed and cured as quickly as possible. Please enjoy staying in Suwon.

Now, please join me for a toast wishing you the most successful scientific meeting of the congress and for our ever-lasting friendship of two countries. 건배! 乾盃!

(한일국제비뇨기과학술대회 환영만찬에서의 환영 및 건배사)

37

노벨, 노벨재단, 노벨상

노벨재단은 다이너마이트를 발명한 스웨덴의 화학자 노벨Alfred Nobel(1833~1896)의 유언에 따라 '노벨상'을 창설, 수상하기 위해 1900년에 설립되었다. 이 재단은 노벨의 유산을 기금으로 설립된 것이며 이를 운영해 얻은 이익금으로 상금, 후보자 선발 등을 위한 경비와 수상식 경비 등을 충당케 한다. 매우 특이하게도 재단은 수상자의 전형에 관여하지 않는다. 물리학, 화학, 경제학의 세 가지 상은 '스웨덴 왕립과학 아카데미'가, 의학생리학상은 '카로린스카 연구소'가, 문학상은 '스웨덴 아카데미'가, 평화상은 노르웨이의 국회의원으로 구성된 '노르웨이 노벨상 위원회'가 각각 수상자를 선정한다.

2001년부터 2011년까지 수상자는 1인당 1,000만 스웨덴크로나(1스웨덴크로나는 한화 약 160원)가 수여되었다. 재정사정에 의해 2012년에는 20% 줄인 800만 크로나를 수여한다고 발표한 바 있다. 세계경제 위기가 노벨상에까지 영향을 미치는 모양이다. 국적, 인종을 불문하고 인류에 지대한 공헌을 하면 상을 준다는 노벨의 고고한 유지는 유산의 건실하고 확고한 운영에 의해 면면히 계속되기를 기원한다.

그러나 명성과 수상만을 위한 성급한 연구는 부실과 부정을 초래한다. 우리나라에서 빈번히 일어나는 대학이나 연구기관에서의 부정부실은 크게 반성해야 할 일이다. 연구비만 들인다고 업적이 나오는 것도 아니다. 겸손하게, 꾸준하게, 정직하게, 그리고 정정당당하게, 세계의 석학들과 마음을 열고 자주 성실하게 교류하면서 매진한다면, 노벨상이 제 발로 걸어 들어올 것이다.

38

인체 면역사령부와 노벨상

2011년 노벨 의학상은 보이틀러Bruce A. Beutler, 호프만Jules A. Hoffmann, 그리고 슈타인만Ralph M. Steinman 등 세 교수에게 돌아갔다. 우리 몸이 세균, 바이러스나 곰팡이의 침입에 어떻게 대응하는지, 장기이식 때 거부반응을 어떻게 막을 것인지 등에 관한 업적이 인정된 것이다.

세균이나 바이러스가 우리 몸에 들어오면 제일 먼저 세포 입구에 있는 톨게이트 같은 수용체toll like recepter, TLR에 잡힌다(결합한다). 그러면 양자 간에 싸움이 벌어지면서 염증이 생긴다. 이때 열이 나는 등 적의 침입을 몸으로 나타내지만, 싸움은 쉽게 끝난다. 이른바 선천적 면역이다.

위와 같이 간단하게 끝나지 않으면, 우리 몸의 면역체계는 수지상세포dendrite cell를 동원한다. 이 세포는 면역방어 체계의 핵심인 T면역구 등을 활성화해 대거 방출한다. 면역체계가 총동원되면서 미생물을 죽이는 항체와 살해세포killer cell가 투입된다. 이때 면역세포는 미생물의 정체와 살해방식 등을 기억해 다음 침입에 대비한다. 후천적 면역에 해당한다.

면역반응은 '자기'와 '비非자기'를 잘 구분해 자기는 보호하고, 비자기는 죽이는 것인데, 이를 처음 결정하는 세포가 바로 '수지상세포'이기도 하다. 면역기능은 마치 군대 사령부의 그것과도 같다. 수지상세포는 면역세포의 일종으로 나뭇가지와 같은 돌기가 있다. 이 세포가 암세포에 닿으면 세포 표면에 암세포의 표적이 되는 '항원'이 만들어진다. 그러면 암세포를 공격하는 림프구가 모여들어, 표적이 있는 세포만 공격한다. 말하자면, 수지상세포는 암을 공격할 때의 지휘관이라고도 할 수 있다. 노벨상 수상자인 슈타인만 교수가 이 수지상세포를 몸 밖으로 꺼내 암의 표적을 인식시킨 후 이것을 환자 몸에 다시 넣어주는 '수지상세포요법'을 받고 있었다. 당시 그는 췌장암을 앓았으며, 노벨상 수상 통지 3일 전에 사망했다. 노벨상은 관례상 사망한 사람에게는 수상하지 않는다. 그러나 그가 사망하기 전에 이미 수상이 결정되었기 때문에 예정대로 수상했다고 한다.

39

9988-234 vs PPK(ピンピンコロリ)

한국에서와 같이 일본에서도 시대나 시류를 나타내는 유행어가 생겼다 없어지곤 한다. 우리나라에서는 '99세까지 88(팔팔)하게 살다가 2~3일쯤 잠시 앓다가 가게(死) 된다면 이런 상팔자가 어디 있겠느냐'라고 하며 많은 노년층이 이러한 삶을 희망한다. 비슷한 의미의 말로 일본에서는 PPK가 있다. PP는 ピンピン로 힘차고 왕성하게 활동한다는 뜻이며, K는 コロリ로 갑자기 허무하게 또는 허망하게 죽는다는 것이다. 따라서 PPK는 활발하게 활동하다 급작스럽게 죽음을 맞는 것이 가장 행복한 죽음이란 뜻이란다. 본인에게나 가족에게도. 이를 위해 사람들은 절을 찾아가 부처님께 빌거나, 부적을 지니기도 한단다. 이 말은 1979년에 일본의 어느 지방 고등학교의 선생이었던 분이 노인네들의 대화 중에 자주 등장하는 ピンピン과 コロリ를 합쳐 만들었다고 한다. 우리나라도 이미 초장수사회가 눈앞에 다가왔다. 이와 함께 9988-234의 가장 안락한 행운을 기원하는 삶의 여유를 보여주는 사람들이 늘어가는 것 같다.

망령인가 도통인가

그리 순순히 손목을 내주는 게 아니었다. 핏빛 단풍에 홀려 정읍 가는 기차에 냉큼 올라탈 일은 더더욱 아니었다. 앞길 창창한 스무 살에 덜컥 새 생명을 잉태했으니 정숙 씨의 고생은 이제 시작이다. 공룡이 바늘구멍 들어가기보다 어렵다는 취업바라지 삼수 끝에 외아들을 탈출시켜놓고 이제 좀 팔자가 펴나 했더니 나이 오십둘에 며느리를 보게 될 줄 누가 알았느냐 말이지. "제 아비 아들 아니랄까 봐" 하고 혀를 찬들 이미 엎질러진 물이어서 '기왕 이렇게 된 거 세상 제일의 시어미가 되어보지' 하고, 팔순 연치年齒에 새삼 한문공부에 재미를 붙인 호호백발 시어머니 앞에 무릎을 꿇었다.

　－한 수 가르쳐주시지요.

　"이빨 빠진 호랑이한테 한 수는 무슨……."

　－튕기지 말고 한 말씀 주시지요.

　"화이부동和而不同. 사이좋게 지내기는 하나 무턱대고 어울리진 말아야지."

　－기왕이면 친딸처럼 아끼고 사랑해야 하지 않겠습니까?

　"선무당 송편 뜯어 먹는 소리. 병법을 연구해도 모자랄 판에……."

　－며느리와 싸우란 말입니까?

"자네와 내가 전쟁한 지 어언 40년이네."

−어찌 싸워야 합니까?

"맨입으로 어찌……."

−백화점에서 찜해두셨다는 투피스 한 벌 뽑아드리지요.

"싸우지 않고 이겨야지. 백전백승보다 부전이승이 아름답다 했으니."

−학벌이 달려도 너무 달리니 전장에 나서기도 전에 주눅이…….

"중졸이라고 국졸인 시어미를 우습게 여기더니 쌤통이로고."

−무식하다고 구박한 쪽은 어머니였지요.

"속성으로 유식해지는 법이 있긴 하네만."

−버버리 코트는 어림없습니다.

"낼모래 저승길 나설 내가 뒷방에 앉아서도 천리 밖을 내다보는 비법, 신문에 있나니."

−문자 몇 자로 가당키나 하겠습니까?

"매귀추마買鬼推磨(귀신을 사서 맷돌을 갈게 함), 돈만 있으면 귀신도 부리나니."

−재산이라곤 달랑 이 집 한 채뿐이외다.

"돈 없고 학식 없으면 며느리보다 월등히 잘하는 한 가지가 있어야지."

−점당 고스톱은 자신 있습니다만…….

"자네가 동치미 하난 맛깔 나게 담그지. 그것이 박사학위보다 위력적임을 알게 되리니."

−초반에 기선을 제압하라 하더이다.

"속을 다 보여줘선 안 되지. 아무리 기뻐도 박장대소 말고, 슬퍼도 대성통곡 말며, 화가 나도 불을 뿜어선 안 되느니."

−도道를 닦으라.

"아들 생일은 잊어도 며느리 생일은 잊지 마시게. 둘이 다투면 고까워도 며느리 편들고, 며느리 티끌만 한 장점도 대들보인 양 칭찬하시게."

－정치를 하라십니까?

"자네의 패도 꺼내야지. 아침밥은 거르지 말 것, 사흘에 한 번 문안전화 드릴 것, 부모의 생신과 기일을 엄수할 것."

－그거야 기본이지요.

"기본이 전부이고, 그래서 어려운 법. 또 하나, 집안대사는 반드시 며느리와 상의하시게."

－아예 곳간 열쇠를 내어주라 하시지요.

"여기가 내 집이란 주인의식을 며느리가 느끼는 순간 자네의 승리!"

－손자를 봐달라 하면 어찌합니까.

"월급통장을 내놓으라고 하시게."

－며느리 하는 짓이 눈꼴 사나우면 어찌합니까.

"모기를 보고 칼을 빼어 들 수야 없지."

－그래도 아들이 아까워 죽겠습니다.

"나는 얼마나 아까웠겠는가."

－며늘아기 관상에 후덕한 데라고는 없으니.

"구부러진 쑥도 삼밭에 나면 꼿꼿이 자라는 법. 어진 이와 함께 있으면 어질어지고 악한 이와 있으면 악해지나니."

－차라리 성인군자가 되라 하소서.

"결혼과 동시에 아들은 며느리의 것. 아들에 대한 눈곱만 한 연민까지도 칼같이 거둬들이면 이 땅에 더 이상 고부갈등은 없으리니."

－모자간의 숭고한 사랑을 끊으라니오.

"사랑이 아니라 집착. 자네 아들한테 쏟아부은 정성의 10분의 1만 내 아들에게 나눠줬으면 우리 아들 몰골이 저리 되었겠나."

─그래도 싫습니다. 꼴리는 대로 살랍니다.

"우공이산愚公移山, 어리석은 사람이 산을 옮기는 법. 천 번을 흔들리 면 뭐하노. 바로잡는 결단이 있어야지."

─근데 말입니다. 저는 이토록 위대한 시어머니를 모신 기억이 없으 니 어찌 된 일입니까.

"1루, 2루, 3루를 밟아야 홈으로 들어가는 법. 이생과 작별할 날 닥치 니 깨달음이 폭죽처럼 터지는 것을. 근데 말이야. 미운 정 옴팡지게 들어야 진짜 정이라더니 그토록 밉상이던 자네가 요즘 예뻐 보이는 것은 나의 망령妄靈인가, 도통道通인가."(조선일보 2012. 10. 02.「百戰百 勝? 싸우지 않고 이기는 법」 김윤덕의 新줌마병법 전재)

41

웃는 얼굴을 목소리로 보내드립니다.

여기는 세계에서 제일가는 ○○ 호텔 전화교환실. 우리는 고객님들의 얼굴 을 보지 못하는 전화교환원들이지만, 항상 조그마한 손거울을 책상 위에 세워놓고 있습니다. 전화를 거신 분 이나 호텔에 오신 분이나 우리에게는 모두 귀중한 고객님들이십니다. 몇 분 또는 수십 초 동안이라도 말씀하시는 동안, 좋은 기분이 되시도록 항 상 노력하고 있습니다. 그래서 전화로 말씀을 나누면서도 호텔 로비에서 뵙는 것처럼 최고의 미소로 반기고 싶은 것이지요. 웃는 얼굴을 하고 있 으면 목소리만으로도 손님들에게 그 뜻이 전해진다고 믿고 있습니다. 이 러한 우리들의 자세를 가꾸기 위해 우리끼리 생각해낸 것이 바로 언제나 웃는 얼굴을 잊지 않도록 하는 조그만 손거울이었습니다. 오늘도 우리는 교환대 앞에 자리 잡기 전에 손거울에 비친 자신의 웃는 얼굴을 다시 한 번 점검하고, 손님을 맞습니다.

"감사합니다. 여기는 ○○ 호텔입니다."

오늘 막 도착한 외국의 유명 월간잡지의 한 광고문에서 인용한 것이다. 단순한 영업광고라고 하기에는 너무도 진지한 느낌이 들기에 인용했다. 우리의 삶이 이렇다면, 얼마나 살맛 나는 것일까? 너무나 각박한 세상에서 사는 우리를 잠시라도 윤택하게 만들어준다.

42

호암상 수상 인사

존경하는 이건희 삼성복지재단 이사장님, 내빈 여러분!

제1회 호암상 의학부문의 영광과 명예와 특전을 함께 누릴 수 있도록 허용해주신 삼성복지재단과 모든 분들께 깊은 감사의 뜻을 올리는 바입니다. 이번의 수상은 저 개인의 영광이나 기쁨이나 자랑만으로 끝나는 것이 아니라, 곧 다가올 21세기를 눈앞에 두고 제가 속해 있는 의학계에 있어서 모방과 추종의 긴 타성과 후진성에서 벗어나 미래지향적인 새로운 도약과 신선한 도전을 유도하는 점화제가 될 수 있다는 특별한 의의를 지닌 것이라고 믿고 싶습니다.

아시는 바와 같이, 우리는 이미 스포츠 입국을 정부와 사회의 천문학적인 방대한 예산의 뒷받침과 인력의 충원으로 이루어놓았으며, 이제는 학문과 연구로 국위를 만방에 선양하고 새로운 문명의 나라로 도약을 할 때가 왔다고 믿습니다.

인구 1,000만의 서울에는 아직도 학문과 학술연구의 토론의 장이 될 공간과 시설 등을 갖춘 컨벤션 센터가 한 곳도 없습니다. 1년 내내 상설되는 학술교류의 전당 건설이 시급합니다. 국가와 사회의 관심이 학문과 학술과 연구에 더욱 집중되어야 할 때입니다. 이번 호암상 제정의 고귀한 정신이 높이 평가되고, 이것이 초석이 되어, 우리나라를 신생학문, 학술의 나라, 'newly academialized countries'의 선두주자가 될 수 있도록, 또 학술과 연구에서 세계열강과 대등하게 어깨를 겨룰 수 있도록 여러분께서 도와주셔야겠습니다.

다시 한 번 제1회 호암상의 영광과 명예를 저에게 주신 삼성복지재단과 여러분들께 뜨거운 감사를 올립니다. 끝으로 수상을 가능케 한 젊은 연구동료들의 끈질긴 노력과 인내에 대해 뜨거운 감사와 경이를 표하며, 오늘의 모든 영광과 명예를 그들에게 드리고자 합니다. 대단히 감사합니다(제1회 호암상 수상 1991. 3. 22.).

43

비뇨기과학을 택하다

1946년 10월에 우리나라에서는 처음으로 서울대학교에서 함께하던 피부과를 떼어버리고 '비뇨기과학urology'이 하나의 강좌로 독립하였다. 금년(2014년) 들어 만 68년이 된다. 서구나 미국에서도 비뇨기과와 피부과는 붙어다닌 역사가 꽤 길었다. 지금은 어디나 분리되어 있다. 신장, 부신, 요관, 방광, 전립선, 고환, 생식기 등 주로 비뇨 생식기 영역을 다루지만, 신기능을 비롯해 불임증, 종양, 결석 등 광범위한 인접 또는 유사 유관 상호 간의 연결고리가 매우 다양하다. 현대의 의학은 예전과 같은 기초-임상의 인위적인 경계마저도 완전하게 허물었다. 우리는 당연히 1949년 봄에는 의과대학을 졸업하고, 이미 병원에서 환자 보며 일을 하고 있어야 하는데 사정이 그렇지 않았다. 해방 후, 몇 달이 지나서부터 소위 '국대안' 반대 소란이 계속되어, 법적으로는 세 번의 퇴학처분과 세 번의 복학절차를 밟은 바 있어, 수업일수가 부족해 졸업이 7월로 미루어졌다. 말하자면 학생전원이 처벌을 받고 학사學事 전과자가 되어버린 셈이다. 오래되어 날짜도 잘 기억나지 않지만, 그래도 그 덕분에 당시 신한공사New Korea Company(강점기에 일제가 경영했던 '동양척식주식회사동척'의 해방 후 후신으로, 당시 일제는 이 기구를 통해 한국의 재산과 물자를 일본으로 빼돌렸다. 그때 사장은 정함범이란 멋있는 젊은 신사였음)에서 임시사원으로 뽑아주어 좋게 말해서 견습 타이피스트로 다니며 서너 달쯤 용돈을 벌어 쓸 수 있었다. 나는 그 전부터 곧잘 타이프를 쳤기 때문에 임시라도 취직이 되었던 것이다. 그곳에서 미국인 타이피스트들에게 공문편지 쓰는 법, 서류 만드는 법 같은 것을 몇 가지 얻어들은 덕에, 나중에 권이혁 학장 밑에서 잠시 동안 교무과장을 하면서 영어편지를 곧잘 쓴다는 칭찬도 받았다. 소학교와 중학교 동창인 신○○ 군의 누님도 그때 나와 함께 타이피스트 일을 했는데 그분도 이곳에 살고 계시다. 비뇨기과학 졸업시험이 끝난 다음 주에 비뇨기과학은 종강했다. 최재위 교수가 교실에 들어와 단상에 오르자마자 "누구지?"라고 말했다. 그다지 화난 목소리는 아니었다.

"답안지에 실컷 소설을, 그것도 영문으로 써놓고 나간 녀석이?"

아무도 손 드는 사람이 없었다. 손을 들 수가 없었다. 범인은 바로 '나'였으니까! 당시에는 대체로 주관식 문제로 답안의 길이는 자유였다. 나는 답안지 일곱 장에 새까맣게 되지도 않은 영어를 구사해 메우고는 던지고 나왔다. 당시로서는 매우 드물게 최재위 교수는 학생들 사이에서 인기 있는 교수였다. 미국에서 매달 발간되는《Cutaneous and

Urological Diseases》라는 월간 학술지에 그의 논문이 실린 것이다. 제목은 정확히 기억나지 않는데 니코틴아미드nicotinic acid amide, nicotinamide가 동상에 효과가 있다는 내용의 논문이었다. 나는 그 논문의 복사본을 여기저기 가지고 다니면서 보여주며 나의 일처럼 뻐기고 다녔다. 최 교수는 비뇨기과학이 독립되기 전까지는 피부비뇨기과학을 전공했던 분이지만, 한마디로 의학의 모든 분야에서 매우 다재다능했던 분으로 기억하고 있다. 한국전쟁이 나자 최 교수는 공군에 들어가 항공의학연구소장으로 활약하기도 했다.

나는 의과대학을 졸업한 후, 결국 평생 직업으로 비뇨기과학을 택하기로 했다. 졸업시험도 끝나고 바로 비뇨기과학 의국으로 출근했다. 의국 선배들은 환영해주었다. 부려먹을 새내기들이 나타났으니 말이다. 당시 최재위 교수 밑에는 강사 주근원과 박동일, 조교로는 김세경, 김순영, 지광하, 이기혁 등이, 무급조교로는 방연룡과 일본 대학 출신인 김영규, 그리고 출신이 명확하지 않은 박효양 등이 근무하고 있었으며 분위기는 괜찮게 느껴졌다. 박효양은 성질이 매우 유해서 의국의 모든 허드렛일을 도맡아서 처리하고 사람들을 곧잘 웃기기도 했다. 이윤형과 나는 동기 졸업 새내기로, 졸업식 후 겨우 무급조교가 되었다. 그나마 중학교 4년 수료라는 자랑스러운(!) 딱지가 평생 붙어다니며, 항상 같은 중학교 5년 졸업인 선배 이윤형 다음에 위치했다.

해방된 것이 1945년, 그리고 4년이라는 세월이 지났건만, 눈에 띌 만한 큰 변화나 발전은 거의 없었다. 의국이란 간판은 붙어 있었으나 도움될 만한 도서도 별로 눈에 뜨이는 것도 없고, 매일 아침 일찍 틀림없이 모이는 초독회가 그래도 공부거리가 되었으니 다행이다 싶었다. 로슬리Lowsly의 구판 『Urological Surgery』를 어디에서 구해다 타이프로

쳐서 그것을 돌려가며 열심히 읽고 토론하곤 했다. 이 정도 하는 과는 별로 없다고 최 교수는 항상 만족해했다. 그때 교재를 타이프로 쳐서 제공한 것은 한때 신한공사 타이피스트였던 김영균, 바로 나였다. 타이프를 칠 줄 아는 의국원이 한 명도 없었으니까. 병실에서는 환자 수에 비해 인력이 넘칠 정도로 한가한 편이었다. 주로 결핵환자를 다루었는데, 신결핵과 부고환결핵이 의외로 많았다. 당시에는 주로 요도협착은 외상이나 임균성 요도염의 후유 합병증이었고, 결석은 방광결석이 많고 신결석은 드물었다. 어린이 주먹만 한 방광결석을 적출한 표본을 보고 매우 놀랍기도 하고 신기하기도 했다. 전립선은 지금과는 달리 관심 거리가 아니었으며, 신장결핵이 흔했다. 신장 자체보다도 방광결핵이 진행되어 심한 방광염으로 변기를 거의 달고 다니던 환자가, 신장 적출술을 받고 웃음을 되찾는 모습 등을 보고 보람을 느끼며 함께 즐거워했다. 양쪽 모두 신결핵에 걸리는 경우는 이상하게도 아주 드물었다. 그래도 하나는 남겨두는구나 싶어 조물주의 위대함에 감탄하기도 했다.

의국 생활은 그럭저럭 견딜 만했다. 점심 때는 선임자들과 함께 '쌍합춘'이나 '진아춘' 등에 자주 갔다.

그때마다 누가 음식값을 냈는지는 기억이 잘 안 난다. 김순영 선생은 좀 희떠운 점이 많았으니 아마도 그분이 자주 바가지를 썼을 가능성이 많다. 나는 나의 인생을 비뇨기과학에 맡긴 데 대해 별로 후회하지 않는다. 어려운 기복은 있었으나 그래도 내가 원했던 길에서 크게 벗어나지 않았고, 가족이 나를 분에 넘도록 잘 따라와주었기에 매우 행복하며 모든 것이 든든하고 만족스럽다. 고맙다!

44

배를 타고
미국으로 건너가다

2910은 나의 첫 번째 대한민국 여권번호이다. 발행일이 4286년 8월 22일로 단기로 씌어 있는 여권이었다. 대한민국 외무장관 변영태의 고무도장과 사각으로 된 관인의 인주가 묻어 있다. 모든 공적 기재내용은 펜으로 적어놓았다. 이 여권을 들고 1953년 11월 17일에 부산을 출항했다.

S. S. 시 서펀트S. S. Sea Serpent라는 이름의 이 화객선은 일반객실이 부설된 미국 국적의 화물용 기선이었다. 여덟 명이 탈 수 있어 일행은 여덟 명이었다. 부산의 어느 부두에서 출항했는지는 기억나지 않는다. 일본에 하루 상륙했다가 다음 날 다시 출항했다. 갑판에 나가면 언제나 고래들이 떼지어 노는 것을 볼 수 있다는 소문은 모두 거짓으로 항해 중 고래라곤 한 마리도 보지 못했다. 처음 타보는데도 나는 뱃멀미를 하지 않았으나, 동행 중에는 멀미 때문에 식당에 나타나는 횟수가 불규칙한 이들이 있었다. 원래 작은 배라 오락시설이 전혀 없어 무미건조하게 시간을 보내는 것이 힘들었다. 그래도 시간은 흘러갔다. 일본을 떠난 지 열흘인가 되었을 때, 추수감사절이라며 갑판과 식당에 울긋불긋 장식도 하고 음식도 푸짐하게 내놓았는데 우리 구미에는 별로 당기지 않았던 것으로 기억한다. 흥이 날 리 없었다. 선원들은 어울려서 춤추고 노래하고 먹고 떠들고 마시며 그들만의 축제를 즐겼다. 날씨는 좋은 편이었으나 파도가 거세지면 견디기 힘들었다. 그런 날 밤이면 '내가 괜한 짓을 저질렀어, 국으로 집에서 편하게 있을 것을……' 하며 후회하다가 이러면 안 되지 싶어 '3년을 약속했으니 견뎌야지!' 하고 마음을 다잡았다가 '집에 두고 온 돌 지난 지 석 달 된 딸과 아내는 어떻게 지낼는

지……' 하는 생각에 울컥 눈물이 나오기도 했다. 태평양 한가운데에서 꼼짝 못하는 게 바로 나의 신세였다.

1953년 12월 3일, 16일 만에 드디어 미국 샌프란시스코에 상륙했다. 눈에 들어오는 모든 것이 신기하기만 했다. 그야말로 신천지였다. 우리나라 총영사관의 주영환 총영사와 부인(한국사람이 아닌 듯했다)이 미제차 두 대를 몰고 나왔다. 아마도 본국에서 일행이 여덟 명이라고 연락한 모양이었다. 부슬부슬 비가 내리는 12월 초인데도 춥지 않았다. 마침 일요일이라 거리는 한산했고, 사람들은 거의 보이지 않았다. 총영사가 숙소를 묻는데 그냥 왔다고 하니, 당황한 것인지 기가 막혔던 것인지 잠시 사이를 두더니 어디론가 전화를 걸었다. "YMCA에 방이 있답니다. 그리로 가시면 되겠어요" 하는 영사의 표정이 밝아졌다. 우리도 이젠 됐다고 안심을 했다. 짐을 풀고 대충 씻고는 떼를 지어 거리로 나왔다. 우선 밥을 먹어야 했다. 옷이 젖지 않을 정도의 부슬비가 계속 내렸다. 그런데 거리가 너무도 조용하고 한산했다. 도대체 가게 같은 곳이 한 군데도 보이지 않았다. 길을 잃을까 무서워 방향을 바꿀 수도 없었다. 세 블록쯤 계속 걸었을까, 드디어 한 군데가 눈에 들어왔다. 굉장히 크고 넓은 곳인데 커다란 유리창을 통해 보니 사람들이 웅성웅성 모여 무엇인가 먹고 있는 것 같았다. '이제 됐다' 하고 우르르 몰려 들어갔다. 아무도 알은체를 하지도 않거니와 물어볼 사람도 없었다. 우선 빈자리를 찾아 앉았는데 동행이 많으니 함께 앉을 수 없어 나란히 두 자리를 잡았다. 그런데 아무리 기다려도 주문을 받으러 오는 기척이 없었다. '이것 봐라. 이것이 바로 듣던 대로 인종차별이란 것이구나, 그래 바로 이것이야' 하는 생각에 기분이 나빠지기 시작했다. 그런데 왔다 갔다 하는 사람들을 보니 크고 네모진 쟁반 같은 것을 하나씩 들고 먹을 것을 각자 떠다 먹고 있었다. 그들을 따라 여러 가지 음식을 산더미처럼 떠다가 먹었다. 비싼 음식값 생각에 양껏 가져왔으나 다 먹지를 못해 결국 남은 음식을 버릴 때는 눈치가 보였다.

　미국 온 첫날부터 비싼 공부를 한 셈이었다. 호텔로 돌아오는 길에 앞서 지나갈 때에는 보이지 않았던 구멍가게가 눈에 들어왔다. 노랗게 잘 익은 바나나를 발견하고는, 잘 못 먹어본 것이니 실컷 먹어보자며 저마다 한 뭉치씩 사 들고 돌아왔으나 참으로 미련한 생각이었다. 한 개씩 먹고 나더니 두 개째 손을 대는 사람은 아무도 없었다. 나는 다음 날 아침, 필라델피아행 대륙횡단 열차에 몸을 실었다.

45

미스 메어리 팔메리오

1953년 12월 초, 미국 병원에서 나를 처음으로 맞아준 사람이 바로 미스 팔메리오Miss Mary Palmerio였다. 쉰 살이 좀 넘어 보이는 뚱뚱보 아줌마였다. 체중이 적어도 85kg, 아니 90kg은 되어 보였다. 필라델피아 역에 기차가 도착한 것이 아침 7시경. 필라델피아 종합병원Philadelphia General Hospital 행정동은 출근시간 전이라 매우 조용했다. 그때 나타난 사람이 바로 그분이었다. "혹시 코리아에서 오신 닥터 김인가요?" 하고 묻는 그녀가 구세주 이상으로 반가웠다. 그분은 의사들이 사는 인턴과 레지던트 전용 숙소residents quarter로 데려가며 자신이 그곳의 매니저라고 했다. 내 방은 독실인데 가운데 있는 욕실과 화장실을 그 건너방 소유주와 공동으로 사용해야 한다고 했다. 욕실에는 양쪽으로 출입문이 있어 따로따로 드나들 수 있었다. 욕실을 함께 쓴 의사는 피부과 전문의를 꿈꾸는 아르헨티나 사람으로, 50세도 훨씬 넘어 보이는 신사였다. 향이 진한 화장품을 사용해 그 사람이 사용한 후에는 바로 뒤따라 들어갈 수 없을 정도였다. 메어리는 체격은 우람해도 애교 많고 매우 친절한 분이었다. 여러 가지로 보살펴주어 처음 간 사람으로서는 고맙기 짝이 없었다. 화장실을 쓰고 나서 문 닫는 법이 없다고 아르헨티나 의사를 못마땅해하며 잔소리도 자주 했다. 그곳에는 가정이 있는 의사들도 함께 살았는데, 한번은 레지던트 과정을 밟던 젊은 부부 의사 중 임상병리를 공부하는 부인이 한밤중에 음독자살을 시도했다. 실험실에 비치해두었던 청산가리를 마셨다고 하는데, 그야말로 야단법석을 떨며 경찰들이 밀어닥치고, 의사들이 몰려오고, 직원들은 웅성댔으나 자세한 사건의 진상을 나는 모른다.

중학 동창 이문용(전 외무차관) 군이 어느 날 병원으로 찾아왔다. 처음 온 손님이었다. 정말 반가웠다. 그런데 규칙상 내 방에 재울 수 없었다. 메어리에게 물어보니 원래 절대로 안 되는 일이라고 말은 하면서도 깔고 덮을 것을 가지고 왔다. 하지만 침대가 좁디좁은 1인용 하나뿐이라, 하는 수 없이 내가 가져다준 침구를 바닥에 깔고 덮고서 잤다. 요즘도 모임에서 만나면 그 친구는 그 이야기를 하고 또 한다.

여름이 되자 비가 자주 오고 매우 습했다. 수술실에서 한창 수술을 하고 있는데, 수술이 끝나는 대로 원내 우체국으로 오라는 전갈이 왔다. 궁금한 마음에 옷도 갈아입지 않고 달려갔는데, 우체국 복도로 들어서는데 뭔가 썩는 듯한 악취가 보통이 아니었다. '틀림없이 뭔가 썩는 냄새다!' 내가 사무실로 들어서기가 무섭게 "아무 말도 필요 없으니 당장 갖고 나가라"라고 명령하듯 말했다. 나를 따라 90kg의 거구 메어리가 큰 쓰레기통을 끌다시피 하며 들어왔다. 이야기는 나중에 하고 냄새나는 것부터 치우라며 법석을 떨었다. 범인은 내가 좋아하는 말린 오징어였다. 긴 시간 동안 먼 길 오느라 포장은 뜯어지고 장마철 습기에 오징어는 물컹하게 물러버렸다. 이런 소동을 벌이고 나니 할 말이 없어 버리겠다고 했더니, 메어리가 아까우니 방법을 생각해보자고 했다. 잠시 나갔다 오는데 손에 반짝반짝 빛나는 예쁜 양철 쓰레기통 하나를 들고 왔다. 물론 새것이었다. 나에게 한 번도 쓰지 않은 진짜 새것이라고 거듭 강조했는데, 내가 보아도 틀림없는 새것이었다. 쓰레기통에 처박힐 뻔한 그 아깝고 귀한 오징어는 뜨거운 여름 햇빛에 짭짤이 잘 말렸더니 오랫동안 나의 훌륭한 간식거리가 되었다. Thank you, Mary!

46

존스 홉킨스 병원과 비뇨기과학

전통과 역사의 흐름이 언제나 면면히 흐르는 외국의 예를 들여다 볼 때마다 부럽다는 생각이 든다. 홉킨스Johns Hopkins는 미국 볼티모어의 실업가로 남북전쟁 덕에 거부가 된 사람이다. 그가 1873년에 교육과 의학을 위해 700만 달러를 쾌척해 지은 것이 존스 홉킨스 대학의 전신인 의학교와 존스 홉킨스 병원Johns Hopkins Hospital이다. 병원은 12년이 걸려서 완성되었다.

초대 비뇨기과학 교수 영Hugh Hampton Young은 1870년 텍사스 주 샌안토니오 출신으로, 부친은 남북전쟁 당시 남군의 장군이었으며 그 역시 군인이 되도록 훈련받은 바 있었다. 군인이 되려면 미국육군사관학교West Point에 가야 하는데, 남북전쟁 직후 남부 사람으로서는 도저히 용납이 되지 않는 일이었다. 그는 버지니아 대학에서 1894년 의학박사가 되었다. 후에 공석이었던 비뇨기과 부문의 주임이 되었으며, 1940년대 초기 회음식 전립선 전적출술會陰式前立腺全摘出術을 개발하여

514

확립, 발표했다. 이어서 전립선비대증에 대한 치골상부 전립선 적제술을 개발했으며, 콜드 펀치cold punch라고 하는 방광경을 통한 전립선 조직을 반지 모양의 예리한 칼로 절제하는 방법도 그가 고안했다.

1912년 영 교수의 콜드 펀치를 이용한 방법으로 전립선비대증을 치료한 철도왕 브래디James B. Brady는 감사의 뜻으로 비뇨기과에 연구 시설을 기증했는데, 지금의 제임스 뷰캐넌 브래디 비뇨기과학연구소 The James Buchanan Brady Urological Institute가 바로 그것이다.

47

허긴스와 스콧

허긴스Charles Trenton Huggins 교수는 원래 캐나다 출신으로 예일과 하버드 대학을 거쳐 시카고 대학의 비뇨기과학 교수를 지냈으며 같은 대학의 벤 메어리Ben Mary 암연구소에서 일했다. 전립선 비대증과 암에 대한 그의 빛나는 업적 뒤에는 두 사람의 젊은 의학도 호지즈Charles V. Hodges와 스콧 William Walles Scott의 공헌이 있었다.

시카고 대학강사이던 스콧은 32세라는 젊은 나이에 당당히 존스 홉킨스 대학 비뇨기과학 주임교수로 발탁되었다. 당시 존스 홉킨스에는 콜스턴Colston과 주이트Jewett와 같은 미국 비뇨기과학의 태두이자 미국의 임상비뇨기과를 견인하던 선임자가 있었으나 그들은 끝내 부교수 딱지를 떼지 못했다. 그 옛날, 그들의 문화는 이미 우리의 것과는 크게 달랐다. 스콧 교수, 주이트 부교수, 콜스턴 부교수 이하 전 직원, 브래디 출신 비뇨기과 의사들, 간호팀 인력, 볼티모어 주변 비뇨기과 개업의사들, 일반 개업의사 등 40~50명이 참석하는 월례 토론회는 항상 기대되고 떠들석한 회동이었다. 가끔 콜스턴과 주이트의 투정이나 빈정

거림이 튀어나와 좌중을 긴장시키는 했으나 아무 일도 일어나지는 않았다. 매우 오래된 1955~1956년의 이야기이다.

브래디Brady는 존스 홉킨스 병원 비뇨기과의 애칭인데, 거액의 발전 기금을 희사한 분의 이름을 딴 것이다. 제임스 뷰캐넌 브래디는 이곳에 비뇨기과학연구소와 뉴욕 코넬 대학병원에 제임스 뷰캐넌 브래디 비뇨기과학재단James Buchanan Brady Urological Foundation을 모두 기증한 사람이다. 브래디 연구소에서는 비뇨기과 질환 전반과 특히 전립선암에 대해 많은 연구를 하고 있다. 스콧 교수가 허긴스 교수의 직계 제자였기 때문이다. 허긴스 교수는 전립선비대증과 전립선암, 특히 전립선암의 발생기전과 그에 대한 내분비요법(현재 쓰고 있는 호르몬요법)을 확립한 공로를 인정받아 1966년 노벨 생리의학상을 받았다. 그런 분의 직계제자인 스콧 교수에게 전립선에 대해 배울 기회가 있었던 나는 운이 좋은 편이라 생각한다.

48

홍재선 회장과 나   한국 경제계의 거두 홍재선 회장을 기억하는 사람이 많다는 것은 참으로 기쁜 일이다. 이미 고인이 되셨지만 생전에 숙환으로 심하게 고생하신 일은 참으로 안타깝다. 투병 초기는 물론이고 후반기에는 합병증과 수술후유증 등으로 사적·공적 생활에 많은 어려움을 겪으셨다. 마침 사모님과 집사람이 학교 선후배 사이라 곧잘 교류가 있었다. 그래서 내가 공부했던 존스 홉킨스의 스콧 교수에게 뒷수습을 부탁드렸더니 흔쾌히 허락했다. 당시 시애틀의 워싱턴 대학병원에서 병원 관리학을 연수 중이었던 나는 홍 회장님 내외분과 따님 부부, 그리고 아내와 함께 시애틀에서 볼티모어(워싱턴 D. C.의 덜레스 공항)로 날아갔다. 다음 날 스콧 교수를 뵙고 환자를 인계한 우리 내외는 시애틀로 돌아왔다. 홍 회장은 요로 변경 재건수술을 했고, 그 후 거의 정상적으로 일상생활을 하게 되었으며 골프도 즐겼다고 한다. 그렇게 지내다 타계하신 것으로 알고 있다. 홍 회장님을 치료하셨던 스콧 교수도 이미 타계하신 지 오래되었다. 홉킨스 병원을 떠날 때 레지던트 자리를 내주겠다는 고마운 제의를 사양하고 돌아왔는데, 잘한 일인지는 후일에나 알게 될 것이다. 이러고 보니 나도 점점 과거의 인물이 되어가는 듯한 느낌이 들 때가 많다.

49

사단법인 한국전립선관리협회

미국에서 공부하는 동안 나는 전립선에 특히 많은 관심이 있었다. 당시 미국은 이미 전립선 건강에 많은 관심을 쏟고 있었으며, 일본의 사정도 비슷했다. 일본은 군마群馬 대학의 시다志田圭三 교수가 은퇴 후에 전립선재단을 만들고는 고전분투하는 현장을 여러 번 방문해 목격한 바 있어 나로서는 여러모로 참고가 되었다. 그곳은 대학 등 연구기관의 도움을 받는 것이 아니라 오히려 그들의 전립선 관련집회 등을 돕고 있어서 독자적인 활발한 역할은 볼 수 없었다. 그래서 나는 스스로 구상을 하게 되었다. 제1회 호암상을 수상한 인연을 빌려 호암재단을 찾아가 직접 원조를 청했더니 의외로 쉽게 나의 뜻이 관철되었다. 3,500만 원의 기금을 약속받은 것이다. 내가 뜻한 바를 이룰 희망이 보였다. 이어 동아제약의 강신호 회장 3,000만 원, 집사람을 움직여 내가 2,000만 원, 의대 동기인 이윤형 박사가 2,000만 원, 비뇨기과학회 회원(부산)인 박용상 박사 500만 원 등을 모아주니

'일금 1억 1,000만 원'이 모였다. 후에 H. 브러더스H. Brothers의 황선락 사장이 600만 원, 대구의 신현철 박사가 100만 원을 보탰다. 이 기금은 사단법인 한국전립선관리협회Korea Prostate Health Council, Inc. 탄생의 바탕이 되었다. 오래전에 신결석 제거수술을 해드린 인연으로 당시 삼성건설의 박기석 회장에게도 도움을 받아 죄송스럽기 짝이 없었다. 중외, 삼양사, 쉐링, 일양, 야마노우찌, 태평양, MSD 등의 협찬과, 당시 이화여대의 우복희 의료원장이 준 금일봉도 나에게 큰 용기를 주었다. 여러분께 다시 한 번 감사를 드린다.

이렇게 사단법인체 설립을 위한 수속비용과 법인체로 인정받기 위한 기본재산이 확보되었다.

하늘을 나는 것처럼 기분이 좋았다. 재단법인이 무엇인지, 사단법인이 무엇인지, 법인 설립허가는 어떻게 받는 것인지 등 실무를 박선규 의학신문사 사장이 발벗고 나서서 도와주었다. 공적으로 또는 사사롭게 많은 분들의 도움으로 천신만고 끝에 사단법인 한국전립선관리협회가 1995년 11월 27일 탄생했다. 1996년 4월 1일에는 (주) 메디슨(대표 이민화)에서 SA-3200 초음파진단기와 산소호흡기 등 이동검진에 필요한 장비 일체를 총망라한 이동검진차 한 대를 기증받았다. 이 장비는 우선 한양대학병원(고병희, 김선진 등 교수와 레지던트팀)이 운영했다. 그 무렵에 메디슨은 건강관리 센터를 새로 개설 중이었으며 나에게 그 책임을 맡겨, 전립선관리협회 사무실이 자연스럽게 메디슨 본사로 옮겨갔다. 그 후 더욱 조직적이고 본격적인 봉사활동은 2001년 2월 권성원 교수를 제2대 회장으로 영입한 후 협회조직을 확충하고 정상궤도에 올려놓은 후부터 활발하게 이루어지고 있다. 그동안 협회활동의 중심은 어르신들을 위한 전립선 건강검진사업 등이었다. 본 협회의 또 하나의 사업인 협회지 《전립선》 발간은 제1호를 2002년 7월에 창간함으로써 성공적으로 시작되었다. 계간으로 1년에 네 번 발간되어 2014년 신년 호(겨울)가 제47호였으며 '건강한 노후 · 행복한 노년, 전립선질환의 빛과 그림자'가 토픽이었다.

육선회, 팔선회, 칠선회

전립선관리협회를 만드는 일 때문에 의학신문사 박선규 사장을 거의 매일 보게 되었다. 함께 이야기하고, 밥 먹고, 계획을 세우고 하는 사이 아주 가까운 친구가 되었다. 하루는 워커힐 호텔에서 점심식사를 하다가 우연히도 거의 동시에 같은 말을 꺼냈다.

"우리 이러지 말고 선배님들 몇 분 모시고 함께 식사라도 하는 모임을 만들면 어떨까?"

"좋지!"

이렇게 해서 우리 모임이 시작되었다. 장소는 시내 가까운 데가 좋겠다 싶어 신라 호텔로 정하고 2000년 8월 11일에 처음으로 모였다. 주근원, 권이혁, 김영균, 박선규 등 네 명이 모였다. 모두들 좀 흥분한 듯 다음 주에 또 만나기로 했다. 식비는 차례대로 돌아가며 함께 내기로 했다. 9월 16일에 한격부가 새로 들어왔고, 10월 11일에는 강신호, 2001년 5월 9일에는 김상인, 2004년 8월 18일에는 이순형, 2012년에는 장윤석 · 김용일 · 서정돈 교수 등이 대거 들어와 현재 회원은 일곱 명이다. 매달 한 번씩 모인다. 그동안 회원 중 박선규 사장, 한격부 박사, 김상인 교수, 주근원 교수 등이 작고하셨으며 2013년 3월 20일에 제145차 회합을 가졌다. 모임 이름은 우리가 주로 모이는 중국음식점

'팔선八仙'에서 따온 '팔선회六仙會'라 하였는데 회원 수가 늘고 줄 때마다 육선회, 팔선회 등으로 편하게 불러왔다. 현재는 회원이 일곱 명이라 칠선회이다.

51

또 하나의 칠선회

경기중학교 40회의 공식 동창회 명칭은 화문회花門會이다. 원래 화동에 있었기에 매우 자연스럽게 지은 이름이며, 전통적으로 한 해에 두 번씩 정기모임을 갖는다. 우리가 40회 졸업이라 매년 4월 10일에 전체 모임을 연다. 롯데 호텔에서 양식과 포도주를 마시는데, 아직 현역으로 뛰고 있는 죄(?)로 이대규 사장이 경비를 끌어안아주고 있다. 그는 가끔 동창회 비용에 쓰라고 거금을 내놓아 동창들을 감격시킨다. 우리 화문회의 회장은 홍순경이다. 몇십 년째 그 감투를 움켜쥐고 내놓질 않는다. 그가 주최하는 송년회를 겸한 동창모임은 12월 둘째 주 또는 셋째 주 토요일 12시에 조선호텔 중국식당에서 반드시 열리게 되어 있다. 이렇게 모인 지 수십 년이 된다. 이것으로는 모자라서 매주 모이는 소그룹이 또 따로 있다. OB, HS, KJ, LD, PT, KY, 그리고 LW 등 일곱 명이다. 이들은 내가 따로 소속되어 있는 모임의 이름이 원래 'O선회'이니 다른 이름으로 바꾸자고 여러 번 간청해도 막무가내로 안 된다며 계속 칠선회로 부르고 있다. 그래서 나는 두 「칠선회」의 멤버이다.

52

구산 스님,
인(忍)과 인(仁)

조계총산 순천의 송광사松廣寺 초대 방장인 구산 대선사九山大禪師는 큰 어른이셨다.

2013년은 그 어른이 입적하신 지 30주기가 된다. 그 어른 생전에 '忍' 자가 힘차게 쓰인 액자를 받았다. 우리 집 가훈이고 가보이기에 소중하게 간직해왔으며, 지금은 미국의 아들집 침실에 소중하게 걸려 있다. 참을 인忍, 심장에 칼날을 들이대도 마음 속으로 꾹 참는다는 뜻이다. 마음과 몸을 함께 참는다는 것은 건강의 근본이 되며, 인간생활의 기본이 된다. 인仁은 사람과 사람의 친밀함을 뜻하며, 이는 도덕의 중심이 된다. 자기에게는 엄하고 남에게는 어질게 하는 정신이 바로 인仁이라고 한다. 어짊, 사랑, 불쌍히 여김 등의 뜻이다. 의술을 인술仁術이라고 하는 이유이다. 또 '仁' 자에는 '참는다'는 忍의 뜻도 들어 있다. 친구끼리 서로 인형, 손윗사람이 손아랫사람을 부를 때도 높임말로 인제라고 하는 등 여러 가지로도 사용된다. 자신에게 엄하고, 남에게 너그러운 몸과 마음가짐은 인忍과 인仁의 극치이다. 나는 이 두 글자를 대단히 좋아한다.

53

노병은 죽지 않는다, 다만 사라질 뿐이다

"Old soldiers never die; they just fade away."

이는 세기의 명장, 미국의 맥아더 Douglas MacArthur 장군이 1951년 4월 19일에 미국 상·하원 합동회의에서 37분에 걸쳐 행한 고별연설의 마지막 부분 중 한 구절이다.

I am closing my 52 years of military service. When I joined the Army, even before the turn of the century, it was the fulfillment of all my boyish hopes and dreams. The world has turned over many times since I took the oath at West Point, and hopes and dreams have all since vanished, but I still remember that refrains of one of the most popular barracks ballads of that day which proclaimed most proudly that old soldiers never die; they just fade away. And like the old soldier of that ballad, I now close my military carrier and just fade away, an old soldier who tried to do his duty as God Gave him the light to see that duty. Good Bye.

이제 나는 52년 동안의 군복무를 끝내려고 합니다. 나는 소년다운 희망과 꿈을 품고, 지난 세기가 끝날 무렵 군에 입대했습니다. 입대한다는 것은 내가 품었던 소년다운 모든 희망과 꿈을 성취한다는 것이었습니다. 내가 미국 육군사관학교에서 입학선서를 한 이래 세상은 여러 번 바뀌고 나의 희망과 꿈은 모두 사라졌습니다. 그러나 나는 아직도 그때의 "노병은 죽지 않는다, 다만 사라질 뿐이다"라고 소리 높여 부르던 군인막사의 최고 인기 군가의 후렴을 생생하게 기억합니다. 나는 이제 그 노래 속의 노병처럼, 군복무를 접고 사라지겠습니다. 신께서 의무에 대한 깨달음을 주신 바에 따라, 자신의 의무를 다하려고 했던 노병으로서. 안녕히 계십시오.

이렇게 해서 그는 52년 동안 입었던 군복을 벗었다. 그렇지만 그는 한국전쟁의 폐허에서 부흥해 지금의 번영된 한국을 있게 해준 영원한 은인으로 남을 것이다. 그런데 또 한 가지, "노병은 죽지 않는다, 다만 사라질 뿐이다"란 명구절이 맥아더 장군의 것이 아니라, 그가 젊은 시절 군인막사에서 동료들과 함께 흔히 불렀던 유행가의 한 구절이었다니. 그의 인품을 감히 짐작할 수 있겠다.

내가 만난 사람들 템플 대학 의과대학 비뇨기과학의 노교수
맥크레이Loren E. McCrea 박사와의 만남
은 단 두 번의 서신으로 이루어졌다. 누구의 소개를 받은 것도 아니고
미국의 병원 명단에서 내 마음대로 찍어서 보낸 다섯 개의 병원 중 유
일하게 답신을 보내온 이가 바로 맥크레이 박사이다. 나는 갈색으로 타
이프된 서신을 생전 처음 보고 신기해했다. 맥크레이 교수는 한눈에 보
기에도 영국 신사 같았다. 참으로 너무 쉽게 미국에 가게 된 것이다. 그
런데 내가 가게 된 곳은 맥크레이 교수가 겸임 파견되어 있는 1,200병
상의 필라델피아 종합병원 비뇨기과였다. 물론 그가 과장이었다. 미국
에서 매우 유명한 병원 중 하나다. 내가 상상할 수 없이 크고 환자도 많
았다. 병원 복도 중에는 한없이 길어서 자전거를 타고 다니는 사람이
있을 정도였다. 병원에서 허가해준 것인지 멋대로 타는 것인지는 잘 모
르지만. 환자도 참으로 많았다, 전립선암, 방광암, 요도협착증, 양성 전
립선비대증 등. 그런데 결핵 환자는 내가 있는 동안 한 명도 만난 기억
이 없다, 참으로 신기할 정도로. 하루는 병원이 떠나가라 무섭게 아프
다고 고래고래 소리를 지르며 수술대에 올라갔던 전립선암의 다발성
골전이 환자가 양측 고환절제술이 끝난 지 몇 시간 후부터 '내가 언제
그랬더냐' 싶을 정도로 하나도 아프지 않다는 것이다. 남성호르몬의
생산근원지를 떼어버린 효과였다. 이러한 극약치료와 같은 방법을 그
당시에는 곧잘 쓰기도 했다. 현대의 항남성호르몬 치료와 상통하는 이
론적 근거가 된다. 사실 나는 임상보다는 비뇨기과학의 기초연구를 더
하고 싶어서 미국에 간 것이었다. 그런데 그 곳에서는 잘될 것 같지가
않았다. 작심하고 맥크레이 교수에게 의논을 드리기로 하고, 솔직하게

내 희망사항을 털어놓았다. 그런데 고맙게도 마음을 이해하겠다며 "어디 생각해둔 곳이 있느냐?"라고 물었다. 주저없이 존스 홉킨스에 가고 싶다고 대답했다. 그 자리에서 스콧 교수는 자신의 좋은 친구이니 알아봐주겠노라고 하셨다. 이렇게 고마울 데가 또 어디 있을까. 눈물이 날 정도로 고마웠다.

레폴라Kenneth Repola는 한국전쟁이 발발한 지 얼마 후에 육군 대위의 군의관으로 한국에 왔다. 일반 개업의사 출신의 주한 미 8군에 속한 의사로, 고향은 미시간 주의 새기노Saginaw라는 작은 마을이다. 미군이 한국에 진주하고 얼마 있다가 1951년에 '한국 38선의학회38 Pararrel Medical Society of Korea' 라는 미 8군 보병사단 소속의 의학회가 생겼다. 이 조직을 통해 한미 간의 작지만 비공식적인 의학교류가 있었다. 자세하게 기억은 나지 않지만 아마도 그런저런 관계로 그를 알게 되었고 집으로 초대해 식사를 했던 것도 생각난다. 내가 필라델피아에 자리 잡은 후 그와 계속 소식을 주고받으며 가까운 사이가 되어 여름휴가 때 새기노로 초대를 받았다. 그와 아주 친한 미국 상원의원(애석하게도 그분 성함이 생각나지 않음)을 한 분 소개받았는데, 한국에 두고 온 집사람과 딸을 미국으로 데려와 같이 살 수 있게 해주겠다고 했다. 사실 눈물나게 고마운 제의임에는 틀림없었으나 나는 사양할 수밖에 없었다. 우리나라에서는 절대로 있을 수 없는 일이기 때문이었다. 그런데 문제 없다며 자신들이 다 알아서 하겠노라고 했다. 그곳은 시골이라 그런지 지방신문에 한국에서 온 젊은 청년 의학도 김영균이 레폴라 박사의 초청으로 이곳에 왔다는 기사가 사진과 함께 큼직하게 실렸다. 그뿐만 아니라 머지않아 그의 가족이 이곳에 와서 함께 살 계획이라는 내용도 있었다. 그런데 빈말이 아니었다. 그들은 이미 움직이기 시작해서 그 상원의원이 주한 미국대사관과 한국 정부 외무부를 통해 공식적으로 교섭을 시작했다. 대사관에서는 이미 집사람에게 연락을 취했던 모양이다. 한국 정부에서 여권이 발급되면 미국 비자는 곧 내주겠다고 했다. 당시의 통신 사정은 매우 나빠서 몇 주씩 걸려 겨우 수속 진행상황이 집에 전달되기도 했다. 한국 정부의 결정은 '불가'. 다시 미국에서 압력을 행사했다. 이번에는 조건부 '가'였다. 그 조건이란 것이 참으로 기가 막혔다. 아이는 한국에 남겨두고 엄마만 가겠다면 허가하겠다는 것이었다. 당시에는 외교관 가족도 동반을 허가하지 않던 시절이었다. 잠깐 꿈 같은 희망에 부풀게 했던 그 계획은 이렇게 수포로 돌아가고 말았다.

존스 홉킨스의 스콧 교수는 신경질적인 성격이 곧잘 튀어나오기는 하지만 전형적인 영국풍의 신사이다. 나중에 알게 된 사실인데 시카고 대학의 허긴스 교수의 연구 수제자였던 그는 강사에서 바로 정교수가 되어 홉킨스의 주임으로 발탁된 주인공이었다. 그것도 30대 나이에! 존스 홉킨스의 비뇨기과는 미국뿐 아니라 전 세계의 비뇨기과학의 메카이다.

테사Charles Tesar 조교수는 Ph. D. 출신으로 우리의 연구와 실험을 무엇이든 잘 도와주었다. 특히 나는 그의 도움을 가장 많이 받은 사람 중 한 사람일 것이다. 그는 화학과 출신이라 화학은 물론 약물에 대해서 매우 박식했다. 연구실에서 겪는 웬만한 크고 작은 난관을 그가 해결해주었다. 나는 어릴 때부터 쥐나 고양이, 강아지 같은 동물을 무서워했는데, 그 사실을 알고는 무조건 나를 도와주었다. 그럼에도 나는 실험 첫날 흰 쥐 한 마리를 질식사시킬 뻔했다. 너무 무서워서 쥐를 잡은 손에 힘이 지나치게 들어갔기 때문이었다.

홉킨스에서 수련이 끝날 무렵 교수로부터 호출을 받았다. 펠로십이 끝나면 어떻게 할 셈이냐고 물으면서 원한다면 홉킨스에서 레지던트를 시켜주겠다는 기막힌 제의였다. 그러나 나는 그렇게 하지 못했다. 떠나올 때 '3년 후에는 무슨 일이 있어도 꼭 돌아온다'는 집사람과의 굳은 약속을 어길 수 없었기 때문이었다. 실은 그 제안을 받기 며칠 전 보낸 편지에도 '돌아갈 날만 세고 있다'고 확실하게 써 보냈기에 어쩔 수가 없었다. 교수에게는 정말 죄송하고 고맙다는 뜻을 전했다. 지금 그때를 회상하며 '만일 그때 교수의 뜻을 받아들여 그곳에 남았더라면……' 하고 생각할 때가 있다. 아마도 지금쯤 미국 대학에서 은퇴해 평범하게 미국 시민으로 살며 고국을 그리워하면서 여생을 즐기고 있을지도 모르겠다.

1963년 워싱턴 D.C.에 있는 국방부 군병리학연구소Armed Forces Institute of Pathology, AFIP의 모스토피Mostofi 박사에게 비뇨기 병리를 배우러 다시 미국으로 갔다. 딱 1년만 가 있기로 집사람과 굳게 약속했다. 물론 비뇨기 병리를 배우고 싶다는 열망이 뜨거웠지만 더 길어지면 한국에서는 도저히 뿌리를 내릴 수 없을지도 모르겠다고 판단했기 때문이었다. 모스토피 박사는 17세 때, 당시에는 페르시아Persia였던 지금의 이란에서 미국으로 단벌 옷만 걸치고 가족과 함께 이민을 왔단다. 미국에 들어오자마자 철로공사 막노동부터 시작했다고 한다. 의지의 사나이답게 모든 것이 긍정적이고 겸손했다. 그는 한국에서 온 내가 자기의 처지와 비슷하다고 생각했는지 나에게 참 잘해주었다. 그는 세계적인 병리학자가 되었는데, '너도 잘만 하면 나처럼 될 수 있다'라고 말해주고 싶었던 모양이다. 그해에 국제비뇨기과학회가 영국 런던에서 열렸다. 그와 둘이서 공동명의로 「New Classification of Testicular

Tumor」라는 제목으로 포스터 세션poster session에서 발표했다. 그때 발표했던 분류법은 지금도 유효하다. 그곳에서 1년간 공부한 병리학 임상경험은 지금도 가끔 써먹을 때가 있다. 그때도 떠나올 때 모스토피 박사에게 같은 제안을 받았다. 한국에 정해져 있는 자리가 없으면 자신하고 함께 있지 않겠느냐고. 여담으로 모스토피 박사는 소문난 악필이었다. 그의 비서는 근무년수가 박사와 같으며 함께 늙어간다고 항상 이야기했다. 그럼에도 마음에 들지 않는 하나는 논문이든 일반 서신이든 절대로 녹음기나 타이프를 쓰지 않고 그 유명한 악필로 아무 종이에나 연필로 갈겨 써주는 원고란다. 정말 못해 먹겠다며 박사의 원고를 흔들어대며 불평하던 모습이 선하다.

막간에 쓰는 글

55

AFIP에 가기로 결심한 다음에 백운학百運鶴이란 사람을 찾아갔다. 비가 부슬부슬 내리는 을씨년스러운 초가을의 어느 날쯤으로 기억한다. 물론 집사람하고 함께였다. 마침 체육관으로 아침운동을 나가 집에 없었다. 20분쯤 기다리니 굉장히 혈색도 좋고 인상도 좋은 사람이 들어오면서 다짜고짜 말을 걸었다.

"이과 계통의 일을 하시는 분인가요?"

'그렇다'고 하니 '개업은 안 하느냐', '혹시 짐 싸서 어디 갈 계획이냐'고 물었다. 나에게는 말할 틈을 통 주질 않았다. 그는 아주 재미있어하며 마치 나를 자신의 손아귀에 잡았다는 듯이 "박사님 귀가 아주 좋으시네요, 그리고 눈썹도요"라고 말했다. 그러더니 더 자신만만해져서는 "혹시 생신이 19일 아니면 20일이 맞나요?" 하고 물었다. 내 생일은 20일이다.

"태어난 달은 3월, 아니 2월이겠네요."

내가 태어난 달은 2월이다.

이러니 완전히 그의 포로가 되지 않을 수가 없었다. 나는 1963년 12월에서 1964년 12월까지 AFIP에서 원하던 공부를 하고 돌아와 1965년 4월에 조교수 임명을 받았다. 9년간의 방황과 고생이 끝나는 순간이었다.

56

나의 미니 자서전

"이제 나이도 있고 한데, 슬슬 간단하게라도 자서전 하나 써놓지 그래? 비용도 얼마 들지 않을 텐데" 하는 말을 종종 듣곤 한다. 나는 그럴 생각이 없었는데 주위에서 끈질기게 권한다. '정 쓰기 귀찮으면 자료만 몇 줄 뽑아주면 된다' 라고까지 하면서 말이다. 꽤 오래전에 직책이 상당히 높은 분의 두꺼운 자서전을 받은 적이 있다. 책을 뒤적거리며 넘기다가 재미있어서 단숨에 읽어 내려갔다. 오래전 일본에서 본 영화의 한 장면과 어쩌면 이렇게 스토리가 같을 수 있을까? 일본의 깊은 산골 가난한 촌락에서 굶기를 밥 먹듯이 했다는 내용에 우리나라의 옛날이야기가 생각났다. 그렇게 찢어지게 가난한 집에서 태어난 한 소년의 일대기를 쓴 것이라 자서전이 더욱 빛났다.

계속되는 가뭄으로 농사를 망쳐 큰 흉년이 들어 온 동네가 난리법석이다. 그래도 식구들에게 무엇이라도 먹여야 하는 살림을 맡은 중년의 며느리가 묘수(!)를 쓰기로 결심한다. '한 사람이라도 안 먹으면 조금이라도 도움이 되겠지' 생각한 그는 '오냐, 내가 안 먹는다!' 결심하고는 아무도 없는 때를 살펴 돌절구 언저리에 자신의 입을 세게 내려쳤다. 한 번, 두 번, 세 번, 네 번! 눈앞에 별이 번쩍였고, 대여섯 개의 앞니와 함께 선혈이 낭자하게 땅으로 떨어진다. 그녀는 돌절구 앞에 힘 없이 기절해 쓰러진다.

내가 본 「나라야마 부시코楢山節考(1982년, 이마무라今村 감독)」라는 일본 영화의 한 장면인데, 내가 읽은 자서전에 이와 똑같은 장면이 묘사되었으니 흥미롭지 않을 수 없었다. 이 영화의 감독은 영화제에서 상을 받았다고 한다. 영화를 보면서 며느리 역을 맡은 여배우가 그 어려운(!) 연기를 어떻게 해냈을까, 걱정이 됐다. NG 없이 단번에 해냈을 리도 없었을 텐데……. 다행이라고 해야 할까, 그 여배우의 남편이 마침 치과의사였단다. 미리 앞니를 뽑아내고 쉽게 떨어져나갈 수 있는 촬영용 특수 앞니를 끼웠다는 후일담은 아직 들은 바 없다.

이런저런 이유로 나는 자서전을 쓰지 않기로 결정했다. 남에게 또는 후학들에게, 나아가 모든 인류에게 가르침을 줄 수 있는 훌륭한 '자서전'을 남기지 못하는 것은 전적으로 나 자신의 문제이다. 나, 김영균은 1926년 병인丙寅생으로, 작년(2013년)이 미수米壽였다. 본적은 원래 충청북도 충주지만 나는 서울에서 나고 자랐기에 서울 사람이다. 경운동에 있는 교동공립보통학교에 다녔고, 6학년은 남녀가 각각 두 반이 있었는데 나는 2조였다. 2조에는 삼양사의 회장을 지낸 사업가 김상하 군이 있었고, 1조에는 코미디언 구봉서 군이 있었다. 교동공립보통학교는 서울에서 첫째 가는 명문이었다. 그런데 신문에서 작년에 1학년 신입생이 10여 명뿐이었다는 기사를 읽고 기분이 착잡했다.

1939년 교동공립보통학교를 졸업하고 경기공립중학교로 진학했다. 그해에 아마 교동에서 20여 명 이상이 떼지어 합격했던 것으로 기억한다. 사족을 달자면 6학년 1조의 지세경 군(작고)이 1등, 내가 2등으로 입학했다고 하며, 지 군은 1학년 1조, 나는 1학년 2조로 배정되어 급장^{반장}을 했다. 2학년에 올라가 얼마 안 되어 몸이 시원치 않아 휴학을 했다. 폐첨침윤肺尖浸潤으로 폐결핵의 시작이라고 생각하면 된다. 결핵 치료약이 없던 시절이라 쇠고기 불고기와 인삼을 물리도록 먹었다. 하루는 학교에서 며칠 더 결석을 하면 3학년으로 올라갈 수 없다고 연락이 왔다. 기절초풍해서 당장 휴학을 걷어치우고 다음 월요일부터 학교에 나갔다. 그 대신 매일 교의校醫 선생이 운영하는 병원에 다니면서 포도당주사를 한 대씩 맞았다. 3학년을 공부도 하는 둥 마는 둥 그럭저럭 보내고 4학년으로 올라갔다. 인삼 덕인지, 쇠고기 덕인지, 포도당의 신효인지 어쨌든 건강을 되찾았다. 4학년이 되어서는 건강을 거의 되찾았다. 저녁을 일찍 먹고 학교 도서관에 가는 것이 즐거운 일과였다. 그때는 스스로 알아서 참고서를 뒤적이며 공부하는 것이 상식이었다. 그래서인지 나로서는 도저히 지금의 주입식 과외학습을 이해하기 어렵다. 주로 두툼한 국어, 영어, 수학 유명 참고서 몇 권을 구입해 스스로 해결하는 완전히 독립된 자습 학습방법이다. 도서관을 자주 이용하는 학생들은 주로 학교 근처에서 사는 아이들로, 나는 원서동에서 살았다. 학교 관사에서 지내던 이와무라岩村俊雄 교장이 8시가 조금 넘으면 가끔씩 나타나 농담을 몇 마디 던지며 한 바퀴 휙 돌고 나간 뒤에는 으레 뜨거운 가락국수가 배달되어 왔다. 아마도 학생의 수를 세고 나간 모양이었다. 항상 배고플 나이여서 정말 맛있게 먹었던 기억이 새롭다. 그런데 교장 선생님의 가락국수를 한 번도 못 얻어먹은 학생이 있는가 하면, 매번 빼놓지 않고 찾아 먹은 학생도 몇 명 있었다. 자고로 인생을 살자면 무엇이고 줄을 잘 서야 되는 법이지! 4학년이 되어서는 하루도 학교를 빠진 적이 없을 만큼 건강이 좋아졌다. 4, 5학년, 그리고 보습과 학생들이 함께 치르는 모의시험은 항상 긴장되었으나, 그래도 4학년이란 신분은 마음의 여유가 좀 있었던 것도 사실이었다. 아직 한 학년이 남았으니까. 곧잘 기대 이상의 성적이 나올 때도 있었으나 별다른 생각이 없었다. 당시 일본의 고등학교(지금과는 학제가 달라서 소학교 6년, 중학교 5년, 고등학교 3년, 대학 4년이었음)와 한국의 대학 예과(보통학교 6년, 고등보통학교 5년[후에 중학교 5년], 대학예과 3년, 대학 4년)는 이러한 골격을 유지하고 있었다.

당시 한국에는 경성제국대학 하나만이 유일한 대학이었고 중학교 5년 과정 중 4년만 수료하면 일본의 고등학교나 서울의 대학 예과 입학시험에 응시할 수 있는 자격을 주었다. 소위 사수의 자격이다. 겁도 없이 경험 삼아 경성제국대학 예과 을류(의예과)에 응시했다. 1943년, 물론 일본 강점하에서 일본 학생들과 함께 치른 입학시험이니 여러 가지로 불리했을 것이다. 구두시험면접 때, 일본인 교수가 매우 상냥하게 대해주었다. 나의 사생활에 대해 이것저것 물었다. 당시 한국 사람들은 일본식 성으로 소위 창씨개명을 강요당했는데, 우리 집은 완강히 버티면서 끝내 창씨를 거부했던 터라 속으로 걱정이 되었으나 무사했다. 필답시험 성적을 들여다보고 있는지, 고개를 여러 번 끄덕이며 호의적인 미소를 짓기도 했다. 합격자 발표날, 나 혼자 몰래 보러 간다고 갔는데 아버지가 벌써 어느 분하고 정담을 나누고 계셨다. 인사를 드렸는데 그가 바로 이형모 군(원산중학교 4년 수료)의 엄친이셨다. 당시 의정부에서 개업을 하고 계셨으며 아버지와는 벌써부터 친구 사이였다고 하니 2대에 걸친 인연이다.

예과 2년이 듣던 것처럼 즐겁지만은 않았다. 처음부터 일본에 승산이 없었던 태평양전쟁. 아침 등교시간이면 미국 B-29가 희고도 긴 비행운 꼬리의 교태를 보이면서 나타나는 바람에 동대문에서 청량리 가는 전차의 운행이 멈추면 별수 없이 걸어야 했다. 원서동에서 살던 나는, 종로 3가를 거쳐 동대문, 신설동, 성동역 앞, 청량리까지 갔다. 거기서도 한참(비라도 오면 진창을 피해가며)을 더 가야 겨우 학교에 도착했다. 전쟁이 곤두박질하고 있는 것을 깜빡했는지, 일본인 학생들도 B-29의 그 아름다운 흰 꼬리 비행운을 쳐다보면서 "やあ, きれいだな(와, 예쁘다)!" 하고 탄성을 지르기도 했다. 예과에서는 영어보다도 독일어를 훨씬 더 많이 배웠다. 당시 영어는 적성국가의 언어라고 해서 배척당한 셈이다. 후퍼Hupfer라는 독일어 선생은 출석 부를 때마다 내 이름을 언제나 'Kineikin'이라고 발음해 우리를 한바탕씩 웃게 했다. 그 선생의 출석부에는 내 이름이 일본식 발음으로 'Kin Ei Kin'으로 적혀 있었으니 그의 잘못은 아니었다. 지금은 독일어를 사용할 기회가 없어 다시 까막눈이 되었으나, 전에 몇 번 독일에 갔을 때는 급하니까 몇 마디씩 독일어가 튀어나와 나도 놀란 적이 있었다. 그때는 예과 시절에는 책을 많이 읽어야 한다고 해서 나름 노력을 했다고 했으나 지금 돌아보니 많이 부족해 크게 후회가 된다.

1945년 4월 경성제국대학 의학부에 진학해, 의학의 '의' 자도 배우기 전에 일본이 연합군에 항복하며 전쟁이 끝났다. 광복은 되었지만 많은 혼란이 이어졌다. 대한민국 정부가 수립된 후 경성대학 의학부는 국립 서울대학교 의과대학으로 바뀌는 등 학제가 크고 작은 변화를 겪었다. 학부와 전문부 학생들의 합동강의로 어수선한 수업환경을 거쳐 1949년 7월 15일에 드디어 졸업했다. 광복한 뒤 일본을 비롯한 외지로부터의 전학과 입학, 다른 학과로의 전과 등으로 우리 3회 졸업생은 모두 39명이었다. 인원수의 음을 따서 우리 동창회 이름은 삼구회三求會가 되었다. 현재 미국에 한 명, 한국에 여섯 명, 모두 일곱 명이 생존해 있으며 아직 연락하고 있다.

나는 아버지 김교희와 어머니 오금순 사이에서 1926년 4월 2일 서울에서 3남 2녀 중 막내로 태어났다. 1951년 11월 4일 정용희(1928년 7월 31일생)와 결혼하여 슬하에 1남 2녀를 두었다.

장녀 김은진, 서랑 이상은, 외손: 이진희, 이선희, 외종손: 곽유리, 곽유민, 이재인, 곽시환

차녀 김경진, 서랑 고병희, 외손: 고현정, 고원균

장남 김선진, 자부 권은숙, 손: 김연주, 김도순

|글을 마무리하며|

2001년 이곳 삼성 노블 카운티Noble County에 입주해서 가장 먼저 찾은 곳이 도서실이었다. 지금은 대표 집무실로 쓰는 곳이 그때는 도서실 부속 '연구실'이었고, 현재 사무실의 넓은 공간에는 매우 급하게 정리한 듯한 책꽂이 여러 세트가 어수선하게 놓여 있었다. 도서를 열람할 수 있는 조그마한 책상 두 개에 의자는 네 개, '신문을 갖고 가지 마시오'라고 엄한 경고문을 써놓은 어느 회원의 필적도 기억난다. 서가를 무질서하게 채운 책은 대부분 회원들의 이삿짐에서 나온 귀한 것들이었다. 회원들의 협조로 도서실은 빠르게 모습을 갖춰갔다. 아마도 두툼하고 색이 바래 매우 고풍스러운 대형 『브리태니커 아틀라스Britanica Atlas』를 네 세트나 소장한 도서실은 이곳 말고는 없을 듯싶다.

연구실의 넓직한 대형 테이블은 다섯 개 모두 늘 비어 있었다. 덕분에 지금은 고인이 되신 이만영 교수와 내가 독점하다시피 사용했다. 이 박사는 양지 바른 정남향, 나는 정서향에 놓인 책상을 각각 썼다. 물론 잠깐씩 들락날락거리는 회원들은 여러 분 계셨다. 한참 후에 사무부서가 도서실 자리로 옮긴다는 소문만 들은 채 나는 미국 여행을 다녀왔다. 여행에서 돌아오니 도서실이 지금의 자리로 옮겨앉았고 분위기도 썰렁했다. 물론 지금은 빈자리 하나 없다. 상주회원이 다섯 명인데 거의 상근이다. 모두들 무엇인가에 '몰입한 상태'이다. 이 박사는 이사한 후에도 오랫동안 나와 함께 거의 개근을 하며 실질적인 실장 역할을 했으나, 끝내 병마를 어쩌지 못하고 다시는 연구실로 돌아오지 못했다. 이 박사는 나보다 두 살 위로 1924년생이었으나 서울공대는 3년 늦은 1952년에 졸업해 같은 세대를 살아왔기에 뜻이 맞아 함께 세태를 통탄하고 서로를 위로하며 지냈다. 조선의 명문가 출신으로 다방면에서 박식하고 진지한 전형적인 학자셨다. 항상 나보다는 한 수 위라고 믿으며 의지했기에 그분과의 추억이 더욱 간절하다. 원고를 집필하는 나를 보며 책이 나오면 꼭 한 권 달라고 부탁하던 그분 모습이 선하다.

이 연구실은 나에게는 노후의 안정과 함께 희망과 목표를 안겨주었다. 나는 하루도 빠짐없이 이 연구실에서 작업을 한다. 늦은 밤이든 새벽이든 문득 생각이 나면 내려와 책상 위의 작은 조명등 하나 밝힌 채 사색에 잠기거나 책을 읽고 글을 쓰는 것이 즐거웠고 행복했다.

글을 마무리하고 있자니 고민거리가 하나가 생겼다. 지금부터는 무엇을 하며 소일을 하지? 걱정도 팔자다. 당신 나이가 지금 몇인지 알아? 그런가……. 자식 놈은 여러 번 이제 그만 쓰라며 충고를 한다. 그래야 책이 나온다고, 보기 좋은 책이 된다고, 책이 너무 두꺼우면 독자들이 부담스러워 한다고.

이곳에 '연구실'이 있었기에, 훌륭한 시설과 공간이 있었기에, 그리고 여러분의 깊은 관심과 격려가 있었기에 이 책을 계획대로 출판하게 되었다. 거듭 감사드리며, 노블 카운티와 이곳의 모든 분들의 무한한 발전을 기원한다!